Nancy Bardacke

Der achtsame Weg durch Schwangerschaft und Geburt

Nancy Bardacke

Der achtsame Weg durch Schwangerschaft und Geburt

Übersetzt von Sabine Bongartz

arbor

Arbor Verlag
Freiburg im Breisgau

Die Originalausgabe erschien unter dem Titel:
Mindful Birthing: Training the Mind, Body, and Heart for Childbirth and Beyond.

4. Auflage 2022

Titelfoto: © gettyimages/Walter B. McKenzie
Illustrationen, ausser die auf den Seiten 407 und 412: © Logan Granger

Lektorat: Dörte Fuchs, Fachlektorat: Clarissa Schwarz
Druck und Bindung: Memminger MedienCentrum AG, Memmingen
Hergestellt von mediengenossen.de

Dieses Buch wurde auf 100 % Altpapier gedruckt und ist alterungsbeständig.
Weitere Informationen über unser Umweltengagement
finden Sie unter www.arbor-verlag.de/umwelt.

www.arbor-verlag.de

ISBN 978-3-86781-023-4

Inhalt

Für alle Eltern, überall
– dafür, dass sie genau in diesem Augenblick
die Zukunft in die Welt bringen und sie wachsen lassen

Vorwort

Hin und wieder werden Bücher geschrieben, die eigentlich einem ganz bestimmten Zweck dienen. Wenn man sie dann für diesen Zweck nutzt, öffnen sie einem plötzlich die Augen und verändern die Art und Weise, wie man sein Leben und die Welt sieht und versteht und sich in ihr bewegt. *Der achtsame Weg durch Schwangerschaft und Geburt* ist ein solches Buch.

Als Leserin oder Leser haben Sie sich zweifelsohne für dieses Buch entschieden, weil Sie nach Informationen, sachkundiger Hilfe und einer klaren Perspektive suchen und auf eine aktuelle, evidenzbasierte Behandlung der Themen Schwangerschaft und Geburt hoffen, die Ihren Wünschen und Vorstellungen möglichst nahekommt. All dies bekommen Sie mit diesem Buch. Doch weil das Programm für achtsamkeitsbasierte Geburt und Elternschaft (MBCP), wie sein Name schon sagt, auf Achtsamkeit basiert, bietet es Ihnen – wer immer Sie sind, allein oder gemeinsam mit Ihrem Partner – weitaus mehr als reine Informationen, wie nützlich diese auch sein mögen. Dieses Buch stellt Ihnen eine praxisorientierte und systematische

Methode vor, ein anderes, umfassenderes Verhältnis zu sich selbst und zu Ihrer Erfahrung zu gewinnen, indem es die Schwangerschaft, die Geburt und die Zeit danach als Rohstoff und Lehrplan nutzt – für das Abenteuer und Wunder unseres sich entfaltenden Lebens und des neuen Lebens, das sich in uns und aus uns heraus entwickelt.

Sie hätten sich in keine besseren Hände begeben können. Wenn wir alle eine besondere und einzigartige Gabe und Berufung haben – und daran glaube ich –, dann ist der achtsame Weg durch den Geburtsprozess sicherlich Nancys Gabe und Berufung. Das von ihr entwickelte MBCP-Programm, das sie im Laufe der Jahre an über tausend werdende Eltern vermittelt hat, ist die Quintessenz dieser Gabe und Berufung. Es ist ein großes Glück, dass es das MBCP-Programm jetzt in dieser Form gibt, und ich hoffe, dass es bis in die letzten Winkel unseres Kulturkreises gelangen und werdenden und frischgebackenen Eltern eine echte Hilfe sein wird.

Mit diesem Buch stehen nun auch Ihnen das MBCP-Programm und die Achtsamkeitsfähigkeiten, die Sie durch beständige Praxis kultivieren werden, zur Verfügung, ganz so, als nähmen Sie selbst an einem von Nancys Kursen teil. Sie werden sehen und spüren, dass Nancy Bardacke mit Leib und Seele Hebamme ist. Tatsächlich wird sie Sie als *Ihre* Hebamme durch eine ganz besondere Lebensphase begleiten – vorausgesetzt, Sie entschließen sich aus ganzem Herzen dazu, Nancys Programm und den sorgsam zusammengestellten Übungen, durch die sie Sie führen wird, zu folgen. Andernfalls werden all die positiven Wirkungen, von denen die Berichte der Paare in diesem Buch zeugen, wahrscheinlich nur eine abstrakte Idee oder ein Wunsch bleiben. Wenn Sie die Vorteile dieses Ansatzes selbst erfahren möchten, bleibt Ihnen nichts anderes übrig, als Ihren Namen auf die „Teilnehmerliste“ dieses Kurses zu setzen, sich hineinzustürzen, Nancys Rat anzunehmen und, was noch wichtiger ist, Achtsamkeit auf die von ihr vorgeschlagene Art und Weise zu praktizieren, gewissermaßen als Hausaufgabe, und dem Leben selbst dann die Rolle des wahren Lehrers zu übertragen, von Moment zu Moment zu Moment. Denn so ist das Leben, ob es Ihnen gefällt oder nicht. Nancy ist, was diesen Punkt betrifft, sehr überzeugend, und das auf eine ausgesprochen einnehmende Weise, wie Sie sehen werden.

Ein Baby zu bekommen ist eine ganz besondere Gelegenheit, Achtsamkeit zu erlernen und zu erleben, wie tiefgehend, heilend, verwandelnd und schlichtweg nützlich die zielbewusste Kultivierung von Achtsamkeit und Herzensgüte angesichts der Herausforderungen in dieser besonderen Lebensphase sein kann. Nancy ist eine kluge und mitfühlende, aber auch eine sehr realistische Autorin, die auf jede romantische Verklärung verzichtet. Ihr Buch erinnert an ein benutzerfreundliches Überlebenshandbuch für einen Aufenthalt in der Wildnis, und es liefert die entsprechende Grundausbildung gleich mit – nur dass es in diesem Fall nicht ums Überleben geht, sondern darum, wie Sie im Angesicht des Unbekannten und Ungewissen *aufblühen* können. Zu diesem Unbekannten und Ungewissen gehören die Krankenhauskultur (falls Sie sich für eine Klinikgeburt entschieden haben), die Risiken und Vorteile einer Periduralanästhesie und anderer medizintechnischer Interventionen, Ihre eigenen Ängste, Beziehungsprobleme, äußere und innere Stressfaktoren; Wehen im engeren und im übertragenen Sinne (ein großes Thema, das sich durch das ganze Buch zieht), Schmerzen und andere intensive Empfindungen sowie starke Gefühle; Dies alles wird eingefasst von der viel größeren Perspektive Ihrer eigenen angeborenen Weisheit, der angeborenen Weisheit des Körpers und der Weisheit des Lebens selbst. All diese Themen und Inhalte, die zugegebenermaßen ein bisschen einschüchternd wirken könnten, werden durch Nancys trockenen Humor auf angenehme Weise aufgelockert.

Das Entscheidende ist natürlich, vorbereitet zu sein. Dieses Buch und das Kursprogramm, zu dem es Sie einlädt, deckt alle Bereiche ab und trifft sowohl auf der Gefühlsebene als auch auf der Sachebene immer den richtigen Ton. Zugleich geht es tiefer, indem es einen Rahmen und ein Umfeld schafft, in dem alle – Sie und Ihr Partner und die Teilnehmerinnen und Teilnehmer der MBCP-Kurse – die Gelegenheit haben, sich mit der Ungewissheit anzufreunden und ihr mit vollem Gewahrsein, Klarheit und gemeinsam mit dem Partner zu begegnen. Um eine so wichtige Aufgabe auf kluge Weise meistern zu können, muss die Vorgehensweise von Güte und Selbstmitgefühl durchzogen und getragen sein. Und dieses Buch ist in der Tat voller Güte und Mitgefühl und zeigt Ihnen viele Möglichkeiten, für sich selbst, für Ihr Baby und Ihren Partner mehr Güte, Freundlichkeit und Mitgefühl zu *kultivieren*.

Eine weitere Stärke dieses Buchs sind die hier wiedergegebenen lebhaften Gespräche zwischen Nancy und den Kursteilnehmerinnen und -teilnehmern. Dank ihrer Kommentare und Fragen und Nancys Antworten wird Ihnen Nancy wie eine zuverlässige Freundin und Beraterin erscheinen. Dieser Aspekt des Buches ist sowohl im Hinblick auf die vermittelten Informationen als auch im Hinblick auf Haltungen und Einstellungen sehr hilfreich. Ein Teil von Nancys Botschaft ist jedoch, dass Ihre zuverlässige Freundin in Wirklichkeit die Realität selbst und Ihr Verhältnis zu dieser Realität ist – ein Verhältnis, das während der Schwangerschaft, der Geburt und der Zeit danach durch das systematische Kultivieren von Achtsamkeit genährt, vertieft und geprägt wird. Ein Vater formuliert das so:

> *Anfangs dachte ich, der MBCP-Kurs sei ein Geburtsvorbereitungskurs, bei dem ich vielleicht auch noch etwas anderes lernen würde. Dann hat sich herausgestellt, dass dies ein Kurs ist, der die Lebensperspektive verändert und bei der Geburt helfen wird. Jetzt, am Kursende, ist es komplett umgekehrt: Es geht nicht mehr um die Geburt. Was wir gelernt haben, wird uns zwar bei der Geburt helfen, aber es geht nicht mehr um die Geburt. Es geht um unser Leben.*

Nancys Liebe zum weiblichen Körper und dem Wunder von Schwangerschaft und Geburt und die diesem Wunder zugrunde liegenden komplexen biologischen Prozesse werden Sie beim Lesen immer wieder zum Staunen und Lächeln bringen und Sie manchmal vielleicht auch ergreifen und rühren – so ist es zumindest mir an vielen Stellen ergangen. Dieses Wunder wird niemals alt und ist niemals weit weg, denn wir sind alle verkörperte Wesen, die von Müttern geboren wurden und jetzt vermutlich werdende Eltern oder bereits Eltern oder sogar Großeltern sind. Das Wichtigste ist, dass wir uns selbst erlauben, dafür vollkommen gegenwärtig zu sein. Nancy Bardacke zeigt uns, wie das geht. Ich wünsche Ihnen bei diesem fortwährenden Abenteuer des sich entfaltenden Lebens alles Gute.

Jon Kabat-Zinn
Lexington (Massachusetts), USA
16. Januar 2012

Einleitung

„Ich bin schwanger!" Wo waren Sie, als diese Worte in Ihrem Geist aufblitzten? Waren Sie beim Arzt oder im Wartezimmer eines Labors? Hatten Sie den Telefonhörer oder das Teststäbchen eines Schwangerschaftstests in der Hand? Oder sind Sie eines Morgens mit einem flauen Gefühl im Magen aufgewacht und haben es „einfach gewusst"? Auf welche Weise auch immer Sie von Ihrer Schwangerschaft erfahren haben: Ein ganzer Schwall von Gedanken und Gefühlen wird durch Ihren Geist und Ihren Körper geströmt sein. Wie viele Frauen auf der ganzen Welt und in der gesamten Menschheitsgeschichte haben diesen Augenblick wohl schon erlebt? Es müssen Milliarden gewesen sein. Und nun sind Sie an der Reihe. Ein transformativer Prozess des Geistes, des Körpers und des Herzens hat begonnen.

Und jetzt haben Sie sich für dieses Buch entschieden. Auf welche Art und Weise auch immer es seinen Weg in Ihre Hände gefunden hat: Wahrscheinlich suchen Sie nach Orientierung oder Informationen oder vielleicht auch nach etwas, das noch keinen Namen hat, aber Ihnen dabei helfen kann, die Klippen der Schwangerschaft, der Geburt und der ersten Zeit mit Ihrem neugeborenen Kind sicher zu umschiffen. In meiner über vierzigjährigen Tätigkeit als Hebamme hatte ich das Privileg, Tausende von Frauen und ihre Partner während der Schwangerschaft und Geburt in Kliniken, Geburtshäusern und in den eigenen vier Wänden begleiten zu dürfen, und diesen Erfahrungen verdanke ich unzählige außergewöhnliche Lektionen über das Leben selbst. Sie waren außerdem der Anlass für mich, das Mindfulness-Based Childbirth and Parenting Program (MBCP) zu entwickeln, ein Geburtsvorbereitungsprogramm für werdende Eltern, das auf der Lebenskompetenz der Achtsamkeit basiert.

Was ist Achtsamkeit?

Man kann sich Achtsamkeit als „nichturteilendes Gewahrsein von Moment zu Moment vorstellen, (...) das kultiviert wird, indem man auf eine bestimmte Weise aufmerksam ist, das heißt im gegenwärtigen Augenblick".[1] Achtsamkeit wird durch die Praxis der Meditation kultiviert. Durch die in diesem Buch beschriebenen Achtsamkeitsübungen werden Sie Fähigkeiten entwickeln, die Ihnen dabei helfen werden, die vor Ihnen liegenden unerforschten Gewässer mit mehr Freude, Freundlichkeit, Gewahrsein, Ruhe und Weisheit zu durchqueren.

Obwohl Achtsamkeit eine universelle Fähigkeit des menschlichen Geistes ist, verbringen wir den Großteil unserer Zeit im Autopilot-Modus. Wenn wir uns nicht bewusst dazu entschließen, unsere Fähigkeit zur Achtsamkeit zu kultivieren, gehen wir wie Schlafwandler durchs Leben, anstatt ganz und gar gegenwärtig zu sein. Wenn Sie sich die Zeit nehmen, die Praxis der Achtsamkeit zu erlernen, werden Sie die unausweichlichen Stresssituationen während der Schwangerschaft und die mit dem Geburtsprozess verbundene Ungewissheit besser meistern können. Achtsamkeitsmeditation hilft Ihnen darüber hinaus auch dabei, mit den intensiven Empfindungen während der Geburt umzugehen, die wir normalerweise als Schmerzen bezeichnen. Dadurch gewinnen Sie mehr Zuversicht und verringern die Ängste, die diese tiefgehende Reise ins Unbekannte häufig begleiten. Achtsamkeit kann Sie auch darin unterstützen, lebenslang wirksame innere Fähigkeiten zu kultivieren, die für ein gesundes Leben, eine von Weisheit erfüllte Elternschaft und eine liebevolle Partnerschaft so wichtig sind.

Ich erinnere mich noch ganz genau an den Moment, in dem ich beschloss, werdenden Eltern die Kunst der Achtsamkeit nahezubringen. Es war das Jahr 1994, und ich nahm an einem einwöchigen Fortbildungsretreat bei Jon Kabat-Zinn und Saki Santorelli für Menschen in Gesundheitsberufen teil, das am Mount Madonna Center in Watsonville (Kalifornien) stattfand. Jon hatte 1979 an der medizinischen Fakultät der University of Massachusetts das bahnbrechende MBSR-Programm (Mindfulness-Based Stress Reduction; Stressbewältigung durch Achtsamkeit) entwickelt. Seitdem haben er und seine Kollegen Tausende von Krankenhauspatienten in der alten buddhistischen Praxis der Achtsamkeitsmeditation unterrichtet. Mit Hilfe dieses Programms gelang es ganz gewöhnlichen Menschen, die an einer Vielzahl von gesundheitlichen Problemen litten – wie chronischen Schmerzen, Angstzuständen, Schlaflosigkeit, Bluthochdruck, Depressionen, Asthma, Migräne, Diabetes, Krebs und dem alltäglichen Stress des Berufs- und Familienlebens –, tiefgründige und heilsame Weisen des Umgangs mit ihren Schmerzen und Erkrankungen zu finden.

Ich hatte diese Meditationspraxis zwölf Jahre zuvor, im Jahr 1982, für mich entdeckt. Seitdem hatte sie sich zu einem unschätzbar wertvollen Bestandteil meiner Arbeit als Hebamme, Ehefrau, Mutter und Stiefmutter von vier Kindern entwickelt. Über Meditationsnetzwerke hatte ich mich immer wieder über Jons Arbeit informiert und brannte nun darauf, zu erfahren, wie er und seine Kollegen es schafften, die Achtsamkeitspraxis aus den Meditationszentren in die Krankenhäuser zu holen. Jons Buch *Gesund durch Meditation: Das große Buch der Selbstheilung*[2] war zusammen mit anderen wegweisenden Studien über die positiven Auswirkungen von Achtsamkeitsmeditation auf chronische Schmerzen und Angstgefühle erschienen. Das MBSR-Programm war außerdem in Bill Moyers' Fernsehserie *Healing and the Mind* vorgestellt worden und hatte das Interesse an Meditationspraktiken und dem damals noch jungen Gebiet der Geist-Körper-Medizin (oder Mind-Body-Medizin) geradezu explodieren lassen.

Über hundert in Gesundheitsberufen tätige Menschen aus der ganzen Welt nahmen 1994 an dem erwähnten Retreat teil. Wir saßen in einem geräumigen, lichtdurchfluteten Meditationssaal mit Blick auf die Stadt Watsonville und den Pazifik auf unseren Kissen und wurden Zeugen dieser bahnbrechenden Arbeit. Jene Woche mit Jon und Saki hat mein Leben verändert.

Am vierten Tag des Retreats – wir hatten gerade eine vierundzwanzigstündige Praxisphase im Schweigen beendet –, sprach Jon über die Verbindung von Körper und Geist, als plötzlich, in einem unerwarteten und elektrisierenden Moment, alles anders war. In diesem Moment wusste ich, wie ich das, was mir am wichtigsten war – meine Arbeit als Hebamme, meine Meditationspraxis und mein leidenschaftliches Interesse an der Verbindung von Körper und Geist –, miteinander verknüpfen und den Menschen, für die ich arbeitete, nahebringen konnte. Ich wusste, was ich tun wollte oder, besser gesagt, einfach tun musste. Ich beschloss, werdende Eltern in der Kunst der Achtsamkeit zu unterrichten, damit sie den körperlichen und emotionalen Stress einer Schwangerschaft, die Angst vor der Geburt und die damit verbundenen Schmerzen sowie die lebenslange Reise, die das Elternsein bedeutet, meistern konnten.

Als der Retreat zu Ende war, wandte ich mich an Saki und erzählte ihm von meinem Vorhaben. „Du kannst nur das weitergeben, was du selbst kennst", lautete seine kluge Antwort, die ich mir zu Herzen nahm. Ich fuhr nach Hause und verdoppelte mein Bemühen, jeden Tag zu meditieren. Ich besuchte weitere Schweigeretreats und Weiterbildungen und wurde Teil einer außergewöhnlichen Gemeinschaft von Menschen, die Achtsamkeit praktizierten und sich das Ziel gesetzt hatten, die heilsamen Wirkungen der Achtsamkeitspraxis dem Gesundheitswesen und der Gesellschaft als Ganzes zugänglich zu machen. Ich fand in Bob Stahl einen Mentor und Freund, der nicht nur meinen Wunsch, Achtsamkeitskurse für werdende Eltern anzubieten, verstand und unterstützte, sondern mir auch die Möglichkeit gab, mehrere Jahre lang MBSR-Kurse im Rahmen eines von ihm begründeten Programms am El Camino Hospital in Mountain View (Kalifornien) durchzuführen.

Obwohl ich nicht genau wusste, wie ein Achtsamkeitskurs für werdende Eltern beschaffen sein sollte, hielt ich an meiner Absicht fest. Als ich Jon gestand, dass ich nicht wusste, was ich da eigentlich tat, ermutigte er mich: „Vertraue einfach auf deine Praxis. Du wirst deinen Weg schon finden." Im Jahr 1998 war ich schließlich bereit, aus dem MBSR-Kurs ein Programm für achtsamkeitsbasierte Geburt und Elternschaft zu entwickeln.

Zu dieser Zeit bestanden Geburtsvorbereitungskurse vornehmlich darin, werdenden Eltern in möglichst kurzer Zeit möglichst viel Information zu vermitteln – ganz im Einklang mit dem hohen Tempo unseres modernen Lebens. Außerdem passte dieser Schwerpunkt sehr gut zu der damals praktizierten Geburtshilfe, die sich mehr und mehr auf die technischen Möglichkeiten der Geburtsmedizin verließ. Deshalb fragte ich mich natürlich, ob ich nicht ein klein wenig verrückt war, wenn ich einen neunwöchigen Geburtsvorbereitungskurs anbot, bei dem es hauptsächlich um die Vermittlung von Lebenskompetenzen ging und in dem werdende Mütter und ihre Partner und Partnerinnen aufgefordert wurden, ihr Tempo zu verlangsamen, stillzusitzen und den Blick nach innen zu richten.

Da ein Achtsamkeitskurs für werdende Eltern etwas vollkommen Neues war, sprach ich lange mit jeder Frau bzw. jedem Paar, bevor diese sich zu meinem Kurs anmeldeten. Ich erklärte ihnen, dass die Bereitschaft, an sechs Tagen der Woche täglich eine halbe Stunde zu meditieren, die Bedingung für ihre Teilnahme sei. Oft sagte ich auch zu ihnen: „Der Kurs ist eine Herausforderung, aber ein Kind *ohne* eine Achtsamkeitspraxis auf die Welt zu bringen und großzuziehen ist weitaus schwieriger."

Heute, vierzehn Jahre und achtundsechzig Kurse später, haben über tausend werdende Eltern meine MBCP-Kurse besucht. Und was ich in dieser Zeit erlebt habe, übertrifft alles, was ich mir anfänglich vorgestellt hatte. Schwangere Frauen und ihre Partner berichten mir oft, dass sie der bevorstehenden Geburt und dem Leben mit dem Kind seit dem Kurs mit mehr Zuversicht entgegensähen. Eine Frau erklärte lachend, sie habe nun „weniger Panikattacken und mehr Attacken freudiger Erwartung". Die Partner der Frauen berichten immer wieder, dass sie sich ihren Partnerinnen stärker verbunden fühlen und besser miteinander kommunizieren. In E-Mails und Telefonanrufen, die ich nach der Geburt erhalte, äußern die frischgebackenen Eltern große Dankbarkeit für ihre durch den Kurs gewonnene Fähigkeit zur Achtsamkeit, die ihnen geholfen habe, das Geburtserlebnis, wie immer es sich entwickelt hatte, anzunehmen.

Bei den Nachtreffen erzählen Frauen, die sich eine Geburt möglichst ohne Medikamente gewünscht hatten, sie hätten durch ihre Achtsamkeitspraxis besser mit den Wehenschmerzen umgehen und sich so dem Geburtsvorgang von Moment zu Moment öffnen können, anstatt dagegen anzukämpfen. Verlief die Geburt nicht wie gehofft, nutzten die Frauen und ihre Partner Achtsamkeitsübungen, um mit der unerwünschten Entwicklung zurechtzukommen und eine kluge Entscheidung zu treffen. Obwohl gelegentlich auch Gefühle wie Enttäuschung und Traurigkeit auftraten, gelang es den werdenden Eltern, diesen Empfindungen mit Mitgefühl und Wohlwollen zu begegnen, wie sie es in ihrer Achtsamkeitspraxis gelernt hatten. Eine Teilnehmerin, deren Kind, anders als erhofft, durch einen Kaiserschnitt zur Welt kam, formulierte das so: „Achtsamkeit schenkt dir nicht das Geburtserlebnis, das du gerne hättest, aber sie schenkt dir eine Möglichkeit, dich in das Geburtserlebnis, das du dann hast, zu verlieben."

Bei den Kursnachtreffen äußern auch die Partner Frauen oft, wie dankbar sie dafür seien, dass sie durch ihre Achtsamkeitspraxis während der Geburt vollkommen gegenwärtig sein konnten. Und am meisten freue ich mich, wenn Eltern mir erzählen, dass sie ihre Achtsamkeitspraxis über die Geburt hinaus fortsetzen, um das Wunder eines neugeborenen Babys ganz bewusst zu erleben und die Wochenbettphase zu überstehen, wenn unterbrochener Schlaf, unerwartete Schwierigkeiten beim Stillen und der Stress, sich um ein schreiendes Baby zu kümmern, ihren Tribut fordern. Eine frischgebackene Mutter hat dies so auf den Punkt gebracht: „Danke, Nancy. Jetzt können wir nicht nur mit den Geburtswehen, sondern auch mit den Wehen des Lebens umgehen!"

Heute gründen werdende Eltern aus den MBCP-Kursen Online-Communitys (Netzgemeinschaften). Hier kündigen sie die Ankunft ihrer Babys an, teilen ihre Geburtserlebnisse miteinander und stellen einen Ort zur Verfügung, an dem man bei Fragen und Sorgen Hilfe finden kann. Zu meiner großen Freude treffen sich viele Gruppen auch weiterhin, manchmal über viele Jahre, um gemeinsam zu meditieren und sich darüber auszutauschen, wie sie Achtsamkeit bei der Erziehung ihrer Kinder einsetzen können – einer Erziehung, die von Gewahrsein, Freundlichkeit, Weisheit und Mitgefühl geprägt ist, und all das inmitten des Alltagschaos, „der ganzen Katastrophe“[3].

Wie Sie dieses Buch nutzen können

Schwangerschaft und Geburt können uns sehr viel lehren, wenn wir ihre Lektionen aufzunehmen wissen – mit unserem Geist, unserem Körper und unserem Herzen. Dieses Buch ist eine Einladung an Sie, sich den Prozess, den Sie gerade durchleben und der Ihr Leben verändern wird, als eine Gelegenheit zur Selbsterforschung, zu innerem Wachstum und zur Transformation zunutze zu machen. Sie erleben schließlich diejenige Phase Ihres Erwachsenenlebens, die mit den größten Veränderungen verbunden ist, und Ihr Leben und das Ihres Partners wird nie wieder dasselbe sein wie zuvor. Warum also nicht so viel wie möglich aus diesem Prozess lernen?

Ich habe dieses Buch geschrieben, um Ihnen und Ihrem Partner oder Ihrer Partnerin die Möglichkeit zu geben, ebenso von der Achtsamkeitspraxis zu profitieren wie die Teilnehmerinnen und Teilnehmer meiner neunwöchigen MBCP-Kurse. Außerdem soll das Buch als zusätzliche Ressource für diejenigen dienen, die einen Kurs bei einer MBCP-Kursleiterin besuchen. Ob Meditation für Sie etwas ganz Neues ist oder ob Sie sie bereits seit Längerem praktizieren: Vermutlich werden Sie das Buch zunächst einmal ganz lesen wollen, um sich einen Überblick über das Territorium zu verschaffen, das wir erforschen werden. Wenn Sie dann nicht an einem MBCP-Kurs teilnehmen, können Sie und Ihr Partner oder Ihre Partnerin zu Kapitel 21 übergehen und dem Ablauf des MBCP-Kurses Woche für Woche folgen. Hier finden Sie außerdem Antworten auf praktische Fragen zur Meditation – zum Beispiel auf die Frage, wann und wo man praktizieren sollte.

Auch wenn es manchen Menschen leichtfällt, etwas anhand von Büchern zu lernen (mein Mann Kenji hat auf diese Weise im Alter von sechsundzwanzig Jahren schwimmen gelernt), kann es doch hilfreich sein, von einem erfahrenen Meditationslehrer angeleitet zu werden. Obwohl ihre Zahl wächst, gibt es zurzeit kaum mehr als eine Handvoll ausgebildeter MBCP-Lehrerinnen in den USA und in anderen Ländern. (Wenn Sie gerne MBCP-Lehrerin werden möchten, finden Sie im Anhang B einige Informationen.) Wenn Sie keinen MBCP-Kurs in Ihrer Region finden, können Sie und Ihr Partner auch an einem normalen MBSR-Kurs teilnehmen und das dort Gelernte dann durch die Informationen und Übungen in diesem Buch ergänzen. Anhang B enthält Adressen, die Ihnen helfen, einen geeigneten Kurs zu finden.

Eine weitere Möglichkeit ist, andere werdende Eltern ausfindig zu machen, die die Praxis der Achtsamkeit für Schwangerschaft und Geburt erlernen möchten, und Ihren eigenen Geburtsvorbereitungskurs ins Leben zu rufen. Sich gegenseitig zu unterstützen, während Sie jede und jeder für sich diese innere Arbeit leisten, kann Ihren Weg durch Schwangerschaft und Geburt um vieles angenehmer und freudvoller machen. Für Ihre wöchentlichen Meditationsübungen und das Erlernen der Yogasequenz können die Audio-CDs mit den im MBCP-Kurs benutzten geführten Meditationen eine große Hilfe sein (Bezugsquellen finden Sie in Anhang B).

Eine dritte Möglichkeit ist, dieses Buch einfach nur zu lesen, aufzunehmen, was Sie interessant oder nützlich finden, und den Rest nicht weiter zu beachten. Wenn Sie jedoch mehr Achtsamkeit entwickeln und ein weniger stressreiches Leben führen möchten, kommen Sie um den Aufbau einer formalen Meditationspraxis nicht herum. Sie kann durch nichts anderes ersetzt werden. Ohne diese Praxis sind die Informationen in diesem Buch nur das: Informationen. Regelmäßig zu meditieren hat insofern sehr viel mit der Erfahrung gemeinsam, ein Kind auf die Welt zu bringen und großzuziehen: Bücher können Ihnen zwar Wissen darüber vermitteln, aber nur durch eigenes Erleben lernen Sie wirklich.

Wie immer Sie *Der achtsame Weg durch Schwangerschaft und Geburt* für sich nutzen möchten, ich wünsche mir aufrichtig, dass Sie etwas Wertvolles auf diesen Seiten finden werden, etwas, das Ihnen eine wirkliche Hilfe ist und Sie durch die täglichen Freuden und die unvermeidbaren Herausforderungen der Schwangerschaft und Geburt begleitet.

1 Alles verändert sich!

Alles ist unbeständig: Glück, Leid, eine schmackhafte Mahlzeit, ein mächtiges Reich, unsere Gefühle, die Menschen um uns herum, wir selbst. Durch Meditation lernen wir, diese Tatsache – vielleicht die Grundwahrheit der menschlichen Existenz – zu verstehen …

Sharon Salzberg

Auf dem Schild an meiner Eingangstür steht: „Willkommen. Die Tür ist offen. Bitte eintreten.“ Heute findet der erste Abend des MBCP-Kurses statt und mein Wohnzimmer hat sich in einen Kursraum verwandelt: Stühle stehen im Kreis, und meine Kursunterlagen, die Teilnehmerliste und die Lehrmaterialien für den Abend liegen auf einem kleinen Tisch neben meinem Stuhl. Heißes Wasser für Tee steht bereit; Cracker, Käse, Erdnussbutter und Äpfel für unsere Pause sind in der Küche; saubere Handtücher liegen im Badezimmer.

Ich freue mich jedes Mal auf diesen Abend. Bis zu diesem Zeitpunkt habe ich mich mit jeder schwangeren Frau und ihrem Partner oder ihrer Partnerin am Telefon, oft sehr lange, unterhalten. Sie haben mir ein wenig von sich erzählt und wie sie den Kurs entdeckt und warum sie sich angemeldet haben. Ich kenne einige Details ihrer Schwangerschaft – wann der errechnete Geburtstermin ist, wo sie ihr Kind zur Welt bringen möchten (im Krankenhaus, in einem Geburtshaus oder zu Hause) und wer ihr Gynäkologe bzw. ihre Hebamme ist. Ich weiß auch, wie alt sie sind, welchen Beruf sie haben und ob sie sich um ihre Schwangerschaft, die Geburt oder die Gesundheit ihres Kindes Sorgen machen.

Ich wiederum habe ausführlich erklärt, dass dies kein gewöhnlicher Geburtsvorbereitungskurs ist, sondern dass das Erlernen und Praktizieren von Achtsamkeit während der folgenden gemeinsamen neun Wochen im Mittelpunkt stehen wird. Wir werden lernen, wie der Geist die Physiologie des Geburtsprozesses beeinflusst und warum die Fähigkeit, im gegenwärtigen Moment zu sein, eine äußerst wichtige Rolle für den Geburtsverlauf spielen kann. Wir werden lernen, mit den Schmerzen während der Wehen zu arbeiten, denn die meisten Frauen, ob sie sich für Schmerzmittel entscheiden oder nicht, werden einige sehr intensive körperliche Empfindungen erleben, die wir normalerweise als Schmerzen bezeichnen. Wir werden uns außerdem hilfreiche Positionen während der Wehen und der Geburt ansehen, uns damit beschäftigen, wie die Partner ihre Frauen während der Geburt unterstützen können, sowie die Grundlagen des Stillens und Möglichkeiten des Umgangs mit den körperlichen und emotionalen Bedürfnissen der neuen Familie kennenlernen. Die Partner und Partnerinnen werden verstehen, dass es auch für sie wichtig ist, Achtsamkeit zu erlernen, denn auch sie werden eine Geburt erleben und Eltern werden.

Manchmal äußert eine schwangere Frau während unseres Telefongesprächs, dass sie sich eine „natürliche Geburt" wünsche. In solchen Fällen erkläre ich sanft, dass aus einer Perspektive der Achtsamkeit jede Geburt natürlich ist. Es ist natürlich, dass das Baby im Körper der Mutter heranwächst. Es ist natürlich, dass es auf die Welt kommt, und es ist natürlich, dass andere Menschen bei diesem Vorgang helfen möchten. Wenn eine

Frau jedoch ihr Kind möglichst ohne medizinische Eingriffe zur Welt bringen möchte, wird sie in diesem Kurs lernen, was sie dazu braucht – ebenso wie sie lernen wird, mit einer Krankenhausatmosphäre umzugehen, wo es sehr wahrscheinlich Menschen geben wird, die ein bisschen zu viel helfen möchten. Und sie wird lernen, mit ihrem ganz individuellen Geburtsprozess umzugehen, denn wie dieser genau verlaufen wird, kann niemand voraussagen.

Vicki und Matt treffen als Erste ein. Vicki, die vor Leben nur so sprüht, ist klein und hat lockige, dunkle Haare und einen runden Bauch, über dem sich ein blaues Stretchoberteil spannt. Matt wirkt beständig und ruhig, fast als wolle er einen Ausgleich zu Vickys lebhafter Energie schaffen. Ich weiß aus unserem Telefongespräch, dass die beiden frisch verheiratet sind und sich sehr über die Schwangerschaft freuen.

Ich weiß auch, dass dies eine stressige Zeit für beide ist. Kurz nachdem sie herausgefunden hatten, dass Vicky schwanger war, wurde Matt von seiner Firma ganz unerwartet von der Ostküste in die San Francisco Bay Area versetzt. Zurzeit wohnen sie zur Untermiete in einer kleinen Wohnung, in einer neuen Stadt, ohne Freunde oder Familie, und Matt macht viele Überstunden in seiner neuen Position. Vicky, die ihre geliebte Arbeit als Grundschullehrerin aufgegeben hat, vermisst ihre Familie und ganz besonders ihre Mutter, zu der sie immer ein sehr enges Verhältnis hatte. Matts früher nur gelegentlich auftretende Migräneanfälle werden jetzt häufiger. Angesichts dessen, was die beiden um die Ohren haben, bin ich sehr froh, dass sie sich für diesen Kurs angemeldet haben.

Als Nächstes kommen Kristin und ihr Mann Peter. Ich fühle mich Kristin sofort verbunden. Sie arbeitet als Frauenärztin in der Geburtshilfeabteilung des örtlichen Kreiskrankenhauses und hat noch die typische grüne Krankenhauskleidung an, was Erinnerungen an meine eigenen Arbeitstage und -nächte im Krankenhaus wachruft. Sie sieht müde aus. Am Telefon hatte sie mir verraten, dass sie Angst vor der Geburt und den Schmerzen habe, weil sie als Geburtshelferin wisse, was alles schiefgehen könne. „Ich weiß, dass ich etwas gegen meine Ängste unternehmen muss. Ich muss mich emotional vorbereiten – irgendwie lernen, auf gesündere Art und Weise mit dem, was passiert, umzugehen."

Kristins Ehemann Peter sucht nach Möglichkeiten, wie er *seinen* Stress in den Griff bekommen kann. Später überrascht er die anderen Teilnehmerinnen und Teilnehmer des Kurses durch seine Offenheit: „Ich stehe zurzeit beruflich sehr unter Druck und habe eine wichtige Deadline knapp vor dem errechneten Geburtstermin. Kristin und ich blaffen uns momentan mehr an als früher und sind darüber ziemlich unglücklich. Ich weiß, dass es am Stress liegt, und hoffe, dass dieser Kurs uns hilft, wieder ruhiger zu werden."

Während ich Peter und Kristin Namensschilder gebe und ihnen zeige, wo das Badezimmer ist, öffnet sich die Eingangstür erneut. Elizabeth ist zierlich und blond und macht einen schüchternen Eindruck. Ihr Mann Doug überragt sie. Sie sind seit neun Jahren verheiratet und hatten eigentlich geplant, viel früher ein Kind zu bekommen. Eine unerwartete Phase der Unfruchtbarkeit hatte ihnen jedoch einen Strich durch die Rechnung gemacht. Als ich mich am Telefon mit Elizabeth unterhielt, erzählte sie mir, dass dieses Baby für Doug und sie ein Wunder sei. Obwohl sie ihr Kind am liebsten ohne Medikamente bekommen würde, gestand Elizabeth mir, dass all die Medikamente und medizinischen Eingriffe, die sie über sich habe ergehen lassen müssen, um schwanger zu werden, sie in ihrem Glauben erschüttert hätten, dass ihr Körper fähig sei, ein Kind auf die Welt zu bringen. „Ich würde gern mit dem Glauben in die Geburt gehen, dass mein Körper, obwohl er solche Schwierigkeiten hatte, schwanger zu werden, weiß, wie er ein Kind auf die Welt bringen muss. Ich denke, dass dieser Kurs mir dabei helfen wird."

Doug freut sich nicht nur aus den üblichen Gründen auf den Kurs, sondern auch, weil sich eine alte Rückenverletzung, die er sich in seiner Highschoolzeit bei einem Footballmatch geholt hatte, wieder gemeldet hat und nun chronische Schmerzen verursacht. „Ich möchte in der Lage sein, mit meinem Kind auf dem Boden herumzukrabbeln und zu spielen", hatte er mir am Telefon erklärt. „Und ich möchte nicht so viele Schmerzmittel nehmen. Ich habe gehört, dass dieser Kurs eventuell helfen kann, mit den Schmerzen umzugehen."

Gegen 19:00 Uhr öffnet sich meine Eingangstür häufiger, und ich habe alle Hände voll zu tun, die neu ankommenden Paare zu begrüßen. Monica wurde der MBCP-Kurs von ihrem Frauenarzt empfohlen. Er glaubt, dass die Praxis der Achtsamkeit ihr dabei helfen wird, mit dem emotionalen

Auf und Ab ihrer Schwangerschaft zurechtzukommen. „Ich bin ein sehr ängstlicher Mensch“, vertraut sie mir während unseres Gesprächs an, „und meine Schwangerschaft hat mich noch ängstlicher gemacht. Ich würde gerne lernen, ruhiger zu werden.“ Monicas Lebensgefährtin Kathy unterstützt sie darin voll und ganz.

Emily und Hameed haben zurzeit Schwierigkeiten mit der Familie. Nach reiflicher Überlegung haben sie sich für eine Hausgeburt mit einer Hebamme entschieden, was in Emilys Familie für Aufregung gesorgt hat, besonders bei Emilys Vater, der Arzt ist. Emily weiß, dass sie bei einer Hausgeburt keine Medikamente und auch keine Periduralanästhesie bekommen kann, und interessiert sich daher ganz besonders dafür, zu lernen, wie sie mit den Schmerzen während der Geburt umgehen kann.

Ich freue mich sehr, als Cara und Luis eintreffen. Cara ist die Tochter meiner Jugendfreundin Deborah und ich habe sie vor zweiunddreißig Jahren mit meinen eigenen Händen in Empfang genommen. Ich bin überglücklich, dass ich jetzt einem „meiner Babys“ dabei helfen kann, selbst ein Kind auf die Welt zu bringen – und ihre Mutter, meine Freundin, damit zum ersten Mal zur Großmutter zu machen.

Als Nächstes kommen Stephanie und Eric an. Stephanie hatte Anfang des Jahres eine Fehlgeburt mit Komplikationen. Sie befindet sich jetzt in der zweiten Schwangerschaftshälfte, und die Angst, noch ein Baby zu verlieren, ist immer gegenwärtig. Sie gibt zu, dass sie sich Sorgen mache, weil sie mit den Schmerzen während der Fehlgeburt nicht gut habe umgehen können. Eric habe große Schwierigkeiten damit gehabt, sie so leiden zu sehen. „Ich hoffe, dass die Achtsamkeitspraxis uns helfen wird, innere Ruhe zu finden. Wir würden die Schwangerschaft wirklich gerne genießen, aber ich glaube, wir machen uns beide zu viele Gedanken.“

Tomiko und Greg sind die Letzten. Tomiko erwartet ihr zweites Kind und berichtet, dass Greg und sie mit ihren Erfahrungen bei der Geburt ihres Sohnes Kai vor drei Jahren im Krankenhaus sehr unzufrieden gewesen seien: „Es war eine lange und sehr anstrengende Geburt. Am Ende hatte ich wegen all der Medikamente, Schläuche und Maschinen gar nicht mehr das Gefühl, überhaupt daran beteiligt zu sein. Diesmal würden wir es gerne anders machen. Und wenn wir noch einige Tipps bekämen, wie uns Achtsamkeit bei der Erziehung eines energiegeladenen Dreijährigen helfen kann, wäre das auch nicht schlecht."

Ich stehe am Eingang zum Wohnzimmer und beobachte, wie alle ihren Platz finden. Dann nehme ich selbst im Kreis Platz. Im Zimmer kehrt Ruhe ein.

„Hallo und herzlich willkommen! Ich freue mich sehr, dass ihr alle heute hier seid, und bedanke mich für euer Kommen."

Nach einer kurzen Erklärung, wie ich dazu gekommen bin, diese Art von Kurs anzubieten, fahre ich fort.

„Als ich mit jeder und jedem von euch telefoniert habe, haben wir über eure Selbstverpflichtung zu regelmäßiger Meditationspraxis gesprochen. Ich weiß, wie viel ihr zu tun habt, und es kann wirklich schwierig sein, sich zu einer formalen Meditationspraxis zu verpflichten – keine Frage. Daher möchte ich gerne die Tatsache würdigen, dass ihr euch zu einer solchen Selbstverpflichtung entschieden habt. Die gute Nachricht ist, dass wir uns dieser Herausforderung gemeinsam stellen werden und uns so gegenseitig unterstützen können. Aber letztendlich ist jeder von uns für seine eigene Praxis verantwortlich. Ich kann eure ‚Achtsamkeits-Hebamme' sein – ich kann euch anleiten, euch unterstützen und an euch glauben, euch Mut machen und euch sogar lieben –, aber ich kann nicht für euch meditieren. Und ich kann auch nicht euer Baby für euch bekommen. Das ist eure Aufgabe. Was ich tun kann, ist, sicherzustellen, dass ihr so viel aus unserer gemeinsamen Zeit mitnehmt, wie ihr in sie hineinsteckt. Und vergesst nicht, dass ihr Fähigkeiten erlernen werdet, die euch für den Rest eures Lebens zur Verfügung stehen."

Was genau ist Achtsamkeit eigentlich?

Wir haben uns in der Einleitung bereits kurz mit dem Thema Achtsamkeit beschäftigt. Werfen wir jetzt einen genaueren Blick darauf. Was genau ist Achtsamkeit, und warum sollten Sie sich während Ihrer Schwangerschaft die Zeit nehmen, diese Fähigkeit zu erlernen? Achtsamkeit ist, wie wir erfahren haben, das Gewahrsein, das entsteht, wenn man seine Aufmerksamkeit bewusst und ohne zu urteilen dem zuwendet, was in diesem Moment ist. Man kann Achtsamkeit durch Meditationsübungen kultivieren, die in Asien entstanden sind und dort seit ungefähr 2500 Jahren praktiziert werden. Obwohl die Übungen, die Sie lernen werden, ihre Wurzeln in der buddhistischen Tradition haben, ist Achtsamkeit eine universelle Fähigkeit des menschlichen Geistes und kann unabhängig von bestimmten religiösen, spirituellen oder kulturellen Traditionen erlernt werden. Sie müssen nicht Buddhist oder Buddhistin werden, um die Vorteile der Achtsamkeitsmeditation genießen zu können. Das Einzige, was Sie tun müssen, um mehr Achtsamkeit zu entwickeln, ist, Achtsamkeit zu praktizieren. So einfach ist das – auch wenn es nicht immer leicht ist.

Um besser zu verstehen, was Achtsamkeit ist, können wir sie mit Acht*losigkeit* vergleichen. Wenn wir achtlos sind, handeln wir oft automatisch und gehen wie Schlafwandler durchs Leben. Haben Sie schon einmal eine Autobahnausfahrt verpasst oder sind von einem Zimmer in ein anderes gegangen und wussten dann nicht mehr, was Sie dort eigentlich wollten? Das sind Beispiele für den „Autopilot-Modus", dafür, *nicht* in der Erfahrung gegenwärtig zu sein.

Wenn Sie anfangen, die Dinge wirklich bewusst wahrzunehmen, werden Sie sehr schnell entdecken, dass Ihr Geist die meiste Zeit über mit Gedanken an die Vergangenheit oder die Zukunft beschäftigt ist. Sie erinnern sich vielleicht an etwas, das Ihr Partner letzte Woche getan hat, oder an ein Familienereignis, das vor Jahren stattgefunden hat, oder Sie schmieden Pläne für die Zukunft oder malen sich aus, was passieren könnte. Wenn wir uns in solchen Gedanken verlieren, erleben wir den gegenwärtigen Moment nicht vollständig. Das heißt nicht, dass dies nicht in Ordnung wäre. Natürlich denken Sie jetzt, da ein Baby unterwegs ist, oft an die Zukunft. Es ist aber so, dass Ihr Leben *jetzt*, im gegenwärtigen Moment, stattfindet. Nur in diesem Moment können Sie lernen, wachsen und vollkommen lebendig sein. Wenn Sie ständig Pläne für die Zukunft machen oder die Vergangenheit wiederaufwärmen, entgeht Ihnen dieser Moment Ihres Lebens. Und dieser Moment ist der einzige Moment, den Sie je wirklich haben.

Vollkommen präsent zu sein ist eine Fähigkeit, die man, wie jede andere Fähigkeit auch, durch Übung erwirbt. Manchmal ist es nicht einfach, im gegenwärtigen Augenblick zu sein, zum Beispiel dann, wenn Sie gerade ein Kind zur Welt bringen. Und aus diesem Grund meditieren wir: damit wir lernen, gegenwärtig zu sein – jetzt, in dieser Situation, so, wie sie ist, egal, wie sie ist, und auch dann, wenn sie schwierig ist. Wir entdecken, dass unser Leben reicher und interessanter wird und ganz sicher weniger Stress erzeugt, wenn wir mehr Zeit im Jetzt verbringen. Schwanger zu sein und ein Kind zu gebären sind Von-Moment-zu-Moment-Erfahrungen. Babys und Kinder leben zweifellos im Jetzt, und das Jetzt ist genau der Moment, in dem Kindererziehung stattfindet. Deshalb kann es sehr sinnvoll sein, zu lernen und zu üben, im Jetzt gegenwärtig zu sein.

Diejenigen, die andere in dieser Art des Geistestrainings unterrichten, vergleichen das Praktizieren von Achtsamkeit manchmal mit dem Weben eines Fallschirms. Wir fangen damit nicht erst kurz vor dem Sprung aus dem Flugzeug an, sondern arbeiten jeden Tag daran, damit der Fallschirm uns dann, wenn es Zeit zu springen ist, auch sicher trägt. Die Geburtserfahrung hat viel mit dem Sprung aus einem Flugzeug gemeinsam. Indem wir jetzt, während der Schwangerschaft, Achtsamkeit praktizieren, erlernen wir Fähigkeiten, mit deren Hilfe wir während des Sprungs Momente der Freude und vielleicht sogar eine sanfte Landung erleben.

Die Vorteile der Achtsamkeitsmeditation

Meditieren zu lernen ist mehr als einfach nur eine gute Idee. Die Forschung hat wiederholt nachgewiesen, dass eine regelmäßige Meditationspraxis enorme Vorteile für unser körperliches und geistiges Wohlergehen hat.

So haben zahlreiche psychologische Studien gezeigt, dass Menschen, die regelmäßig meditieren, glücklicher und zufriedener sind als der Durchschnitt der Bevölkerung. Diese Ergebnisse haben auch eine große medizinische Bedeutung, weil zwischen positiven Gefühlen und einem längeren und gesünderen Leben ein Zusammenhang besteht.

- Angstzustände, Depressionen und Reizbarkeit nehmen bei regelmäßiger Meditation ab. Die Gedächtnisleistung verbessert sich, die Reaktionsgeschwindigkeit nimmt zu, und die geistige und körperliche Ausdauer steigert sich.
- Menschen, die regelmäßig meditieren, haben bessere und erfülltere Beziehungen.
- Weltweite Studien haben gezeigt, dass Meditation die Hauptindikatoren für chronischen Stress, einschließlich Bluthochdruck, reduziert.
- Meditation mindert wirksam die Auswirkungen von schweren Erkrankungen wie chronischen Schmerzen und Krebs. Sie kann sogar bei Drogen- und Alkoholabhängigkeit helfen.
- Neuere Studien haben außerdem gezeigt, dass Meditation das Immunsystem stärkt und so hilft, Erkältungen, Grippe und andere Erkrankungen abzuwehren.[4]

In der Gruppe, die sich in meinem Haus zusammengefunden hat, beginnt ein Gespräch über all die Veränderungen, die mit der Schwangerschaft Einzug in das Leben dieser Paare gehalten haben. Vicki meldet sich als Erste zu Wort und erzählt uns, wie erstaunt sie über die vielen Veränderungen in ihrem Körper sei. Sie sei immer stolz auf ihre sehr schlanke Figur gewesen und habe jetzt zum ersten Mal in ihrem Leben einen BH kaufen müssen. „Ich habe jetzt tatsächlich Brüste!", teilt sie uns mit, und freundliches Gelächter füllt den Raum. Andere beschreiben, auf welche Weise ihr Körper ihnen zu verstehen gibt, dass sie es langsamer angehen lassen sollten. Sie erzählen von dem Wunder, die Bewegungen des Babys in ihrem Bauch zu spüren, und stellen fest, dass sie den Wunsch haben, mehr Zeit zu Hause zu verbringen, anstatt ständig unterwegs zu sein. Mit dem Moment der Empfängnis ist ein tiefgreifender biologischer Prozess in Gang gesetzt worden. Natürlich verändert sich unser Körper ständig, aber weil dieser Prozess während der Schwangerschaft so schnell und so dramatisch abläuft, haben wir hier die besondere Gelegenheit, uns solche Veränderungen genau anzusehen. Während der Schwangerschaft ist, im wahrsten Sinne des Wortes, alles im Fluss, und wenn Ihr Blutvolumen ansteigt und in Ihrer Gebärmutter ein Meer aus Fruchtwasser entsteht, können Emotionen Sie regelrecht überfluten. Vielleicht kommen Ihnen überraschend – und häufiger als sonst – die Tränen. Sie hören eine traurige Geschichte in den Abendnachrichten oder sehen eine rührselige Werbung im Fernsehen, und schon fließen die Tränen, weil die tiefgreifenden hormonellen Veränderungen in der Schwangerschaft die Oberhand gewinnen.

Jessica lehnt sich auf ihrem Stuhl nach vorne und sagt lachend: „Ich esse jetzt ganz andere Dinge als vorher. Was mir früher geschmeckt hat, mag ich jetzt nicht mehr. Stattdessen habe ich Heißhunger auf Sachen, die ich vorher nie gegessen hätte." Hameed beschreibt sein neu entstandenes Bedürfnis, Emily zu beschützen, und sagt, dass er sich jetzt viel mit seinem Vater darüber unterhalte, wie es ist, Vater zu sein.

Eine Schwangerschaft bringt außerdem neue und zeitintensive Aufgaben mit sich. Neben all dem, was Sie zu erledigen haben, müssen Sie sich jetzt mit Vorsorge- und Blutuntersuchungen beschäftigen und eine Grundausstattung für das Baby, einen Kinderwagen und einen Autokindersitz aussuchen und kaufen. Bücher zum Thema Schwangerschaft und Kindererziehung sammeln sich auf Ihrem Nachttisch, obwohl Sie kaum Zeit haben, sie auch zu lesen. Regelmäßige Bewegung kann, wenn sie nicht bereits ein Teil Ihres Lebens ist, nicht mehr länger aufgeschoben werden.

Und dann sind da noch die Veränderungen in Ihrer Wohnung oder Ihrem Haus. Wo wird der Wickeltisch stehen, und wo werden Sie die Windeln und Babysachen und all das Spielzeug aufbewahren, das Sie schon jetzt von Freunden und aufgeregten Großeltern bekommen? Plötzlich muss der Raum, den Sie als Arbeits- oder Gästezimmer benutzt haben, in ein Kinderzimmer verwandelt und deshalb natürlich auch gestrichen werden, also recherchieren Sie im Internet, ob Farbdämpfe während der Schwangerschaft schädlich sind. Oder Sie fragen sich womöglich, ob Sie überhaupt genug Platz haben. Vielleicht ist es Zeit für einen Umzug oder einen Umbau.

Auch wenn der Grund für all diese großen Veränderungen ein höchst freudiges bevorstehendes Ereignis ist, kann die Tatsache, dass sie alle auf einmal stattfinden, Stress erzeugen. Und dieser Stress kann durch den Zeitfaktor noch verschlimmert werden: Der Satz „bevor das Baby kommt“ erinnert Sie laufend daran, dass Sie jetzt wirklich unter großem Zeitdruck stehen.

Die verschiedensten Fragen kämpfen in Ihrem Kopf um Ihre Aufmerksamkeit. Wo und wie möchten Sie jetzt wohnen? In der Nähe Ihrer Eltern und Familie? Wenn ja, wessen Familie? Welche Wünsche hat Ihr Partner oder Ihre Partnerin? Was für ein Zuhause möchten Sie sich gemeinsam aufbauen? In welchem Umfeld soll Ihr Kind aufwachsen?

Und wie sieht es finanziell aus? Sie und Ihr Partner sind vielleicht an zwei Einkommen gewöhnt oder sogar darauf angewiesen und müssen jetzt darüber nachdenken, wie es sein wird, wenn einer von Ihnen seine Arbeit aufgibt, um sich um Ihr Baby zu kümmern, oder welche zusätzlichen Kosten für eine Kinderbetreuung auf Sie zukämen.

Viel Stress? Das kann man wohl sagen!

Auch berufliche Aspekte und Probleme nehmen Raum ein. Der Druck, ein Projekt, eine Aus- oder Weiterbildung oder Prüfungen zu einem Abschluss zu bringen oder eine Vertretung für die bevorstehende Elternzeit einzuarbeiten, ist groß. Bei diesem Thema meldet sich Kristin zu Wort. „Ich liebe meine Arbeit im Krankenhaus", erzählt sie uns. „Ich habe vor, ungefähr vier Monate Elternzeit zu nehmen, kann mir aber nicht vorstellen, wie das mit dem Stillen klappen soll, wenn ich wieder arbeite. Was ist, wenn genau dann, wenn ich Milch abpumpe, eine andere Frau ihr Kind zur Welt bringt?"

Wenn wir schwanger sind, denken wir außerdem häufiger darüber nach, wie unsere Eltern uns erzogen haben und in welcher Familie wir groß geworden sind. Als ich erwähne, dass sich durch die Praxis der Achtsamkeit familiäre Muster zwischen den Generationen verändern können, richtet sich Emily, die bis zu diesem Zeitpunkt nichts gesagt hat, auf, fährt sich mit der Hand durch das dunkle Haar und sagt mit klarer Stimme: „Deshalb bin ich hier. Ich habe keine Angst vor der Geburt selbst, aber ein Teil von mir fürchtet sich ziemlich davor, Mutter zu werden. Ich möchte auf keinen Fall so werden wie meine Mutter. Ich glaube, dass mir Achtsamkeit dabei helfen kann."

Manchmal äußern sowohl die Frauen als auch ihre Partner Angst vor den Veränderungen, die die Geburt des Babys für ihre Beziehung bedeuten könnte. Doug bringt seine Sorge zum Ausdruck: „Wir haben uns so daran gewöhnt, selbst zu entscheiden, wie wir unsere Zeit verbringen. Das wird dann nicht mehr der Fall sein."

Ihre Beziehung zu Ihrem Partner mag auf dem Konzept von Fairness und Gleichberechtigung beruhen: Sie teilen sich das Kochen und die Hausarbeit und haben vielleicht sogar ein vergleichbar hohes Einkommen. Aber jetzt gibt es eine neue Wirklichkeit: Eine von Ihnen wird jetzt Schwierigkeiten haben, sich die Schuhe zuzubinden, weil ein Baby in ihrem Körper heranwächst. In den meisten Fällen liegt die Hauptverantwortung für das Baby, zumindest am Anfang, bei der Mutter. Das Geldverdienen ist, zumindest zeitweise, Aufgabe des Partners. Das führt – oft zur Überraschung, manchmal auch zum Entsetzen beider Partner – häufig zu einer eher traditionellen Rollenverteilung. Die Praxis der Achtsamkeit hilft uns dabei, uns an die neue Wirklichkeit, die zur Gründung einer Familie dazugehört, anzupassen. Sie kann uns auch dabei unterstützen, gegenwärtig zu sein, aufmerksam zuzuhören und die Bedürfnisse des anderen klarer zu erkennen, während wir dabei sind, eine gemeinsame Basis zu finden.

Vielleicht haben Sie festgestellt, dass sich mit Ihrer Schwangerschaft auch Ihr Verhältnis zu Ihren Eltern, Geschwistern und Schwiegereltern verändert hat. Plötzlich rufen Ihre Eltern häufiger an und erkundigen sich nach Ihrer Gesundheit und der Ihres Babys. Sie bringen nicht nur Ihr Kind auf die Welt, sondern vielleicht auch ein Enkelkind, eine Nichte, einen Neffen, einen Cousin, eine Cousine oder ein Geschwisterchen. Eine Schwangerschaft kann eine Familie, deren Mitglieder gute Beziehungen zueinander haben, fester zusammenschweißen oder aber alte, ungelöste Konflikte ans Tageslicht bringen. Glücklicherweise kann die Geburt eines Kindes eine Gelegenheit zum Wachsen, zur Wandlung und sogar zur Heilung problematischer Beziehungen sein. Mit der Ankunft dieses neuen Wesens verändert sich die Welt aller Familienmitglieder.

Mit der Verlagerung Ihrer Interessen ändern sich wahrscheinlich auch Ihre Beziehungen zu Ihren Freunden. Stephanie vergleicht dies mit einer Weggabelung: „Wir sind die Ersten in unserem Freundeskreis, die ein Baby bekommen. Unsere Freunde können nicht nachvollziehen, warum Eric und ich uns nicht mehr spätabends auf ein Bier treffen oder ins Kino gehen wollen. Es ist so, als ob sie ein ganz anderes Leben führten, ein Leben, an dem wir immer weniger Interesse haben."

Die Schwangerschaft selbst kann zusätzlichen Stress verursachen. Auch wenn die meisten Schwangerschaften normal verlaufen, können sich manchmal medizinische Probleme ergeben, die dazu führen, dass Sie sich Sorgen um Ihre eigene Gesundheit oder die Ihres Babys machen. Ein unerwartetes Untersuchungsergebnis kann Ihnen schlaflose Nächte bereiten. Vorzeitige Wehen oder eine Schmierblutung können der Anlass dafür sein, dass sich Ihr Leben sofort und drastisch ändert. Plötzlich sind Sie gezwungen, Ihr Lebenstempo zu reduzieren oder früher als erwartet Ihre Arbeit aufzugeben. Selbst wenn Ihre Schwangerschaft normal, gesund und unauffällig verläuft, können typische Schwangerschaftsbeschwerden wie Sodbrennen, Wadenkrämpfe, geschwollene Beine oder Füße Ihren Alltag anstrengend machen.

Außerdem wird Ihnen immer deutlicher bewusst, dass die körperlichen und emotionalen Herausforderungen einer Geburt vor der Tür stehen. Ich erinnere mich immer noch an den Moment vor über vierzig Jahren – ich war ungefähr in der 30. Schwangerschaftswoche –, als es mich wie ein Blitz aus heiterem Himmel traf. „Moment mal", dachte ich. „Damit dieses Baby auf die Welt kommen kann, muss es zuerst *hier* herauskommen!" Ja, es gibt nur einen Weg, der nach draußen führt. Und natürlich kann der Geburtsvorgang selbst, wie bemerkenswert und erfreulich er auch sein mag, mit sehr viel Stress verbunden sein.

Achtsam zu sein, das heißt, sich der gegenwärtigen Situation in jedem Augenblick bewusst zu sein, während dieser transformierende Lebensprozess vonstattengeht, ist das beste Werkzeug, das ich kenne, um all diesen ganz normalen und zugleich außerordentlichen Veränderungen in der Schwangerschaft mit mehr Gleichmut zu begegnen und Sorgen und Unruhe im Hinblick auf die Geburt und das Leben mit dem Kind zu besänftigen. Während Sie Ihre Fähigkeit, achtsam zu sein, ausweiten, entdecken Sie vielleicht einen Weg, um Veränderungen besser zu verkraften, das Wunder noch mehr zu genießen, das in diesem Moment in Ihrem Körper geschieht, und die Freude über das neue Leben, das Sie in diese Welt bringen, zu fördern.

Unser Gespräch über Veränderungen, Stress, Schwangerschaft, Geburt und die Vorteile der Achtsamkeitspraxis hat über eine Stunde gedauert. Die Gesichter, in die ich schaue, sind jetzt offener, die Körper entspannter. Sich selbst in den anderen wiederzuerkennen war für diese Gruppe von Fremden der Beginn einer Transformation zu einem Ganzen, einer Gruppe miteinander verbundener Menschen, die durch ihre Schwangerschaft und ihre Entscheidung, Achtsamkeit zu lernen und zu praktizieren, zusammengefunden haben, um gemeinsam den Prozess des Elternwerdens zu meistern.

Und so fangen wir an.

2 Innere Vorbereitung auf die Geburt und die Zeit danach

Wir müssen mit unserem warmen Herzen lernen, nicht nur mit unserem Gehirn.

Shunryu Suzuki

Heute findet der zweite Abend des MBCP-Kurses statt und wir werden mehr voneinander erfahren und uns intensiver mit der Praxis der Achtsamkeit befassen. Als alle ihren Platz eingenommen haben, beginne ich: „Ich möchte euch einladen, mit mir an einer kleinen, geführten Betrachtung teilzunehmen.

Lass deine Augen zugehen, wenn du dich dabei wohlfühlst, und spüre die Empfindungen, die durch den Atem entstehen. Stell dir jetzt vor, dass du an einem Brunnen stehst. Vielleicht hast du diesen Brunnen schon einmal gesehen oder du stellst dir diesen Brunnen erst jetzt in diesem Moment vor. Achte auf die Landschaft um diesen Brunnen herum, auf das Wetter, die Lufttemperatur. Schau auf den Boden neben deinen Füßen und nimm einen Stein in die Hand. Nimm das Gewicht des Steins wahr, seine Beschaffenheit auf der Haut deiner Handfläche. Halte jetzt den Stein über die Öffnung des Brunnens und lass ihn zu einer Frage werden. Und diese Frage lautet: ‚Warum bin ich hier?'" Ich halte einen Augenblick inne, um die Frage wirken zu lassen.

„Lass den Stein jetzt in den Brunnen fallen, und nimm wahr, ob eine Antwort auftaucht, wenn der Stein mit einem Spritzer im Wasser landet. Und dann warte einfach. Warte darauf, dass der Stein tiefer sinkt. Schau, ob eine weitere Antwort aufsteigt, vielleicht aus einer tieferen Schicht. Stell dir vor, wie der Stein langsam auf den Grund des Brunnens sinkt und dort liegenbleibt. Lass eine Antwort aufsteigen, wenn da eine Antwort ist, die aufsteigen will. Es gibt keine richtige Antwort. Und selbst wenn es keine Antwort gibt, ist dies auch eine Art von Antwort."

Es ist still im Raum. Nach einer gewissen Zeit schlage ich meine Zimbeln an und alle öffnen wieder die Augen. Danach tauschen wir uns aus und verstehen jetzt viel besser, wer jeder von uns ist und warum wir in diesem Moment in diesem Raum sitzen. Weil wir uns gegenseitig in einem größeren Kontext gesehen haben, können wir jetzt das Gleiche mit unserer Achtsamkeitspraxis tun.

Grundhaltungen der Achtsamkeitspraxis

Das Kultivieren bestimmter Geisteshaltungen gehört zum Achtsamkeitstraining und trägt dazu bei, dass Sie aus Ihrer Meditationspraxis größtmöglichen Gewinn ziehen und Anknüpfungspunkte haben, auf die Sie zurückkommen können, wenn Sie Fragen haben oder auf Hindernisse stoßen. Solche Geisteshaltungen sind der Anfängergeist, eine nichtwertende Haltung, Geduld, eine Haltung des Nichtstrebens, Vertrauen, Anerkennen, Seinlassen und Freundlichkeit. Diese Einstellungen bauen aufeinander auf. Mit einer bestimmten Haltung zu arbeiten bedeutet daher, alle anderen Haltungen ebenfalls zu fördern. Stellen Sie sich die Praxis der Achtsamkeit wie das Anlegen und Pflegen eines Gartens vor, der dann gedeiht, wenn bestimmte Bedingungen erfüllt sind: ein fruchtbarer Boden, viel Sonne und genug Wasser. Wenn Sie sich diese acht Haltungen ins Gedächtnis rufen, über sie nachdenken und sie kultivieren, dann werden Sie Ihre Praxis nähren, fördern und stärken. Und Sie werden Ihre Fähigkeit festigen, in jedem Augenblick Ihres Lebens wach und bewusst zu sein.

Anfängergeist

Die meiste Zeit über betrachten wir das Leben durch die Linse vorgefasster Meinungen, die auf Erfahrungen aus der Vergangenheit, abstrakten Konzepten oder Erwartungen an die Zukunft beruhen. Im Gegensatz dazu hilft uns der Anfängergeist, jedem Augenblick, den wir erleben, mit einer frischen, vorurteilsfreien und offenen Perspektive zu begegnen. Seinen Anfängergeist zu pflegen heißt, jeden Moment so zu erleben, wie er in Wirklichkeit ist: neu, einzigartig und unbeständig – etwas, das nie wieder so erlebt werden wird.

Mit einem Anfängergeist bringen wir allem, was wir jetzt, in diesem Moment, erleben, Neugier entgegen und kultivieren auf diese Weise einen Geist, der nicht so viele angstvolle Gedanken an die Zukunft oder Bedauern über die Vergangenheit enthält. Wenn Sie Ihren Anfängergeist während der Schwangerschaft stärken, wird es Ihnen leichter fallen, diese Haltung der Neugier auch während der Geburt aufrechtzuerhalten. Wenn Sie erlebt haben, dass kein Atemzug wie der andere und keine Meditationserfahrung wie die andere ist, werden Sie auch verstehen, dass keine Geburtswehe wie die andere und jede Geburtserfahrung einzigartig ist. Wenn Sie Ihre vorgefassten Meinungen über die Geburt – Ihre eigenen Vorstellungen oder die anderer Menschen – loslassen, *werden Sie frei sein, für sich selbst zu entdecken*, was es bedeutet, ein Kind auf die Welt zu bringen.

Auch wenn bestimmte Aspekte der Geburt für alle Frauen die gleichen sind, wird Ihr Geburtserlebnis Ihre ganz eigene Erfahrung sein – es wird anders sein als das Geburtserlebnis Ihrer Mutter, Ihrer Schwester oder Ihrer Freundin. Es wird anders sein als ein früheres Geburtserlebnis oder frühere Geburtserlebnisse, wenn Sie schon einmal oder mehrmals Mutter geworden sind. Es wird anders sein als das, was Sie in Büchern, im Fernsehen oder in Videos gelesen, gehört und gesehen haben. Die Geburt wird für Sie so einzigartig sein, wie Sie es in diesem Moment sind, und Ihren Anfängergeist durch Meditation zu kultivieren kann Ihnen dabei helfen, dies wirklich zu verstehen.

Der Anfängergeist hat einen nahen Verwandten, den „Weiß-nicht"-Geist. Wenn wir schwanger sind, treffen wir oft auf etwas Unerwartetes – das kann ein Blutwert sein, der auf einen Eisenmangel (Anämie) oder vielleicht auch auf etwas Ernsteres hindeutet, oder die Feststellung, dass das Baby sich in Beckenendlage befindet (mit den Füßen oder dem Po voran), was einen vor die Frage stellt, wie das Baby nun geboren werden wird. Während der Geburt sind Überraschungen unvermeidlich: etwa die Überraschung, dass die Fruchtblase in *diesem* Augenblick springt, dass Sie in *diesem* Augenblick Pressdrang haben, dass es sich *so* anfühlt, wenn Ihr Baby aus Ihrem Körper herausgleitet. Wenn Sie den gegenwärtigen Moment mit einem „Weiß-nicht"-Geist erleben und verstehen, dass dieser Moment der einzige Moment ist, den Sie wirklich kennen, dann fallen all Ihre Erwartungen, Vorstellungen und Phantasien über die Zukunft von Ihnen ab und Sie erleben den gegenwärtigen Moment mit einem Geist, der *offen ist für das, was ist.* Der „Weiß-nicht"-Geist, ein Zustand, in dem wir uns unserer Hoffnungen und Erwartungen bewusst werden können, ohne krampfhaft an ihnen festzuhalten, unterstützt uns beim Aufbau einer mentalen Belastbarkeit, die uns während der Geburt und auch sonst in unserem Leben sehr zugutekommt.

Diese Tatsache der Ungewissheit zu akzeptieren, sich bewusst zu werden, dass man nicht weiß, was der nächste Augenblick bringen wird, kann, zumindest am Anfang, beängstigend sein. Amy gab schon in einer der ersten Sitzungen zu, dass es ihr überhaupt nicht gefiel, nicht zu wissen, was passieren würde. Sie beschrieb sich selbst als einen „Kontrollfreak" und erzählte der Gruppe, dass sie mit Hilfe vieler Listen und Pläne versuche, ihre Ängste angesichts einer ungewissen Zukunft in den Griff zu bekommen.

Eines Abends sagte sie: „Heute bekam ich während der Meditation auf einmal Angst." Als ich sie fragte, an was sie gedacht habe, unmittelbar bevor sie diese Angst bemerkt habe, antwortete sie: „Ich habe mich gefragt, wie lange das wohl noch dauern wird. Dann tauchte der Satz ‚Weiß nicht' in meinem Kopf auf und ich bin zum Atem zurückgekehrt. Dann fing mein Geist wieder an, sich besorgt zu fragen, wie lange die Meditation wohl noch dauern würde. Und wieder habe ich gedacht: ‚Weiß nicht', und bin zum Atem zurückgekehrt. Und das habe ich die ganze Meditation über gemacht. Und es hat funktioniert. Die Angst war zwar noch da, aber ich fühlte mich nicht mehr so in ihr gefangen. Es war faszinierend, zu beobachten, wie mein Geist mir Angst machte, und zu wissen, dass ich eine Möglichkeit hatte, das zu unterbrechen. Mir ist jetzt klar, wie nützlich das während der Geburt sein kann."

Ein Anfängergeist und ein „Weiß-nicht"-Geist können besonders dann sehr nützlich sein, wenn Sie bereits ein Kind geboren haben, vor allem, wenn diese Erfahrung schwierig oder nicht so war, wie Sie es sich erhofft hatten. Es mag offensichtlich sein, kann aber trotzdem nicht oft genug wiederholt werden: *Es ist vollkommen unmöglich, dieselbe Geburtserfahrung zweimal zu machen.* Indem wir unseren Geist trainieren, immer wieder zum gegenwärtigen Moment zurückzukehren, wenn er sich in Erinnerungen verfangen hat, können wir den Anfängergeist nutzen, um uns von unserer Angst zu befreien, dass wir eine in der Vergangenheit aufgetretene Schwierigkeit während *dieser* Geburt noch einmal erleben werden. Das ist nicht leicht und erfordert zweifelsohne Übung, aber es ist möglich.

Kimberly und Tyrone hatten sich für die Geburt ihres ersten Kindes möglichst wenig medizinische Eingriffe gewünscht. Ein unerwarteter Abfall der Herzfrequenz des Babys, kurz nachdem die Fruchtblase gesprungen war, sorgte jedoch für ein ganz anderes Szenario. Man versuchte es schnell mit verschiedenen Maßnahmen, die jedoch alle erfolglos blieben. Kimberly wurde sofort in den Operationssaal gebracht, wo ihr Sohn Ryan per Notfall-Kaiserschnitt geholt wurde. Obwohl sowohl mit Ryan als auch mit ihr nach der Geburt körperlich alles in Ordnung war, hatte sich Kimberly emotional nie ganz von der Angst, die sie während der Geburt erlebt hatte, erholt.

Als sie wieder schwanger wurde, suchte Kimberley sich einen Arzt und ein Krankenhaus, die ihren Wunsch, ihr zweites Kind nach dem vorausgegangenen Kaiserschnitt vaginal zu gebären, unterstützten. Obwohl ihr

Arzt ihr erklärte, es sei sehr unwahrscheinlich, dass sich das, was sich während der ersten Geburt abgespielt habe, wiederholen würde, dachte Kimberly oft an die beängstigenden Erlebnisse bei Ryans Geburt. Als sie sich für den MBCP-Kurs anmeldete, sagte sie mir, sie sei auf der Suche nach etwas, das ihr helfen könne, mit ihrer Angst zurechtzukommen. „Ich hatte vor Ryans Geburt keine Angst. Die Angst kam erst, als sie mich schnell in den OP brachten. Jetzt habe ich Angst, dass so etwas noch einmal passieren wird. Ich weiß, dass ich an meinen Emotionen arbeiten muss, um mich auf diese Geburt vorzubereiten, und glaube, dass die Praxis der Achtsamkeit mir dabei helfen kann." Tyrone, der während Ryans Geburt auch sehr viel Angst gehabt hatte, pflichtete ihr bei.

Als Kimberly und Tyrone lernten, öfter und länger im gegenwärtigen Moment zu sein, berichteten beide, dass ihre Angst viel geringer geworden sei. „Ich weiß nicht, ob ich es erklären kann", erzählte uns Kimberly eines Abends, „aber ich bin mehr mit mir im Reinen, was diese Geburt und alles andere betrifft." Beim Nachtreffen sagte Kimberly: „Erinnert ihr euch noch daran, wie viel Angst ich hatte? Meine Fruchtblase ist so ziemlich zum gleichen Zeitpunkt gesprungen wie bei Ryans Geburt, und ich spürte, wie die Angst langsam in mir hochstieg. Also sagte ich zu der Krankenschwester[5], die ein richtiger Engel war: ‚Ich merke, dass ich Angst bekomme, weil es beim letzten Mal genauso angefangen hat, aber ich sehe, was mein Geist da macht, und werde einfach nicht mitmachen.' Die Krankenschwester lächelte und sagte: ‚Gute Idee. Bleiben Sie einfach zusammen mit mir in diesem Augenblick.' Ich konnte kaum glauben, dass sie das gesagt hatte. Ich dachte: Das ist ja genau das, was ich im Kurs gelernt habe! Es war unglaublich! Der beunruhigende Gedanke tauchte auf, ich sah ihn, spürte ihn – und beschloss, ihn loszulassen. Ich blieb einfach mit meinem Atem im gegenwärtigen Moment und bei den Empfindungen in meinem Körper und tat das, was ich tun musste. Die Empfindungen beim Mitdrücken waren schon toll. Ihr wisst ja, dass ich das beim ersten Mal nicht erlebt hatte. Ich habe gespürt, wie Avas Köpfchen sich von innen durch das Becken bewegte. Ich konnte an nichts anderes als an meine Empfindungen denken. Sie waren sehr stark, aber ich konnte gut damit umgehen. Das hätte ich auf keinen Fall verpassen wollen!"

Nicht werten

Ob wir uns dessen bewusst sind oder nicht: Unser Geist erzeugt laufend Gedanken. Aufgabe des denkenden Geistes, also des Teils unseres Gehirns, der entwicklungsgeschichtlich gesehen zuletzt entstanden ist, ist es nun mal, zu denken. Der denkende Geist ist ein ewiger Analytiker, ein Experte, der auf die Schnelle Probleme löst und Dinge in Ordnung bringt. Und obwohl er sehr kreativ sein kann, was die Geschichten betrifft, die er auf unsere innere Leinwand projiziert, und die Phantasien, an denen er festhält, ist er bei der Wahrnehmung der Realität oft erstaunlich ungenau.

Unsere Gedanken sind oft Reaktionen auf unsere Erfahrung im jeweiligen Augenblick. Wir sind meist sehr schnell darin, etwas als gut oder schlecht zu beurteilen, je nachdem, ob wir es als angenehm oder als unangenehm empfinden. Für die meisten von uns ist dies eine tief verwurzelte Angewohnheit, durch die wir in unseren Geschichten über unsere Vorlieben und Abneigungen festgehalten werden.

Durch die Praxis der Achtsamkeit werden Sie die verschiedenen Muster Ihres Geistes kennenlernen, einschließlich des für viele von uns häufigsten Musters: Selbstverurteilung. Da Achtsamkeit es uns erlaubt, einen Schritt von unseren Geschichten zurückzutreten (Psychologen bezeichnen dies auch als „Decentering"), verfangen wir uns nicht so leicht in einer Endlosschleife aus schmerzhaften Urteilen über uns selbst oder unsere Mitmenschen. Mit Hilfe des achtsamen Gewahrseins identifizieren wir Gedanken, selbst solche, die Selbstverurteilungen enthalten, als mentale Ereignisse, die wie Wolken am Himmel erscheinen und vorüberziehen. Dadurch erkennen wir, dass *wir nicht unsere Gedanken sind*, was eine sehr befreiende Einsicht ist!

Durch die Praxis der Achtsamkeit lernen Sie, dass Sie all den schmerzhaften, wertenden Gedanken, die in Ihrem Kopf entstehen, nicht *glauben* müssen. Und wenn Ihnen ein wertender Gedanke bewusst wird, müssen Sie ganz sicher nicht weitere unfreundliche Gedanken hinzufügen wie „Jetzt mache ich es schon wieder – ich gebe wieder Urteile ab", noch müssen Sie eine Geschichte über sich selbst erfinden wie „Ich bin eben ein Mensch, der ständig alles bewertet" – denn das hieße ja, noch mehr zu werten. Stattdessen können Sie lernen, Ihre Gedanken urteilsfrei zu beobachten, ohne sich in ihnen zu verfangen. Indem wir immer wieder sanft und freundlich zu unserem Atem zurückkommen, lernen wir, in einem Raum des Nichtwertens zu verweilen.

Lisa hatte schon ihr Leben lang mit ihrem Gewicht gekämpft, und obwohl sie zu Beginn ihrer Schwangerschaft normalgewichtig war, weckten die Pfunde, die sie während der Schwangerschaft zunahm, alte Gedankenmuster. Mit Hilfe der Achtsamkeitsübungen erkannte Lisa, dass ihr Urteil über ihren Körper und sein Gewicht immer besonders negativ ausfiel, wenn sie zum Schwangerenyoga ging. Während sie die anderen Frauen im Raum betrachtete, begann Ihr Geist zu vergleichen und negative Gedanken über ihren eigenen Körper zu produzieren.

„Ich redete mir ein, dass ich fett und hässlich war, dass die ganze Mühe, die ich mir vor meiner Schwangerschaft mit dem Abnehmen gegeben habe, umsonst war, dass ich dick wie ein Walross war und auch immer sein würde. Die wertenden Gedanken wurden so schlimm, dass ich darüber nachdachte, mit dem Yoga aufzuhören, obwohl ich mich nach dem Kurs eigentlich immer gut fühlte."

Doch eines Tages passierte während der Yogastunde etwas mit Lisa. „Wir übten gerade Asanas, die die Hüftmuskulatur dehnen, und meine wertenden Gedanken waren so laut, dass ich die Yogalehrerin kaum verstehen konnte. Dann fiel mir plötzlich ein, dass ich auf meine Achtsamkeitspraxis zurückgreifen konnte. Jedes Mal, wenn ich einen wertenden Gedanken bemerkte, ließ ich ihn los und kam zu den Empfindungen in meinem Körper zurück. Das war nicht leicht, aber ich gab nicht auf und machte weiter, wieder und immer wieder. Nach einer gewissen Zeit waren die Gedanken schon nicht mehr so laut. Und sie kamen nicht mehr so häufig. Am Ende der Yogastunde waren sie zwar immer noch störend, aber sie hatten einen Großteil ihrer Macht verloren. Ich hatte begriffen, dass ich meinen wertenden Geist tatsächlich in den Griff bekommen konnte, solange ich im gegenwärtigen Moment und in meinem Körper blieb! Und jetzt weiß ich, wie ich zur Yogastunde gehen kann, ohne mich so schlecht zu fühlen. Mein Yogakurs ist einfach eine weitere Gelegenheit, Achtsamkeit zu üben!"

Wenn wir zu sehr an unserer Vorstellung von einem für uns idealen Geburtserlebnis festhalten und dieses Erlebnis dann nicht im Entferntesten unseren Wünschen und Hoffnungen entspricht, kann das ein gefundenes Fressen für unseren wertenden Geist sein. Wir können die Geburt dann so betrachten wie eine nicht bestandene Prüfung oder uns in Wut- und Schuldgefühlen verstricken und uns selbst, die Menschen, die uns begleiten, und unsere Hebammen und Ärztinnen verurteilen. Auch wenn Gefühle wie Wut und Enttäuschung verständlich sind – wir sind schließlich alle nur Menschen –, bewirken sie nur, dass wir leiden. Achtsamkeit eröffnet uns einen anderen Weg.

Ein wertender Geist kann auch zur Entstehung einer Wochenbettdepression beitragen, besonders bei Frauen, die zuvor schon einmal an einer Depression gelitten haben. Eines der Gegenmittel gegen einen wertenden Geist ist Freundlichkeit sich selbst und seinen Mitmenschen gegenüber. Diese Haltung der Freundlichkeit können wir mit Hilfe einer Meditationspraxis, die Liebende-Güte-Meditation genannt wird, kultivieren. Mehr Freundlichkeit uns selbst und unseren Mitmenschen gegenüber zu entwickeln ist so wichtig, dass ich diesem Thema ein ganzes Kapitel (siehe Kapitel 14) gewidmet habe.

Geduld

Geduld ist das Verständnis dafür, dass Ereignisse ihren eigenen Rhythmus haben und nicht unbedingt einem von uns gewünschten Zeitplan folgen. Schwangerschaft und Geburt sind in dieser Hinsicht hervorragende Lehrer. Aus den unterschiedlichsten Gründen wünschen wir uns oft, dass die Dinge doch einem bestimmten Zeitplan folgen mögen, oder wir glauben zumindest, dass wir uns dies wünschen. Unser modernes Leben konditioniert uns darauf, sofortige Ergebnisse zu erwarten, und wenn uns das Betätigen eines Schalters (oder ein Mausklick) nicht sofort Zufriedenheitsgefühle verschafft, sind wir frustriert oder ärgern uns. Es ist daher gut möglich, dass wir auch von unserer Meditationspraxis sofortige Ergebnisse erwarten. Das Gefühl, dass wir unbedingt woanders sein wollen, anstatt da zu sein, wo wir gerade sind, ist nur eine weitere Methode des Geistes, Unzufriedenheit zu erzeugen.

Durch die Praxis der Achtsamkeit lernen wir, Geduld zu haben. Wenn Sie regelmäßig und sorgfältig üben, werden Sie wahrscheinlich mit der Zeit feststellen, dass sich nicht nur Ihr Umfeld ständig verändert, sondern dass auch Sie sich verändern. Aus Gründen, die Sie sich nicht erklären können, scheinen alte Auslöser nicht mehr dieselbe Wirkung auf Sie zu haben wie früher. Und mit dieser Erkenntnis geht ein neues Gefühl einher: dass die Situation so, wie sie ist, in Ordnung ist.

Den Dingen zu erlauben, sich in ihrer eigenen Zeit zu entwickeln, hilft ganz besonders, wenn es um den errechneten Geburtstermin geht, der nicht mehr ist als eine auf Durchschnittswerten beruhende Schätzung. Sollte der errechnete Geburtstermin verstreichen, ohne dass etwas geschieht, werden Sie froh sein, dass Sie die Weisheit der Geduld kultiviert haben.

Wenn Sie Geduld zeigen, werden möglicherweise auch Ihre Frauenärztin und ihre Hebamme mehr Geduld haben. Obwohl sich der Bereich der Geburtshilfe zurzeit verändert, lebt und praktiziert die Mehrzahl der Frauenärzte und Hebammen, zumindest in den USA, noch immer nach den Maßstäben der Industriezeit, das heißt auf der Überholspur. Zeit auf diese Art und Weise zu messen steht oft im Widerspruch zum Rhythmus biologischer Prozesse, die in der Hortikulturzeit stattfinden.[6] (In Kapitel 6 werden wir mehr über Industriezeit und Hortikulturzeit erfahren.)

Zu erkennen, wann wir selbst oder eine Hebamme oder Ärztin aufgrund von Ungeduld meinen, dass etwas getan werden sollte, kann uns dabei helfen, in der Schwangerschaft und während der Geburt kluge Entscheidungen zu treffen. Selbstverständlich muss Geduld durch Intelligenz ergänzt werden. Hebammen beschreiben Geduld manchmal als eine „abwartende, nichteingreifende Haltung“ oder als „die Kunst der meisterlichen Zurückhaltung “. Beide Sätze setzen eine intelligente Geduld voraus, ein angemessenes Gleichgewicht zwischen Sein und Tun.

Wer es auch immer war, der gesagt hat, Geduld sei die höchste Form der Liebe, mag dabei an Eltern gedacht haben. Wenn Sie merken, dass Sie kurz davor sind, die Geduld zu verlieren – ob mit Ihrem Zweijährigen, der darauf besteht, dass Sie sein Essen nicht in Vierecke, sondern in Dreiecke schneiden, oder mit Ihrem Partner, weil er Ihrer Meinung nach nicht erkennt, was jetzt in diesem Moment getan werden muss –, dann können Sie sich von Ihrem Atem dabei helfen lassen, die Weisheit der Geduld zu praktizieren. Und indem Sie sich mit den unangenehmen Gefühlen vertraut machen, die die Ungeduld begleiten, lernen Sie, mitfühlender zu handeln, wenn Ihr quengelndes Kind sich in seine eigene Ungeduld hineinsteigert.

Nichtstreben

Das Streben nach etwas ist Teil des Bemühens, an einen bestimmten Ort zu gelangen, ein bestimmtes Ziel zu erreichen. In der Achtsamkeitspraxis gibt es nichts zu erreichen und nichts zu erlangen. Stattdessen kultivieren Sie eine andere Art des Seins. Sie lernen, sich vollkommen bewusst zu werden, wo Sie in diesem Moment sind und wie Sie sich in diesem Moment fühlen, auch dann, wenn dieser Moment leidvoll ist oder Ihnen nicht gefällt. Denn in diesem Moment ist dies Ihre Wirklichkeit. Eine Haltung des Nichtstrebens kann sich während der Geburt als sehr nützlich erweisen. Sie werden sehen, dass Sie, wenn Sie eine Situation so sein lassen können, wie sie ist, optimale geistige und körperliche Voraussetzungen dafür schaffen, dass sich Ihr Körper öffnen, verändern und ein Baby zur Welt bringen kann.

Das Gegenteil trifft, wie wir später noch ausführlicher besprechen werden, genauso zu: Ein Geist, der sich dem Geburtsvorgang widersetzt und sich die Situation anders wünscht, als sie ist, erzeugt einen Geist-Körper-Zustand, der für den Geburtsprozess nicht günstig ist. Paradoxerweise bringt uns die Haltung des Nichtstrebens während der Geburt dem Ziel näher.

Der Prozess der Geburt besteht aus zwei Phasen. Die erste, die Eröffnungsphase, ist die *Phase des Zulassens*, wenn der Muttermund mehr und mehr aufgedehnt wird, bis er vollständig geöffnet ist. Die zweite Phase ist die *Austreibungsphase,* wenn der Drang, nach unten zu drücken und das Baby hinauszuschieben, die Führung übernimmt. Je mehr es uns gelingt, während der Phase des Zulassens einfach nur im gegenwärtigen Moment zu sein und die Energie der Geburt durch uns hindurchlaufen zu lassen, desto leichter wird dieser Prozess für uns sein. Während der Austreibungsphase scheint es vielleicht so, als ob wir nach etwas strebten, doch in Wirklichkeit unterstützen wir unseren Körper nur bei seiner Arbeit – einer Arbeit, von der er weiß, wie sie zu tun ist.

Wenn Ihr Geist während der Geburt danach strebt, in eine andere Phase zu gelangen als in die, in der Sie sich gerade befinden, und sich der Wahrheit des gegenwärtigen Moments widersetzt, verschwenden oder verlieren Sie Energie. Ein nichtstrebender, konzentrierter Geist, der mit den Anstrengungen Ihres Körpers im jeweiligen Moment zusammenarbeitet, wird Ihre größte Hilfe sein.

Vertrauen (in Form von Selbstvertrauen)

Zu lernen, uns selbst zuzuhören, ist ebenfalls ein Schlüsselelement der Achtsamkeitspraxis. Sie sind schließlich der einzige Mensch, der Ihre Erfahrung in- und auswendig kennt, und Vertrauen in Ihre innere Weisheit zu entwickeln ist der beste Weg für Sie, nicht nur im Hinblick auf die Geburt, sondern auch für Ihr Leben mit dem Kind und Ihr Leben überhaupt. Während Sie Achtsamkeit praktizieren, wächst Ihre Fähigkeit, auf sich selbst zu vertrauen, und Ihre innere Stärke, Ihr Selbstbewusstsein und Ihr Selbstvertrauen kommen zum Vorschein und unterstützen Sie dabei, für Ihre Entscheidungen und Handlungen die volle Verantwortung zu übernehmen.

Diese Art von Vertrauen hat nichts mit äußeren Faktoren zu tun. Es geht nicht darum, „dem Geburtsvorgang zu vertrauen" oder „dem eigenen Körper zu vertrauen", denn wenn Sie sich eine solche Denkweise zu eigen machen und die Geburt nicht so verläuft, wie Sie es sich wünschen, dann werden Sie sich vermutlich kopfüber in die Schmerzen stürzen, die ein wertender Geist verursacht. Die Praxis der Achtsamkeit bietet Ihnen eine andere Art von Vertrauen an: *Vertrauen in die eigene Person, ein Vertrauen, dass Sie mit allem, was während der Schwangerschaft, während der Geburt oder mit Ihrem Baby geschieht, umgehen können, egal wie anstrengend, schwierig, schmerzlich, beängstigend oder weit entfernt von Ihren Vorstellungen dies auch sein mag.* Simone formulierte das nach der Geburt ihres Kindes so: „Die Geburt verlief überhaupt nicht so, wie wir es uns vorgestellt hatten, aber wir waren vollkommen zufrieden damit, wie sie war." Achtsamkeit kann einfach alles umfassen und tragen. Achtsamkeit lässt nichts außen vor.

Anerkennen, was ist (sich der Akzeptanz nähern)

Wenn wir in der Meditation der Von-Moment-zu-Moment-Erfahrung gewahr werden, ohne zu versuchen, irgendetwas zu ändern, wegzulaufen oder das, was gerade geschieht, zu leugnen, dann können wir die Situation so *anerkennen, wie sie ist*. Das heißt nicht, dass wir die Situation auch *mögen* müssen. Eine anerkennende Haltung wird stattdessen zu einem Ausgangspunkt für uns, um die Situation klar, das heißt so zu sehen, wie sie ist. Und können wir die Situation erst einmal klar sehen, ohne dass unser Geist von reaktiven Gefühlen oder Urteilen getrübt wird, dann steht uns auch eine größere Palette an Möglichkeiten zur Verfügung. Während wir mit dem arbeiten, was wirklich ist, wird es uns mit der Zeit vielleicht gelingen, selbst sehr schmerzliche Gefühle oder Situationen zu akzeptieren. Und mit einer solchen Akzeptanz geht etwas wie innerer Frieden einher.

Grace hatte einige Jahre vor ihrer Schwangerschaft einen schweren Autounfall. Sie musste mehrfach an der Schulter operiert werden und brauchte ein künstliches Hüftgelenk. Grace fand, sie habe genug medizinische Eingriffe über sich ergehen lassen müssen, und wünschte sich eine Geburt ohne medizinische Interventionen. Obwohl sich ihre Ärztin und Geburtshelferin, die sie mochte und der sie vertraute, um die eingeschränkte Beweglichkeit in Graces Hüfte Sorgen machte, hoffte sie, dass Grace ihr Baby vaginal gebären konnte. In der 33. Schwangerschaftswoche stellte sie jedoch fest, dass sich das Baby in Beckenendlage befand, was angesichts von Graces Hüftproblemen gegen eine vaginale Beckenendlagengeburt sprach. Die Ärztin teilte Grace mit, dass ein Kaiserschnitt wohl leider unvermeidlich sein würde, falls sich das Baby nicht entweder von selbst drehen oder sich nach 36 Schwangerschaftswochen mit Hilfe einer äußeren Wendung drehen lassen würde.

Verständlicherweise war Grace aufgebracht. Sie wurde sofort aktiv, recherchierte im Internet, sprach mit ihrem Mann und ihren Freunden und machte eine bestimmte Yogaübung, die laut ihrer Yogalehrerin helfen könne, ihr Baby zu drehen. Sie ging zu einem Akupunkteur und einem Chiropraktiker. Sie stellte sich immer wieder vor, wie sich ihr Baby drehte. Sie sprach mit ihrem Baby und bat es, eine Schädellage einzunehmen. Sie beschäftigte sich mit nichts anderem mehr.

Während dieser Zeit fuhr sie auch mit ihren Meditationsübungen fort. Dabei beobachtete sie jedes Mal, dass sich ihr Geist und ihr Körper zusammenzogen, und stellte fest, wie sehr sie sich der Situation, wie sie war, widersetzte. Sie beobachtete, wie ihre Gedanken, meist Befürchtungen, die um eine weitere Operation kreisten, oder Erinnerungen an frühere Operationen, durch ihren Kopf jagten. Weder leugnete sie ihre wahren Gefühle – die Angst in ihrem Bauch und die Enttäuschung in ihrem Herzen –, noch unterdrückte sie sie.

Nach 36 vollendeten Schwangerschaftswochen versuchte Graces Ärztin erfolglos, das Baby zu drehen. Grace, die sich immer noch gegen die Situation, so, wie sie war, auflehnte, fing an zu verzweifeln. Sie wollte *wirklich* keinen Kaiserschnitt. Trotzdem machte sie mit ihren Meditationsübungen weiter und eines Morgens sah sie den Satz „Es ist, was es ist" vor ihrem inneren Auge. Sie ließ diesen Satz los und er erschien wieder. Und dann noch einmal.

„Ich weiß nicht, wie es passiert ist, aber auf einmal hatte ich es begriffen. Ich *fühlte* wirklich, was diese Worte bedeuteten. Ich meine, ich habe sie in meinem Körper gefühlt. Ich verstand auch, dass es bei dieser Geburt nicht nur um mich ging, sondern auch um das, was für mein Baby das Beste war. Meine Ärztin wollte das Beste für uns beide. Und dann erlebte ich ein unglaubliches Gefühl von Frieden. Nicht dass ich mit der Situation zufrieden gewesen wäre oder jetzt einen Kaiserschnitt *wollte*. Aber etwas hatte sich verändert. Ich sah jetzt das große Ganze und hielt nicht länger krampfhaft an meinem Wunsch nach einer vaginalen Geburt fest. Das geschah nicht plötzlich. Es war ein Prozess. Aber indem ich die Realität der Situation und meiner Gefühle anerkannte, konnte ich die Dinge so, wie sie waren, besser akzeptieren. Und das war so eine Erleichterung!"

Graces Geschichte zeigt uns, dass das Anerkennen einer Situation, so, wie sie ist, nicht bedeutet, dass wir nicht daran arbeiten könnten, sie zu verändern – im Gegenteil: Das Anerkennen, das Wahrnehmen einer Situation, so, wie sie ist, ist ein besonders geeigneter *Ausgangspunkt* für Veränderungen. Wenn wir eine Situation nicht klar erkennen, wenn wir daran festhalten, wie die Dinge unserer Meinung nach sein *sollten*, oder uns in unserem Widerstand gegen die Situation verfangen, dann fehlt es uns an kreativer Energie und klarem Sehen – beides brauchen wir, um geschickte Strategien zur Veränderung einer Situation zu finden und die von Moment zu Moment die Arbeit zu tun, ohne die Veränderung nicht möglich ist.

Seinlassen

Eine wichtige Komponente des Anerkennens und schließlich auch Akzeptierens einer Situation, so, wie sie ist, ist das Seinlassen. Wenn wir etwas unbedingt haben müssen, wenn unsere Anhaftung an einen Menschen, einen Gegenstand, eine Idee oder die Phantasie, wie etwas sein sollte, sehr groß ist, klammern wir uns daran fest, und das häufig mit aller Kraft. Und diese Anhaftung, das Bestehen darauf, dass etwas so sein soll, wie wir es uns wünschen, und nicht so, wie es ist, kann uns große Schwierigkeiten bereiten.

Normalerweise versuchen wir, unangenehmen Dingen aus dem Weg zu gehen, indem wir sie leugnen, vor ihnen weglaufen oder gegen sie ankämpfen. Tatsächlich kann sich unser ganzes Leben um den Versuch drehen, das, was uns nicht gefällt, zu meiden, und an dem, was uns gefällt, festzuhalten. Das ist nicht schlimm, sondern menschlich. Aber leider ist es auch ein Rezept für Leiden. Wir können nicht alles kontrollieren, und wir können unmöglich verhindern, dass äußere Umstände uns etwas bescheren, was uns nicht gefällt. Das Kultivieren von achtsamem Gewahrsein zeigt uns jedoch einen anderen Weg. Durch Achtsamkeit können wir uns einer Schwierigkeit oder etwas Unerwünschtem *zuwenden* und Möglichkeiten finden, die Situation einfach so sein zu lassen, wie sie ist – so wie Grace es getan hat.

Interessanterweise werden wir feststellen, dass unser Leiden mit dem Widerstand gegen eine Situation, die ist, wie sie ist, wächst. Dieses Paradox lässt sich in dem Satz „Wogegen du Widerstand leistest, das bleibt bestehen“ zusammenfassen. Eine Situation so, wie sie ist, zu akzeptieren, selbst dann, wenn sie unerwünscht oder schmerzlich ist, eröffnet uns einen ganz anderen Weg, mit den Widrigkeiten des Lebens umzugehen. Genau genommen ist dies sogar das Herzstück unserer Achtsamkeitspraxis im Umgang mit den Schmerzen und der Angst vor der Geburt.

Das Geburtsgeschehen aus dieser Perspektive zu betrachten bedeutet nicht, dass Sie keine Präferenzen haben dürften oder eine Maßnahme, die man Ihnen vorschlägt, einfach hinnehmen sollten, obwohl Sie an ihrem Sinn zweifeln. Ganz im Gegenteil: Es bedeutet, dass Sie über die Fähigkeit verfügen, beste Voraussetzungen dafür zu schaffen, dass Sie das, was Sie sich wünschen, auch bekommen, dass Sie mit dem, was Sie sich nicht wünschen, arbeiten können und dass Sie die Situation so, wie sie sich entwickelt, zu akzeptieren vermögen. Das ist sehr viel verlangt, aber ich habe immer wieder erlebt, dass es funktioniert. (Wir werden diesen Aspekt des Geburtsgeschehens in Kapitel 16 ausführlich behandeln.)

Freundlichkeit

Ich sage den Teilnehmerinnen und Teilnehmern meiner Kurse oft, dass es bei der Achtsamkeitspraxis letzten Endes um Freundlichkeit geht – Freundlichkeit gegenüber sich selbst und seinen Mitmenschen in diesem Leben, so, wie es ist. Wir fangen im Grunde genommen schon in den ersten Meditationsanweisungen zum Atem damit an, Freundlichkeit zu kultivieren. Zuerst werden Sie gebeten, sich der Empfindungen beim Atmen bewusst zu werden, dort, wo Sie sie am deutlichsten spüren – im Bauch, an den Nasenlöchern oder im Brustkorb. Dann verweilen Sie dort mit Ihrer Aufmerksamkeit und spüren, wie der Atem kommt und geht. Und wenn Ihr Geist abschweift, was unweigerlich passieren wird, dann bemerken Sie, wo Ihr Geist jetzt ist, und bringen, indem Sie die Gedanken wieder loslassen, Ihre Aufmerksamkeit *sanft und freundlich* zum Atem zurück.

Diese der Achtsamkeitspraxis innewohnende Freundlichkeit wird als Gegenmittel zu den schwierigen Geisteszuständen kultiviert, zu denen wir Menschen neigen: Furcht, Wut, Neid, Gier und alle Varianten von Verurteilung. Wieder und wieder kultivieren wir Freundlichkeit und entwickeln mehr und mehr Mitgefühl und Akzeptanz. Wir beobachten den denkenden Geist und alle lieblosen Gedanken, die er in Bezug auf uns und andere erzeugt, und unterbrechen diesen Kreislauf. Wir erkennen an, dass wir einen lieblosen Gedanken haben, und bringen unseren Geist mit *Freundlichkeit* wieder zu unserem Atem zurück. Immer wieder. Wenn der

Geist in fünf Minuten fünfzigmal abschweift, sind das fünfzig Gelegenheiten, um Freundlichkeit in uns zu kultivieren. Was für eine schöne Art und Weise, fünf Minuten zu verbringen!

Elternsein gehört zu den schwierigsten Aufgaben der Welt. Ein Kind auf die Welt zu bringen ist tatsächlich oft der leichteste Teil dieser Aufgabe. Auch wenn wir vielleicht nicht glauben, dass die Vorbereitung auf die Geburt eine Möglichkeit ist, Fähigkeiten zu erwerben, die wir für unsere zukünftige Elternrolle brauchen, tun wir im Grunde genau das, wenn wir während der Schwangerschaft lernen, achtsam zu sein. Freundlichkeit uns selbst und unseren Mitmenschen gegenüber zu entwickeln schafft ein festes Fundament für eine weise, gesunde Geburt *und* ein weises, gesundes Elternsein.

Frischgebackene Eltern haben mir mehr als einmal erzählt, dass das Krankenhaus sie tatsächlich mit ihrem Baby nach Hause geschickt habe, obwohl sie nicht die geringste Ahnung gehabt hätten, wie sie ihr Baby versorgen sollten. Babys kommen nicht mit einer Bedienungsanleitung zur Welt; Elternsein lernt man durch Tun – von Moment zu Moment. Zu wissen, wie Sie sich selbst Freundlichkeit schenken können, besonders dann, wenn Sie als frischgebackene Mutter oder als frischgebackener Vater mit einer sehr steilen Lernkurve zu kämpfen haben, kann dann eine große Hilfe sein.

Wir Menschen sind empfindsame Geschöpfe und brauchen alle sehr viel Freundlichkeit. Wenn wir Angst haben oder nicht wissen, welche Richtung wir einschlagen sollen, finden wir manchmal den richtigen Weg, indem wir uns folgende Frage stellen: „Was ist in diesem Moment die freundlichste Reaktion – für mein Baby und für mich?“

Chris' Geschichte ist ein ausgezeichnetes Beispiel für die Freundlichkeit, die durch Achtsamkeit entstehen kann. Die Aufgabe, die ich der Gruppe in dieser Woche gestellt hatte, bestand darin, eine einfache Routinetätigkeit wie Zähneputzen oder Geschirrabwaschen mit ganzer Aufmerksamkeit zu tun. Chris entschied sich für das morgendliche Windelwechseln bei seinem sechzehn Monate alten Sohn Kyle. „Jeden Morgen, wenn Kyle aufwacht, schreit er und will aus seinem Bettchen. Meine Morgenroutine besteht darin, aufzustehen und ihn zu holen. Weil seine Windeln immer ganz nass sind, wickle ich ihn als Erstes, und das mag er gar nicht. Er kreischt und schreit. Jeden Morgen derselbe Kampf. Ich muss mich wirklich anstrengen, um ihm eine frische Windel anziehen zu können. Ich verstand einfach nicht, warum er sich so verhielt, warum er sich nicht daran gewöhnen wollte. Doch in dieser Woche passierte etwas anderes. Als ich Kyle schreien hörte, ging ich in sein Zimmer und nahm ihn wie immer auf den Arm. Und auf einmal erkannte ich, dass er einfach nur im Arm gehalten werden wollte. Ich weiß nicht, warum ich das wusste – vielleicht, weil ich achtsamer war. Ich wusste es einfach. Also sagte ich mir: ‚Was macht das schon, wenn er seine nassen Windeln ein wenig länger anbehält? Ich nehme ihn einfach erst einmal in den Arm.' Dann rief Kyle nach Teresa. Sie sollte ihn auch in den Arm nehmen. Und wieder ließ ich meine Routine Routine sein und trug Kyle in unser Zimmer. Während er mit Teresa schmuste, holte ich ihm sein Fläschchen und wechselte seine Windeln, während er trank. Er war vollkommen entspannt und glücklich und ich auch! Es war so einfach. Es gab keinen Kampf. Und all das, weil ich aufmerksam war."

Chris hatte eine weitere Erkenntnis: „Mir ist auch klar geworden, warum ich unbedingt Kyles Windeln wechseln wollte. Als ich ein Junge war, war das meine Aufgabe. Ich bin das älteste von acht Kindern und hatte dafür zu sorgen, dass alle meine Geschwister rechtzeitig aufstanden, sich anzogen und für die Schule fertig machten – das komplette Chaos. Wenn ich Kyle also morgens gewickelt habe, habe ich genau das gemacht, was ich früher immer gemacht hatte: für Ordnung sorgen. Ich war im Autopilot-Modus, ohne es zu merken. Aber jetzt weiß ich, dass es einen anderen, freundlicheren Weg gibt."

Nachdem wir uns die acht grundlegenden Geisteshaltungen der Achtsamkeitspraxis genauer angeschaut haben, schlage ich vor, dass Sie diese Praxis nun selbst ausprobieren. Die Rosinenübung ist eine meiner Lieblingsmeditationsübungen. Das nächste Kapitel gibt Ihnen die Gelegenheit, sie zu praktizieren.

3 Die Welt in einer Rosine

Wenn ich Fruchtwasser sehe, sehe ich Regen, der auf Orangenhaine fällt. Ich sehe Melonenfelder, Kartoffeln in nasser Erde, Raureif auf Weideland. Das Blut von Kühen und Hühnern ist in diesem Glasröhrchen. Der von Bienen und Kolibris gesammelte Nektar ist in diesem Glasröhrchen. Was in den Eiern der Kolibris ist, ist auch in meinem Leib. Was im Wasser der Welt ist, ist hier in meinen Händen.

Sandra Steingraber

„Wir lernen die Welt durch unsere Sinne – Sehen, Berühren, Hören, Riechen, Schmecken – und durch unseren wissenden Geist kennen. Und deshalb werden wir heute Abend unsere Achtsamkeitspraxis damit beginnen, dass wir unsere gesamte Aufmerksamkeit auf diese Sinne richten, einen nach dem anderen, während wir achtsam eine Rosine essen.“

Ich blicke in die Runde und stelle fest, dass ich die volle Aufmerksamkeit der anwesenden Paare habe. „Ihr werdet diese Meditation vielleicht etwas sonderbar finden“, fahre ich fort, „aber aus der Perspektive der Achtsamkeit ist etwas Neues gut für uns, denn es weckt uns auf aus unserer herkömmlichen Art des Betrachtens, die sich zwischen uns und die direkte Erfahrung des Lebens stellen kann. Heute Abend werden wir also damit experimentieren, dieser Erfahrung mit einem Anfängergeist zu begegnen, so als wärt ihr ein neugeborenes Kind und hättet noch nie zuvor eine Rosine gesehen. Tatsächlich habt ihr *diese* Rosine ja auch noch nie zuvor gesehen.“ Ich nehme die kleine Schüssel mit Rosinen, die ich für den heutigen Kursabend vorbereitet habe, und gebe mit einem Löffel vorsichtig je eine Rosine in die Hände, die sich mir im Kreis entgegenstrecken.

Diese einfache Meditation gehört oft zu den einprägsamsten Übungen unserer gemeinsamen neunwöchigen Reise. Sie entmystifiziert das Konzept der Meditation und verdeutlicht unser Verständnis von Achtsamkeit. Es kann durchaus sein, dass sie auch auf Sie diese Wirkung hat. Ich möchte Sie dazu ermuntern, diese Übung jetzt mitzumachen. Falls Sie lieber erst einmal weiterlesen möchten, sollten Sie sich vornehmen, die Rosinenübung später nachzuholen. Natürlich ist das allein Ihre Entscheidung, doch bedenken Sie bitte, dass Sie nur durch das direkte Erleben der Praxis auch ihren Nutzen erfahren können.

Die Rosinenübung, Teil 1

(Anmerkung für Leserinnen und Leser: In meinen Kursen leite ich die Teilnehmerinnen und Teilnehmer durch diese Übung. Wenn Sie mit Ihrem Partner oder Ihrer Partnerin üben, können Sie sich die Meditationsanleitung auch gegenseitig vorlesen.)

„Wenn ihr bereit seid, nehmt die Rosine und schaut euch dieses Ding in eurer Hand genau an. Lasst euch Zeit dabei. Bemerkt seine Form, seine Farbe, seine Beschaffenheit, wie sich das Licht auf seiner faltigen Oberfläche widerspiegelt und wo es aufgesogen wird. Schaut euch die Rosine von allen Seiten an, so als wärt ihr Wissenschaftler, die sie mit großer Neugier erforschen. Seht euch jedes noch so kleine Detail dieser Rosine auf eurer Handfläche an.

Nehmt die Rosine jetzt zwischen eure Finger und bewegt sie vorsichtig hin und her. Ist sie weich oder schwammig? Ist sie hart? Fühlt sie sich rau, glatt oder klebrig an? Nehmt jeden Aspekt eurer Erfahrung in euch auf, während ihr diese Rosine berührt.

Haltet die Rosine jetzt an euer Ohr. Rollt sie dabei zwischen den Fingern hin und her. Hört genau hin. Was hört ihr? Ein Knistern? Ein Knacken? Wenn ihr Gedanken bemerkt wie ‚Das ist wirklich absurd' oder ‚Warum soll ich den Geräuschen einer Rosine lauschen, wenn ich ein Baby bekomme? Was hat das eine mit dem anderen zu tun?', dann bemerkt diese Gedanken einfach nur und lasst sie wieder los, indem ihr eure Aufmerksamkeit sanft auf die Geräusche der Rosine zurücklenkt.

Haltet die Rosine jetzt an eure Nase und riecht an ihr. Lasst euch Zeit dabei. Atmet tief ein. Was erfahrt ihr genau in diesem Augenblick, wenn ihr an der Rosine riecht? Spürt, ob ihr den Geruch der Rosine in dem einen oder in dem anderen Nasenloch besser wahrnehmt. Wenn Gedanken kommen, bemerkt sie und lasst sie dann wieder los, indem ihr eure Aufmerksamkeit wieder zum Geruch der Rosine hier und jetzt, in diesem Augenblick, zurückbringt.

Schaut euch nun die Rosine noch einmal an und führt sie ganz langsam an die Lippen. Spürt, wie sich euer Arm bewegt, wenn sich die Hand dem Mund nähert. Während ihr seht, wie die Rosine näher kommt, achtet genau auf das, was in eurem Mund geschieht. Und wenn die Rosine eure Lippen erreicht hat, schließt die Augen und widmet eure ganze Aufmerksamkeit den Empfindungen an euren Lippen. Wenn ihr dann so weit seid, nehmt die Rosine mit der Zunge von den Lippen und in euren Mund hinein und nehmt wahr, dass eure Zunge genau weiß, was sie mit der Rosine tun muss, um sie zwischen den Zähnen zu positionieren.

Seid euch der Gefühle bewusst, die in diesem Augenblick in euch aufsteigen: Ist da vielleicht Ungeduld? Verlangen? Vorfreude? Widerstand oder Sorge? Beobachtet diese Gefühle, erkennt an, dass sie da sind, und bringt dann sanft eure Aufmerksamkeit wieder zu den Empfindungen in eurem Mund zurück.

Und wenn ihr bereit seid, lade ich euch ein, auf die Rosine zu beißen. Schmeckt die Rosine, spürt, wie ihr Geschmack auf der Zunge explodiert. Jetzt kaut die Rosine sehr, sehr langsam. Kauen. Schmecken. Kauen. Schmecken.

Und wenn ihr so weit seid, könnt ihr damit beginnen, sie herunterzuschlucken. Spürt ihr, wie sich die Rosine durch euren Hals nach unten bewegt? Merkt ihr, wie viele Male ihr schlucken müsst, um eine Rosine zu essen? Achtet nun darauf, wie eure Zunge die Zwischenräume zwischen den Zähnen abtastet, um die letzten kleinen Stückchen der Rosine zu finden. Beobachtet, wie sich der Geschmack in eurem Mund verändert hat, seit ihr auf die Rosine gebissen habt. Seid euch des Prozesses, eine Rosine zu essen, vollkommen bewusst.

Und wenn ihr bereit seid, öffnet langsam wieder die Augen."

❋

Wenn Sie der Anleitung gefolgt sind, haben Sie gerade eine Rosine *auf achtsame Weise* gegessen und Ihre Aufmerksamkeit gezielt auf jeden einzelnen Moment gerichtet. Dabei haben Sie die drei Säulen der Erfahrung beobachtet: Körperempfindungen, Gedanken und Gefühle. Wir können sehr viel von dieser Meditation lernen. Wenn wir diese Übung in der Gruppe gemacht haben, verbringen wir immer viel Zeit damit, unsere Erfahrung zu verarbeiten. Wir werden uns später ausführlicher damit beschäftigen, doch zunächst würde ich gerne einen weiteren wichtigen Aspekt dieser Meditation erwähnen: Durch die Rosinenübung wird uns bewusst, dass alles miteinander verbunden ist.

Es kann hilfreich sein, sich Achtsamkeit vorzustellen wie ein Objektiv. Manchmal ist es scharf eingestellt, so wie gerade bei der Rosinenübung, und wir benutzen all unsere Sinne, um jede Einzelheit unserer Erfahrung aufzunehmen. Ein anderes Mal ist der Betrachtungswinkel weiter eingestellt, damit sich unser Gewahrsein ausdehnen kann, um das Gesamtbild in sich aufzunehmen. Beide Aspekte des Gewahrseins pflegen wir durch unsere Praxis.

Mit Hilfe der weiteren, umfassenderen Perspektive werden wir uns des größeren Kontexts des Seins bewusst und können erkennen, wie alles miteinander verbunden ist. Dieser Aspekt der Praxis, der manchmal als „tiefes Schauen" bezeichnet wird, hilft uns dabei, uns der Vielzahl von Ursachen und Bedingungen bewusstzuwerden, die ein sehr realer Teil unserer Erfahrung in diesem Moment sind. Wenn Sie diese weite, offene Sichtweise gerne erfahren möchten, lade ich Sie ein, uns durch den zweiten Teil unserer Rosinenübung zu folgen. Wenn Sie die Übung beendet haben, denken wir gemeinsam über das nach, was Sie während der beiden Teile der Übung wahrscheinlich beobachtet und erfahren haben.

Die Rosinenübung, Teil 2

„Nehmt euch jetzt eine zweite Rosine und erinnert euch an euren Anfängergeist – immerhin handelt es sich um eine vollkommen neue Rosine. Schaut sie euch genau an. Könnt ihr ihr Stielende, ihren ‚Bauchnabel', entdecken? Nehmt euch Zeit, um jetzt über diesen Teil der Rosine nachzudenken, denn er hat euch viel zu erzählen. Er kann euch erzählen, dass diese Rosine einmal mit etwas Größerem verbunden war – einem Rebstock. Und dieser Rebstock wurde von der Erde genährt, in der er gewachsen ist, von der Sonne und vom Regen. Der Rebstock und die Trauben, die an ihm wuchsen, waren dem Wind, der Kälte und der Wärme ausgesetzt. Nachts sahen der Mond und die Sterne auf sie hinunter, tagsüber die Sonne.

Als die Traube, die jetzt eine Rosine ist, eine bestimmte Größe erreicht hatte, wurde sie von Menschen gepflückt, Landarbeitern und -arbeiterinnen, die Eltern und vielleicht auch Kinder hatten, Menschen mit Hoffnungen und Träumen und Schwierigkeiten, die vielleicht in einem anderen Land geboren wurden und deren Muttersprache nicht eure Muttersprache war. Sie haben diese Traube gepflückt und geholfen, sie zu trocknen, damit aus ihr eine Rosine werden konnte. Danach wurde sie wahrscheinlich in eine Schachtel oder Tüte gepackt und in einer Kiste oder einem Container verstaut. In beiden Fällen war menschliche Energie erforderlich, um diese Rosinen auf einen Lastwagen zu laden, der das Ergebnis der Arbeit von Hunderten – vielleicht Tausenden – von Menschen ist. Ein Mensch hat diesen Lastwagen gefahren und dazu Energie aus der Erde benutzt – Öl und Benzin, das vielleicht vom anderen Ende der Welt stammte –, um diese Rosine auf den Markt zu bringen.

Als der Lastwagen an seinem Bestimmungsort angekommen ist, haben andere Menschen Energie aufgewendet, um ihn zu entladen und die Rosinen in ein Regal oder einen Behälter zu räumen. Und dann seid ihr oder jemand aus eurer Familie gekommen, habt die Schachtel oder Tüte mit den Rosinen aus dem Regal genommen und zur Kasse getragen. Dort hat die Kassiererin wiederum Energie aus der Erde benutzt, diesmal in Form von Elektrizität, um den Preis für diese Rosine und all die anderen Rosinen in der Schachtel oder Tüte zu berechnen. Ihr habt diese Rosinen mit nach Hause genommen und sitzt jetzt hier mit **dieser** Rosine, dieser einzigartigen Rosine, die eine ziemlich bemerkenswerte Reise hinter sich hat und sich jetzt, in diesem Moment, in eurer Hand befindet.

Wenn wir innehalten und uns diese Rosine tief und genau anschauen, können wir vielleicht erkennen, dass die Rosine, die noch vor einigen Minuten eine ganz gewöhnliche Rosine war, gar nicht so gewöhnlich ist. Wenn wir unser Bewusstsein weit werden lassen, können wir die Erde und die Sonne und die Sterne und die Wolken und den Regen und das Öl und das Benzin und die Elektrizität und all die Menschen sehen, die nötig waren, um diese Rosine zu dir zu bringen. Indem wir aufmerksam und genau hinsehen, können wir das ganze Netz des Lebens erkennen – die Verbundenheit allen Seins, die diese Rosine, uns selbst, unseren Partner und unser Baby umfasst. Jetzt, in diesem Moment, halten wir das ganze Universum in unserer Hand.

Kehren wir jetzt von dieser Weitwinkelperspektive wieder zu unserer früheren, auf einen kleinen Raum konzentrierten Einstellung zurück. Esst diese Rosine jetzt so, wie ihr die erste Rosine gegessen habt: langsam und indem ihr eure ganze Aufmerksamkeit auf das Sehen, Berühren, Hören, Riechen und Schmecken der Rosine richtet. Wenn Gedanken und Gefühle aufsteigen, nehmt sie wahr, lasst sie wieder los, und kehrt zu den Empfindungen zurück, die mit dem Essen der Rosine einhergehen. Vielleicht erlebt ihr jetzt ein tieferes Verständnis und mehr Wertschätzung für die Existenz dieser Rosine, einschließlich der vielen Ursachen und Bedingungen, die dazu geführt haben, dass diese Rosine genau in diesem Moment an genau diesem Ort ist.

Wenn ihr die Rosine gekaut und heruntergeschluckt habt, nehmt euch einen Moment Zeit, um eure Perspektive noch einmal weit und tief werden zu lassen. Denkt über die Tatsache nach, dass euer Körper jetzt, in diesem Moment, um das Gewicht einer Rosine schwerer ist als zuvor. Macht euch bewusst, dass die Rosine, die ihr gerade gegessen habt, genau jetzt im Inneren eures Körpers eine weitere Veränderung erfährt. Sie ist dabei, ein Teil eures Körpers und schließlich auch ein Teil vom Körper eures Babys zu werden.

Wir können auch daran denken, dass Rosinen viel Eisen enthalten, ein Mineral, das aus der Erde kommt. Der Körper benötigt Eisen zur Bildung von roten Blutkörperchen, die ständig neu produziert werden müssen. Die roten Blutkörperchen transportieren Sauerstoff zu jeder Zelle und jedem Organ im Körper. Es ist sehr wichtig, den Körper während der Schwangerschaft mit Eisen zu versorgen, weil immer wieder viele neue rote Blutkörperchen benötigt werden, um Sauerstoff und Nährstoffe über die Plazenta und die Nabelschnur zum Körper des Babys zu transportieren.

Wenn wir unser Tempo verlangsamen und diese Rosine wirklich anschauen, werden wir erkennen, dass dieses kleine, dunkle, faltige und süße Ding, das wir gerade gegessen haben, mit seinen unzähligen Verbindungen zum Universum unmittelbar zu unserer Gesundheit und unserem Wohlbefinden und zur Gesundheit und zum Wohlbefinden der nächsten Generation beigetragen hat."

Gedanken zur Rosinenübung

Die schlichte Eleganz der Rosinenübung führt oft zu wunderschönen Beobachtungen und Einsichten bei den werdenden Eltern in meinen Kursen. „Ich glaube, ich habe noch nie zuvor eine Rosine wirklich geschmeckt. Das war die beste Rosine, die ich je gegessen habe!“, sagte eine der Teilnehmerinnen – was natürlich die rhetorische Frage aufwirft, ob diese Rosine tatsächlich etwas Besonderes war oder ob es an der Qualität der Aufmerksamkeit lag, die wir dieser Erfahrung entgegengebracht haben. Hat möglicherweise die Tatsache, dass wir wirklich *präsent* waren, unser Geschmackserlebnis so lebendig gemacht?

Essen kann eine der großen Freuden des Lebens sein. Wie viele solche Momente reinen Vergnügens entgehen Ihnen jeden Tag, weil Sie nicht wirklich präsent sind, wenn Sie in einen Apfel oder einen Pfirsich beißen? Und wie viele andere Momente gibt es, die Sie nicht in ihrer Gänze erleben, zum Beispiel den Geruch der Luft am Morgen, wenn Sie auf dem Weg zur Arbeit sind, oder die filigrane Schönheit einer Blume, die im Garten Ihres Nachbarn aufgeblüht ist? Wie viele freudige Momente Ihrer Schwangerschaft versäumen Sie, weil Sie so schnell von einer Sache zur nächsten hetzen?

Trotz der körperlichen Beschwerden – der Übelkeit, der Rückenschmerzen, der Kurzatmigkeit – und all der Ungewissheit und der Sorgen, die Sie vielleicht im Hinblick auf die Zukunft haben: Wenn Sie sich einen Moment Zeit nehmen, um innezuhalten und wirklich hinzusehen, dann wird Ihnen klar, dass Sie genau in diesem Moment ein lebendiges, atmendes Wunder sind, mit einem neuen kleinen Menschen, der in Ihnen heranwächst! Und wenn Ihnen dieses Wunder entgeht, wie viele solche Momente werden Sie dann während der Geburt und als Eltern versäumen?

Wenn Sie einen Moment innehalten und sich fragen: „Wo genau ist denn die Freude am Leben zu finden?“, dann stellen Sie vielleicht fest, dass Sie diese Freude im süßen Geschmack einer Apfelsine finden können, in dem plötzlichen Lächeln, das das Gesicht Ihres Babys erhellt, in der Wärme einer Umarmung Ihres Partners oder einer Freundin oder im süßen Duft der Haut Ihres Kindes. Wenn wir Achtsamkeit praktizieren, werden wir wacher und lebendiger, präsent im gegenwärtigen Augenblick für uns selbst und unsere Kinder.

Claire, die Mutter eines drei Monate alten Mädchens namens Julian, erzählte mir, wie erstaunt sie gewesen sei, als sie gesehen habe, wie unendlich glücklich ihr Vater gewesen sei, als er seine neugeborene Enkelin in den Armen gehalten habe. Das sei höchst untypisch für ihn. Claire war überrascht und erfreut über diese Veränderung. Später vertraute ihr Vater ihr an, er sei überglücklich gewesen, mit seiner Enkelin eine zweite Chance zu bekommen. Als Claire ihn fragte, was er damit meine, antwortete er, dass er es zutiefst bedaure, während Claires Kindheit die meiste Zeit nicht für sie da gewesen zu sein. Er habe sich selbst das Versprechen gegeben, bei seiner Enkelin nicht dieselbe Reue zu erleben.

Vielleicht waren Ihre Mutter oder Ihr Vater oder beide Eltern ein bisschen wie Claires Vater. Manchmal wachsen ganze Familien heran, ohne dass jemand für die Erfahrung, ein Teil dieser Familie zu sein, und für die anderen Familienmitglieder gegenwärtig ist. Viele Gelegenheiten, Augenblicke der Nähe, der Freude, der Verbundenheit und des Verstehens zu erleben, sind dann für immer verloren. Doch indem Sie schon während Ihrer Schwangerschaft Achtsamkeit praktizieren, schaffen Sie gute Voraussetzungen, um dieses Bedauern nicht erleben zu müssen.

In vielerlei Hinsicht geht es beim Elternsein letztendlich darum, dass wir für unsere Kinder vollkommen gegenwärtig sind. Ein Weg, dies zu lernen, besteht darin, dass wir lernen, für uns selbst vollkommen präsent und mit uns selbst verbunden zu sein.

Eine direkte Erfahrung der Verbindung von Körper und Geist

Viele Kursteilnehmerinnen und -teilnehmer beschreiben ihre Erfahrungen nach der Rosinenübung mit folgenden Worten: „Das Wasser lief mir im Mund zusammen, noch bevor die Rosine meine Lippen berührt hat!" Wenn Sie die Rosinenübung nicht nur gelesen, sondern selbst ausprobiert haben, haben Sie wahrscheinlich die gleiche Erfahrung gemacht. Diese Beobachtung ist besonders interessant, weil sie eine direkte Erfahrung der Verbindung von Körper und Geist darstellt. Was meine ich damit? Nun, Sie haben sich die Rosine angeschaut und an ihr gerochen, richtig? Danach haben Sie sie an Ihre Lippen geführt. Und während Sie das taten, haben Sie gespürt, dass sich Speichel in Ihrem Mund gesammelt hat. Und warum war das so? Es war so, weil Ihr Geist wahrgenommen hat, dass es etwas zu essen geben würde. Als Reaktion auf diese *Wahrnehmung* hat sich Ihr Körper verändert. Er hat sofort mehr Speichel gebildet. Man könnte also mit einigem Recht behaupten, dass der Verdauungsprozess in Wirklichkeit im Geist beginnt.

Der kritische Punkt dabei ist, dass es *Ihr Geist war, der diese Veränderung in Ihrem Körper hervorgerufen hat.* So langsam zu werden, dass wir die Arbeitsweise des Geist-Körper-Phänomens, das wir sind, beobachten können, ist etwas ganz Außergewöhnliches. Der Geist nimmt wahr, wie die Rosine sich dem Mund nähert, und setzt einen erstaunlich komplexen Prozess im Körper in Gang: In Erwartung von Nahrung werden Flüssigkeiten und unterschiedliche Enzyme gebildet und ausgeschüttet.

Wahrnehmung ist wichtig. Sogar sehr wichtig. Wie wir etwas sehen (oder nicht sehen), hat einen enormen Einfluss auf die Funktionsweise des Körpers. Die Verbindung zwischen Körper und Geist ist sehr, sehr real. Wenn Sie Angst vor Hunden haben und einen Hund sehen, löst Ihre Wahrnehmung einen plötzlichen Anstieg des Adrenalins in Ihrem Blut aus und versetzt Ihren Körper so in erhöhte Alarmbereitschaft. Wenn Sie hingegen Hunde mögen und einen Hund sehen, wird die Wahrnehmung desselben Reizes zur Freisetzung von Oxytozin führen und so bewirken, dass Sie sich glücklich und zufrieden fühlen. Diese Geist-Körper-Dynamik findet fortwährend statt, an jedem Tag und in jedem Augenblick. Und wie wir sehen werden, hat dies beträchtliche Auswirkungen auf den Geburtsvorgang.

Auf Widerstand stoßen

Als wir unsere Erfahrungen während der Rosinenübung austauschen, ergreift Monica das Wort: „Mir ist diese Meditation sehr schwergefallen. Schon als Kind mochte ich keine Rosinen. Ich habe sie immer aus meinen Muffins, Frühstücksflocken und anderen Speisen herausgesucht. Als du die Rosinen verteilt hast, habe ich gedacht: ‚Oh nein – was soll ich jetzt machen?' Ich habe gesehen, dass Kathy mich beobachtete. Sie weiß, dass ich Rosinen nicht mag. Aber ich beschloss, die Übung trotzdem zu machen.

Als wir die Rosine in den Mund stecken sollten, habe ich mich zuerst dagegen gesträubt. Aber ich dachte: ‚Was soll's? Es ist nur eine Rosine. Ich werd's überleben', und habe die Rosine an meine Lippen gehalten und sie dann mit der Zunge in meinen Mund geschoben, so wie die anderen in der Gruppe. Und ich war wirklich überrascht. Als ich auf die Rosine gebissen hatte und sie wirklich schmeckte, war das ganz anders, als ich es mir vorgestellt hatte. Sie hat eigentlich sogar beinahe gut geschmeckt!"

Ich frage Monica: „Wie war der Rest der Erfahrung – das Sehen, Hören, Riechen und das Gewahrwerden, dass alles miteinander verbunden ist?"

Monika antwortet: „Damit hatte ich keine Probleme. Ich habe mir die Rosine gerne angeschaut, ihre runzlige Haut und die Farbe. Es war irgendwie interessant, zu fühlen, wie weich sie war. Und ihr zuzuhören war zwar ziemlich komisch, aber es hat Spaß gemacht. Als mir klarwurde, wie viel diese Rosine erlebt hatte, war ich ziemlich verblüfft – ja sogar dankbar."

Wir können viel von Monicas Erfahrung lernen. Zunächst identifizierte sich Monica stark damit, jemand zu sein, die „Rosinen nicht mag". Von dem Moment an, als sie wusste, dass sie eine Rosine bekommen würde, verwickelte ihr Geist sie in eine Geschichte, in der sie ein Mensch ist, der nicht gerne Rosinen isst. Dann begann sie, sich Sorgen über das zu machen, was auf sie zukam. Sie erwartete eine sehr unangenehme Erfahrung, die sie nicht machen wollte, doch sie war gleichzeitig auch neugierig und offen genug, um an der Meditation teilzunehmen und zu sehen, was passieren würde. Sie ging mit einem Anfängergeist in diese Erfahrung.

Im Laufe der Rosinenübung lernte sie, dass diese Erfahrung in Wirklichkeit aus vielen Momenten bestand. Einige dieser Momente waren interessant, andere seltsam, und wieder andere ließen sie Dankbarkeit für die Rosine empfinden. Und als es dann an der Zeit war, die Rosine zu essen, war ihre Erfahrung ganz anders, als sie erwartet hatte.

Natürlich gibt es in diesem Beispiel eine offensichtliche Parallele zum Geburtsvorgang. So wie Monica in Bezug auf die Rosine haben die meisten von uns viele, oft schon seit Langem bestehende Meinungen, Erwartungen, Vorstellungen, Hoffnungen und Ängste in Bezug auf die Geburt. Wir fragen uns voller Sorge, wie stark die Schmerzen sein werden und was mit uns und unserem Baby geschehen wird, und wir entwickeln Phantasien darüber, wie sich unser Partner, die Hebamme, die Ärztin und wir selbst uns während der Geburt verhalten sollten.

Monicas Erlebnis zeigt uns, dass uns die Achtsamkeitspraxis einen anderen Weg eröffnet. Was wäre, wenn Sie der Geburtserfahrung achtsam begegneten, wenn Sie sie von Augenblick zu Augenblick erlebten? Wäre es dann möglich, einen ganz anderen Zugang zum Erlebnis der Geburt zu finden? Was wäre, wenn Sie all Ihre Erwartungen und Vorstellungen, alles, was Sie je zum Thema Geburt gelesen und gehört haben, fallen lassen und die Geburt mit dem Geist des Anfängers von Augenblick zu Augenblick erleben würden? *Vielleicht würden Sie entdecken, dass die Geburt gar nicht so verläuft, wie Sie es sich vorgestellt haben.* Vielleicht ist es Ihnen möglich, durch das Objektiv der Achtsamkeit, durch die tatsächliche Erfahrung von Moment zu Moment, selbst zu entdecken, was genau die Geburt Ihres Babys für Sie ist.

Selbst wenn Sie schon einmal ein Kind zur Welt gebracht haben, kann der Anfängergeist oder der „Weiß-nicht"-Geist Ihnen bei Ihrer nächsten Geburtserfahrung helfen. Schließlich wissen Sie ja nicht, wie *diese* Geburt aussehen wird. Warum nutzen Sie also Ihre Energie nicht dazu, zu lernen, im *Jetzt* zu sein, sich Ihrer Vorstellungen und Ängste bewusst zu werden und sie dann vielleicht wieder loszulassen – und tun dasselbe dann während der Geburt? Sich auf diese Weise mit der Erfahrung der Geburt zu beschäftigen könnte weitaus interessanter und mit weniger Stress verbunden sein.

Verbundenheit

Das Kultivieren der Fähigkeit, im Augenblick präsent zu sein, bringt alle möglichen Überraschungen mit sich, so wie Monicas Gefühle der Dankbarkeit für die Rosine. Zu lernen, achtsam zu sein, kann uns ein offenes Herz schenken, ein Gefühl des Verbundenseins und Mitgefühl – sogar für eine Rosine. Wenn wir lernen, wie wir unser Tempo drosseln und uns stärker mit den tieferen Aspekten unseres Seins verbinden können, wenn es uns gelingt, in unserem Leben gegenwärtiger sein und mehr Ruhe und Gelassenheit in uns selbst zu finden, dann werden Mitgefühl und Verbundenheit von selbst entstehen. Achtsamkeit und das Bewusstsein, dass wir mit allem um uns herum verbunden sind, sind bereits in jedem von uns vorhanden und warten nur darauf, sich vollständig entfalten zu dürfen. Alles, was dazu nötig ist, ist Übung.

Von Babys und Rosinen: Eine Geschichte über Achtsamkeit in Aktion

Kurz nachdem ich angefangen hatte, Achtsamkeitskurse für werdende Eltern anzubieten, wurde ich von einem örtlichen Krankenhaus für eine zweistündige Veranstaltung mit dem Titel „Achtsamkeit und Stressreduktion für junge Mütter“ angefragt. Ich freute mich sehr über diese Einladung. Als ich mich nach der Teilnehmerzahl erkundigte, teilte man mir mit, dass die Gruppe klein sein würde – ungefähr acht Frauen und ihre Babys. Da ich noch nicht viel Übung im Vermitteln von Achtsamkeit hatte, verwendete ich viel Zeit auf das Konzept und die Planung. Am Morgen des Vortrags führte mich eine fröhliche ehrenamtliche Mitarbeiterin in den Veranstaltungsraum. Ich sah mich um – und erstarrte. Der Vortragsraum war *riesig* und mein Publikum bestand aus *vierzig* Frauen mit ihren Babys im Alter zwischen drei Wochen und acht Monaten.

Zu behaupten, die Situation sei chaotisch gewesen, wäre eine glatte Untertreibung. Die Mütter standen in kleinen Gruppen herum oder saßen auf dem Fußboden, sie stillten oder wickelten ihre Kinder und versuchten, sich trotz des Geräuschpegels noch miteinander zu unterhalten. Die Babys quiekten, quengelten und schrien, während ihre Mütter ihnen auf den Rücken klopften, mit ihnen auf und ab gingen oder sie schaukelten. Mein erster Gedanke war: „So viel also zum Thema Zukunftsplanung." Dann dachte ich: „Es ist, wie es ist. Ich werde einfach mein Bestes geben."

Ich suchte mir einen Platz in der Mitte des Raumes. Eine verzweifelt wirkende Mutter, die direkt vor mir saß, versuchte ihrem höchst unzufriedenen Baby die Brust zu geben, um es zu beruhigen, doch es warf sich nach hinten und schrie noch lauter als zuvor. Ich atmete tief ein und begann mit leiser Stimme über das Kultivieren von Achtsamkeit und die Fähigkeit, im gegenwärtigen Moment zu sein, zu sprechen. Die Frauen, die ganz in meiner Nähe saßen, hörten auf, sich zu unterhalten. Nach und nach richteten immer mehr Mütter ihre Aufmerksamkeit auf das Geschehen vor ihnen, und es wurde stiller im Raum. Die meisten Babys schrien und quengelten weiter. Eine Frau, deren Baby untröstlich weinte, stand auf und verließ geradezu fluchtartig den Raum.

„Warum machen wir nicht einfach hier und jetzt ein Achtsamkeitsexperiment?", fragte ich, denn ich wusste, dass einige der Frauen sich absolut nichts unter Achtsamkeit vorstellen konnten. „Vielleicht kommen unsere Babys und wir selbst auf diese Weise zur Ruhe." Und so begann eine Meditationsübung, aus der später die Rosinen-Baby-Meditation wurde.

„Fangen wir bei uns selbst an. Versuchen Sie, Ihre körperlichen Empfindungen in diesem Augenblick bewusst wahrzunehmen – vielleicht gibt es Stellen, die angespannt oder verkrampft sind oder die wehtun. Achten Sie auf Gedanken, die durch Ihren Geist jagen. Vielleicht machen Sie sich Sorgen um Ihr Baby oder fragen sich, was wohl die anderen von Ihnen und Ihrem Baby halten mögen. Nehmen Sie auch Ihre Gefühle zur Kenntnis, zum Beispiel Angst, Unruhe, den Wunsch, Ihr Baby zu beschützen, Empathie, Befangenheit oder Leichtigkeit."

Ich machte eine Pause und gab den Müttern so etwas Zeit, in die Praxis und in den gegenwärtigen Moment hineinzufinden.

„Kommen Sie nun zu Ihrem Atem. Fühlen Sie Ihren Atem als körperliche Empfindung, wo immer Sie ihn am besten spüren können – vielleicht im Bauch oder an den Nasenlöchern oder im Brustkorb. Machen Sie den Atem zu Ihrem Anker im gegenwärtigen Moment."

Während ich weitersprach, wurde es leiser im Raum.

„Nun lade ich Sie ein, Ihr Baby anzuschauen. Betrachten Sie sein Gesicht, die Augen, die wundervollen, winzigen Wimpern, die Kontur der Nase und die Form des Mundes. Achten Sie auf die Farbe seiner Wangen, die Farbe und Beschaffenheit seiner Haare. Nehmen Sie seinen Gesichtsausdruck in sich auf – vielleicht ist Ihr Baby gerade ruhig oder wach und interessiert oder unruhig. Wenn Ihr Baby quengelt oder weint, schauen Sie bitte genau hin. Auch wenn es schwierig für Sie ist, sehen Sie sich Ihr Baby an – so, wie es jetzt ist. Registrieren Sie alle Gedanken und Gefühle, die in diesem Augenblick da sind, und auch die Intensität dieser Gedanken und Gefühle. Wenn es so aussieht, als ob Ihr Baby Trost braucht, und Sie etwas tun können, dann tun Sie dies jetzt, langsam und sanft, und widmen Sie Ihre gesamte Aufmerksamkeit dieser Handlung.

Lassen Sie uns jetzt den Tastsinn erforschen. Wenn Sie Ihr Baby im Arm halten, spüren Sie sein Gewicht, seine Wärme, dort, wo sein Körper den Ihren berührt. Oder spüren Sie seine weiche Haut an Ihrer Wange. Wenn Ihr Baby gerade schläft, möchten Sie vielleicht eine Zeit lang mit geschlossenen Augen meditieren. Wenn es quengelt oder weint, dann nehmen Sie mit Ihren Händen oder Ihrem Körper die Anspannung in seinem Körper wahr, während es sich in Ihren Armen dreht und windet." Es war jetzt ohne jeden Zweifel deutlich ruhiger im Raum.

„Nun lade ich Sie ein, Ihr Baby zu riechen. Wenn Sie Ihr Baby im Arm halten, können Sie es vielleicht so halten, dass Sie an seinem Haar riechen können. Nehmen Sie den Geruch Ihres Babys in sich auf, den Geruch seines Nackens, den Geruch seiner Wangen oder seiner Hände.

Und wenn Sie irgendwelche Gedanken bemerken, Gedanken wie ‚Oh, ich muss ihm heute Abend die Haare waschen' oder ‚Rieche ich da eine volle Windel?' oder ‚Ich frage mich, ob hier jemand einen Tipp gegen Milchschorf hat, den ich noch nicht ausprobiert habe', dann nehmen Sie diese Gedanken einfach nur wahr, lassen sie wieder los und kehren zum Geruch Ihres Babys zurück."

In diesem Augenblick war es vollkommen still im Raum, und ich fragte mich, was diese Mütter jetzt wohl dachten. Dachten sie, dass das hier vollkommen verrückt war? Hielten sie *mich* für vollkommen verrückt? Doch dann ließ auch ich meine Gedanken behutsam los und kehrte in den Moment zurück, in diesen Moment, in dem ich diese vierzig Frauen mit ihren Babys durch eine Achtsamkeitsmeditation führte.

„Und wenn Sie in diesem Moment Ihr Baby stillen, dann fühlen Sie sein Gewicht in Ihren Armen und die Empfindungen seines Mundes und seiner Zunge an Ihrer Brustwarze. Vielleicht hören Sie ja auch das rhythmische Geräusch, das es beim Schlucken macht. Wenn Ihr Baby nach Ihrem Mund greift, dann nehmen Sie seine Finger ruhig in den Mund. Schmecken Sie die Finger Ihres Babys, und seien Sie sich bewusst, dass Ihr Baby in diesem Moment die süße Milch Ihrer Brust schmeckt. Würdigen Sie die Tatsache, dass Ihr Körper dieses kleine Wesen genährt hat, als es in Ihrem Bauch war, und dass er es auch in diesem Moment nährt. Wenn Sie Ihrem Baby das Fläschchen geben, würdigen Sie, dass Sie Ihr Baby genährt haben, während es in Ihrem Körper herangewachsen ist, und dass Sie Ihr Baby auch weiterhin versorgen und ihm Nahrung geben, jetzt, in diesem Moment."

Von einem gelegentlichen Quieksen und Schniefen abgesehen, herrschte vollkommene Stille im Raum: vierzig Mütter, die schwiegen und meditierten und in diesem Moment vollkommen für ihr Baby da waren.

Ich schloss mit den Worten: „Und wenn Sie so weit sind, fangen Sie an, sich ein bisschen zu bewegen und zu dehnen. Ziehen Sie die Schultern ein- oder zweimal hoch zu den Ohren und lassen Sie sie wieder fallen, bewegen Sie die Finger, oder wackeln Sie mit den Zehen. Und wenn Sie die Augen geschlossen hatten, öffnen Sie sie langsam wieder."

Die Frau, die mir direkt gegenübersaß und deren Baby anfangs so unzufrieden gewesen war, öffnete die Augen. „Das gibt es nicht!", rief sie für alle hörbar aus. „Sie fühlen, was wir fühlen! Wenn wir gestresst sind, sind sie gestresst! Wenn wir uns beruhigen, beruhigen sie sich!"

Ich lächelte. Die Achtsamkeitspraxis hatte ihre Wirkung nicht verfehlt. Der Morgen hatte sich gelohnt!

4 Der Atem
Ein Freund fürs Leben

Wenn dein Herz wandert oder abgelenkt ist, bring es behutsam zurück. Und selbst wenn du nichts anderes getan hast in dieser Stunde, als dein Herz zurückzubringen, obwohl es jedes Mal wieder auf Wanderschaft ging, nachdem du es zurückgeholt hattest, dann hast du diese Stunde wohl genutzt.

HL. FRANZ VON SALES

Wir werden mit einem Einatmen geboren und sterben mit einem Ausatmen. Die Praxis der Meditation bietet uns eine Gelegenheit, uns näher mit dem Atem zu beschäftigen, diesem häufig unbemerkten, aber ausgespro chen bemerkenswerten Prozess, der uns am Leben erhält. Die Atmung ist eine Abfolge von Ausdehnungs- und Kontraktionsvorgängen. Beim Einatmen gelangt Sauerstoff in die Lunge, in der winzige, mit Blut gefüllte

Kapillaren dafür sorgen, dass das Kohlendioxid, das der Körper nicht mehr benötigt, gegen lebenswichtigen Sauerstoff ausgetauscht wird. In einem Prozess des Gebens und Nehmens, der mit Ihrer Geburt beginnt und bis zu Ihrem Tod andauert, ernährt Ihr Atem jede Ihrer Zellen und hilft, die Energie zu erzeugen, die Sie benötigen, um eine Treppe hinaufzulaufen, über das Abendessen nachzudenken, mit einer Freundin zu lachen und ein Baby auf die Welt zu bringen.

Das mit frischem Sauerstoff angereicherte Blut fließt von den Lungenvenen in ein weiteres erstaunliches Organ, das sich ebenfalls ausdehnt und wieder zusammenzieht: das Herz. Dieser bemerkenswerte Muskel pumpt Blut durch ein viele Kilometer langes System aus Arterien, Venen und Kapillaren in jede Zelle Ihres Körpers. Wenn Sie schwanger sind, nimmt die Menge des Blutes, das durch Ihre Arterien und Venen fließt, um fast einen Liter zu. In Ihrem Körper wächst nicht nur ein Baby heran, sondern auch ein vollkommen neues Organ: die Plazenta. Über sie ist Ihr Baby an den lebensspendenden Austausch von Kohlendioxid – verbrauchter Luft – gegen frischen Sauerstoff angeschlossen. Wenn Sie schwanger sind, ist Ihre Lunge im wahrsten Sinne des Wortes auch die Lunge Ihres Babys, und Ihr Herz pumpt Sauerstoff und Nährstoffe zu Ihrem Baby, das in einem Meer aus Fruchtwasser lebt.

Wenn wir uns Zeit nehmen, über den Atem nachzudenken, erkennen wir – wie schon bei der Rosinenübung –, dass wir in das große Netz des Lebens eingewebt sind. Der Sauerstoff, den wir mit der Einatmung in unseren Körper aufnehmen, kommt von den Bäumen und anderen Pflanzen um uns herum, und das Kohlendioxid, das wir ausatmen, schenkt diesen Pflanzen wiederum durch einen erstaunlichen symbiotischen Prozess Leben.

Und obwohl all dies jetzt gerade und von Augenblick zu Augenblick stattfindet, ob wir uns dessen bewusst sind oder nicht, ob wir schwanger sind oder nicht, messen wir unserem Atem normalerweise nur wenig Bedeutung bei. Wenn wir nicht gerade an einer akuten oder chronischen Erkrankung der Atemwege leiden, wie einer Erkältung, einer Bronchitis oder einer Asthmaerkrankung, erscheint uns unser Atem als etwas völlig Selbstverständliches.

Bis wir zu meditieren beginnen.

Meditation und Atem

Die Menschheit hat im Laufe der Zeit viele Methoden und Mittel zur Bewusstseinssteigerung und zur Fokussierung des Geistes entdeckt, etwa Klänge (Gebete oder Mantras), Bilder (Mandalas) oder Bewegungsformen (zum Beispiel Yoga oder Tai-Chi), doch zu den am weitesten verbreiteten Meditationspraktiken gehört die Konzentration auf den Atem. Dafür gibt es viele Gründe. Zum einen ist der Atem nichts Besonderes – schließlich atmen wir alle. Und doch würden wir ohne ihn nicht überleben. In jedem Augenblick ist der Atem sowohl etwas vollkommen Gewöhnliches als auch etwas vollkommen Außergewöhnliches. So wie eine Geburt.

Außerdem haben wir unseren Atem sozusagen immer dabei: Er begleitet Sie, wohin auch immer Sie gehen. Auch wenn Sie Ihr vorbereitetes Mittagessen oder Ihr Mobiltelefon vergessen, ohne Ihren Atem können Sie nicht aus dem Haus gehen. Wenn wir uns auf unseren Atem konzentrieren, haben wir alles bei uns, was wir brauchen, um in den gegenwärtigen Moment zurückzukehren.

Und weil der Atem etwas Neutrales ist, eignet er sich so gut als Objekt der Meditation. Sie müssen an nichts glauben oder irgendeinem Dogma anhängen, um sich auf den Atem zu konzentrieren. Sie konzentrieren sich einfach, so gut Sie können, auf die Empfindungen des Atmens, während der Atem in Ihren Körper ein- und wieder ausströmt, von Moment zu Moment. Dadurch wird Ihre Meditationspraxis zu Ihrer ganz privaten Angelegenheit. Niemand braucht zu wissen, dass Sie sich gerade auf Ihren Atem konzentrieren, ob Sie sich nun in einer Sitzung befinden oder im Supermarkt in der Schlange stehen oder mit Ihrem Partner oder Ihrem Kind sprechen.

Der Atem kann uns aus unserem gewohnheitsmäßigen Tun-Modus heraus- und auf eine völlig andere Ebene befördern: in den Sein-Modus. Im Tun-Modus denkt und analysiert unser Geist ohne Unterlass. Er erzählt uns Geschichten über die Vergangenheit oder die Zukunft, setzt uns Ziele und versucht Probleme zu lösen. Dagegen ist auch nichts einzuwenden – es ist wirklich hilfreich, einen Einkaufszettel zu schreiben, bevor man in den Supermarkt fährt, und zu wissen, wie viel Zeit die Fahrt zum Zahnarzt in Anspruch nehmen wird. Wenn wir jedoch *nur* im Tun-Modus leben, entgeht uns eine wichtige Dimension des Lebens.

Der Sein-Modus ist eine andere Art des Zugangs zur Welt: das direkte Erleben von Gedanken, Gefühlen und Körperempfindungen, so, wie sie sind. Im Sein-Modus sind Ihr Glück, Ihre Ausgeglichenheit und Ihr Wohlbefinden nicht abhängig von äußeren Bedingungen. Im Sein-Modus sehen wir die Welt und uns selbst durch die Linse des Verbundenseins, der Ganzheit und des Mitgefühls. Wir kultivieren diesen Sein-Modus in unserer Achtsamkeitspraxis und der Atem ist das Tor zu ihm: Wir *sind* einfach nur, genau hier und genau in diesem Moment.

Der Atem kann ein Prüfstein für uns sein, um jederzeit in den Zustand des Gewahrseins zu gelangen. Das bedeutet, dass der Geist immer ein Zuhause hat, eine Zuflucht, einen vertrauten Ort, an den er immer wieder zurückkehren kann. Der Atem verankert uns in der Gegenwart und erlaubt uns so, aus unserem denkenden Geist herauszutreten und einen Ort der Ruhe, der Leichtigkeit und der Verbindung mit uns selbst, unseren Mitmenschen und der Welt um uns herum aufzusuchen. All diese Aspekte des Atems machen ihn zu einem idealen Verbündeten für die Zeit der Schwangerschaft und Geburt. Wenn die Wehen einsetzen und Sie könnten nichts anderes in die Klinik mitnehmen als Ihren Atem, hätten Sie alles bei sich, was Sie brauchen. Und wenn Sie noch dazu geübt hätten, sich ganz auf Ihren Atem einzulassen, wäre das noch besser für Sie.

Atemmeditation

Wenn Sie mit dem Atem als Objekt Ihrer Aufmerksamkeit experimentieren möchten, was ich Ihnen von ganzem Herzen empfehle, finden Sie im Folgenden einige einfache Anleitungen dazu. Falls Sie diese Übung jetzt nicht machen können oder wollen, sollten Sie sich vornehmen, sie später nachzuholen. Versuchen Sie eine Minute lang mit dem Atem zu üben. Die Erfahrung, mit der Aufmerksamkeit – und sei es noch so kurz – bei Ihrem Atem zu verweilen, ist ein wichtiger Ausgangspunkt zum Verständnis des restlichen Kapitels (und damit des ganzen Buches).

Setzen Sie sich in einer für Sie bequemen Haltung auf einen Stuhl oder auf ein Kissen auf den Boden. Wenn Sie auf einem Stuhl sitzen, stellen Sie, wenn möglich, beide Füße flach auf den Boden. Nehmen Sie den Kontakt Ihrer Oberschenkel und Ihres Gesäßes mit dem Stuhl oder Kissen wahr. Dann richten Sie Ihre Wirbelsäule sanft auf, indem Sie im unteren Rücken beginnen. Ihr Rücken sollte gerade, aber nicht steif und starr sein. Wenn Sie auf einem Stuhl sitzen, können Sie sich zum Beispiel so hinsetzen, dass Ihr Rücken die Stuhllehne nicht berührt. Lassen Sie Ihren Scheitel Richtung Decke streben. Vielleicht finden Sie es hilfreich, das Kinn ein wenig nach unten in Richtung Brustkorb zu ziehen. Dabei entsteht mehr Raum im Nacken, und der Kopf kann sich leichter ausbalancieren.

Lassen Sie die Schultern nach unten fallen und die Schulterblätter sanft nach hinten gleiten, so dass sich der Brustkorb öffnet. Ihre Arme hängen locker herunter, die Hände liegen mit den Handflächen nach oben oder nach unten entspannt in Ihrem Schoß, auf den Oberschenkeln oder den Knien.

Wenn die Schwangerschaft schon weiter fortgeschritten ist, können Sie diese Anleitungen selbstverständlich so abwandeln, dass Sie eine für Sie angenehme Position finden. Das darf auch die Seitenlage sein – Ihr Wohlbefinden ist wichtiger als alle Haltungsfragen. Sie können mit geschlossenen oder offenen Augen meditieren. Wenn Sie mit offenen Augen üben, lassen Sie Ihren Blick weich werden und richten Sie ihn auf eine Stelle etwa einen Meter vor Ihnen auf dem Boden.

Wenn Sie bequem sitzen, lenken Sie Ihre Aufmerksamkeit auf die Empfindungen des Atems, wo immer Sie sie am deutlichsten spüren: vielleicht an der Bauchdecke, die sich beim Einatmen hebt und beim Ausatmen wieder senkt, oder an den Nasenlöchern beim Ein- und Ausströmen der Luft oder im Brustbereich, wenn sich Lungenflügel und Brustkorb ausdehnen und wieder entspannen. Wenn Sie sich entschieden haben, richten Sie Ihre Aufmerksamkeit auf diese Stelle und halten Sie sie dort, so gut Sie können, von Moment zu

Moment. Sie brauchen Ihren Atem nicht zu verändern. Sie müssen nichts tun und nichts korrigieren. Wie auch immer Sie jetzt, in diesem Moment, atmen – langsam oder schnell, flach oder tief –, ist genau richtig. Sie sitzen einfach da, wo Sie jetzt sind, und lenken Ihre Aufmerksamkeit auf die Empfindungen des Atems, wie auch immer diese aussehen mögen, und erlauben Ihrem Atem, von selbst zu kommen und wieder zu gehen, von Moment zu Moment.

Wenn Sie während dieser Übung spüren, dass sich Ihr Baby in Ihrem Bauch bewegt, dann lassen Sie zu, dass Ihre Aufmerksamkeit sich diesen Empfindungen zuwendet, und spüren Sie sowohl die Kindsbewegungen als auch die Atembewegungen in Ihrem Bauch, der sich beim Einatmen hebt und beim Ausatmen senkt. Dabei können Sie auch gerne eine Hand auf den Bauch legen. Wenn Sie eine Hand auf den Bauch legen, nehmen Sie das Gewicht und vielleicht auch die Wärme Ihrer Hand auf Ihrer Bauchdecke wahr, während Sie atmen – für sich selbst und für Ihr Baby.

Und jedes Mal, wenn Sie bemerken, dass Ihr Geist nicht mehr bei Ihrem Atem ist – was unweigerlich passieren wird –, wenn Sie feststellen, dass er sich in Gedanken verstrickt hat, in Kommentaren und Urteilen, Plänen und Sorgen oder in Erinnerungen an die Vergangenheit, nehmen Sie sanft Notiz von diesem Gedanken und lassen ihn wieder los, indem Sie Ihre Aufmerksamkeit behutsam wieder auf den Atem lenken. Kommen Sie zurück zu den Empfindungen des Atmens im Bauch oder am Naseneingang oder im Brustkorb, zu der Stelle, an der Sie Ihren Atem am deutlichsten spüren. Seien Sie einfach nur hier, Atemzug für Atemzug.

Und wenn Sie merken, dass Ihr Geist wieder abgeschweift ist, bringen Sie Ihre Aufmerksamkeit wieder sanft und behutsam zum Atem zurück … wieder und wieder.

Nach etwa einer Minute bewegen Sie Ihre Finger und Zehen, recken und strecken sich und öffnen langsam wieder die Augen, wenn Sie sie geschlossen haben.

Dies ist eine Möglichkeit zu meditieren: den Geist darin zu schulen, im gegenwärtigen Moment zu sein.

Zuflucht zum Atem nehmen

Nach der Geburt frage ich die Mütter, die am MBCP-Kurs teilgenommen haben, was ihnen während der Geburt am meisten geholfen hat. Die mit Abstand häufigsten Antworten sind: „der Atem“ und „im gegenwärtigen Moment zu sein“. Interessanterweise berichten die Partner der Frauen ebenfalls, dass ihnen „der Atem“ während der Geburt am meisten geholfen habe.

Ginas Beschreibung ist typisch: „Ich habe wirklich alles, was wir im Kurs und zu Hause geübt haben, angewendet. Der Atem half mir, mich zu konzentrieren und eine Wehe nach der anderen zu erleben. Das hat mir ohne Frage dabei geholfen, mit den Schmerzen zurechtzukommen und mich in den Wehenpausen auszuruhen. Und wenn ich nicht mehr im gegenwärtigen Moment war, hatte ich Tom, der mich an den Atem und all die anderen Möglichkeiten erinnert hat. Das hat mir besonders in der wirklich heftigen Phase geholfen, als ich nicht mehr wusste, ob ich es schaffe. Dann habe ich einfach immer wieder gedacht: ‚Einen Atemzug nach dem anderen.‘“

Dieses Paar hatte gelernt, den Atem als Anker zu nutzen, um im gegenwärtigen Moment zu bleiben, und diese Fähigkeit während der Geburt angewandt, so dass *es keine Trennung zwischen ihrer Meditationspraxis und ihrem Geburtserlebnis gab*. Sie befanden sich in einer dynamischen Beziehung zum Geburtsvorgang, während dieser sich von Moment zu Moment entwickelte. Wie ein Tänzer, der eins ist mit seinem Tanz, *wurde* ihre Geburtserfahrung ihre Meditationspraxis. Und der Atem war ihre Zuflucht, als sie diese am meisten brauchten.

Der wandernde Geist

Die Meditationsanleitung ist ausgesprochen einfach: Sie suchen nach einer Stelle in Ihrem Körper, an der Sie die Empfindungen des Atems sehr gut spüren, und richten dann Ihre Aufmerksamkeit auf diese Empfindungen. Und dann bleiben Sie mit Ihrer Aufmerksamkeit bei Ihrem Atem, so gut Sie können, Moment für Moment. Wenn Sie bemerken, dass Ihr Geist abgeschweift ist, was unweigerlich passieren wird, bringen Sie einfach Ihre Aufmerksamkeit behutsam zum Atem zurück. Das ist schon alles.

Doch wenn Sie meiner Einladung gefolgt sind und versucht haben, Ihre Aufmerksamkeit auf dem Atem zu halten, haben Sie vielleicht festgestellt, dass es gar nicht so leicht war, dieser einfachen Anleitung zu folgen. Sie haben wahrscheinlich erlebt, dass Ihr Geist abgeschweift ist, und haben ihn zu Ihrem Atem zurückgeführt. Möglicherweise ist Ihnen das mehrmals passiert. Oder ein Dutzend Mal. Oder mehrere Dutzend Male, je nachdem, wie lange Sie meditiert haben. Machen Sie sich keine Sorgen. Die meisten Menschen stellen, wenn sie mit dem Meditieren anfangen, fest, dass der Kopf seinen eigenen Kopf hat. Tenisha drückte dies eines Abends so aus: „Mir war nie bewusst, wie viel Geschwätz in meinem Kopf stattfindet. Es hört einfach nicht auf. Ich dachte eigentlich, dass mein Kopf beim Meditieren leer wird, dass ich die Gedanken anhalten und etwas Ruhe finden könnte. Aber jetzt nehme ich meine Gedanken bewusster wahr als je zuvor."

Tenisha fasst eines der häufigsten Missverständnisse in Bezug auf die Meditation in Worte: dass es beim Meditieren darum gehe, die Gedanken zum Stillstand zu bringen oder den Kopf leer zu machen. Wenn Sie das glauben und anfangen zu meditieren, dann werden Sie, wenn weiterhin Gedanken auftauchen, zu dem Schluss kommen, dass Sie zu „den Menschen gehören, die nicht meditieren können". Oder Sie werden denken, dass Meditation bei Ihnen „nicht funktioniert" und dass Sie auf irgendeine Weise versagt haben. Lassen Sie es mich daher von Anfang an ganz deutlich sagen: *Beim Meditieren geht es nicht darum, dass die Gedanken aufhören. Es geht darum, unser Gewahrsein zu steigern und unsere Gedanken zu beobachten und alles, was zu unserer inneren Erfahrung zählt – wie unsere Körperempfindungen und unsere Gefühle –, und dann eine sanftere und liebevollere Beziehung zu unseren Gedanken, Körperempfindungen und Gefühlen aufzubauen.*

Vergessen Sie nicht, dass es zu dieser Meditationsanweisung gehört, festzustellen, wohin der Geist abgeschweift ist, wenn Ihnen bewusst wird, dass Sie sich nicht mehr auf Ihren Atem konzentrieren. Auf diese Weise erfahren Sie mehr über die Gewohnheiten und Muster Ihres Geistes – vielleicht entdecken Sie die Gewohnheit, sich ständig Sorgen zu machen, oder ein starkes Bedürfnis, Pläne für die Zukunft zu schmieden, oder die Neigung, ein unerfreuliches Ereignis in Ihrer Vergangenheit immer wieder durchzuspielen, oder Sie finden heraus, dass Ihr Geist Sie selbst oder Ihre Mitmenschen beständig scharf kritisiert. Unser Freund, der Atem, hilft uns dabei, uns selbst besser kennenzulernen, und gibt uns vielleicht eine Chance, Frieden mit unserem geschwätzigen Geist zu schließen und zu lernen, solche Gedanken nicht mehr ganz so ernst zu nehmen. Auf diese Weise können wir allmählich eine freundlichere und weniger komplizierte Beziehung zu unserem Geist entwickeln.

Wenn wir mit unserem eigenen Geist vertrauter werden, werden wir feststellen, dass er sich nicht allzu sehr von dem anderer Menschen unterscheidet. Sollte Ihr Geist sehr geschwätzig sein und wie ein Affe von Baum zu Baum springen (der umherwandernde Geist wird manchmal auch als „Affengeist" bezeichnet), können Sie getrost davon ausgehen, dass das bei fast allen Menschen so ist. Das macht uns nicht zu schlechten Menschen. Der menschliche Geist tut dies nun einmal, vor allem, wenn er ungeschult ist, und er tut dies sehr oft.

Der Punkt ist: Solange wir uns dessen *nicht bewusst* sind, bestimmt das Geplapper unseres Geistes unser Verhalten. Ob wir wollen oder nicht. Der Affengeist ist im 21. Jahrhundert besonders weit verbreitet. In seiner Extremform bezeichnen wir ihn auch als ADS (Aufmerksamkeitsdefizitsyndrom) oder ADHS (Aufmerksamkeitsdefizit-Hyperaktivitätsstörung). Durch unseren oft übervollen Terminkalender und die Angewohnheit, mehrere Dinge gleichzeitig zu erledigen, tragen wir wahrscheinlich sogar unwissentlich zu dieser Tendenz des Geistes bei und schaffen so eine gewaltige Stressquelle für uns selbst.

Wenn Ihr Geist beispielsweise ständig Pläne für die Zukunft schmiedet, in dem vergeblichen Versuch, diese zu kontrollieren, erzeugt dies vermutlich Leiden. Sie wissen nicht, was die Zukunft bringen wird, und verfangen sich daher leicht in allen möglichen (meist negativen) Phantasien, denn die Möglichkeiten sind so unendlich wie der Gedankenfluss, der aus dem denkenden Geist entspringt. Mark Twain formulierte diesen Sachverhalt einmal sehr treffend so: „Ich habe in meinem Leben viele schreckliche Dinge erlebt. Die meisten davon sind in Wirklichkeit nie passiert."

Indem Sie Ihre Aufmerksamkeit auf den Atem lenken, können Sie Ihre Gewohnheit, den Geist für etwas in Wirklichkeit Unmögliches zu benutzen – den Versuch, die Zukunft zu kontrollieren –, durchbrechen und beginnen, die Ungewissheit und das Nichtwissen zu akzeptieren. Mit anderen Worten: Sie können lernen, sich im Hier und Jetzt zu Hause zu fühlen.

Die Kraft einer achtsamen Pause

Wenn wir anfangen, unseren Geist durch Meditation zu schulen, ergeben sich neue Möglichkeiten. Wir lernen nicht nur die Muster unseres Geistes besser kennen, sondern entdecken auch, dass es möglich ist, uns von ihnen zu befreien. Immer wenn wir bemerken, dass wir uns in unseren Gedanken verloren haben, ist dies ein Moment der Achtsamkeit, ein Moment des Aufwachens. Und in diesem Moment stellen wir fest, dass wir eine Wahl haben, *die Wahl, worauf wir unsere Aufmerksamkeit richten.* Statt einem Gedanken in eine alte, eingefahrene Bahn zu folgen, wird uns genau in diesem Moment klar, dass wir eine Gewohnheit unseres Geistes tatsächlich verändern können.

Mit der Zeit und viel Übung kann es uns gelingen, aus negativen geistigen Mustern auszubrechen und mehr und mehr Momente in unserem Alltag zu entdecken, in denen wir eine Entscheidung treffen können. Dieses Gewahrsein wird dann zu einer neuen Art des Seins, einer neuen Art der Beziehung sowohl zu unseren inneren als auch zu unseren äußeren Erfahrungen. Durch unsere Praxis wird unser Leben interessanter, lebendiger und realer. Und oft werden wir auch glücklicher.

Aber das ist noch nicht alles. Wissenschaftler haben herausgefunden, dass sich mit zunehmender Achtsamkeit neue neuronale Pfade im Gehirn bilden. Natürlich erfordert dies Zeit, Einsatz und Anstrengung, doch wenn Sie die bewusste Entscheidung treffen, Ihre Aufmerksamkeit während der Meditation auf den Atem zurückzulenken, dann *benutzen Sie genau in diesem Moment im wahrsten Sinne des Wortes Ihren Geist, um Ihr Gehirn zu verändern.*[7]

Dank eines Phänomens, das Neurowissenschaftler „Neuroplastizität" nennen, sind die Eigenschaften von Synapsen, Nervenzellen, ja sogar ganzen Hirnarealen veränderbar. Neuronen, die zusammen feuern, verdrahten sich, so die Erkenntnis der Neurowissenschaft. Wenn also Ihre Neuronen immer wieder in den immer gleichen, wenig hilfreichen Mustern feuern, etwa „wütend sein" oder „frustriert sein", werden Sie mit der Zeit wirklich gut darin, wütend und frustriert zu sein. Sie können aber auch neue und positivere neuronale Pfade bahnen, indem Sie sich *bewusst entscheiden,* Ihre Aufmerksamkeit auf etwas anderes zu richten. Und mit zunehmender Praxis werden Sie beginnen, sich anders zu fühlen – stabiler, widerstandsfähiger und weniger ausgeliefert an die Hochs und Tiefs Ihres Lebens –, weil Sie anders *sind.* Sie haben Ihren Geist dazu benutzt, Ihr Gehirn zu verändern.

Mit unserem wertenden Geist sein

Achten Sie bei Ihrer Meditationspraxis einmal darauf, welcher Gedanke sofort *nach* dem Erwachen aus dem Traum des denkenden Geistes erscheint. Wie Sie vielleicht bereits bemerkt haben, produziert der Geist in dem Moment, in dem Ihnen bewusst wird, dass Sie denken, oft einen wertenden Gedanken oder sogar einen ganzen Strom solcher Gedanken: „Jetzt mache ich es schon wieder – ich denke. Warum kann ich mich nicht auf meinen Atem konzentrieren? Ich kann's einfach nicht, während die anderen damit ja keine Schwierigkeiten zu haben scheinen. Es hat einfach keinen Zweck." Und immer so weiter. Natürlich sind dies einfach nur weitere Gedanken. Der denkende Geist greift auf sein gewohntes Muster zurück und erfindet eine wertende Geschichte über Sie. Vielleicht haben Sie diese Angewohnheit, sich selbst zu verurteilen, schon sehr lange, und zweifelsohne kann diese Angewohnheit sehr unangenehm sein. Manchmal sind die Urteile, die wir über uns selbst fällen, sogar ausgesprochen grausam und weitaus schärfer als die Kritik, die wir an anderen üben.

Wenn also wertende Gedanken über Ihre Meditationspraxis – oder irgendetwas anderes – in Ihnen aufkommen, gilt für sie dasselbe wie für alle Gedanken: Nehmen Sie einfach nur Notiz von dem jeweiligen Gedanken und lenken Sie dann Ihre Aufmerksamkeit wieder zurück auf den Atem. Bei der Wahrnehmung eines solchen Gedankens unterbricht Ihr Bewusstsein bereits das, was die Ursache für Ihr Leiden ist: den negativen Gedanken. Und die Folge dieser Unterbrechung ist, dass sich der Gedanke auflöst und verschwindet – wie eine Luftblase, die aufsteigt und an der Wasseroberfläche zerplatzt.

Denken Sie daran, dass die Meditationsanleitung Sie auffordert, Ihre Aufmerksamkeit *freundlich* und *behutsam* zum Atem zurückzubringen und dort zu verweilen. In solchen Momenten lernen wir, mit uns selbst Freundschaft zu schließen. Wir entdecken, dass wir Frieden, Freundlichkeit und Fürsorge für uns selbst sogar inmitten innerer Turbulenzen finden können. Damit werden wir uns später noch ausführlicher beschäftigen. Fürs Erste ist allein schon das Wissen, dass wir uns von unserer schmerzhaften Gewohnheit der Selbstverurteilung lösen können, befreiend. Abwertende Gedanken, wie vertraut sie auch sein mögen, sind lediglich Gewohnheiten des Geistes. Und Gewohnheiten des Geistes, selbst wenn sie seit Langem bestehen, können verändert werden. Ihre Gedanken sind nicht Sie.

Es gibt keine „gute“ Meditation – und keine „schlechte“

Wenn Sie ein angenehmes Meditationserlebnis hatten, sollten Sie nicht in die Falle tappen, an dieser Erfahrung festhalten zu wollen und zu glauben, dass diese Meditationssitzung „gut“ war, dass Sie es endlich „richtig“ machen – und sich von nun an bemühen, diese Erfahrung zu wiederholen. In Wirklichkeit gibt es so etwas wie eine „gute Meditation“ nicht. Eine Meditationssitzung, bei der Sie konzentriert sind und ein gewisses Maß an innerer Ruhe und innerem Frieden erreichen, ist nicht besser als eine Sitzung, bei der Ihr Geist sehr unruhig ist und Sie sich körperlich unwohl fühlen. Auch wenn Sie eine friedvolle Meditation (und eine unkomplizierte Geburt) sicherlich **vorziehen**, ist das nur der verständliche Wunsch nach einer angenehmen Erfahrung und die Ablehnung einer unangenehmen Erfahrung. Wenn Sie nun jedes Mal, wenn Sie meditieren, versuchen, etwas Angenehmes zu erleben, und glauben, dass Sie etwas falsch machen, wenn die Erfahrung **nicht** angenehm ist, programmieren Sie sich selbst darauf, zu leiden – und berauben sich einer Chance, innere Stärke, Weisheit und Mitgefühl zu entwickeln.

Wir werden jedes Mal, wenn wir meditieren, eine neue, andere Erfahrung machen, weil wir jedes Mal ein anderer Mensch sind. Was wir lernen, ist, den dualistischen Geist loszulassen, den Geist, der die Welt in „angenehm“ und „unangenehm“, in „gut“ und „schlecht“ unterteilt. Wir lernen, stattdessen in eine bedingte Wirklichkeit einzutreten, in die Realität des jeweiligen Augenblicks, ob es sich nun um eine bestimme Meditationssitzung oder um die Geburt unseres Kindes oder um einen anderen Aspekt unseres Lebens handelt.

Den Atem zulassen

Für einige von uns ist es zumindest am Anfang schwer, den Atem einfach kommen und wieder gehen zu lassen. Wir sind so darauf konditioniert, etwas erreichen zu wollen, dass der Geist auch beim Meditieren denkt, es müsse etwas zu tun geben. Wir sind nicht an den Modus des „Einfach-nur-Seins" gewöhnt und glauben, wir müssten etwas verändern oder in Ordnung bringen. Doch indem wir lernen, die mit dem Atmen verbundenen Empfindungen einfach nur zu spüren, zu beobachten und den Atem Atem sein zu lassen, ihm erlauben, zu kommen und zu gehen, kultivieren wir Gleichmut, eine Eigenschaft, die uns für den Rest unseres Lebens sehr gute Dienste leisten kann.

Nachdem Sie Erfahrungen mit dieser achtsamen Beziehung zum Atem gesammelt haben, können Sie die Entscheidung treffen, sich während der Geburt in diese Art des Seins fallen zu lassen. Lassen Sie die mit den Wehen verbundenen Empfindungen ansteigen und wieder abklingen und begegnen Sie ihnen mit dem gleichen offenen Gewahrsein. So wie Sie zugelassen haben, dass Ihr Atem während der Meditation einfach Atem ist, erlauben Sie den Wehen, Wehen zu sein. Sie können sich entscheiden, Ihre Wehen dabei zu beobachten, wie sie durch Ihren Körper wandern, weil die Empfindungen bei der Geburt kommen und gehen wie der Atem. Und das ist möglicherweise das Wichtigste, was wir aus unserer Meditationspraxis in unsere Geburtserfahrung mitnehmen können.

Die Beziehung zwischen Atem und Entspannung

Viele Teilnehmerinnen und Teilnehmer meiner Kurse beschreiben ein Gefühl der Entspannung nach oder während der Meditation, wenn wir zum ersten Mal üben, die Aufmerksamkeit auf dem Atem ruhen zu lassen. Es kommt sogar – zumindest am Anfang – häufiger vor, dass jemand dabei einschläft. Obwohl es wunderbar ist, wenn Menschen eine kostbare innere Fähigkeit entdecken, Körper und Geist zur Ruhe zu bringen, sollten wir nicht vergessen, dass es beim Meditieren mit dem Atem nicht darum geht, etwas zu *tun* – und sei es, sich zu entspannen. Entspannung ist nicht das Ziel unserer Praxis, auch wenn sie eine willkommene Folge sein kann. Entspannung ist vielmehr eine natürliche Begleiterscheinung unserer Praxis, sie ist das *Resultat* eines ruhigen, konzentrierten und gesammelten Geistes.

Die Entdeckung, dass der Atem eine Quelle zur Entwicklung von innerem Frieden und Wohlbefinden sein kann, ist besonders für Menschen mit Atemproblemen hilfreich. Stephanie zum Beispiel litt an Asthma und erzählte uns nach der ersten Meditation, dass die Konzentration auf den Atem große Angst und viele beunruhigende Erinnerungen an Asthmaanfälle in ihrer Kindheit bei ihr hervorgerufen habe. Eine ihrer größten Sorgen war, während der Geburt einen Asthmaanfall zu bekommen.

Aufgrund dieser zur Gewohnheit gewordenen Ängste in Bezug auf ihren Atem war es für Stephanie besonders wichtig, die Meditation behutsam, vorsichtig und sanft anzugehen. Stephanie und ich beschlossen gemeinsam, dass sie diese Meditationsübung anders als die anderen werdenden Eltern im Kurs zunächst nicht länger als drei Minuten täglich machen würde. Mit der Zeit verringerte sich ihre Angst, und sie erhöhte die Übungsdauer Schritt für Schritt. Am Ende genoss sie diese Minuten der Stille und des ruhigen Seins mit ihrem Atem. Als die Kursteilnehmer am letzten Abend des Kurses über das sprachen, was sie gelernt hatten, erzählte Stephanie uns, wie sehr sich ihre Gefühle in Bezug auf den Atem verändert hätten: „Ich bin jetzt unendlich dankbar dafür, dass mich mein Atem während der Geburt begleiten wird."

Der Atem, unser Körper und unsere Gefühle

Die Atmung ist einzigartig unter unseren Körperfunktionen, weil sie sowohl eine willkürliche als auch eine unwillkürliche Seite hat. Wir können beispielsweise willkürlich tief einatmen und dann die Luft anhalten. Wenn wir jedoch einen bestimmten Punkt überschreiten, kommt der unwillkürliche Aspekt ins Spiel: Wir verlieren kurzzeitig das Bewusstsein und beginnen während dieser Zeit wieder zu atmen. Unser Körper hebt in seiner Weisheit die Entscheidung unseres Geistes auf.

Der Atem verändert sich auch, wenn sich unsere emotionale Verfassung verändert. Sind wir entspannt und ruhig, ist unser Atem so tief und regelmäßig wie im Schlaf. Haben wir Angst oder Schmerzen oder sind wir unruhig, dann atmen wir flach und schnell. In Kapitel 6 werden wir mehr über den Atem und seine Beziehung zum Nervensystem erfahren.

Während der Schwangerschaft verändert sich der Körper drastisch, was sich selbstverständlich auch auf unsere Atmung auswirkt. Die Gebärmutter wird größer und sorgt dadurch dafür, dass die Organe in der Bauchhöhle ihre Lage verändern. Magen und Darm werden langsam nach oben unter das Zwerchfell und nach hinten in Richtung Wirbelsäule geschoben. Dadurch hat das Zwerchfell, eine faserige Muskelplatte unter den Rippen, die sich beim Einatmen nach unten bewegt und beim Ausatmen wieder in ihre Ruheposition zurückkehrt, weitaus weniger Raum zur Verfügung. Die meisten Frauen finden, dass ihr Atem während der Schwangerschaft flacher und gepresster wird und das Atmen mit mehr Anstrengung verbunden ist. Viele empfinden es als große Erleichterung, wieder freier und voller atmen zu können, wenn sich das Baby im letzten Schwangerschaftsmonat tiefer ins Becken senkt, so dass wieder mehr Raum unter den Rippen entsteht, wodurch sich auch das Zwerchfell freier bewegen kann.

Es ist interessant zu beobachten, wie sich der Körper anpasst, wenn dem Zwerchfell weniger Bewegungsspielraum zur Verfügung steht. Der Körper benötigt genauso viel Sauerstoff wie vor der Schwangerschaft, eigentlich sogar mehr, weil jetzt mehr Blut da ist, das mit Sauerstoff angereichert werden muss. Um den Platzmangel wettzumachen, dehnt sich der Brustkorb seitlich aus. Vielleicht haben Sie festgestellt, dass Sie jetzt einen BH mit einem weiteren Unterbrustband benötigen. Ja, Ihr Körper dehnt sich an vielen Stellen aus, nicht nur am Bauch!

Sobald Sie eine größere Achtsamkeit für Ihren Atem entwickelt haben, können Sie besser für sich selbst sorgen. Wenn Sie bemerken, dass Sie Angst haben oder etwas mit Ihnen nicht stimmt, dann liegt dies eventuell nur an einer flachen Atmung, die das Ergebnis anatomischer Veränderungen ist. Halten Sie inne, und atmen Sie mehrmals tief ein und aus, oder machen Sie einige Dehnübungen, um den Brustkorb zu öffnen, wie in der in Kapitel 8 beschriebenen Yogasequenz. Das reicht vielleicht schon aus, um das emotionale Gleichgewicht wiederzufinden.

Achtsamkeitspraxis

Im MBCP-Kurs beginnen wir schon am ersten Kursabend direkt nach der Rosinenübung mit der Atemmeditation. Da Sie inzwischen wissen, wie wichtig der Atem für das Kultivieren von Achtsamkeit ist, lade ich auch Sie dazu ein, ihn bewusster wahrzunehmen. Nachfolgend finden Sie einige Vorschläge für Ihre Meditationspraxis.

Atemmeditation: Übung 1

Blättern Sie ein paar Seiten zurück und lesen Sie sich noch einmal die Anleitung zur Atemmeditation durch. Nehmen Sie sich vor, diese Meditation eine Woche lang jeden Tag fünf bis fünfzehn Minuten lang zu praktizieren. Üben Sie, ob Ihnen danach ist oder nicht, ob Sie die Übung mögen oder nicht, und auch dann, wenn Ihr Geist sonst wo ist oder Sie jedes Mal beim Üben einschlafen. Es geht nicht darum, eine bestimmte Erfahrung zu machen, sondern darum, zu erleben, wie es ist, wenn tägliches Meditieren zu Ihrem Leben gehört.

Atemmeditation: Übung 2

Versuchen Sie, während des Tages öfter bewusst auf Ihren Atem zu achten. Richten Sie Ihre Aufmerksamkeit auf die Stelle, an der Sie den Atem am meisten spüren – vielleicht an der Bauchdecke, den

Nasenlöchern oder im Brustkorb. Tun Sie dies ein, zwei Atemzüge lang oder auch länger, wenn möglich. Beobachten Sie, was Sie in solchen Momenten der Achtsamkeit denken und fühlen, ohne darüber zu urteilen. Halten Sie Ihre Aufmerksamkeit so gut wie möglich auf Ihren Atem gerichtet.

Übung: „Mit dem Baby sein"

Nutzen Sie die Bewegungen Ihres Babys, um sich daran zu erinnern, während des Tages immer wieder zum Atem zurückzukehren. Während Sie Ihre Aufmerksamkeit auf die Bewegungen Ihres Babys im Bauch richten, versuchen Sie, auch Ihren Atem im Bauch wahrzunehmen – wie er sich beim Einatmen hebt und beim Ausatmen wieder senkt. Vielleicht möchten Sie auch eine Hand auf den Bauch legen, um die Bewegungen Ihres Babys und die durch den Atem ausgelösten Bewegungen deutlicher wahrzunehmen. Wenn Ihr Geist abschweift, dann bringen Sie ihn zurück zu den Empfindungen des Atmens, zum Gefühl Ihrer Hand auf Ihrem Bauch und zu den Bewegungen Ihres Babys. Viele Frauen legen instinktiv eine oder beide Hände auf den Bauch, wenn ihr Baby sich bewegt. Versuchen Sie, dies ganz **bewusst** zu tun. Achten Sie dabei auf die Gedanken oder Gefühle, die in Ihnen aufsteigen.

Der Drei-Minuten-Atemraum

Schritt 1: Gewahrsein entstehen lassen

Kommen Sie zu einem beliebigen Zeitpunkt in Ihrem Alltag in den gegenwärtigen Moment zurück.[8] Nehmen Sie eine aufrechte und würdevolle Haltung ein, ob im Sitzen oder im Stehen. Schließen

Sie, wenn möglich, die Augen. Lenken Sie dann Ihr Gewahrsein auf Ihre innere Erfahrung und erkennen Sie sie an, indem Sie sich die folgende Frage stellen: Was erfahre ich **jetzt, in diesem Moment?**

- Welche Gedanken gehen Ihnen durch den Kopf? Nehmen Sie Ihre Gedanken, so gut es geht, als mentale Ereignisse wahr.
- Welche Gefühle haben Sie? Wenn die Gefühle angenehm sind, erlauben Sie sich, diese voll und ganz zu erleben und zu genießen. Wenn sie unangenehm sind, erkennen Sie ihre Anwesenheit an und wenden Sie sich ihnen zu, auch wenn sie unerfreulich, schmerzlich oder unerwünscht sind.
- Welche körperlichen Empfindungen haben Sie jetzt, in diesem Moment? Sie können dazu auch einen kurzen Body-Scan machen (diese Praxis wird im nächsten Kapitel vorgestellt) und dabei auf Empfindungen wie Enge und Kontraktion achten. Erkennen Sie diese Empfindungen an, ohne zu versuchen, sie auf irgendeine Weise zu verändern.

Machen Sie diese Übung ungefähr eine Minute lang.

Schritt 2: Die Aufmerksamkeit sammeln und ausrichten

Wenn Sie so weit sind, sammeln Sie Ihre Aufmerksamkeit und richten sie auf die körperlichen Empfindungen des Atmens und hier ganz besonders auf die Empfindungen des Atems im Bauchraum. Nehmen Sie wahr, wie sich der Bauch beim Einatmen weitet und dehnt und beim Ausatmen wieder weicher und flacher wird. Nutzen Sie jeden Atemzug als Gelegenheit, sich im gegenwärtigen Moment zu verankern. Wenn Sie spüren, dass sich Ihr Baby in Ihrem Bauch bewegt, dann lassen Sie Ihre Aufmerksamkeit auf diesen Empfindungen und auf den Empfindungen des Atems ruhen, während Sie gleichzeitig anerkennen, dass hier und jetzt ein kleiner Mensch in

Ihrem Körper heranwächst. Und wenn der Geist abschweift, lenken Sie Ihre Aufmerksamkeit sanft und behutsam zur Empfindung des Atems in Ihrem Bauch zurück. Bleiben Sie so lange bei Ihrem Atem, wie es in der Situation, in der Sie diese Übung machen, angemessen ist, und halten Sie Ihre Aufmerksamkeit eine Minute oder auch länger, wenn es Ihnen möglich ist, auf Ihrem Atem.

Schritt 3: Die Aufmerksamkeit weit werden lassen

Weiten Sie jetzt das Feld Ihres Gewahrseins um Ihren Atem herum so aus, dass es den Körper als Ganzes miteinschließt: Ihre Haltung, Ihren Gesichtsausdruck, Ihren ganzen Körper, der atmend und voller Leben ein anderes Menschenwesen in sich trägt. Wenn Sie Empfindungen wie Unbehagen oder Anspannung bemerken, experimentieren Sie damit, Ihr Bewusstsein direkt auf dieses intensive Gefühl zu richten und sich vorzustellen, dass sich der Atem in diese Empfindungen hinein- und um sie herumfließen kann. Auf diese Weise erkunden Sie die Empfindungen, verweilen in ihnen und freunden sich mit ihnen an, statt zu versuchen, ihnen aus dem Weg zu gehen oder sie irgendwie zu verändern. Gibt es keine besonderen Empfindungen, die Ihrer Aufmerksamkeit bedürfen, dann seien Sie einfach nur da, wo Sie sind. Seien Sie sich Ihres ganzen Körpers bewusst, von Augenblick zu Augenblick. Öffnen Sie nach ungefähr einer Minute die Augen und weiten Sie Ihre Aufmerksamkeit nach außen aus. Begegnen Sie auch den folgenden Momenten Ihres Lebens, so, wie es ist, mit diesem weiten, offenen Gewahrsein.

Bei dieser Meditation kann es hilfreich sein, sich das Gewahrsein als Sanduhr vorzustellen. Schritt 1 ist das breite obere Ende der Sanduhr. Sie stellt das Anerkennen, das Sichöffnen gegenüber der gegenwärtigen Erfahrung dar, wie auch immer diese aussehen mag. Schritt 2 ist die Engstelle der Sanduhr. Hier richten Sie Ihre Aufmerksamkeit gezielt auf die körperlichen Empfindungen des Atems im Bauch und verankern sich so im gegenwärtigen Moment.

Schritt 3 ist der Fuß der Sanduhr. Hier weiten Sie das Feld Ihres Gewahrseins aus. Sie öffnen sich Ihrem ganzen Sein und kommen in Ihr Leben zurück, so, wie es ist. Behutsam, aber bestimmt, treten Sie achtsam in den nächsten Moment Ihres Lebens ein – geerdet, würdevoll und ganz – so, wie Sie sind.

❋

Der Atem ist gleichzeitig gewöhnlich und außergewöhnlich. Er ist da, wo immer wir sind. Und allein dadurch, dass wir uns des Atems bewusst werden, können wir in jeder Situation Momente der Ruhe finden. Sich des Atems bewusst zu werden ist praktisch, einfach und effektiv und eine der wesentlichen Übungen, um mehr Bewusstheit in unser Leben zu bringen.

5 Voll und ganz im Körper sein

Der Body-Scan

Wir können den Empfindungen, die unsere körperliche Erfahrung ausmachen, eine offene und respektvolle Aufmerksamkeit entgegenbringen.

Jack Kornfield

Im Gegensatz zum Geist verlässt der Körper nie das Hier und Jetzt. Wenn Sie im Alltag Ihre Aufmerksamkeit in die Gegenwart zurückbringen möchten, können Sie die verschiedenen Empfindungen im Körper als Anker benutzen – genau so, wie Sie Ihren Atem benutzen. Der Druck der Fußsohlen auf dem Boden, während Sie auf der Post in der Schlange stehen; Ihr Bizeps, der sich zusammenzieht, wenn Sie die Kanne anheben, um sich eine Tasse Tee einzugießen; die wellenartigen Empfindungen in Ihrem Bauch, die durch die Bewegungen Ihres Babys ausgelöst werden; die intensiven Empfindungen während der Wehen:

Sich solcher Empfindungen bewusst zu werden kann Sie sofort in die Gegenwart zurückbringen. Der Körper dient als Fokus einer Praxis, die persönlich, praktisch und tiefgründig ist.

Und deshalb kommen wir nun zum Body-Scan, einer formalen Meditationsübung, die wir in den ersten beiden Kurswochen erlernen. Beim Body-Scan kultivieren Sie Achtsamkeit, indem Sie Ihre Aufmerksamkeit langsam und systematisch durch den ganzen Körper wandern lassen – vom Kopf bis zu den Füßen. Dabei achten Sie ganz besonders auf die körperlichen Empfindungen, die Sie im gegenwärtigen Augenblick erleben. Diese Praxis gibt Ihnen eine Möglichkeit, Ihren Körper und all das, was er für Sie und Ihr Baby leistet, wertzuschätzen und ihn voll und ganz zu bewohnen.

„Seid bitte so nett und rückt die Stühle an die Wand. Nehmt euch eine Yogamatte und sucht euch für unsere Body-Scan-Übung einen Platz auf dem Boden." Im Raum herrscht emsige Betriebsamkeit, Stühle schleifen über den Boden.

„Diejenigen von euch, die schwanger sind, finden es wahrscheinlich am bequemsten, sich auf die Seite zu legen. Nehmt euch ein paar Kissen und legt zum Beispiel eins zwischen die Knie, eins unter den Bauch und eins unter den Kopf. Wer nicht schwanger ist oder sich noch nicht in einem fortgeschrittenen Stadium der Schwangerschaft befindet, legt sich am besten auf den Rücken. Die Beine liegen hüftbreit auf dem Boden, die Füße dürfen sanft nach außen fallen. Lockert oder öffnet alle Kleidungsstücke, die euch einengen, vor allem im Bauchbereich, und legt euch ein Kissen unter die Knie oder Oberschenkel, wenn ihr möchtet. Lasst euch von eurem Körper zeigen, was am bequemsten ist. Wir werden einige Zeit auf dem Boden verbringen. Wenn ihr glaubt, dass euch kalt werden wird, könnt ihr euch gerne eine Decke nehmen."

Ich nehme mir ebenfalls eine Yogamatte und ein Kissen, das ich mir unter die Knie lege. Am Wochenende habe ich meinen Rücken bei der Gartenarbeit überanstrengt und muss heute Abend vorsichtig sein. Ich schaue mich im Raum um und warte, bis alle neben ihren Partnern einen Platz auf dem Boden gefunden haben. Dann dimme ich das Licht, lege mich auf meine Matte und beginne mit der Anleitung für den Body-Scan.

Der Body-Scan

Ich schlage vor, dass Sie sich die folgende Anleitung für den Body-Scan ein- oder zweimal durchlesen und sich dann auf Ihr Bett oder den Fußboden legen und den Body-Scan ebenfalls üben. Wenn Sie und Ihr Partner oder Ihre Partnerin die Übungen gemeinsam erlernen, können Sie sich zunächst gegenseitig durch diese Meditation führen, bis Ihnen der Body-Scan so geläufig ist, dass Sie ihn auch allein und still für sich üben können.

Für schwangere Leserinnen gilt: Sollten die Bewegungen Ihres Babys während des Body-Scans in den Vordergrund rücken, dann erlauben Sie Ihrer Aufmerksamkeit, sich diesen Empfindungen zuzuwenden. Bleiben Sie bei den Empfindungen, die durch die Bewegungen Ihres Babys ausgelöst werden, und den Empfindungen Ihres Atems im Bauch, so wie Sie es in der Atemmeditation gelernt haben. Wenn Ihr Baby wieder ruhiger wird, kommen Sie wieder zum Body-Scan zurück. Steigen Sie einfach an der Stelle wieder ein, an der Sie unterbrochen wurden, als Sie die Bewegungen Ihres Babys gespürt haben. Wenn Sie mit einer Audio-CD üben, dann fahren Sie mit dem Body-Scan fort, indem Sie Ihre Aufmerksamkeit auf die Anweisungen richten, die Sie ab dem Moment hören, in dem Ihr Baby sich wieder beruhigt. Sollte Ihr Baby sehr aktiv sein, kann aus Ihrer Body-Scan-Praxis durchaus eine „Mit-dem-Baby-sein"-Übung werden!

Wenn Sie eine bequeme Position auf dem Boden gefunden haben, lassen Sie die Augen zugehen, wenn Sie mögen. Wenn nicht, lassen Sie Ihren Blick weich werden, während Sie Ihre Aufmerksamkeit nach innen richten. Richten Sie jetzt Ihre Aufmerksamkeit auf den Bauch. Achten Sie auf die Empfindungen des Atmens, während Ihre

Bauchdecke sich beim Einatmen hebt und beim Ausatmen senkt. Nehmen Sie die Anwesenheit Ihres Babys in Ihrem Bauch wahr. Wenn es Ihnen schwerfällt, den Atem im Bauch zu spüren, dann legen Sie für einige Atemzüge eine Hand auf die Bauchdecke, um die Empfindungen dort besser wahrzunehmen.

Spüren Sie jetzt Ihren Körper als Ganzes. Nehmen Sie wahr, wie er mit seinem Gewicht auf der Unterlage aufliegt. Versuchen Sie sich ganz in diese Unterlage sinken zu lassen. Lassen Sie sich von ihr tragen. Wenn Sie auf der Seite liegen, achten Sie auf die Kontaktflächen des Beins, der Hüfte, des seitlichen Oberkörpers und des Bauchs mit der Unterlage. Bemerken Sie den Druck an der Seite des Arms, an der Schulter und seitlich am Kopf. Wenn Sie auf dem Rücken liegen, richten Sie Ihre Aufmerksamkeit auf die Kontaktflächen an den Fersen, der Rückseite der Beine, am Gesäß, am oberen Rücken und am Hinterkopf.

Und wenn Sie so weit sind, gehen Sie mit Ihrer Aufmerksamkeit langsam vom Bauch aus nach oben. Vielleicht spüren Sie, wie sich Ihr Brustkorb beim Atmen hebt und senkt, wie die Luft durch Ihre Nasenlöcher ein- und ausströmt. Lassen Sie Ihre Aufmerksamkeit nun auf Ihrer Scheitelmitte ruhen, ungefähr vier Fingerbreit vom Haaransatz entfernt. Hier war die weiche Stelle an Ihrem Kopf, als Sie auf die Welt kamen, und nach der Geburt werden Sie die gleiche weiche Stelle am Kopf Ihres Babys fühlen. Werden Sie sämtlicher Empfindungen gewahr, die Sie an dieser Stelle spüren, wie Kribbeln, Druck oder Kälte. Es kann auch sein, dass Sie dort gar nichts spüren, und das ist vollkommen in Ordnung. Wenn dies der Fall sein sollte, lassen Sie diese Erfahrung des Fehlens einer Empfindung oder des „Nichtsspürens" einfach zu – auch das ist eine Art von Empfindung.

Und wenn Sie bereit sind, dehnen Sie Ihre Aufmerksamkeit auf die ganze Schädeldecke aus. Spüren Sie, ob Empfindungen präsent sind, und wenn ja, welche dies sind. Vielleich spüren Sie Druck, Pochen, Spannung oder Kribbeln. Erlauben Sie Ihrer Aufmerksamkeit, sich mit der nächsten Ausatmung zur rechten Seite Ihres Kopfes zu verlagern, indem Sie sie langsam abwärts und bis zu der Stelle führen, an der der Schädel in den Nacken übergeht. Nehmen Sie dabei auch Ihr rechtes Ohr wahr und alle Empfindungen, die Sie darin oder um Ihr Ohr herum spüren. Wenn Sie auf der rechten Seite liegen, werden Sie an Ihrem rechten Ohr zweifellos Druck spüren, dort, wo das Gewicht Ihres Kopfes auf der Unterlage ruht.

Bringen Sie Ihre Aufmerksamkeit jetzt zum Hinterkopf. Wenn Sie auf dem Rücken liegen, spüren Sie, wie das Gewicht Ihres Kopfes auf der Unterlage aufliegt. Achten Sie auf die Stelle, an der Sie den stärksten Druck spüren, und auf die Randbereiche, wo die Druckempfindungen schwächer werden und ganz verschwinden. Und wenn Sie so weit sind, dann gehen Sie mit Ihrer Aufmerksamkeit zur linken Kopfseite und zu Ihrem linken Ohr und spüren Sie Ihren Körperempfindungen nach, genauso wie auf der rechten Seite.

Wenn Sie feststellen, dass Ihr Geist nicht mehr bei den Empfindungen Ihres Körpers, sondern mit Denken, Planen oder Sorgen um die Vergangenheit oder Zukunft beschäftigt ist, dann bemerken Sie dies einfach nur und bringen Ihre Aufmerksamkeit sanft und behutsam zu der Körperstelle zurück, wo Sie mit Ihrer Aufmerksamkeit waren, als Ihr Geist abgeschweift ist. Wiederholen Sie diesen Prozess wieder und wieder, jedes Mal, wenn Sie merken, dass Ihr Geist sich wieder auf Abwegen befindet.

Bringen Sie Ihre Aufmerksamkeit jetzt zur linken Schläfe und lassen Sie sie dann langsam über die Stirn zur rechten Schläfe wandern. Während Sie dies tun, achten Sie auf mögliche Empfindungen wie Anspannung oder Enge in der Stirn, vielleicht zwischen den Augenbrauen. Lassen Sie Ihre Aufmerksamkeit nach unten wandern, während Sie alle Empfindungen im Bereich rund um die Augen und an den Wangen wahrnehmen. Werden Sie sich dann der Wangenknochen unter der Haut bewusst, der Kiefermuskeln vor den Ohren und der Nase, einschließlich der Empfindungen in den Nasenlöchern, wenn Ihr Atem ein- und ausströmt. Nehmen Sie nun Ihren Mund wahr. Konzentrieren Sie sich auf die Empfindungen an den Lippen und die Stelle, wo Ober- und Unterlippe sich berühren. Lenken Sie Ihre Aufmerksamkeit auf die Empfindungen im Inneren Ihres Mundes, auf die Zunge, die Zähne, die Feuchtigkeit und Weichheit der Wangeninnenseiten, und verweilen Sie dort einen Moment, bevor Sie mit Ihrer Aufmerksamkeit zum Unterkiefer und zum Kinn weitergehen.

Spüren Sie die Stelle unter Ihrem Kinn und die Vorderseite Ihres Halses. Nehmen Sie die Empfindungen in Ihrem Hals wahr. Lenken Sie Ihre Aufmerksamkeit nun auf die rechte Halsseite und weiter über den Nacken zur linken Halsseite. Nehmen Sie sich Zeit, den Empfindungen, die Sie dort wahrnehmen, nachzuspüren.

Gehen Sie mit Ihrer Aufmerksamkeit nun zur Oberseite der Schultern, zum oberen Rücken, in die Schultergelenke hinein und um die Schultergelenke herum. Spüren Sie auch in Ihre Achselhöhlen hinein. Lassen Sie jetzt Ihre Aufmerksamkeit von oben nach unten durch beide Arme wandern. Achten Sie dabei auf die Empfindungen in den Oberarmen, den Ellbogen, den Unterarmen, den Handgelenken und den Händen. Achten Sie auf Empfindungen wie Kribbeln, Wärme, Kälte, Jucken, Schmerzen, Entspannung und Anspannung und auf den Kontakt Ihrer Haut mit der Kleidung.

Nun lassen Sie Ihre Aufmerksamkeit von den Händen nach oben zum Schlüsselbein wandern und dann abwärts in den Brustkorb: zum Brustbein, zur Brust und den Muskeln zwischen den Rippen. Spüren Sie, wie sich die Vorderseite des Brustkorbs, die Seiten, der obere Rücken, der mittlere Rücken und die Schulterblätter beim Einatmen weiten und beim Ausatmen wieder zusammenziehen. Nehmen Sie das Schlagen Ihres Herzens wahr und die rhythmischen Bewegungen des Zwerchfells, wenn der Atem in den Körper herein- und wieder hinausströmt, von Moment zu Moment.

Achten Sie während der gesamten Übung auf alle Empfindungen in dem Bereich Ihres Körpers, an dem Ihre Aufmerksamkeit gerade verweilt. Erinnern Sie sich daran, dass es dabei kein Richtig oder Falsch gibt: Es gibt nur das, was Sie genau in diesem Moment spüren. Sie müssen nichts verändern, Sie müssen sich noch nicht einmal entspannen. Einfach wahrnehmen, das ist genug.

Bringen Sie Ihre Aufmerksamkeit jetzt in den unteren Rücken. Wenn Sie dort Anspannung oder Enge spüren, beobachten Sie, ob diese Empfindungen nachlassen, wenn Sie Ihren Atem mit dem Einatmen in den unteren Rücken lenken und beim Ausatmen wieder herausfließen lassen. Nimmt die Spannung ein wenig ab, wenn Sie ausatmen? Vielleicht. Vielleicht auch nicht. Beobachten Sie Ihre Empfindungen einfach nur mit der Neugier Ihres Anfängergeistes. Verweilen Sie bei jeder Empfindung, die sich Ihnen genau in diesem Moment präsentiert. Und wenn Sie bereit sind, richten Sie Ihre Aufmerksamkeit auf Ihren Bauch. Nehmen Sie sich etwas Zeit, um die Gegenwart des Babys, das dort heranwächst, wirklich wahrzunehmen. Erkunden Sie die Empfindungen, Gedanken oder Gefühle, die Sie vielleicht haben. Wenn Sie nicht schwanger sind, erforschen Sie die Empfindungen in Ihrem Bauch und die vielleicht jetzt auftauchenden Gedanken oder Gefühle in Bezug auf das Baby, das im Körper Ihrer Partnerin heranwächst.

Gehen Sie mit Ihrer Aufmerksamkeit jetzt in den Unterbauch, zum Schambein und dann seitwärts zu den Hüften und den Hüftgelenken, die das Becken mit den Oberschenkeln verbinden. Nehmen Sie den Bereich rund um Ihr Kreuzbein wahr, spüren Sie die Muskeln in Ihrem Gesäß, die Analregion, die Genitalien und die Falte der Leistenbeuge. Widmen Sie Ihre Aufmerksamkeit einen Moment lang dem Becken, das so flexibel und nachgiebig ist, dass sich ein Baby während der Geburt seinen Weg hindurch- und hinausbahnen kann.

Nehmen Sie nun Ihre Oberschenkel wahr – ihre Vorderseiten, die Außenseiten, die Rückseiten und auch die weiche Innenseiten. Wandern Sie mit Ihrer Aufmerksamkeit um Ihre Knie herum zu den Wadenmuskeln und den Schienbeinen. Spüren Sie die vielen kleinen Knochen, aus denen Ihre Fußgelenke und Füße bestehen. Nehmen Sie Ihre Fußrücken wahr, die Fersen, die Fußsohlen und die Zehen. Lassen Sie sich Zeit, um sämtliche Empfindungen in Ihren Füßen zu erkunden.

Lenken Sie jetzt Ihre Aufmerksamkeit von den Füßen aufwärts durch den Körper bis zum Kopf. Lassen Sie Ihr Gewahrsein weit werden, und nehmen Sie Ihren Körper als Ganzes wahr, so, wie er in diesem Augenblick ist. Wenn Sie schwanger sind, dann nehmen Sie sich etwas Zeit, um zu würdigen, dass in Ihnen ein kleiner Mensch heranwächst, der von Ihrem Körper genährt wird. Lassen Sie Ihre Aufmerksamkeit einige Augenblicke lang bei der Empfindung von Ganzheit, Ruhe, Stille, vielleicht auch von Frieden, verweilen.

Kehren Sie jetzt noch einmal zu Ihrem Atem zurück. Beobachten Sie, wie er beim Einatmen einen Bogen durch den ganzen Körper nach oben und beim Ausatmen einen Bogen durch den ganzen Körper nach unten bis zu den Füßen spannt. Erleben Sie den Atem wie ein sanftes Wiegen in Ihrem ganzen Körper.

Wenn Sie bereit sind, lenken Sie Ihre Aufmerksamkeit wieder zurück zu Ihrem Bauch. Spüren Sie, wie Ihre Bauchdecke sich beim Einatmen hebt und beim Ausatmen wieder senkt. Wenn Sie schwanger sind, umfangen Sie mit Ihrer Aufmerksamkeit auch das Baby in Ihrem Bauch. Atmen Sie noch einige Male ein und aus. Vielleicht möchten Sie sich selbst dafür danken, dass Sie sich die Zeit für diese Übung genommen haben. Lassen Sie dann wieder etwas Bewegung in Ihre Finger und Zehen kommen, recken und strecken Sie Ihren Körper sanft und öffnen Sie die Augen. Rollen Sie sich langsam auf die Seite, wenn Sie auf dem Rücken gelegen haben, und setzen Sie sich mit Unterstützung Ihrer Arme auf.

Der Body-Scan: Mögliche Schwierigkeiten und Chancen

Der Body-Scan kann eine herausfordernde und zugleich auch eine sehr befriedigende Meditationsübung sein. Die wesentliche Anweisung lautet, *sich in die Empfindungen des Körpers hineinzufühlen* bzw. *sie vollkommen zu erfahren,* so, wie Sie Ihren Atem bei der Atemmeditation erfahren haben. Die Anweisung lautet nicht, an den Atem oder den Mund, die Lunge oder das Herz, Hände oder Füße zu *denken* oder sie sich bildlich *vorzustellen.* Es geht darum, sie zu *spüren.*

Einschlafen

Es kommt – besonders am Anfang – nicht selten vor, dass Übende beim Body-Scan einschlafen. Auch wenn es zweifellos angenehm ist, während des Body-Scans ein kleines Nickerchen zu machen, geht es bei der Achtsamkeitspraxis nicht darum, einzuschlafen, sondern darum, aufzuwachen. Wenn Sie während des Body-Scans müde werden, haben Sie verschiedene Möglichkeiten, damit umzugehen. Sie können zum Beispiel versuchen, die Augen beim Üben offen zu lassen. Sie können sich auch auf einen Stuhl setzen, wenn Sie sonst im Liegen üben, oder sich auf den Fußboden legen, statt im oder auf dem Bett liegend zu üben. Sie können den Body-Scan sogar im Stehen machen. Schläfrigkeit kann auch auf eine zu warme Umgebung zurückzuführen sein. Wenn Sie während des Übens immer wieder einschlafen, sollten Sie sich vielleicht etwas dünner anziehen und die Raumtemperatur ein bisschen senken. Auch die Tageszeit kann eine Rolle spielen. Wenn Sie den Body-Scan bislang immer abends üben, könnten Sie Ihre Praxis auf den Morgen verlegen, wenn der Geist normalerweise frisch und wach ist.

Fragen Sie sich auch, ob Sie genug Schlaf bekommen. Vielleicht zeigt der Body-Scan Ihnen, wie müde Sie in Wirklichkeit sind. Wenn Sie vermuten, dass Sie an Schlafmangel leiden, wie so viele von uns in der heutigen Zeit, ist das Klügste und Freundlichste, was Sie für sich tun können, Ihre Müdigkeit zu akzeptieren und zu schlafen. Das meine ich wirklich so. Genießen Sie Ihren kurzen Schlaf und wiederholen Sie den Body-Scan einfach nach dem Aufwachen.

Sich genau zu überlegen, wie viel Schlaf man benötigt und wie man dazu kommt, ist ein wichtiger Akt der Selbstfürsorge. Forschungsergebnisse belegen, dass schwangere Frauen, die pro Nacht sechs Stunden Schlaf oder weniger bekommen oder in der Spätschwangerschaft unter starken Schlafstörungen leiden, eine längere Geburtsdauer haben und häufiger durch Kaiserschnitt entbinden als Frauen, die mehr und besser schlafen.[9] Schlafmangel verstärkt definitiv das Stresserleben im Alltag und wirkt sich negativ auf das Wohlbefinden und die allgemeine Gesundheit aus.

Die gute Nachricht ist, dass der Body-Scan nicht nur eine Übung zur Körperwahrnehmung ist, sondern auch als Einschlafhilfe benutzt werden kann. Schwangere Frauen berichten häufig, dass er ihnen nach nächtlichen Toilettengängen beim Wiedereinschlafen hilft. Andere Frauen machen den Body-Scan während der Wehen (in Kapitel 7 werden Sie mehr darüber erfahren). Und frischgebackene Eltern erzählen mir oft, wie dankbar sie für den Body-Scan seien, weil er ihnen dabei helfe, sich tagsüber auszuruhen, wenn ein Mittagsschlaf nicht möglich sei, oder nachts nach dem Stillen oder Beruhigen des Babys wieder in den Schlaf zu finden.

Es ist also vollkommen in Ordnung, den Body-Scan als Einschlafhilfe zu benutzen. Bitte vergessen Sie darüber aber nicht, dass der eigentliche Sinn dieser Übung darin besteht, zu lernen, Ihr Leben wacher und gegenwärtiger zu leben. Seien Sie sich also über Ihre *Absicht* im Klaren, wenn Sie diese Übung machen. Darum geht es, denn so ziehen Sie einen echten Nutzen aus Ihrer Praxis.

Ein Moment der Achtsamkeit, wieder und wieder

Wie bei jeder Meditationsform neigt der Geist auch beim Body-Scan dazu, immer wieder abzuschweifen. Machen Sie sich bewusst, dass wir jedes Mal, wenn wir feststellen, dass der Geist abgeschweift ist, einen *Moment der Achtsamkeit* erleben, dass wir aufwachen und im selben Moment wahrnehmen, wo unsere Aufmerksamkeit ist. Dies ist der Moment, über den wir im vorigen Kapitel gesprochen haben. Es ist der Moment, in dem wir eine *Wahl* haben, in dem wir uns *entscheiden* können, auf welches Objekt wir unsere Aufmerksamkeit richten und wie wir unseren Geist benutzen wollen. William James, einer der „Väter" der Psychologie, hat dies einmal so ausgedrückt: „Meine Erfahrung ist das, worauf ich zu achten bereit bin. Nur das, was ich bemerke, prägt meinen Geist."

Wenn Sie also den Body-Scan üben und feststellen, dass Ihr Geist nicht mehr bei der Sache ist, dann bringen Sie Ihre Aufmerksamkeit sanft, aber entschieden zu den Empfindungen in Ihrem Körper zurück, auf die Sie geachtet haben, bevor Ihr Geist sich auf Wanderschaft begeben hat. Dieser Moment der Entscheidung gehört genauso zur Übung wie das Halten der Aufmerksamkeit auf dem eigentlichen Objekt der Meditation, ob dies nun der Atem ist oder andere Körperempfindungen. Genau darin besteht die Praxis.

Body-Scan und Entspannung

Wir üben mit dem Body-Scan, Gewahrsein zu kultivieren. Dazu nutzen wir die Fähigkeit des Geistes, sich zu konzentrieren, zu stabilisieren und zu fokussieren, und die Empfindungen des Körpers im gegenwärtigen Moment. Wir *verweilen* bei unserer Erfahrung, wie auch immer diese aussehen mag. Obwohl beim Üben des Body-Scans häufig ein Zustand der Entspannung eintritt, ist diese Entspannung das Ergebnis eines ruhigen und fokussierten Geistes. Der Body-Scan ist also nicht mit der Technik der Progressiven Muskelentspannung zu verwechseln, die manchmal in Geburtsvorbereitungskursen vermittelt wird. Wir sollten uns beim Body-Scan daran erinnern, dass es nicht darum geht, *irgendetwas zu tun:* Wir versuchen noch nicht einmal, uns zu entspannen. Im Einklang mit der Haltung des Nichtstrebens versuchen wir nicht, irgendwo anders zu sein als dort, wo wir gerade sind, oder etwas anderes zu erfahren als das, was wir in diesem Augenblick erfahren.

Atem und Body-Scan

Natürlich atmen Sie, während Sie den Body-Scan praktizieren. Sie lassen jedoch den Atem in den Hintergrund Ihres Gewahrseins und Ihre übrigen Körperempfindungen in den Vordergrund treten, es sei denn, die Anleitung lautet, sich speziell auf die Empfindungen des Atmens zu konzentrieren. Nichtsdestotrotz finden viele Menschen es hilfreich, den Atem während des Body-Scans auf verschiedene Arten zu nutzen. Zwei dieser Möglichkeiten sind das „Hineinatmen" und das „Loslassen".

Hineinatmen: Experimentieren Sie damit, beim Einatmen direkt in den Bereich Ihres Körpers, auf den Sie sich gerade konzentrieren, hineinzuatmen und beim Ausatmen aus ihm herauszuatmen. Es hilft vielleicht, sich vorzustellen, wie der Atem von der Nase in die Lunge und von dort zu der Körperstelle fließt, bei der Ihre Aufmerksamkeit gerade verweilt, und dann von dort zurück in die Lunge strömt und den Körper schließlich durch die Nase wieder verlässt. Das kann eine gute Möglichkeit sein, um während des Body-Scans mit Schmerzen oder Verspannungen im Körper zu arbeiten. Manche Frauen nutzen den Atem auf diese Weise, um mit den Schmerzen während der Wehen besser umgehen zu können, und stellen fest, dass es gut funktioniert.

Loslassen: Manchen Menschen hilft es, bewusst in eine bestimmte Körperstelle hineinzuatmen und beim Ausatmen die Aufmerksamkeit auf eine andere Stelle zu richten. Aufmerksamkeit und Atmung auf diese Weise zu koordinieren kann dabei helfen, dem Prozess des Loslassens im jeweiligen Moment erhöhtes Gewahrsein entgegenzubringen. Nehmen wir an, Sie sind mit Ihrer Aufmerksamkeit gerade im Bereich des unteren Rückens. Versuchen Sie jetzt, beim Einatmen bewusst in den unteren Rücken zu atmen und beim Ausatmen den unteren Rücken bewusst loszulassen und Ihre Aufmerksamkeit in den Bauch zu lenken. Experimentieren Sie mit diesem Ansatz. Vielleicht finden Sie ihn später während der Wehen sehr hilfreich.

Unangenehme oder schmerzhafte Empfindungen während des Body-Scans

Häufig erleben wir während des Body-Scans Momente der tiefen Entspannung und des Friedens, doch manchmal tauchen auch Schmerzen oder unangenehme Empfindungen auf. Obwohl es eine natürliche Reaktion ist, Schmerzen nicht spüren zu wollen, kann das Erleben von Schmerzen während des Body-Scans unsere Fähigkeit verbessern, *bei unangenehmen Empfindungen des Körpers zu verweilen.* Und das ist zweifelsohne eine gute Vorbereitung auf die intensiven Empfindungen während der Geburt.

Wenn während des Body-Scans unangenehme Empfindungen auftauchen, haben Sie verschiedene Möglichkeiten, damit umzugehen. Sind die unangenehmen Empfindungen auszuhalten, und das ist oft der Fall, könnten Sie versuchen, mit Ihrer Aufmerksamkeit direkt zu der entsprechenden Empfindung zu gehen. Richten Sie den Lichtstrahl Ihres Gewahrseins mit

Offenheit und Neugier auf die unangenehme Empfindung. Erforschen Sie die Empfindungen, die jetzt, in diesem Moment, da sind. Wenn wir unsere Aufmerksamkeit gezielt und direkt auf solche Empfindungen richten, stellt sich in den meisten Fällen heraus, dass wir es dabei nicht mit etwas Gleichbleibendem, Festem und Abgegrenztem zu tun haben, sondern mit einer Fülle verschiedener Empfindungen, die sich ständig, von Augenblick zu Augenblick, verändern. Das gilt ganz sicher für die Geburtswehen.

Wenn Sie während des Body-Scans mit unangenehmen Empfindungen arbeiten, versuchen Sie, den Atem so einzusetzen, wie im letzten Abschnitt beschrieben: Atmen Sie in die unangenehmen Empfindungen hinein und wieder hinaus, oder lassen Sie den Bereich, der sich unangenehm anfühlt, mit dem Ausatmen los. Vielleicht hilft Ihnen eine dieser Möglichkeiten, bei diesen unangenehmen Empfindungen zu verweilen und mit ihnen zu arbeiten. Sollten die unangenehmen Empfindungen oder Schmerzen jedoch zu stark werden, ist es am klügsten, die Position des Körpers ein wenig zu verändern, damit die Schmerzen nachlassen oder ganz aufhören. Nur Sie selbst können wissen, was Ihnen in diesem Moment am besten hilft. Vielleicht fragen Sie sich: „Kann ich für diesen einen Atemzug bei dieser Empfindung bleiben? Und dann für diesen einen Atemzug? Und dann für diesen?“ Denn dies ist alles, was Sie während der Geburt tun müssen (oder besser gesagt „nichttun“ müssen): atmen und bei den intensiven Empfindungen des Geburtsvorgangs verweilen, während sie sich durch Ihren Körper und Geist bewegen – einen Atemzug nach dem anderen, einen Moment nach dem anderen.

Wenn Sie beschließen, sich während des Body-Scans zu bewegen oder Ihre Position zu verändern, um unangenehme Empfindungen erträglicher zu machen, versuchen Sie, sich Ihrer *Absicht*, sich zu bewegen, bewusst zu werden, bevor Sie sich bewegen. Bewegen Sie sich dann langsam und achtsam, und achten Sie darauf, ob und wie sich die unangenehmen Empfindungen verändern. Auf diese Weise *antworten* Sie auf unangenehme Empfindungen oder Schmerzen, statt aus Angst und Unruhe heraus automatisch zu *reagieren*. Beim Body-Scan unterdrücken wir Schmerzen oder unangenehme Empfindungen weder, noch tun wir so, als seien sie nicht vorhanden. Stattdessen finden wir einen Weg, eine andere Beziehung zu ihnen zu entwickeln. Indem wir unsere Schmerzen, unsere unangenehmen Empfindungen und unsere Unruhe mit Freundlichkeit und Achtsamkeit umfangen, lernen wir, mit dem zu sein, was ist. Und das macht den entscheidenden Unterschied aus.

Die Schönheit eines Juckreizes

Schmerzen sind sicherlich nicht die einzige unangenehme Empfindung, auf die wir beim Body-Scan treffen. Juckreiz gehört ebenfalls dazu. Manchmal löst schon der *Gedanke* an einen Juckreiz diesen aus. Gibt es in diesem Moment, während Sie diese Worte lesen, irgendwo eine Stelle an Ihrem Körper (im Gesicht, an der Hand, am Arm oder im Nacken), die juckt? Wenn ja, können Sie damit experimentieren, Ihre Aufmerksamkeit jetzt auf diese Stelle zu lenken, mit ihr zu atmen und sie ganz einfach da sein zu lassen.

Weil es schwierig ist, Empfindungen zu finden, die mit Geburtswehen vergleichbar sind –ausgeprägt unangenehme Körperempfindungen, die spontan entstehen, ihren Höhepunkt erreichen und dann wie eine Welle verebben –, eignet sich ein ganz gewöhnlicher Juckreiz ziemlich gut, um sich auf die Wehen und die Geburt vorzubereiten. Wenn Sie Ihren Juckreiz genau beobachten, werden Sie feststellen, dass er ungefragt und scheinbar aus dem Nichts erscheint, nach und nach an Stärke zunimmt und dann seinen Höhepunkt erreicht. In dieser Phase kratzen sich die meisten von uns. Dagegen ist nichts einzuwenden, schließlich haben wir fast unser ganzes Leben lang auf diese Weise automatisch auf einen Juckreiz reagiert.

Wenn wir uns jedoch mit Hilfe unserer Achtsamkeitspraxis auf die Geburt vorbereiten, uns also darin üben, bei dem, was ist, zu verweilen, auch dann, wenn es etwas Unangenehmes oder Schmerzhaftes ist, haben wir eine andere Möglichkeit: Wir können in der Stille und Ruhe unserer Praxis das Vorhandensein eines Juckreizes bemerken und mit dieser Empfindung atmen, so gut wir können, ohne auf sie zu reagieren, ohne die juckende Stelle zu kratzen oder zu reiben. Und wenn uns das gelingt, entdecken wir vielleicht etwas sehr Interessantes, etwas, von dem die meisten Menschen nichts wissen: Wenn wir einfach im Moment bleiben und mit den

Empfindungen des Juckens atmen, wenn sie entstehen, und dann einfach weiteratmen, während sie an Intensität zunehmen, und uns dabei nicht kratzen, *wird das Jucken von selbst verschwinden.* So wie eine Geburtswehe entsteht auch ein Juckreiz spontan, erreicht seinen Höhepunkt und klingt wieder ab. Eine juckende Stelle während der Meditation nicht zu kratzen ist also eine wunderbare Übung zur Vorbereitung auf die Geburtswehen.

Wie Sie in Kapitel 7 erfahren werden, gibt es zahlreiche Möglichkeiten, Achtsamkeit im Umgang mit den intensiven Empfindungen während der Geburt einzusetzen. Je nachdem, was Ihnen wichtig ist und wie die Geburt sich entwickelt, sind eine Achtsamkeitspraxis und eine unterstützende Umgebung während der Geburt vielleicht schon alles, was Sie brauchen. Vielleicht antworten Sie aber auch zu einem bestimmten Zeitpunkt auf die Empfindungen des Geburtsprozesses, indem Sie sich für Schmerzmittel oder eine Periduralanästhesie entscheiden. Nur Sie werden in dem Moment wissen, was für Sie und Ihr Baby richtig ist. Leben im Gewahrsein wird häufig als der „mittlere Weg" bezeichnet. Inmitten einer intensiven und schwierigen Erfahrung, wie körperliche Schmerzen es sind, präsent sein zu können ist eine wertvolle Fähigkeit, die es zu kultivieren gilt.

Und so widmen wir uns unserer Praxis.

6 Das dynamische Duo
Schmerzen und Angst

Teil 1: Schmerzen

Um das Leiden zu verringern, das durch Schmerzen entsteht, müssen wir eine wesentliche Unterscheidung treffen: Wir müssen zwischen dem Schmerz der Schmerzen und dem Schmerz, der durch unsere Gedanken über die Schmerzen erzeugt wird, unterscheiden. Angst, Wut, Schuldgefühle, Einsamkeit und Hilflosigkeit sind geistige und emotionale Antworten, die den Schmerz verstärken können.

Dalai-Lama

Es ist 17:30 Uhr und ich fahre in westlicher Richtung über die Bay Bridge zum Osher Center for Integrative Medicine an der University of California in San Francisco. Ich bin auf dem Weg zum dritten Kursabend, der in meinen MBCP-Kursen eine zentrale Rolle spielt. Ich freue mich sehr darauf, denn diesen Teil des Kurses mag ich vielleicht am liebsten. In der zurückliegenden Woche haben die werdenden Eltern zu Hause den Body-Scan geübt, und ich vermute, dass zumindest einige von ihnen sich jetzt fragen, auf welche Weise ihnen Achtsamkeit bei der Geburt helfen kann. Ich weiß aus früheren Kursen, dass die Teilnehmerinnen und Teilnehmer am Ende dieses Abends eine deutlich andere Haltung gegenüber Geburtsschmerzen haben werden und verstehen, warum Achtsamkeitstraining die normale Physiologie der Geburt in geradezu entscheidender Weise unterstützt.

An diesem Abend werden wir das, was wir bisher gelernt haben, zu einem vollständigen Bild zusammensetzen.

Grundkurs Geburt

Wenn wir einmal alle Erwartungen und Ängste hinsichtlich der Geburt weglassen, erkennen wir, dass die *Geburtsmechanik* eigentlich recht unkompliziert ist. Am dritten Kursabend gebe ich einen kurzen Überblick über den normalen Geburtsvorgang, bevor wir ihn uns aus einer Geist-Körper-Perspektive anschauen.

Zu Beginn des Abends bitte ich die Teilnehmerinnen und Teilnehmer, diese Informationen mit Vorsicht aufzunehmen und nicht alles, was ich ihnen über die Geburt (und auch über andere Themen) erzählen werde, für bare Münze zu nehmen, denn die Wahrheit über die Achtsamkeitspraxis und die Geburt wird sich aus ihrer eigenen Erfahrung ergeben, während sie sie erleben. Ich bitte sie auch, nicht zu erwarten, dass das, was ich ihnen erzähle, auch in ihrem Fall eintreten wird, weil sie sonst an ihren Erwartungen festhalten könnten. Die Wahrheit ist, dass ich nicht weiß, wie die Geburt verlaufen wird – und sie wissen es auch nicht. „Erwartungen", so eine Redewendung, „sind das Baumaterial des Leidens."

Die Wehen und der Geburtsverlauf sind von Frau zu Frau unterschiedlich und es gibt unzählige Variationen einer normalen Geburt. Dennoch gibt es auch einige allgemeingültige Charakteristika des Geburtsvorgangs, die zu kennen ganz sicher hilfreich ist. Da 85 bis 90 Prozent aller Geburten normal verlaufen, werden wir uns zunächst mit diesen beschäftigen und untersuchen, wie die *inneren Fähigkeiten*, die Sie durch Ihre Achtsamkeitspraxis erwerben, den normalen physiologischen Prozess der Geburt unterstützen können. Später, in Kapitel 16, werden wir uns einigen äußeren Faktoren zuwenden, die den Ablauf einer normalen Geburt stark beeinflussen können: die Hebamme und der Arzt oder die Ärztin, für die Sie sich entschieden haben, der Ort, den Sie sich für die Geburt ausgesucht haben, die Menschen, die dabei (oder nicht dabei) sein werden, und die Möglichkeiten der modernen Medizin.

Die normale Geburt und die Hortikulturzeit oder: Es dauert so lange, wie es dauert

Trotz aller wissenschaftlichen Forschung in Sachen Schwangerschaft und Geburt wissen wir bis heute nicht, wie genau es dazu kommt, dass bei einer Frau die Geburt beginnt. Auch Sie können nicht wissen, wann bei Ihnen die Wehen einsetzen werden. (Selbst eine Geburtseinleitung oder ein geplanter Kaiserschnitt kann verschoben werden, wenn Ihre Hebamme oder Ärztin plötzlich zu viel zu tun hat oder im Kreißsaal zu viel los ist.) Was wir dagegen wissen, ist, dass der Geburtsbeginn etwas mit Ihrem Baby, mit Ihrer Plazenta, mit der Bereitschaft Ihres Körpers und vielleicht sogar mit dem Luftdruck an diesem bestimmten Tag zu tun hat. Mehr wissen wir nicht. Ganz einfach ausgedrückt: Die Geburt beginnt dann, wenn es für Ihren Körper und den Körper Ihres Babys „stimmt".

Es ist üblich, den Geburtstermin anhand des Zeitpunkts der letzten Periode (falls die Schwangere dieses Datum noch im Kopf hat) und eventuell einer Ultraschalluntersuchung zu errechnen. Wenn Sie dieses Buch lesen und schwanger sind, kennen Sie sicher Ihren errechneten Geburtstermin bereits. Das kann nützlich sein, doch ebenso wichtig ist es, zu wissen, dass dieser Termin nur eine grobe Schätzung ist. In Wirklichkeit ist es völlig normal, dass ein Baby innerhalb eines fünfwöchigen Zeitfensters zwischen 37 und 42 vollendeten Schwangerschaftswochen geboren wird.

Die Information, dass der vermeintlich sichere Geburtstermin eine Illusion ist, kann verunsichern. Deshalb ermutige ich werdende Eltern schon am ersten MBCP-Kursabend, ihre Achtsamkeitspraxis damit zu beginnen, dass sie hinsichtlich des Geburtstermins ein bisschen offener werden und ihn vielleicht eher so umschreiben: „Das Baby kommt wahrscheinlich irgendwann Ende März" oder „vermutlich ungefähr Mitte April". Das allein ist bereits ein Element der Praxis, eine Möglichkeit, mit dem „Weiß-nicht"-Geist zu leben, etwas über die Natur der Anhaftung zu erfahren und sich mit der Wahrheit anzufreunden, dass die Zukunft ungewiss ist.

Wenn wir uns den errechneten Geburtstermin genau anschauen, haben wir die Möglichkeit, zu entdecken, dass Schwangerschaft und Geburt in einer Art von Zeit stattfinden, die die meisten von uns nicht kennen, es sei denn, wir sind mit Gartenarbeit vertraut: die Hortikulturzeit. Die Hortikulturzeit verläuft in längeren, sich langsamer entwickelnden Bögen, als wir es gewohnt sind, in Zeitspannen, die sich im Einklang mit der Biologie von Lebewesen befinden: mit den jahreszeitlichen Rhythmen der Pflanzen zum Beispiel und dem Lebenszyklus der Menschen von der Geburt bis zum Tod. Die Hortikulturzeit ist eine abhängige Zeit. Ob wir viele Tomaten aus unserem Garten oder Äpfel von unserem Apfelbaum ernten werden, hängt von einer Vielzahl von Ursachen und Bedingungen ab – und viele dieser Ursachen und Bedingungen liegen, wie Ihnen jeder Landwirt bestätigen wird, völlig außerhalb unserer Kontrolle.

Weil wir mit der Hortikulturzeit nicht vertraut sind und sie vielleicht sogar beunruhigend finden, versuchen wir, Schwangerschaft, Geburt, das Wachstum und die Entwicklung unserer Kinder in den Zeitrahmen zu setzen, den wir am besten kennen: die Industriezeit. Die Industriezeit hält sich an die Uhrzeit mit ihrer exakten Berechnung von Sekunden, Minuten und Stunden. Nach der Uhrzeit zu leben bedeutet heute oft, auf der Überholspur zu leben, was kurzfristig sehr anregend sein mag, langfristig aber meist großen Stress erzeugt.

Allein die Tatsache, dass es einen errechneten Geburtstermin gibt, kann verhindern, dass Sie die Prozesse von Schwangerschaft und Geburt als im

Einklang mit der Hortikulturzeit wahrnehmen können, weil Sie Ihren Geburtstermin so behandeln wie eine Konferenz, einen Linienflug oder einen Friseurtermin. Weil die Industriezeit uns die Illusion von Gewissheit vorgaukelt – schließlich erscheinen Menschen in der Regel pünktlich zu einem Meeting, landen Flugzeuge meist planmäßig und gehen Sie normalerweise zur vereinbarten Zeit zu Ihrem Friseur –, setzen wir uns selbst unter Stress, indem wir die Normen der Industriezeit auch den biologischen Prozessen in unserem Körper überstülpen. Ein errechneter Geburtstermin, so nützlich er sein mag, kann auch bewirken, dass Sie und die Menschen um Sie herum sich Sorgen um Dinge machen, die in der Zukunft liegen: wann die Geburt tatsächlich anfangen wird, wie viele Stunden die Wehen dauern werden und Ähnliches mehr.

Obwohl das Berechnen des voraussichtlichen Geburtstermins nicht an sich schlecht ist und wir nicht alles über Bord werfen wollen, was wir aus der Perspektive der Industriezeit über den Geburtsprozess gelernt haben, kann es Ihnen helfen, sich daran zu erinnern, dass Ihr Körper und der Ihres Babys in der Hortikulturzeit leben und wachsen. (Als biologische Wesen leben wir genau genommen *immer* in der Hortikulturzeit, ob unser Geist sich dessen bewusst ist oder nicht.) Wenn unser Körper uns bittet, während der Schwangerschaft ein langsameres Tempo anzuschlagen, wenn uns klar wird, dass wir das genaue Datum der Geburt unseres Babys nicht vorhersagen können, wenn unser Kind dann geboren und darauf angewiesen ist, dass wir im Einklang mit seinen Rhythmen von Hunger, Schlaf, Wachstum und Veränderung leben, dann sind wir aufgefordert, uns mit der Hortikulturzeit vertraut zu machen und uns in sie einzuschwingen.

Der Geburtsprozess

Geburtsbeginn

Lassen wir jetzt alle errechneten Termine beiseite und beschäftigen uns mit dem, was wir wissen. Wir wissen, dass der Geburtsprozess normalerweise mit leichten, unregelmäßigen, menstruationsähnlichen Krämpfen beginnt, die sich alle zehn bis zwanzig Minuten bemerkbar machen. Diese Phase kann von wenigen Stunden bis zu einem Tag oder länger dauern.

Während dieser Phase wird der Gebärmutterhals (Zervix), die Öffnung der Gebärmutter (Uterus), weicher, flacher und kürzer und der Muttermund beginnt sich zu öffnen. Mit der Zeit nehmen die Krämpfe an Häufigkeit zu, sie werden regelmäßiger, stärker, halten länger an und gehen so in Geburtswehen über.

In seltenen Fällen (bei ca. 10 Prozent der Geburten) beginnt die Geburt mit einem Blasensprung, bevor die menstruationsähnlichen Krämpfe beginnen. Hebammen, Ärzte und Krankenhäuser behandeln einen solchen vorzeitigen Blasensprung sehr unterschiedlich, abhängig von ihrer Philosophie, die sich in entsprechenden Standards widerspiegelt: Manchmal wird die Geburt innerhalb von sechs bis acht Stunden nach dem Blasensprung eingeleitet, in anderen Fällen wird bis zu zwei Tage gewartet, ob die Wehen von selbst beginnen. Wenn Sie sich eine Geburt mit einem Minimum an medizinischen Eingriffen wünschen, sollten Sie sich bei Ihrer Hebamme oder Ihrer Ärztin danach erkundigen, wie sie diese Situation normalerweise handhabt und welche Optionen Sie haben – falls Sie überhaupt eine Wahl haben. (In Kapitel 16 werden Sie erfahren, wie Sie Achtsamkeit in ein solches Gespräch einbringen können.)

Eröffnungsphase

Wenn die Wehen alle vier bis fünf Minuten kommen, hat die Geburt richtig begonnen, und Sie befinden sich in der Eröffnungsphase. Mit jeder Wehe ziehen sich die starken Muskelfasern der Gebärmutter zusammen und dehnen den Muttermund ein wenig mehr auf. Das Köpfchen Ihres Babys drückt von innen auf den Muttermund und öffnet ihn dadurch ebenfalls. Mit jeder Wehe wird Ihr Baby durch das Becken nach unten geschoben. Mit der Zeit werden die Wehen stärker und intensiver und die Pausen dazwischen werden kürzer.

Übergangsphase

Irgendwann sind die Wehen dann sehr intensiv und folgen sehr kurz aufeinander. Diese Phase der Geburt wird als Übergangsphase bezeichnet, weil sie von der Eröffnungsphase, in der sich der Muttermund öffnet, in die Austreibungsphase übergeht, in der Sie das Bedürfnis haben, nach unten zu drücken und das Baby hinauszuschieben. Ist die Fruchtblase bis dahin noch nicht gesprungen, dann springt sie jetzt. Während der Übergangsphase werden die Wehen häufig am intensivsten empfunden. Diese Phase dauert gewöhnlich nicht sehr lange (ungefähr eine Stunde).

In den meisten Fällen hat sich Ihr Baby bis zu dem Zeitpunkt, an dem der Muttermund vollständig offen ist (dies wird meist als „vollständig eröffnet“ bezeichnet), durch Ihr Becken nach unten bewegt und liegt jetzt tief genug, um mit seinem Kopf Druck auf die Dehnungsrezeptoren tief im Inneren der Scheide (Vagina) und im Rektalbereich auszuüben. Dieser Druck, der sich entweder nach und nach aufbaut oder plötzlich entsteht, wird übermächtig und löst in Ihnen das unwillkürliche Bedürfnis aus, nach unten zu drücken – normalerweise mehrmals mit jeder Wehe. Der Druck nach unten und das Bedürfnis mitzudrücken sind ein Zeichen dafür, dass Ihr Baby jetzt bald geboren wird.

Austreibungsphase

Dass Sie sich in der Austreibungsphase befinden, erkennen Sie daran, dass sich Ihre Empfindungen völlig anders anfühlen als in den Phasen davor. Viele Frauen beschreiben sie als „ähnlich wie Stuhldrang“, und tatsächlich eignet sich die Übung zum achtsamen Stuhlgang aus dem nächsten Kapitel hervorragend zur Vorbereitung auf diese Phase der Geburt.

Die Austreibungsphase kann ein paar Presswehen umfassen oder aber auch einige Stunden dauern. Dies hängt von vielen Faktoren ab, zum Beispiel von der Größe und der Lage des Köpfchens, vom inneren Durchmesser Ihres Beckens, von der Kraft Ihrer Gebärmuttermuskeln, von der Körperhaltung bzw. den Körperhaltungen, die Sie während dieser Phase einnehmen, davon, ob Sie schon Kinder geboren haben, und von der Kraft, die Sie in diesem Stadium des Geburtsprozesses aufbringen können. Indem Sie mit jeder Wehe drücken und sich nach jeder Wehe ausruhen, folgen Sie einem Rhythmus von Arbeit und Ruhe, Arbeit und Ruhe. Mit jedem Drücken dehnen sich die Muskeln und das Gewebe der Scheide und des Genitalbereichs ein wenig mehr, weiten sich und werden noch weiter. Mit jeder Wehe und jedem Drücken wird das Köpfchen ein wenig weiter nach unten geschoben. Wenn Sie sich in den Pausen zwischen den

Austreibungswehen ausruhen, rutscht das Köpfchen wieder ein kleines Stück zurück. Und so verläuft die Austreibungsphase – zwei Schritte vor, einer zurück, bis der größte Teil des Köpfchens, aber noch nicht der ganze Kopf, zu sehen ist.

In den letzten zehn Minuten vor der Geburt werden Sie beim Drücken wahrscheinlich ein sehr intensives Brennen spüren, wenn das Köpfchen Ihres Babys die Muskeln und das Gewebe um die Scheide herum so weit dehnt, dass es nicht mehr zurückgleiten kann. Ihr Baby und Sie befinden sich an der Schwelle zur eigentlichen Geburt.

Normalerweise gleitet das Köpfchen mit der nächsten Wehe heraus. Zuerst erscheint der Hinterkopf, dann folgen Stirn, Augenbrauen, die geschlossenen Augen, die winzigen Öhrchen, Nase, Mund und Kinn, bis der magische, überwältigende Moment da ist und das Köpfchen und das Gesicht Ihres Babys zum ersten Mal ganz sichtbar sind.

Für die Gebärende ist die Geburt des Köpfchens gewöhnlich ein Augenblick der tiefen körperlichen Erleichterung und Befreiung. Einigen Frauen hilft es, mit Hilfe eines Spiegels zu verfolgen, wie das Köpfchen ihres Babys geboren wird, während andere es vorziehen, ihre ganze Aufmerksamkeit nach innen auf ihre intensiven Empfindungen und auf die Anweisungen der Hebamme oder der Ärztin bzw. des Arztes zu richten. Manche Frauen verleihen den intensiven Empfindungen im Augenblick der Geburt durch einen lauten Geburtsschrei Ausdruck. Andere sind ruhig und sehr konzentriert und atmen vielleicht tief ein und aus oder pusten, wenn das Köpfchen ihres Babys erscheint. Auch hier gibt es nicht den einen richtigen Weg. Jede Frau hat ihre eigene Art und Weise, ihrem Baby durch ihren Körper hinaus in die Welt zu helfen.

Mit dem Erscheinen des Köpfchens ist die Geburt aber noch nicht zu Ende. In der Regel werden nach einigen Momenten der Ruhe und einer weiteren Wehe die Schultern geboren. Danach gleitet der Rest des kleinen Körpers in Hände, die schon darauf warten, Ihr Baby in Empfang zu nehmen – die Hände Ihres Partners oder Ihrer Partnerin, der Hebamme oder der Ärztin oder vielleicht sogar Ihre eigenen. Und nur wenige Augenblicke (manchmal dauert es auch etwas länger) nachdem der Körper Ihres Babys Ihren Körper verlassen hat, geschieht ein weiteres kleines Wunder:

Ihr Baby macht seinen ersten Atemzug. Wenn alles in Ordnung ist, und gewöhnlich ist alles in Ordnung, kann Ihr Baby auf Ihrem nackten Bauch liegen, oder Sie können es in Ihre Arme nehmen – ein wirklich unvergesslicher Moment.

Nachgeburtsphase

Die Nachgeburtsphase setzt meist fünf bis fünfzehn Minuten nach der Geburt des Babys ein. Mit einem Schwall Blut, ein bis zwei letzten starken Wehen und unter starkem Drücken gleitet die warme, weiche Plazenta heraus.

Ein Drei-Minuten-Atemraum

Sie haben gerade eine von unzähligen Beschreibungen des normalen physiologischen Geburtsprozesses gelesen. Darüber zu lesen und sich vorzustellen, dass Sie und Ihr Baby diesen Prozess auch durchlaufen werden, hat vermutlich die verschiedensten Gedanken und Gefühle in Ihnen geweckt. Ein Kind auf die Welt zu bringen ist keine akademische Übung. Es ist eine sehr körperliche Erfahrung, die auch Sie auf die eine oder andere Weise machen werden. Warum also nehmen Sie sich jetzt nicht einen Moment Zeit für den „Drei-Minuten-Atemraum“ aus Kapitel 4? Beobachten Sie Ihre Gedanken. Nehmen Sie Ihre Gefühle wahr. Spüren Sie die Empfindungen in Ihrem Körper. Gehen Sie zu Ihrem Atem. Vielleicht werden Sie etwas über sich selbst lernen und herausfinden, wie Ihr Verhältnis zum Prozess der Geburt jetzt, in diesem Moment, aussieht.

Ein Kind zur Welt zu bringen kann einfach sein – und ist fast immer mit Schmerzen verbunden

Im MBCP-Kurs brauche ich ungefähr siebeneinhalb Minuten, um den oben beschriebenen Geburtsprozess zu erklären. Wenn ich fertig bin, gibt es oft überraschtes Gelächter. Es ist nicht ungewöhnlich, dass jemand aus der Gruppe sagt: „Wenn du das so beschreibst, hört es sich ziemlich einfach an."

Und das stimmt auch: In gewisser Weise *ist* eine Geburt einfach oder kann zumindest einfach sein. Warum brauchen wir dann Geburtsvorbereitungskurse? Auf was genau müssen wir vorbereitet werden, bevor wir unsere Kinder zur Welt bringen? Wenn ich diese Fragen in meinen Kursen stelle, herrscht üblicherweise Schweigen. Nach einigen Momenten des Nachdenkens meldet sich dann meist jemand etwa folgendermaßen zu Wort: „Es hört sich schon einfach an, ja, das ist richtig. Aber es klingt auch so, als würde es wehtun."

Ganz genau! So wie die Meditationspraxis kann eine Geburt einfach, aber nicht leicht sein. Der Geburtsprozess bringt fast immer sehr intensive körperliche Empfindungen mit sich, die die meisten Frauen als Schmerzen bezeichnen. Diese Schmerzen sind einer der Hauptgründe dafür, dass eine Geburt nicht leicht ist. Und das ist ein wunderbarer Ausgangspunkt für uns. Indem wir akzeptieren, dass eine Geburt für die meisten Frauen mit Schmerzen verbunden ist, können wir anfangen, mit der Situation, so, wie sie ist, zu arbeiten.

Intensiven körperlichen Empfindungen können wir mit unterschiedlichen Haltungen begegnen. Meiner Erfahrung nach befinden sich Frauen kurz vor der Geburt irgendwo zwischen den beiden Enden eines Kontinuums. An einem Ende stehen die Frauen, deren Einstellung zu Geburtsschmerzen sich ungefähr so zusammenfassen lässt: „Ich möchte keinerlei Schmerzen haben. Geben Sie mir sämtliche Medikamente, die Sie haben, und ich bin zufrieden. Ich möchte einfach nur mein Baby bekommen, und je schneller das geht, desto besser." Am anderen Ende des Spektrums befinden sich Frauen mit folgender Haltung: „Eine Geburt ist keine medizinische Angelegenheit, sondern ein natürlicher Vorgang. Und den möchte ich voll und ganz erleben, selbst wenn es wehtut. Ich möchte keinerlei Schmerzmittel. Ich habe mehr Angst vor den möglichen Folgen der Medikamente für mein Baby und mich als vor den Schmerzen."

Viele Frauen bewegen sich irgendwo zwischen diesen beiden Enden des Spektrums. Sie begegnen Medikamenten und Medizintechnik mit einem gewissen Misstrauen und wünschen sich eine „natürliche Geburt", weil sie glauben, dass dies das Beste für das Baby und sie selbst wäre. Aber sie wissen nicht, ob sie sich eine natürliche Geburt zutrauen können. Das trifft besonders auf Erstgebärende zu.

Manche Frauen entscheiden sich von vorneherein für eine Periduralanästhesie. Die Periduralanästhesie (PDA) ist die in Industrieländern heute am häufigsten eingesetzte Form der Schmerztherapie während der Geburt. Dabei wird der Körper von unterhalb der Brust bis zu den Zehen betäubt. (Mehr Informationen zur Periduralanästhesie und ihren Vorteilen und Risiken finden Sie in Kapitel 16.) Doch auch wenn Sie sich für eine Periduralanästhesie entscheiden, werden Sie während der Geburt körperliche Empfindungen haben. Auf dem Weg ins Krankenhaus werden Sie Schmerzen haben. Und wenn Sie im Krankenhaus angekommen sind, hat vielleicht der Anästhesist gerade so viel zu tun, dass Sie eine Weile auf Ihre Periduralanästhesie warten müssen. Es kann sein, dass die Anästhesie nicht hundertprozentig wirkt. Oder aber die Geburt verläuft so schnell, dass nach Ihrer Ankunft im Krankenhaus keine Zeit für eine Periduralanästhesie bleibt. Selbst wenn Sie durch einen geplanten Kaiserschnitt entbinden, werden Sie nach der Operation Schmerzen haben. Die Ursachen und Bedingungen, die für Ihren Körper und den Ihres Babys zum Zeitpunkt der Geburt spezifisch sind, und alle übrigen Faktoren, die Ihre Geburtserfahrung beeinflussen, sind letzten Endes ungewiss und unbekannt. Schon deshalb ist es sehr sinnvoll, vor der Geburt zu lernen, wie man mit körperlichen Schmerzen umgehen kann.

Und wenn Sie Ihr Kind weitgehend ohne Schmerzmittel zur Welt bringen möchten, ist es ebenfalls klug, zu lernen, wie Sie Ihren Geist einsetzen können, um mit den Schmerzen zu arbeiten. Der Wunsch nach einer Geburt ohne Periduralanästhesie oder Schmerzmittel ist nichts anderes als der Wunsch, die intensiven Empfindungen der Geburt bewusst zu erleben. Zu lernen, wie man mit diesen intensiven Empfindungen umgehen und die

Geburtsschmerzen aktiv annehmen kann, ist keine Kleinigkeit. Die Praxis der Achtsamkeit hilft uns dabei, uns das anzueignen, was wir dazu brauchen.

Wie auch immer Ihre Pläne für den Umgang mit den Schmerzen der Geburt momentan aussehen (ob Sie eine Periduralanästhesie bevorzugen oder andere Medikamente, die Unterstützung Ihres Partners oder die Hilfe einer Doula, eine Geburtswanne oder eine warme Dusche oder andere Alternativen), Ihr Körper wird Empfindungen haben, Ihr Geist wird Gedanken haben, und Sie werden während des Geburtsvorgangs jede Menge Gefühle haben. Die Achtsamkeitspraxis bereitet Sie auf alle Dimensionen der Geburt vor, gleichgültig, wie Ihr ganz persönliches Geburtserlebnis letztlich aussehen wird.

Was genau sind Schmerzen eigentlich?

Nachdem ich meinen kleinen Grundkurs in Sachen Geburt beendet und die allgemeinen Abläufe eines normalen Geburtsprozesses erläutert habe, widmen wir uns einer der grundlegendsten Fragen im Zusammenhang mit der Geburt.

„Da Schmerzen offensichtlich zu den größten Herausforderungen des Gebärens gehören, sollten wir uns vielleicht an diesem Punkt die Frage stellen, was Schmerzen eigentlich genau sind. Wir wissen, was Schmerzen sind, wenn wir sie erleben. Wir wissen, dass wir Schmerzen nicht *mögen*. Und wir wissen, dass wir keine Schmerzen haben wollen. Aber die meisten Menschen – es sei denn, sie sind im Gesundheitswesen tätig oder hatten schon einmal eine schwere Verletzung oder Krankheit – haben sich wahrscheinlich noch nie gefragt, was *genau* Schmerzen eigentlich sind."

Wenn ich diese Frage stelle, wird es ruhig im Raum. Nach einigem Hin und Her kommen wir zu der folgenden gemeinsamen Feststellung: Schmerz ist eine starke Empfindung an einer bestimmten Stelle im Körper, die dann auftritt, wenn bestimmte Nervenenden gereizt worden sind.

„Und warum haben wir solche schmerzhaften Empfindungen im Körper?", frage ich.

Für gewöhnlich antwortet dann jemand aus der Gruppe: „Damit wir wissen, dass etwas nicht stimmt."

„Gut. Demnach könnten wir sagen, dass Schmerzen uns etwas mitteilen. Unser Körper hat nicht die Möglichkeit, seine Botschaften in Worte zu fassen, und kommuniziert deshalb über Empfindungen mit uns. Stimmt ihr dem zu?" Allgemeines Kopfnicken. „Wir könnten also sagen, dass Schmerzen Informationen sind. Informationen, die der Körper aussendet. Wohin genau?", frage ich.

„An das Gehirn", lautet die typische Antwort.

„Richtig. Also könnten wir sagen, dass *Schmerzen Informationen des Körpers für das Gehirn sind*. Und warum benötigen wir diese Informationen?" Schweigen. Schließlich sagt jemand: „Weil Schmerzen uns mitteilen, dass etwas nicht in Ordnung ist."

„Ja. Das ist oft der Fall. Was haltet ihr von dieser Zusammenfassung: *Schmerzen sind Informationen des Körpers für den Geist, die uns auffordern, aufmerksam zu sein*? Passt das für euch?"

Zustimmendes Nicken. „Schmerzen machen uns also darauf aufmerksam, dass etwas Wichtiges in unserem Körper passiert. Noch einmal: Wir wissen, dass wir Schmerzen nicht mögen. Und wenn wir Schmerzen haben, wünschen wir uns, wir hätten sie nicht. Aber die Tatsache, dass wir Schmerzen empfinden können, ist in Wirklichkeit etwas sehr *Gutes*. Menschen, denen von Geburt an die Fähigkeit fehlt, Schmerz zu empfinden, leben höchst gefährlich. Sie können sich schwer verletzen, ohne es überhaupt zu bemerken. Der entscheidende Punkt ist, dass wir Schmerzen *brauchen*. Schmerzen können lebensrettend sein."

Ich ermuntere die Kursteilnehmer, sich noch genauer mit der Frage zu beschäftigen, was Schmerzen uns mitteilen wollen. „Unser gesamtes Leben hindurch", fahre ich fort, „haben Schmerzen, zumindest für die meisten von uns, eine von zwei Bedeutungen. Schmerzen sind entweder ein Zeichen dafür, dass wir uns verletzt haben, oder sie signalisieren uns, dass wir krank sind. Wenn wir uns den Knöchel verstauchen, dann lassen Schmerzen uns wissen, dass wir nicht weitergehen sollten, damit die Verletzung nicht schlimmer wird. Wenn wir Fieber und Kopfschmerzen haben oder unsere Gelenke schmerzen, dann teilt uns unser Körper durch diese Empfindungen mit, dass wir uns ausruhen sollten, um wieder gesund zu werden, oder dass wir Medikamente benötigen oder einen Arzt aufsuchen sollten. Schmerzen im Körper sorgen dafür, dass wir uns um uns selbst kümmern."

So weit, so gut. Der Kurs ist mit meiner Definition einverstanden, dass Schmerzen Informationen des Körpers für den Geist sind, die uns auffordern, aufmerksam zu sein, weil wir verletzt oder krank sind. „Und was ist dann mit Geburtsschmerzen? Sind Geburtsschmerzen ein Signal für eine Verletzung?" Kopfschütteln. „Sind sie dann ein Signal für eine Krankheit?" Auch das wird verneint.

„Wenn Geburtsschmerzen also weder eine Verletzung noch eine Krankheit anzeigen, was sind sie dann? Was können wir uns dann unter Geburtsschmerzen vorstellen?"

Transformationsschmerzen oder: Nicht alles, was wehtut, ist schlecht

Ich bin davon überzeugt, dass wir für Geburtsschmerzen eine völlig andere Kategorie benötigen, und schlage aus diesem Grund den Begriff der *Transformationsschmerzen* vor. Transformationsschmerzen sind *normale Schmerzen.* Es sind die Schmerzen eines sterblichen Körpers, der in der Hortikulturzeit lebt, eines Körpers, der geboren wird, heranwächst, zuweilen Krankheiten und später die Schmerzen des Älterwerdens durchmacht und schließlich stirbt. Körperliche Schmerzen gehören einfach zum Leben. (Emotionale Schmerzen auch – darauf werden wir im zweiten Teil dieses Kapitels näher eingehen.) Wenn wir ein Kind auf die Welt bringen, verändert sich in kurzer Zeit (die Spanne reicht von einigen Stunden bis zu einem Tag oder länger) sehr viel. Und wenn ein Körper sich so schnell verändert, erlebt er *starke Transformationsschmerzen.*

Wahrscheinlich erleben Sie jetzt, während Ihrer Schwangerschaft, bereits leichtere Formen von Transformationsschmerzen. Geschwollene Füße, Sodbrennen und Rückenschmerzen gehören in diese Kategorie. Manchmal ist es nicht leicht, in einem schwangeren Körper zu leben, aber Sie können diese Schmerzen und Beschwerden als Gelegenheit sehen, Achtsamkeit zu praktizieren und zu lernen, mit Transformationsschmerzen umzugehen.

Ihr Baby wird ebenfalls Transformationsschmerzen erleben – zum Beispiel, wenn es zahnt. Gefällt es uns, dass unser Baby Schmerzen durchlebt? Nein. Wünschen wir uns, wir könnten ihm die Schmerzen nehmen? Natürlich. Versuchen wir seine Schmerzen, so gut es geht, zu lindern, indem wir es trösten oder ihm etwas Kaltes zum Kauen oder Lutschen geben? Selbstverständlich. Aber zeigen solche Schmerzen an, dass etwas *nicht in Ordnung* ist? Nein, natürlich nicht. Genauso, wie wir uns keine Sorgen wegen der Schmerzen des Zahnens machen müssen, müssen wir uns auch keine Sorgen um die Geburtsschmerzen machen, auch wenn sie zweifelsohne wehtun. Alles ist in Ordnung. Etwas in unserem Körper macht eine sehr große Veränderung durch und als Folge dessen erleben wir normale Transformationsschmerzen.

Wir nehmen unseren Körper gewöhnlich nicht als etwas wahr, das sich ständig verändert. Doch in Wirklichkeit verändert er sich laufend. Mal sind wir hungrig, mal satt, mal vollbringen wir Höchstleistungen, dann durchleben wir Phasen der Energielosigkeit – und dies mehrmals täglich und jeden Tag wieder. Der Biorhythmus unseres Körpers ist das Ergebnis einer inneren biologischen 24-Stunden-Uhr, die genau auf den Tag-Nacht-Zyklus abgestimmt ist und zahlreiche biologische Funktionen und Prozesse wie die Hormonausschüttung, die Regulation der Körpertemperatur und den Schlaf-Wach-Rhythmus steuert. Darüber hinaus werden wir jeden Tag älter. Je achtsamer wir werden, desto mehr werden wir uns dieser fortwährend stattfindenden biologischen Veränderungsprozesse bewusst. Indem wir den Atem und das Auf und Ab der Empfindungen in unserem Körper sowie den Fluss unserer Gedanken und Gefühle beobachten, wird uns mehr und mehr bewusst, dass fortwährende Verwandlung die einzige Konstante ist. Alles – angefangen bei dem Körper, in dem wir leben, bis hin zum Universum – unterliegt einem von Moment zu Moment stattfindenden Transformationsprozess.

Eines der Geschenke der Schwangerschaft, der Geburt und des Elternwerdens ist die Chance, dieser universellen Wahrheit einen zentralen Platz einzuräumen. Ihr Körper verändert sich während der Schwangerschaft und er verändert sich sehr schnell während der Geburt. Ihr Baby wird sich in den ersten Tagen nach der Geburt praktisch vor Ihren Augen verwandeln. Und dieser Wandel wird sich von Tag zu Tag, von Monat zu Monat und von Jahr zu Jahr fortsetzen. Ihre Familie verändert sich. Die Welt verändert sich, weil ein neuer Mensch in sie hineingeboren wurde. Durch die Praxis der Achtsamkeit können wir uns mit dieser Wahrheit verbinden und die Geburt vielleicht in einem neuen Licht sehen: Es ist sicher tröstlich zu wissen, dass die Wehen, wie lange sie auch dauern mögen, nicht für immer da sein werden. Nichts ist für immer da.

Auf Schmerzen reagieren – oder antworten

Körperliche Schmerzen sind ein komplexes Phänomen, deshalb verwenden wir im MBCP-Kurs einige Zeit darauf, sie eingehend zu untersuchen. Es lohnt sich sehr, Zeit und Mühe in das Verständnis dieses Phänomens, das wir Schmerzen nennen, zu investieren und mit Hilfe von Achtsamkeit zu lernen, besser damit umzugehen, denn damit erwerben wir Lebenskompetenzen, mit deren Hilfe wir nicht nur Geburtsschmerzen, sondern *jede Art* von Schmerz besser bewältigen können.

Wenn wir uns das Phänomen Schmerz genau anschauen, sehen wir, dass es sich aus drei Grundkomponenten zusammensetzt: der sensorischen oder *physischen* Komponente (die körperlichen Schmerzempfindungen), der *affektiven* Komponente (die *Gefühle,* die mit diesen Empfindungen verbunden sind) und der *kognitiven* Komponente (die *Gedanken,* die wir in Bezug auf die Schmerzen haben). Diese drei Komponenten sind im Spiel, wenn ich mir zum Beispiel den Zeh stoße. Zuerst spüre ich die sensorische Komponente des Schmerzes, eine stechende Empfindung, die allmählich in einen klopfenden oder dumpfen Schmerz übergeht. Dieser Prozess ist in meinem Gehirn fest verdrahtet: Nervenzellen in meinem Zeh schicken meinem Gehirn Nachrichten. Welche *Beziehung* ich zu diesen Schmerzsignalen meines Körpers habe, welche Gedanken und Gefühle sich daran knüpfen, hat hingegen *nichts* mit den festen Verdrahtungen in meinem Gehirn zu tun: All dies hängt von der Art und Weise ab, wie mein Geist diese Empfindungen *wahrnimmt*. Und dabei kommt dem Achtsamkeitstraining eine zentrale Bedeutung zu.

Normalerweise *reagieren* wir einfach auf intensive körperliche Empfindungen. Wenn ich mir den Zeh stoße und körperlichen Schmerz spüre, wird mein Geist sehr schnell von den verschiedensten reaktiven Gedanken und Gefühlen überflutet. Gewöhnlich ist Angst das dominanteste Gefühl. Als Reaktion auf den Schmerz rast mein Geist in die Zukunft und füllt sich mit Sorgen („Oh mein Gott, habe ich mir etwa den Zeh gebrochen?", „Oh nein! Ich habe doch heute dieses wichtige Meeting!"). *Angst dreht sich immer um die Zukunft, selbst dann, wenn die Zukunft nur der nächste Augenblick ist.* Während ich nichts gegen die Schmerzsignale unternehmen kann, die von den Nerven in meinem Zeh an mein Gehirn gesendet werden, kann ich mit Hilfe meiner Achtsamkeitspraxis Einfluss darauf nehmen, wie ich diese Empfindungen wahrnehme, das heißt, wie ich mit den Gedanken und Gefühlen umgehe, die in Bezug auf den Schmerz hervorsprudeln.

Wenn ich mir den Zeh stoße und auf meine Achtsamkeitspraxis zurückgreife, dann fühle ich die Empfindungen und konzentriere mich sofort auf den Atem. Fest im Atem und im gegenwärtigen Moment verankert, kann ich *mit Gewahrsein beobachten,* wie die körperlichen Empfindungen in meinem Zeh in Bewegung sind und sich verändern. Ich kann auch die Gedanken und Gefühle beobachten, die in Bezug auf diese Empfindungen in mir aufsteigen. Indem ich dem Schmerz mit Achtsamkeit begegne, bin ich in genau diesem Moment aus dem *Reagieren* herausgetreten und habe stattdessen eine Möglichkeit gefunden, auf die unangenehmen Empfindungen in meinem Zeh zu *antworten*.

Die Praxis der Achtsamkeit stellt uns Möglichkeiten zur Verfügung, mit den körperlichen Empfindungen, die wir als Schmerzen bezeichnen, umzugehen. Schon bei der Beobachtung des Schmerzes hat sich ein kleines Fenster der Freiheit geöffnet, und Sie sind nun imstande zu *entscheiden*, wie Sie den körperlichen Empfindungen in diesem Moment und im nächsten Moment und in dem Moment danach begegnen werden. Durch Achtsamkeit haben Sie ein völlig neues Element in die Kette „Angestoßener-Zeh–Schmerzen" eingebracht und dadurch *Ihr Verhältnis* zu den Empfindungen im Zeh verändert. Und als Folge *erleben* Sie den Schmerz anders. Sie fühlen ihn immer noch, haben sich aber von der Reaktivität des Geistes befreit.

Auf diese Weise kann die Praxis der Achtsamkeit Ihnen eine andere Möglichkeit der Beziehung nicht nur zu den Geburtsschmerzen, sondern im Grunde zu jeder Art von körperlichen und emotionalen Schmerzen in Ihrem Leben eröffnen. Wenn Sie mit den Schmerzen atmen, Ihr Gewahrsein auf sie richten und dort ruhen lassen, sind Sie fähig, die Situation so, wie sie ist, anzunehmen.

Es ist wichtig, sich klarzumachen, dass Wörter einen unglaublichen Einfluss haben. Wenn wir etwas als „schmerzhaft" bezeichnen, transportieren wir all unsere Gedanken und Vorstellungen über Schmerzen, all unsere Erinnerungen an Schmerzen und all unsere angstvollen Assoziationen, Gefühle und Projektionen im Hinblick auf Schmerzen direkt in den gegenwärtigen Augenblick hinein. Die allermeisten von uns haben Geschichten oder Vorstellungen über Geburtsschmerzen im Kopf, die auf den Erzählungen von Verwandten und Freundinnen oder aus den Medien stammen oder auch auf eigenen Erfahrungen beruhen. (Ina May Gaskin, eine außergewöhnliche Hebamme und Aktivistin, hat das schon vor Jahren verstanden und die Geburtswehen in „Wellen" umbenannt, um Geburtsschmerzen von Schmerzen zu unterscheiden, die aus einer Verletzung oder Krankheit resultieren.) So machtvoll Wörter sein mögen: Sie sind Abstraktionen und nicht die Sache selbst, die sie bezeichnen. Wenn wir Geburtsschmerzen mit Achtsamkeit begegnen, nutzen wir achtsames Gewahrsein, um sämtliche von unserem denkenden Geist produzierten Vorstellungen und Geschichten (unsere eigenen und die unserer Mitmenschen) loszulassen und die Empfindungen so, wie sie sind, zu erleben. Auf diese Weise erleben wir das, was im gegenwärtigen Moment für uns wahr oder real ist.

Diese veränderte Sichtweise ist nur eines der vielen wichtigen Dinge, die wir durch das Praktizieren von Achtsamkeit lernen: *dass es möglich ist, die sensorische Komponente der Schmerzen von den emotionalen und kognitiven Komponenten zu lösen.* Unsere Reaktion auf Schmerzen ist wahrscheinlich durch Widerstand gekennzeichnet – wir kämpfen gegen sie an und ziehen uns um sie herum oder gegen sie zusammen. Im Wesentlichen bringen wir der Erfahrung, die wir in diesem Moment machen, die angstvolle Geisteshaltung eines „Neins" entgegen, und weil wir in unserer Reaktion auf den Schmerz gefangen sind, leiden wir.

Die Praxis der Achtsamkeit bietet uns eine andere Möglichkeit, unserer Geburtserfahrung und im Grunde auch jeder anderen schwierigen Lebenserfahrung zu begegnen. Durch Achtsamkeit lernen wir, *all das*, was wir im gegenwärtigen Moment erleben, in einem Raum offener Akzeptanz zu halten, auch dann, wenn etwas unangenehm oder sogar schmerzhaft ist. In einem solchen Raum der offenen Akzeptanz finden wir Freiheit, Freiheit von unserer endlosen Anstrengung, unangenehmen Erfahrungen zu entkommen, und unserem unaufhörlichen Streben und Greifen nach angenehmen Erfahrungen. Wir erkennen, dass wir im gegenwärtigen Moment eine Wahl haben, nicht die Wahl, ob wir Schmerzen erleben wollen oder nicht, sondern wie *unsere Beziehung* zu diesen Schmerzen ist und wie wir sie interpretieren. *Und das ist der Unterschied zwischen Schmerz und Leiden.* Schmerz ist im Leben unvermeidbar, so heißt es, doch beim Leiden haben wir eine Wahl. Das gilt ohne Zweifel auch für die Geburt.

Es ist mir wichtig, einen Punkt ganz klar herauszustellen: Durch die Achtsamkeitspraxis verschwinden die Geburtsschmerzen nicht. Das ist auch weder die Absicht noch das Ziel. Stattdessen hilft uns Achtsamkeit dabei, *ein akzeptierendes, nichtreaktives Verhältnis* zu den intensiven körperlichen Empfindungen zu entwickeln, die wir im gegenwärtigen Moment haben – ein Verhältnis, das wir bislang vielleicht nicht für möglich gehalten haben.

Die körperlichen Empfindungen bei der Geburt

Um die körperlichen Empfindungen bei der Geburt noch weiter von der Gedanken- und der Gefühlskomponente zu lösen, bitte ich die werdenden Eltern, sich an eine Situation zu erinnern, in der sie Schmerzen hatten, und Wörter zu finden, die diesen Schmerz beschreiben. Zuerst kommen gewöhnlich Vorschläge wie „qualvoll" oder „schrecklich". Ich weise sie dann behutsam darauf hin, dass diese Wörter emotionale Reaktionen auf den Schmerz beschreiben. Was wir hier versuchen, ist, die *körperlichen Empfindungen* zu identifizieren und zu benennen, also die sensorische Komponente des Schmerzes. Wie genau *fühlen* sich Schmerzen *an*?

Ich schreibe die Wörter, die mir zugerufen werden, auf eine große Weißwandtafel.

„Stechend", sagt jemand.

„Klopfend", ein anderer.

„Dumpf."

„Taub."

„Krampfartig."

„Brennend."

„Scharf."

„Dehnungsschmerz."

„Ziehend."

„Pulsierend."

„Reißend."

„Stechend."

„Festes Zusammenziehen."

„Bohrend."

„Beißend."

„Druck."

Schon nach kurzer Zeit ist die Tafel voller Wörter, die körperliche Schmerzen beschreiben.

„Und", frage ich, „wie viele dieser Empfindungen werdet ihr während der Geburt erleben? Denkt daran, dass ich eine normale Geburt meine, also die Empfindungen, die ihr habt, wenn sich eure Gebärmutter bei einer Wehe zusammenzieht und euer Baby sich den Weg durch euren Körper nach draußen bahnt. Ich meine nicht die Schmerzen eines vorübergehenden Muskelkrampfes im Bein oder das stechende Gefühl einer Spritze, wenn Blut abgenommen oder eine Infusion gelegt wird."

„Alle!", rufen viele Stimmen.

„Nun, das denken die meisten Menschen. Es entspricht aber nicht der Wahrheit", antworte ich. „Ihr werdet vermutlich *nicht* all diese Empfindungen haben. Obwohl natürlich niemand mit Sicherheit sagen kann, wie ihr die Empfindungen wahrnehmen werdet, so werdet ihr sehr wahrscheinlich keine Empfindungen haben, die stechend, klopfend, dumpf, taub, scharf oder pulsierend sind. Auch keine, die sich bohrend oder beißend anfühlen."

Während ich diese Wörter aufzähle, wische ich sie von der Tafel.

Als ich bei „reißend" und „brennend" ankomme, halte ich inne. „Schauen wir uns jetzt die Wörter ‚reißend' und ‚brennend' an. Während sich das Baby seinen Weg durch den Körper bahnt, kann das Gewebe in oder um die Scheide herum einreißen. Um das zu verhindern, werden eure Hebamme und eure Ärztin in engem Kontakt mit euch bleiben und darauf achten, dass der Kopf des Babys langsam durchtritt, damit das Scheidengewebe Zeit hat, sich zu dehnen. Aber manchmal reißt das Gewebe trotz aller Bemühungen. Dieses Reißen fühlt sich wie ein Brennen an. Und ihr werdet ein brennendes Gefühl haben, ob es reißt oder nicht. Also können wir ‚reißend' aus der Liste streichen. ‚Brennend' lassen wir stehen.

„Und wie sieht es mit ‚krampfartig' und ‚ziehend' aus? Welche der beiden Beschreibungen klingt intensiver?"

„Krampfartig", lautet die einhellige Meinung.

„Gut." Schnell wische ich „ziehend" von der Tafel.

„Und was ist übrig geblieben?", frage ich.

Krampfartige Schmerzen. Dehnungsschmerzen. Festes Zusammenziehen. Druck. Brennen.

Fünf einfache Wörter sind von der langen Liste übrig geblieben. Das sorgt für sofortige Erleichterung. Auf einmal hat sich die Möglichkeit aufgetan, dass die Geburtsschmerzen vielleicht doch auszuhalten sind. Damit ist das Angstniveau im Raum gesunken und das Zuversichtsniveau gestiegen.

Sehen wir uns nun diese fünf häufigsten Empfindungen bei einer Geburt und den Zeitpunkt ihres Auftretens im Geburtsprozess näher an.

Krämpfe

Krampfartige Schmerzen treten zu Beginn der Geburt auf. Sie werden diese Empfindungen sehr wahrscheinlich im Unterleib, direkt über dem Schambein, spüren, das heißt dort, wo Sie auch Menstruationskrämpfe spüren, falls Sie jemals Regelschmerzen hatten. Die krampfartigen Empfindungen der ersten Wehen sind nicht sehr stark und treten unregelmäßig auf. Manchmal strahlen sie in den unteren Rücken aus. Manche Frauen haben überhaupt keine Krämpfe, weil ihr Körper diese Phase einfach überspringt. Denken Sie daran, dass wir nicht wissen können, ob diese Art des Schmerzes auftreten wird oder nicht. Die ersten Wehen können unangenehm, aber auch spannend sein, denn sie bedeuten, dass der Prozess, der Ihr Baby aus Ihrem Körper heraus und in Ihre Arme bringen wird, endlich begonnen hat.

Dehnen und Zusammenziehen

Die Hauptempfindung in der Eröffnungsphase ist ein Gefühl der Dehnung. Diese Empfindungen sind spürbar, weil der Muttermund *aufgedehnt* wird. Täuschen Sie sich nicht: Dieser Dehnungsschmerz ist intensiver als alle Dehnungsgefühle, die Sie kennen. Gleichzeitig erleben Sie etwas, das sich anfühlt wie *ein Zusammenziehen*. Wenn sich die Zellen Ihrer Gebärmutter zusammenziehen, wird Ihre Gebärmutter sehr, sehr fest und hart. Dieses Zusammenziehen und Festwerden wird normalerweise nicht als schmerzhaft empfunden. Ich kann während einer Wehe auf den Bauch der Frau drücken, und sie wird dies vielleicht als störend, aber nicht als schmerzhaft empfinden.

Um besser zu verstehen, woher diese Empfindungen des Dehnens und Zusammenziehens kommen und was genau dabei passiert, müssen wir uns die Struktur der Gebärmutter ansehen. In meinen Kursen zeichne ich an dieser Stelle eine Gebärmutter an die Tafel und beschreibe sie. Am Ende meiner Erklärungen befindet sich eine Zeichnung an der Tafel, die ungefähr so aussieht wie Schaubild A.

Auch wenn die Schwangerschaft in jedem System des Körpers zu Veränderungen führt, sind die Veränderungen in der Gebärmutter doch am tiefgreifendsten. Wenn Sie nicht schwanger sind, ist Ihre Gebärmutter sehr klein und nur ungefähr 9 cm lang. Die Wände der Gebärmutter sind relativ dick und sie kann etwa bis zu 10 ml (2 Teelöffel) Flüssigkeit aufnehmen. Wenn Sie schwanger sind, vergrößert sich Ihre Gebärmutter nach und nach und wird zu einem dünnwandigen Muskel, der durchschnittlich

5 Liter Flüssigkeit fasst. Falls erforderlich, passen sogar bis zu 20 Liter in die Gebärmutter – schließlich tragen manche Frauen ja zwei oder drei oder noch mehr Babys in ihrem Bauch.

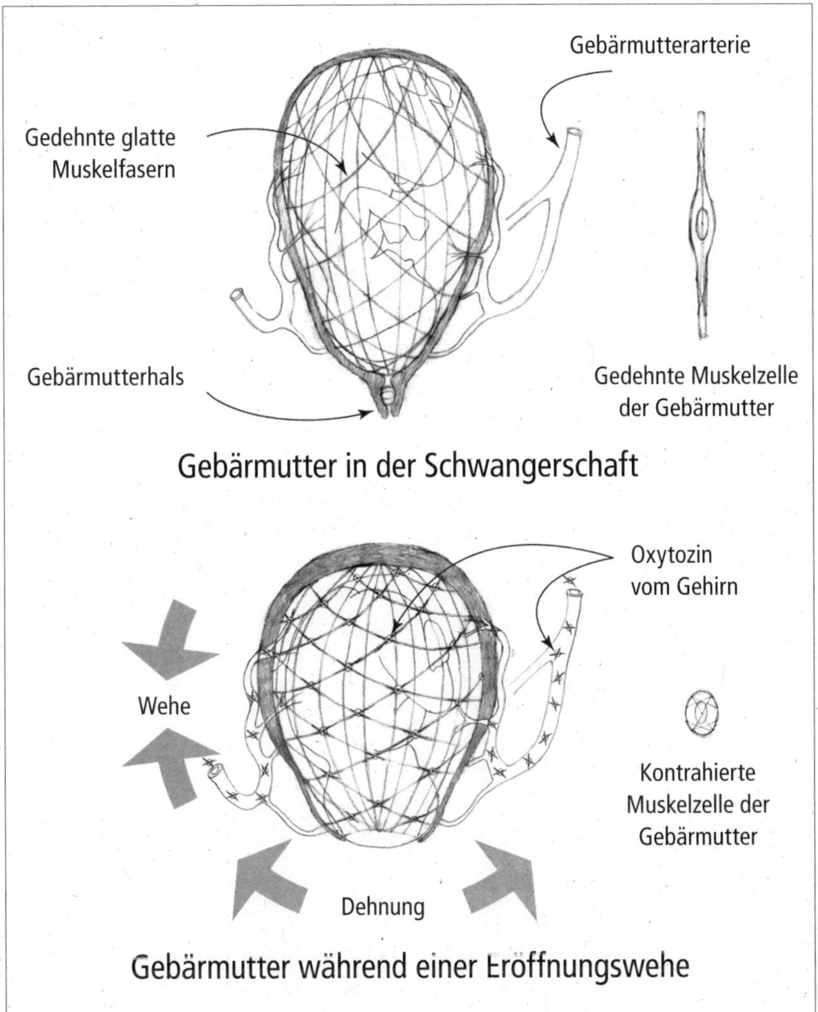

Schaubild A: Die Gebärmutter in der Schwangerschaft und während der Geburt

Während Ihre Gebärmutter größer wird, bleibt die Anzahl ihrer Zellen dieselbe. Die Gebärmutter wird größer, weil sich die Muskelzellen dehnen, wenn das Baby wächst. Was ebenfalls wächst, ist das erstaunlich starke faserige Netz aus Bindegewebe um die Gebärmutter. Eines der vielen Wunder der Schwangerschaft ist, dass die Gebärmutterwand währenddessen zwar dünner und größer, zugleich aber auch stärker wird.

Mit jeder Geburtswehe ziehen sich die Muskelzellen Ihrer Gebärmutter zusammen und werden kürzer. Nach der Wehe entspannen sie sich und werden wieder länger. Als Folge dieses häufigen Zusammenziehens und Entspannens während der Geburt verändern sich die Gebärmutterzellen mit der Zeit. Sie werden wieder kürzer und dicker. Dadurch wird der Muttermund gedehnt, und das ist es, was Sie in der Eröffnungsphase spüren: intensive Empfindungen einer Dehnung, hauptsächlich im Bereich des unteren Beckens, direkt über dem Schambein. Die Gebärmutter weiß, dass ein Teil ihrer Arbeit getan ist; ihre Zellen müssen nicht mehr länger werden, um Ihr Baby zu halten. Jetzt ist es an der Zeit, dass Ihr Baby geboren wird. Aus diesem Grund tut die Gebärmutter das, was sie am besten kann: Sie zieht sich zusammen und wird fest, sie verkürzt ihre Zellen, sie dehnt und öffnet den Muttermund, gibt Ihr Baby frei und schickt es auf seinen Weg.

Druck

Druck ist die vierte Empfindung bei der Geburt und tritt normalerweise gegen Ende der Eröffnungsphase oder zu Beginn der Austreibungsphase auf. Während sich Ihre Gebärmutter zusammenzieht und Ihr Muttermund mit jeder Wehe weiter aufgedehnt wird, macht sich Ihr Baby auf seinen Weg, der abwärts durch Ihr Becken führt. Wenn das Köpfchen tief genug ins Becken gelangt ist, stimuliert es die *Dehnungsrezeptoren* der Muskeln im Scheideninneren und im Rektalbereich, wodurch Druckempfindungen ausgelöst werden. Als Folge empfinden Sie den Drang, Ihr Baby nach unten zu schieben.

Ein Grund, warum die Übergangsphase, also die Zeit zwischen der Eröffnungs- und der Austreibungsphase, oft als sehr heftig empfunden wird, ist, dass die Wehen jetzt nicht nur sehr schnell aufeinanderfolgen und lange andauern, sondern dass Sie auch den Druck spüren, den Ihr Baby auf dem

Weg nach unten ausübt. Da diese Empfindungen alle gleichzeitig auftreten, kann dieses Stadium als extreme Herausforderung erlebt werden. Doch es bedeutet auch, dass nun die Austreibungsphase beginnt. Ob der Druck und das Bedürfnis, nach unten zu drücken, sich allmählich aufbauen oder plötzlich entstehen: Irgendwann werden Sie sehr starken Druck spüren. Wie könnte es auch anders sein? Ihre Gebärmutter ist dabei, Ihr Baby, das ca. 3 bis 4 kg wiegt, hinauszuschieben. Und nun unterstützen Sie diesen Prozess, indem Sie einen Teil Ihrer willkürlichen Muskulatur aktiv einsetzen. Zu diesem Zeitpunkt ist der Druck immens – und die Anstrengung auch.

Manche Frauen empfinden es als sehr angenehm und haben sogar Hochgefühle, wenn sie ihre Körperkraft aktiv einsetzen und ihr Baby hinausschieben können. Andere finden, dass ihre Schmerzen geringer werden oder sogar ganz verschwinden, wenn sie erst einmal herausgefunden haben, wie sie „in die Schmerzen hineindrücken" können. Für wieder andere sind die Empfindungen der Austreibungsphase sogar noch schwieriger als die Gefühle des Dehnens und Zusammenziehens in der Eröffnungsphase. Manchmal wird der Druck so groß, dass Angst aufkommt: Kann mein Körper wirklich weit genug werden, um mein Baby hindurchzulassen? In den allermeisten Fällen lautet die Antwort auf diese Frage: *Ja.* Ihr Körper und seine Fähigkeit, ein Kind zu gebären, sind schlichtweg beeindruckend. Und aus der Perspektive der Achtsamkeitspraxis besteht Ihre Aufgabe während der Geburt darin, Ihre inneren Fähigkeiten zu nutzen, um mit den starken körperlichen Empfindungen des Geburtsprozesses, ebenso wie mit den dabei auftauchenden Gedanken, Gefühlen und Geisteshaltungen, insbesondere der Angst, umzugehen, egal zu welchem Zeitpunkt sie auftreten.

Brennen

Brennen gehört zu den letzten der Empfindungen, mit denen Sie es während der Geburt zu tun haben werden. Wie bereits erwähnt, wird diese Empfindung vom Köpfchen Ihres Babys ausgelöst, das die Muskeln und das Gewebe im Vaginalbereich dehnt, so dass sein Kopf und dann der übrige Körper langsam geboren werden können. Dieses Brennen ist sehr intensiv, hält gewöhnlich ungefähr zehn Minuten an und tritt ganz am Ende der Geburt auf. In den Zeiteinheiten der Geburt ausgedrückt, handelt es sich um ungefähr drei Wehen. Sie haben es also bald geschafft!

Lisas Beschreibung ihrer Geburtserfahrung ist ein wunderbares Beispiel dafür, wie wichtig es ist, im gegenwärtigen Moment zu bleiben. „Ich kann mich noch genau daran erinnern, wie sich das angefühlt hat. Ich habe gespürt, wie das Köpfchen des Babys sich nach unten durch das Becken geschoben hat, und ich habe gespürt, wie es sich bewegt. Es war sehr intensiv, aber auszuhalten. Und ich wusste, dass es nicht ewig dauern würde. Also bin ich einfach bei den Empfindungen geblieben und habe mich voll darauf konzentriert, mit jeder Wehe nach unten zu drücken, immer wieder. Ich habe gehört, wie die Krankenschwestern[10] zu mir gesagt haben: ‚Denken Sie jetzt nur an Ihr Baby. Jetzt kommt es.' Und ich erinnere mich daran, dass ich dachte: ‚So weit kann ich noch gar nicht denken. Ich kann nur an diesen einen Moment denken, daran, dass ich jetzt mit dieser Wehe nach unten drücke.' Und das hat für mich funktioniert – nicht an die nächste Wehe zu denken. Einfach nur in diesem Moment sein, mehr brauchte ich nicht zu tun. Die Geburt von Olivia war wirklich leicht. Sie ist kerngesund. Alles war in jeder Hinsicht wunderbar."

Denken Sie daran, dass Ihr Körper diesen Prozess steuert. Sie haben nichts *tun* müssen, damit ein Baby in Ihrem Körper heranwächst (wenn man davon absieht, dass Eizelle und Spermien zusammenkommen mussten), und Sie müssen nichts *tun*, damit sich die Gebärmutter zusammenzieht und der Muttermund sich öffnet. Sie müssen auch nichts tun, um den Druck des Köpfchens zu spüren, der Sie zum Drücken anregt, oder um das Brennen zu spüren, wenn das Köpfchen geboren wird. Ihre Aufgabe ist es, sich *in einen Zustand von achtsamer Präsenz zu bringen und nur mit den körperlichen Empfindungen und allen Gedanken und Gefühlen, die auftauchen, zu verweilen.* Nichts muss anders sein, als es ist.

Indem Sie diese machtvolle körperliche Veränderung zulassen, sie akzeptieren, sich dafür öffnen und sie vielleicht sogar willkommen heißen, so gut Sie es vermögen, nehmen Sie diesen Prozess, selbst wenn er schmerzhaft ist, mit offenen Armen an. Wenn Sie den Atem als Ihren Anker benutzen, können Sie die Botschaft des Körpers an den Geist von Augenblick zu Augenblick entstehen und vorüberziehen lassen. Der Muttermund öffnet sich, und damit öffnet sich auch das Geist-Körper-Wesen, das Sie sind. So gut Sie können, sagen Sie Ja zu den Empfindungen, Ja zu dieser Veränderung. Sie erinnern sich daran, dass dies normale Transformationsschmerzen sind. Alles ist gut.

Julia erzählte uns voller Freude von ihrer Geburtserfahrung. Sie wusste, dass sie ihr Kind ohne Medikamente bekommen wollte. „Während der Wehen – ich glaube, der Muttermund war ungefähr 8 cm weit – dachte ich auf einmal: ‚Hier stimmt doch etwas nicht. Das kann doch nicht *so* wehtun.' Also habe ich die Augen aufgemacht. Das Zimmer lag im Halbdunkel. Tim saß neben dem Bett und hielt meine Hand. Meine Schwester schlief in einem Stuhl am anderen Ende des Zimmers. Meine Mutter saß ruhig am Fußende des Bettes und hielt meinen Fuß sanft in ihrer Hand. Am Tisch in der Ecke stand eine Krankenschwester und schrieb etwas auf. Alle sahen entspannt aus und die Atmosphäre im Zimmer war friedvoll. Also dachte ich: ‚Niemand ist in Panik, also müssen diese Schmerzen wohl normal sein.' Dann habe ich die Augen wieder zugemacht. Und als ich eine weitere Wehe kommen fühlte, habe ich mich wieder an die Arbeit gemacht und mich auf meinen Atem konzentriert, so wie wir es in unseren Schmerzübungen gelernt hatten. Ich habe beobachtet, wie das Zusammenziehen und Dehnen stärker wurde, den Höhepunkt erreichte und dann wieder abflaute wie eine Welle. Als es Zeit war, nach unten zu drücken, habe ich den Druck des Köpfchens und das Brennen gespürt, doch ich habe einfach weitergemacht, eine Wehe nach der anderen. Ich glaube, Christopher kam ungefähr zwei Stunden später auf die Welt. Das war bei Weitem die schönste Erfahrung meines Lebens."

Kontraktion, Dehnung oder beides?

Während der Geburt kann es hilfreich sein, einige Informationen zu haben, an denen man sich orientieren kann, beispielsweise, wie weit der Muttermund geöffnet ist, wie tief das Köpfchen bereits im Becken ist und in welcher Position sich das Köpfchen befindet. Um solche Informationen zu erheben, führen Hebammen oder Ärzte eine vaginale Untersuchung durch, das heißt, sie führen Zeige- und Mittelfinger in die Scheide ein. Um möglichst viele Informationen zu bekommen, geschieht dies oft während einer Wehe. Eine vaginale Untersuchung während einer Wehe, wie auch ich sie viele Male durchgeführt habe, ist eine ziemlich interessante Erfahrung, denn was ich dabei unter meinen Fingern spüre, ist tatsächlich eine *Dehnung* – der Muttermund wird gedehnt. Wenn wir Wehen mit dem Begriff „Kontraktionen" beschreiben, erfassen wir also nur eine Hälfte des Prozesses. Ja, es ist richtig, dass sich der kräftige Muskel, den wir Gebärmutter nennen, stark zusammenzieht, aber *gleichzeitig erweitert sich auch der Muttermund.* Wir könnten Wehen demnach ebenso gut und mit der gleichen Exaktheit als „Dehnungen" bezeichnen.

Was passiert, wenn Sie sich die Empfindungen bei der Geburt nicht als Kontraktionen, sondern als Dehnungen, als Ausdehnung vorstellen? Entsteht ein Gefühl von mehr Raum? Fühlt sich das offener an? Leichter? Mehr Raum, Offenheit und Leichtigkeit ist das, was sich Ihr Körper und Ihr Geist wünschen, während Sie dabei sind, Ihr Baby auf die Welt zu bringen. Frauen berichten oft von einer dramatischen Veränderung in ihrer Geistes- und Körperhaltung, nachdem sie diese Vorstellung in sich aufgenommen hatten – die Vorstellung, dass während der intensiven Empfindungen der Wehen eine wunderbare Ausdehnung stattfindet.

Während des Geburtsprozesses Ruhe und Frieden finden

Sehen wir uns jetzt noch einmal den Geburtsprozess an und konzentrieren uns dabei genau auf die Erfahrung der Geburt von Moment zu Moment, so, wie Sie sich beim Meditieren auf die Erfahrung von Moment zu Moment konzentrieren. Wenn Sie Achtsamkeit so auf die Geburt anwenden, wenn Sie sich also auf den gegenwärtigen Moment konzentrieren, ohne ihn zu beurteilen und zu bewerten, wenn Sie sich für die körperlichen Empfindungen des Zusammenziehens *und* Dehnens öffnen und sie kommen und gehen lassen, dann werden Sie eine bemerkenswerte Entdeckung machen: Inmitten des Geburtsprozesses gibt es Momente tiefer Ruhe und tiefen Friedens.

Ja, Sie haben richtig gelesen. *Inmitten des Geburtsprozesses gibt es Momente tiefer Ruhe und tiefen Friedens.*

Wie ist das möglich?

Um zu erklären, wie das möglich ist, zeichne ich am dritten Kursabend eine Kurve an die Tafel, die ungefähr so aussieht, wie in Schaubild B dargestellt.

Das große Wellenmuster symbolisiert die Wehen, die, wie wir gesehen haben, gleichzeitig eine Kontraktion der Gebärmutter und eine Dehnung des Muttermunds sind, bzw. die Transformationsschmerzen, die während der Eröffnungsphase kommen und gehen. Das kleinere Wellenmuster stellt Ihre Ein- und Ausatmung dar, mit der Sie Ihre Aufmerksamkeit im gegenwärtigen Moment verankern und Ihrem Geist einen Ruheplatz im Hier und Jetzt geben. Wenn die Eröffnungsphase in vollem Gange ist, kommt etwa alle fünf Minuten eine Wehe wie eine Welle und ebbt wieder ab. Jede einzelne Welle dauert ungefähr sechzig Sekunden.

Wenn wir den zeitlichen Abstand vom Anfang einer Wehe bis zum Anfang der nächsten Wehe zugrunde legen, haben *Sie während der Eröffnungsphase innerhalb einer Stunde nur ungefähr zwölf Minuten lang und*

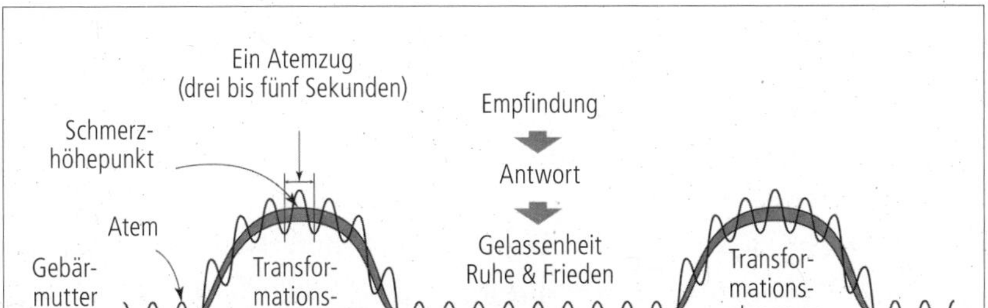

Schaubild B: Eröffnungswehen mit Achtsamkeitspraxis

mit Unterbrechungen Transformationsschmerzen. Können Sie das aushalten, um Ihr Baby auf die Welt zu bringen? Auf jeden Fall!

Und es gibt noch mehr gute Nachrichten. Wie eine Welle im Meer werden die Empfindungen bei einer Eröffnungswehe von Moment zu Moment stärker, erreichen ihren Höhepunkt oder Gipfel, nehmen dann wieder ab und verebben. Und wie Meereswellen sind auch die Eröffnungswehen, sobald sie abgeebbt sind, für immer verschwunden und in die Weite zurückgekehrt, aus der sie gekommen sind.

Auf dem Höhepunkt einer Welle ist der Schmerz am stärksten. Und wie lange dauert ein solcher Moment? Ungefähr drei bis fünf Sekunden. Und wie lange dauert ein Atemzug? Ungefähr drei bis fünf Sekunden. Lassen Sie uns noch einmal nachrechnen: Innerhalb einer Stunde aktiver Wehentätigkeit, wenn die Eröffnungswehen ungefähr eine Minute dauern und etwa alle fünf Minuten kommen, *haben Sie nur ungefähr zwölf Atemzüge oder sechzig Sekunden lang wirklich starke Schmerzen.* Das sind sechzig Sekunden innerhalb einer Stunde. Das klingt machbar, finden Sie nicht? Vor allem dann, wenn Sie wissen, wie Sie Ihre Aufmerksamkeit auf den Atem lenken und sich von diesem Prozess von Moment zu Moment tragen lassen können.

Und das ist noch nicht alles. Mit dem Voranschreiten der Geburt werden die Eröffnungswehen stärker und treten in kürzeren Abständen auf. Der kürzeste Abstand zwischen zwei Wehen beträgt zwei bis drei Minuten – und das auch nur während der Übergangsphase, also der kürzesten und intensivsten Phase der Geburt. Wie lange dauert die Übergangsphase? Normalerweise ungefähr eine Stunde. Lassen Sie uns noch einmal nachrechnen: Während der intensivsten Phase der Geburt, wenn die Wehen alle zwei bis drei Minuten kommen und etwa sechzig Sekunden dauern, *haben Sie nur ungefähr zwanzig bis dreißig Minuten lang – und mit Unterbrechungen – Transformationsschmerzen.* Nicht schlecht, wenn man bedenkt, dass wir hier von der schwierigsten Phase der Geburt sprechen!

Daraus ergibt sich die folgende sehr wichtige Frage: Wenn die Wehenschmerzen in Wellen kommen und gehen und ihren Höhepunkt erreichen, bevor sie nachlassen und wieder verschwinden, was erleben Sie dann in den Pausen *zwischen* den Wellen? Wenn ich den werdenden Eltern in meinen Kursen diese Frage stelle, bekomme ich häufig zögernde Antworten wie „Ausruhen?“ oder „Erholung?“ oder „Keine Schmerzen?“. Ja, das auch, aber die Pause zwischen den Wehen ist in Wirklichkeit viel mehr als ein Moment des Ausruhens. Sie ist mehr als Erholung. Und sie ist besser als „keine Schmerzen“. Die Zeit zwischen den Wehen ist *angenehm*. Es ist eine Zeit der tiefen Ruhe und des Friedens.

Wie ist es möglich, im Geburtsprozess Ruhe, Frieden, ja sogar Freude zu finden? Lange vor der Entwicklung der modernen Medizin hat uns die Natur Möglichkeiten zur Verfügung gestellt, um mit intensiven körperlichen Empfindungen zurechtzukommen. In solchen Momenten setzen Hypothalamus und Hypophyse (Hirnanhangdrüse) sogenannte Endorphine frei. Vielleicht ist Ihnen dieser Begriff im Zusammenhang mit dem „Runner's High“, dem bei längerem Joggen entstehenden Hochgefühl, schon begegnet. Endorphine haben eine schmerzlindernde Wirkung und lösen ein Wohlgefühl aus, wodurch selbst intensive körperliche Schmerzen neutralisiert werden. Während der Geburt binden sich Endorphine direkt an die entsprechenden Rezeptoren in Ihrem Gehirn. Und wissen Sie, welchen chemischen Substanzen diese Endorphine ähneln? Morphium. Dem Schmerzmittel Dolantin. Und Heroin. Manche Menschen würden alles tun – ob legal oder illegal –, um die so erzeugte Euphorie zu erleben. Und Sie werden gratis mit Glückshormonen versorgt, während Sie Ihr Kind zur Welt bringen!

Während der Geburt produziert Ihr Körper außerdem große Mengen Oxytozin, ein Hormon, das mit Gefühlen der Ruhe, Nähe und Verbundenheit assoziiert ist, Schmerzen lindert und mutig macht. (Im zweiten Teil dieses Kapitels werden Sie mehr über Oxytozin erfahren.) Der bekannte Mediziner Michel Odent beschreibt diesen Zustand als „auf einem anderen Planeten sein“; Pam England, eine Hebamme und Geburtsvorbereiterin, die wichtige Pionierarbeit geleistet hat, nennt ihn „im Geburtsland sein“, und ich würde sagen, dass Sie äußerste Ruhe, Gelassenheit und Frieden erleben. Wie auch immer man diesen Zustand beschreibt: Während der Geburt werden Ihr Körper und Ihr Geist von Ihrer körpereigenen Apotheke mit unglaublich großen Mengen mit zwei der stärksten Hochgefühle erzeugenden Substanzen geflutet, die der Wissenschaft bekannt sind.

Wenn das stimmt (und es stimmt tatsächlich), warum hat dann die Geburt einen so schlechten Ruf? Warum werden die angenehmen

Momente, die Momente der Ruhe und des Friedens, die während der Geburt vorkommen, so selten oder überhaupt nicht erwähnt? Der Hauptgrund dafür ist, dass in den Pausen *zwischen* den Wellen heftiger Körperempfindungen, also in der Zeit, in der dieser Zustand der Ruhe und des Friedens zu finden wäre, der *ungeübte* Geist reagiert. Dieser Geist, der nicht weiß, wie man im gegenwärtigen Moment verweilt, reagiert mit angstvollen Gedanken wie „Mein Gott, die letzte Wehe war so schlimm!" oder „Ich weiß nicht, wie ich die nächste schaffen soll" oder „Wann ist das Ganze endlich vorbei?".

Wenn unser Geist in einen Strudel von angstauslösenden Gedanken über die Vergangenheit oder die Zukunft gerät, wird Adrenalin ausgeschüttet, ein Stresshormon, das den Körper vor eine Kampf-oder-Flucht-Situation stellt. Uns entgehen dann nicht nur die Momente des Wohlgefühls, der Ruhe und des Friedens, die im Geburtsprozess auf uns warten, sondern unser Geist erzeugt sogar Leiden. Wir arbeiten dem Prozess, der uns unser Baby bringen wird, also direkt entgegen. In einem solchen Zustand des Aufruhrs verlaufen die Wehen etwa so wie in Schaubild C skizziert. Im zweiten Teil dieses Kapitels werden wir erfahren, wie dieser Prozess genau abläuft.

Cara, die Tochter meiner Freundin Deborah, hat sich diese Momente des Hochgefühls während der Geburt nicht entgehen lassen. Als die Hälfte des MBCP-Kurses vorüber war, wurde mir die Ehre zuteil, zur Geburt des Kindes von Cara und Luis eingeladen zu werden. Ich war natürlich hocherfreut, den Geburtsprozess bei dieser jungen Frau miterleben zu können, die ich zweiunddreißig Jahre zuvor mit meinen eigenen Händen hatte in Empfang nehmen dürfen. Dass meine Freundin dadurch zum ersten Mal Großmutter werden würde, machte meine Freude noch größer.

Die Geburt dauerte nicht lang, nur rund sechs Stunden. Cara hatte sehr starke Wehen. Den größten Teil dieser Zeit verbrachten wir bei Cara und Luis zu Hause, bis es Zeit wurde, in das Geburtshaus zu fahren, das sie sich ausgesucht hatten. Als wir dort ankamen, hatte die Hebamme bereits eine Geburtswanne mit heißem Wasser gefüllt. Als Cara in die

Wanne stieg, verspürte sie zum ersten Mal das Bedürfnis mitzudrücken. Im warmen Wasser arbeitete sie mit, indem sie bei jeder Wehe mitdrückte. Einmal öffnete Cara ein Auge, sah mich an, lächelte und sagte verträumt: „Nancy, du hattest recht. Die Pausen zwischen den Wehen sind toll. Ich bin so froh, dass mir das nicht entgeht."

„Ich bin auch froh, dass du das erleben kannst, Liebes", antwortete ich. Deborah und ich tauschten ein wissendes Lächeln, während die nächste Wehe kam und Cara sich wieder auf ihren Atem konzentrierte, und eine Dreiviertelstunde später wurde Caras und Luis' Tochter (und Deborahs Enkelin) Luna geboren.

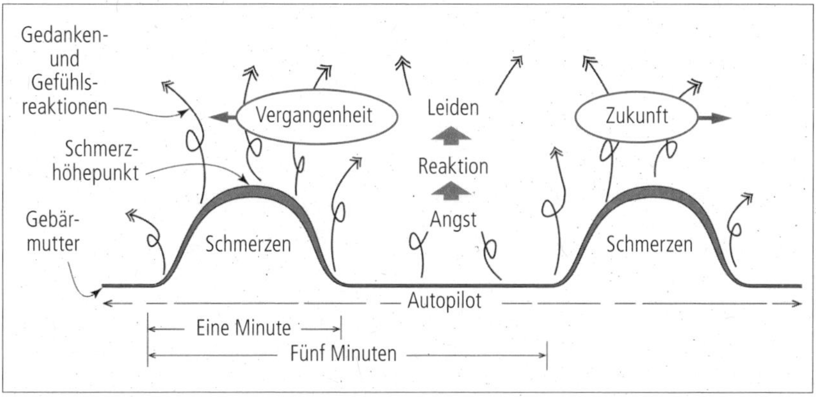

Schaubild C: Eröffnungswehen ohne Achtsamkeitspraxis

Teil 2: Angst

Wenn die Angst aufgegeben wird, bleiben nur noch Körperempfindungen.

ROBERT BROWER

Nachdem wir die Schmerzerfahrung während der Geburt genau analysiert haben, können wir denselben Ansatz auf die zweite Hälfte des dynamischen Duos anwenden: auf die Angst. Lassen Sie uns die Grundlagen dafür schaffen, indem wir zunächst erforschen, welchen Beitrag Achtsamkeit zum normalen physiologischen Vorgang der Geburt leisten kann.

Unsere Vorstellung von der Geburt erweitern: Die Verbindung von Körper und Geist

Ich stehe an der Tafel und halte einen blauen Filzstift in der Hand. Als wir uns mit den Körperempfindungen während der Geburt beschäftigt haben, haben wir uns das Schaubild der Gebärmutter angesehen (Schaubild A). Nun ist es an der Zeit, unsere Vorstellungen von der Geburt zu erweitern, indem wir vom Körper zum Geist übergehen und uns auf die Frage konzentrieren, wie beide, aus einer Geist-Körper-Perspektive betrachtet, zusammenarbeiten. Eine Geburt ist weitaus mehr als die Kontraktionen eines starken Muskels zur Austreibung seines Inhalts.

„Die Gebärmutter ist kein willkürlicher Muskel, den wir steuern können wie unseren Bizeps oder Quadrizeps", erläutere ich. „Was sorgt dann dafür, dass sich die Gebärmutter zusammenzieht?"

Jemand schlägt schüchtern vor: „Hormone?"

„Ja, das ist richtig. Hormone. Und welches Hormon ganz besonders?"

Pause. Dann sagt jemand: „Oxytozin."

„Auch richtig. Und woher kommt dieses Oxytozin?" Diese Frage ist schon etwas schwieriger.

„Von der Hypophyse?"

„Ganz genau. Und wo befindet sich die Hypophyse?"

„Im Gehirn."

„Stimmt. Die Hypophyse oder Hirnanhangdrüse liegt im Gehirn, direkt hinter den Augen, und ist eng mit dem Hypothalamus verbunden, dem wichtigsten Steuerzentrum des zentralen Nervensystems. In Wirklichkeit produziert der Hypothalamus das Oxytozin und schickt es dann zum Hypophysenhinterlappen, wo es gespeichert und während der Geburt ausgeschüttet wird. Ihr werdet gleich sehen, warum dieses Hintergrundwissen genauso wichtig ist wie Kenntnisse über die verschiedenen Phasen der Geburt."

Wir haben das Gehirn schon kurz gestreift, als wir über Schmerzen und ihre Wahrnehmung gesprochen haben. Jetzt sollten wir uns das Ganze etwas gründlicher ansehen, denn eine Geburt findet, so unwahrscheinlich das klingen mag, nicht nur in der Gebärmutter statt. Aus der umfassenderen Geist-Körper-Perspektive ist der Dirigent der Geburtssymphonie in Wirklichkeit das Gehirn. Unser Gehirn ist ein unglaublich komplexes Organ, das von seiner Konsistenz her ein bisschen an Tofu erinnert. Mit seinen Milliarden von Neuronen und Billionen von neuronalen Verbindungen ist es die Zentrale des Körpers. Sie sendet und empfängt elektrische Impulse über ein komplexes, aus Nervenfasern bestehendes Netzwerk, das den ganzen Körper durchzieht. Stephen J. Smith, Professor für molekulare und zelluläre Physiologie an der medizinischen Fakultät der Stanford University, beschreibt dies so: „Im Menschen finden sich mehr als 125 Billionen Synapsen allein in der Großhirnrinde. Das entspricht ungefähr der Anzahl der Sterne in 1.500 Galaxien …"

Einige dieser elektrischen Impulse bewirken die Freisetzung von Hormonen, chemischen Botenstoffen, die im Blut zirkulieren und große Auswirkungen auf alle Organe des Körpers haben. Mit anderen Worten: Das Gehirn – und damit der Geist – durchdringt in Wirklichkeit den ganzen

Körper, auch wenn Sie den Eindruck haben, dass das, was in Ihrem Kopf vor sich geht, nichts mit dem zu tun hat, was in Ihrem Körper abläuft.

Zum Teil dank neuen bildgebenden Verfahren wie der funktionellen Magnetresonanztomographie (fMRT), mit denen wir Veränderungen in der Durchblutung einzelner Hirnareale in Echtzeit verfolgen können, haben sich die Grenzen der Neurowissenschaft in den letzten Jahrzehnten dramatisch verschoben. Unser Wissen über uns selbst als lebende, in Entwicklung befindliche Wesen und über das Zusammenspiel von Geist und Körper beginnt sich auf revolutionäre Weise zu verändern. Wie schon in Kapitel 4 erwähnt, bestätigen die Ergebnisse eines dieser faszinierenden neuen Forschungsgebiete, dass regelmäßiges Meditieren die neuronalen „Verdrahtungen" in unserem Gehirn verändern und so zu einem glücklicheren, gesünderen Leben beitragen kann.

Vielleicht hilft es, sich daran zu erinnern, dass dieses Organ in unseren Köpfen das Ergebnis von 650 Millionen Jahren Evolution ist. In den 1950er-Jahren entwickelte der Neurologe Paul MacLean ein theoretisches Modell der Arbeitsweise des Gehirns. Seine Theorie des „dreiteiligen Gehirns" basierte auf der Vorstellung, dass sich das menschliche Gehirn in drei Stufen entwickelt hat. Demnach haben wir nicht nur *ein* Gehirn, sondern gewissermaßen drei Gehirne in unserem Kopf: das Reptiliengehirn, das limbische System und den Neokortex. Die moderne Neurowissenschaft hat viele Details von MacLeans Theorie revidiert, aber sein Grundmodell ist immer noch nützlich, wenn man die Gehirnstrukturen und ihren Einfluss auf das menschliche Verhalten verstehen will.

Das *Reptiliengehirn* ist der älteste Teil des Gehirns. Es ist verantwortlich für Muskelbewegungen, Gleichgewicht und grundlegende autonome Funktionen wie Herzfrequenz, Blutdruck und Atmung. Es umfasst den Hirnstamm und das Kleinhirn und macht bei Reptilien fast das gesamte Gehirn aus. In diesem Bereich sind aggressives und territoriales Verhalten verankert. Das reptilische Gehirn folgt festen Routinen und hat nicht die Möglichkeit, aus Fehlern zu lernen. Das limbische System oder *Säugetiergehirn* ist der Hauptsitz unserer Gefühle und emotional gefärbter Erinnerungen, aber auch der Aufmerksamkeit. Es findet sich hauptsächlich bei Säugetieren. Instinktverhalten wie Füttern, Kämpfen, Flüchten und das

Sexualverhalten werden von diesem Bereich gesteuert. Unsere instinktiven, sozialen und emotionalen Bedürfnisse, zum Beispiel nach Verbundenheit und Nähe, Ruhe und Geborgenheit, sind hier verwurzelt.

Strukturell gesehen umfasst das limbische Gehirn folgende Bereiche: den Hypothalamus, in dem sowohl Oxytozin als auch CRH (Corticotropin-releasing Hormone) produziert werden (CRH ist die Vorstufe der Hormonkaskade, die schließlich zur Erzeugung von Adrenalin führt), den Hippocampus, in dem äußere Bilder mit gespeicherten Erinnerungen verglichen werden; und die Amygdala (Mandelkern), die das Signal gibt, den Körper mit den chemischen Substanzen der Kampf-oder-Flucht-Reaktion zu fluten, wenn der Hippocampus eine Gefahr wahrnimmt.

Der dritte Bereich des Gehirns, der *Neokortex*, insbesondere der präfrontale Kortex oder das neomammalische Gehirn, ist der jüngste der drei Gehirnbereiche. Er ist für unsere höheren kognitiven Funktionen verantwortlich, also zum Beispiel für abstraktes logisches Denken, Sprache, Lernfähigkeit und Gedächtnis, Selbstwahrnehmung, Einsicht und moralische Bewertung. Mit diesem Teil des Gehirns denken wir an die Zukunft und machen uns Sorgen. Hier sind wir damit beschäftigt, die Vergangenheit wiederaufzubereiten und zu analysieren, Zukunftspläne zu schmieden, Argumente zu durchdenken und Probleme zu lösen.

Alle drei Bereiche des Gehirns sind durch ein riesiges Neuronennetzwerk miteinander verbunden. Obwohl wir wahrscheinlich gerne glauben, dass der jüngste Bereich unseres Gehirns, der rationalere und „denkende" Neokortex, die Zügel in der Hand hält, scheint es in Wirklichkeit so zu sein, dass das limbische System, der Sitz unserer Gefühle, allzu schnell die Regie über unser Verhalten übernimmt (aggressives Verhalten im Straßenverkehr ist ein ausgezeichnetes Beispiel dafür). Zusammen formen diese drei Gehirnbereiche von Anfang an unsere Erfahrung, während wir unseren Alltagsgeschäften nachgehen, voneinander lernen und uns nach Maßgabe unserer Kultur, unserer Sprache, unserer einzigartigen persönlichen und emotionalen Geschichte und unseres individuellen Temperaments auf unsere Mitmenschen und unsere Umgebung einstimmen. Alle diese Faktoren tragen zu unserer Sicht auf uns selbst und die Welt, in der wir leben, bei.

Das autonome Nervensystem

Der parasympathische Zweig: Ruhe und Bindung

Ihr Gehirn besteht aus mehreren Systemen, die die Aktivitäten Ihres Körpers koordinieren. Das autonome Nervensystem (ANS) ist der Bereich, der die unwillkürlichen Vorgänge in Ihrem Körper steuert, und von großer Bedeutung, wenn wir verstehen wollen, wie Körper und Geist miteinander verbunden sind und warum die Achtsamkeitspraxis für die Geburtsvorbereitung so wertvoll ist. Das autonome Nervensystem setzt sich aus zwei Teilen zusammen: dem *parasympathischen Nervensystem* (PNS) und dem *sympathischen Nervensystem* (SNS). Kerstin Uvnäs-Moberg, eine weltweit anerkannte Expertin auf diesem Gebiet, bezeichnet das parasympathische Nervensystem, in dem das Hormon Oxytozin eine Schlüsselrolle spielt, als das „System der Ruhe und Bindung" (engl. calm-and-connection system).[11] Dieses auf Oxytozin basierende System wird mit Vertrauen und Neugier, Wachstum und Heilung, Zufriedenheit, positiven sozialen Interaktionen und Gefühlen assoziiert. (Es wird manchmal auch als „Annäherungssystem" bezeichnet.)

Der andere Zweig, das *sympathische Nervensystem*, steuert die Kampf-oder-Flucht-Reaktion mit Hilfe der Stresshormone Adrenalin und Noradrenalin (manchmal auch als Epinephrin und Norepinephrin bezeichnet) und Cortisol. Diese Hormone werden gewöhnlich vereinfachend als „Adrenalin" zusammengefasst. Die Kampf-oder-Flucht-Reaktion, die durch Angst ausgelöst wird, hilft uns dabei, uns selbst zu verteidigen oder einer als lebensbedrohlich wahrgenommenen Situation zu entfliehen.

Parasympathisches und sympathisches Nervensystem ergänzen einander in einem komplexen, sich stetig verändernden, fein aufeinander abgestimmten Wechselspiel, abhängig davon, wie wir unsere innere und äußere Situation wahrnehmen. Der Vermittler zwischen den beiden Systemen ist der Hypothalamus. Beide Zweige des autonomen Nervensystems sind für uns lebensnotwendig: Wir müssen in der Lage sein, alle Kräfte zu mobilisieren, um uns gegen Angriffe zu verteidigen oder zu fliehen, *und* wir müssen uns ausruhen, erholen, unser Gleichgewicht wiederfinden, gesund werden und wieder in Beziehung zu anderen treten, sonst werden wir nicht lange überleben. Während des Geburtsprozesses sollte das System der Ruhe und Bindung dominieren, auch wenn, wie Sie später erfahren werden, das Kampf-oder-Flucht-System ebenfalls eine gewisse Rolle spielt. Im Idealfall ist das System der Ruhe und Bindung in unserem Leben das „Hauptquartier“, der Ort, an dem wir die meiste Zeit verbringen.

Wie wir gesehen haben, sind wir friedlich, zufrieden, ruhig, glücklich, offen, freundlich, entspannt, großzügig, ausgeglichen, vertrauensvoll und fühlen uns wohl und sicher, wenn das parasympathische System der Ruhe und Bindung die Oberhand hat. (Vor meinem inneren Auge erscheint dabei oft das Bild einer Gruppe Paviane in der Savanne, die friedlich zusammensitzen und sich der gegenseitigen Fellpflege widmen, während Gazellen und Gnus in der Nähe grasen.) Wenn der Oxytozinspiegel in unserem Körper hoch ist, wenn also das System der Ruhe und Bindung dominiert, ist unsere Schmerzschwelle erhöht, und wir fühlen uns mutig und sind lernbereit. Oxytozin spielt beim weiblichen wie beim männlichen Orgasmus eine Rolle, sorgt für liebevolle, zärtliche Gefühle nach dem Liebesakt und für wohlige Entspannung nach einer Massage. Es fördert das Eingehen dauerhafter sozialer Bindungen und bewirkt, dass wir uns ineinander – und in unser Baby – verlieben (und verliebt bleiben). Oxytozin löst den Milchfluss beim Stillen aus und sorgt dafür – und das ist in unserem Zusammenhang der wichtigste Aspekt –, dass sich die Zellen in der Gebärmutter während des Geburtsvorgangs zusammenziehen und immer weiter verkürzen.

Oxytozin wird während der Eröffnungsphase wirksam.[12] Es wird vom Hypophysenhinterlappen in kleinen Schüben abgegeben und gelangt über das Blut zu jedem Organ im Körper. Das oxytozinreiche Blut fließt durch die Gebärmutterarterien zur Gebärmutter (siehe Schaubild A) und zu den Rezeptoren auf der Oberfläche ihrer Muskelzellen. Hat es diese erreicht, regt es die Muskelzellen dazu an, sich zu verkürzen und zusammenzuziehen. Wenn Sie während der Geburt optimale Bedingungen für die Ausschüttung von Oxytozin schaffen, werden sich alle Muskelfasern in Ihrer Gebärmutter stark, koordiniert und regelmäßig zusammenziehen. Und das ist genau das, was Sie wollen, selbst wenn es wehtut: Sie wollen einen starken Gebärmuttermuskel, der sich regelmäßig, häufig und wirksam zusammenzieht, damit Ihr Baby so rasch und sicher wie möglich geboren wird und in Ihren Armen liegt. Die Bedingungen, die Ihren Körper dazu anregen, viel Oxytozin zu produzieren, liegen sowohl in Ihrem äußeren Geburtsumfeld (damit werden wir uns in Kapitel 16 eingehender beschäftigen) als auch in Ihrem inneren Geburtsumfeld, das in hohem Maße von Ihrer Geisteshaltung beeinflusst wird. Und hier spielt, wie Sie sehen werden, die Achtsamkeitspraxis eine Schlüsselrolle.

Der sympathische Zweig: Kampf oder Flucht

Der andere Teil des autonomen Nervensystems ist das sympathische Nervensystem, das für die Kampf-oder-Flucht-Reaktion (auch „Stressreaktion" genannt) zuständig ist. Dem Stress und seinen Folgen wird heutzutage viel Beachtung geschenkt, sicherlich mehr als dem System der Ruhe und Bindung. Das liegt zum Teil daran, dass Stress in unserem modernen Alltagsleben zu einem maßgeblichen Risiko für unsere körperliche und geistige Gesundheit geworden ist. Stress kann durch ein äußeres Ereignis ausgelöst werden – beispielsweise durch den unerwarteten Verlust des Arbeitsplatzes oder die Erkrankung eines Angehörigen – oder durch ein inneres Ereignis, zum Beispiel durch körperliche Schmerzen, wie sie auch bei einer Geburt auftreten.

Stress gehört zum Leben, und es spielt im Grunde keine Rolle, ob sein Ursprung äußerer oder innerer Natur ist. *Entscheidend ist, wie wir den Stressauslöser wahrnehmen.* Wenn ich beispielsweise meinen Arbeitsplatz verliere, setzt mich das zweifellos unter Stress. Nehme ich dieses Ereignis jedoch als Bedrohung meiner gesamten Existenz wahr, kann es sein, dass ich so niedergeschlagen bin, dass ich eine Depression entwickle, oder so ängstlich, dass ich mich meinem Alltag nicht mehr gewachsen fühle. Verfestigen sich solche leidvollen Gemütszustände, gerate ich möglicherweise so sehr aus dem Gleichgewicht, dass ich nicht mehr imstande bin, die Situation klar wahrzunehmen und klug zu handeln.

Wenn ich hingegen nach dem Verlust meines Arbeitsplatzes und einer kurzen Phase inneren Aufruhrs, vielleicht begleitet von Wut und Angst, meine

Achtsamkeitspraxis dazu benutze, wieder ins Gleichgewicht zu kommen, bin ich vielleicht in der Lage, diese unschöne Erfahrung als Herausforderung anzusehen, die es anzupacken gilt, statt als Gefahr für meine gesamte Existenz. Vielleicht werde ich eine neue Arbeitsstelle finden, vielleicht sogar eine, die mir besser gefällt als meine alte Position. Oder vielleicht nutze ich die Entlassung, um mich weiterzubilden, den Beruf zu wechseln oder mich selbständig zu machen. Dies ist die *innere Belastbarkeit*, die wir durch das regelmäßige Praktizieren von Achtsamkeit gewinnen und die uns hilft, unerwünschte Situationen zu meistern. Ich kann mir nicht aussuchen, ob meine Stelle gestrichen wird oder nicht. So ist es nun einmal. Aber ich habe auf jeden Fall Einfluss darauf, wie ich stressauslösende Ereignisse in meinem Leben wahrnehme und deute.

In gewisser Weise ist dies auch eine Frage des Maßes. Zahlreiche Studien haben gezeigt, dass chronischer Stress oder anhaltende Sorgen zu Herzerkrankungen, Bluthochdruck, Asthma, Schlafstörungen, Migräne, zum Reizdarmsyndrom und anderen Störungen des Verdauungssystems, zu Gewichtsproblemen, Nacken- und Rückenschmerzen und zur Schwächung des Immunsystems beitragen. Außerdem beeinflusst Stress natürlich auch unser psychisches Befinden und bewirkt, dass wir die meiste Zeit über ängstlich, besorgt und angespannt sind, was sich bis zu Panikattacken oder Wutanfällen steigern kann. Stress kann auch zu Depressionen und dem Gefühl tiefer Verzweiflung führen.

Stress in der Schwangerschaft wird nicht nur mit vorzeitigen Wehen, sondern auch mit Komplikationen während der Geburt in Verbindung gebracht. Er begünstigt das Auftreten von Wochenbettdepressionen und Partnerschaftskonflikten nach der Geburt, beeinträchtigt die Mutter-Kind-Bindung und die neurokognitive Entwicklung des Kindes. Kurz: Zu viel Stress kann aus uns, ob wir schwanger sind oder nicht, ziemlich unglückliche – und ziemlich kranke – Zeitgenossen machen.

Hier setzt die Praxis der Achtsamkeit an. Studien zeigen, dass regelmäßige Achtsamkeitsübungen uns helfen, Stress, chronische Schmerzen, Krankheit, Depression, Angst und viele andere widrige Umstände besser zu bewältigen, und die Funktion des Gehirns und des Immunsystems verbessern. Eine kleine von meiner Kollegin Larissa Duncan und mir veröffentlichte Pilotstudie aus dem Jahr 2010 hat gezeigt, dass schwangere Frauen, die an einem MBCP-Kurs teilgenommen hatten, nach dem Kurs weniger an Angst und Depressionen litten und mehr positive Gefühle hatten.[13] Obwohl wir zukünftig sicher noch sehr viel mehr darüber herausfinden werden, auf welche Weise Achtsamkeit unsere Gesundheit und unser Wohlbefinden in der Schwangerschaft, bei der Geburt und in der Zeit des Wochenbetts beeinflusst, ist schon jetzt offenkundig, dass viele Menschen, die Achtsamkeitsmeditation praktizieren, nachweisbar positive Auswirkungen erfahren.

So wie körperliche Schmerzen ist auch das Kampf-oder-Flucht-System nicht *an sich* negativ. Entwicklungsgeschichtlich gesehen, diente die Stressreaktion dazu, mit einer unmittelbaren Bedrohung – zum Beispiel dem sprichwörtlichen Tiger – fertigzuwerden. Affen, die einen Tiger entdecken, fliehen – und das ziemlich schnell. Bei unseren steinzeitlichen Vorfahren entlud sich Stress in Aktivität: Sie mussten ihr Mittagessen jagen und töten (Kampf) oder weglaufen, um nicht selbst zum Mittagessen zu werden (Flucht). Aus diesem Grund ist körperliche Bewegung ein gutes Mittel, um Stress abzubauen.

Eine Kampf-oder-Flucht-Reaktion muss *schnell* erfolgen. Wenn der Hippocampus eine Bedrohung wahrnimmt, schlägt die Amygdala sofort Alarm, und der Hypothalamus sendet einen Befehl an die Hypophyse, die wiederum über das Blut neurochemische Signale an die Nebennieren aussendet. Der Körper wird mit Adrenalin geflutet, was wiederum weitreichende Veränderungen der gesamten Physiologie zur Folge hat. (Wenn das kein Geist-Körper-Ereignis ist, dann weiß ich nicht, was wir sonst als solches bezeichnen sollten.) Herzfrequenz und Blutdruck steigen; die Atmung wird schneller; die Hände werden feucht; als Vorbereitung auf einen Kampf oder die schnelle Flucht wird vermehrt Blut in die großen Skelettmuskeln gepumpt; die Pupillen erweitern sich, damit wir weitere Gefahrenquellen schnell erkennen; Schulter- und Beinmuskeln spannen sich an, und wir befinden uns in höchster Alarmbereitschaft. Diesen eindeutig unangenehmen Geist-Körper-Zustand nennen wir „Angst". Die dafür verantwortliche Kaskade von neurochemischen Prozessen ereignet sich innerhalb von Millisekunden tief im älteren Teil des Gehirns, dem Säugetiergehirn oder limbischen System, lange bevor der jüngere und langsamere Bereich des Gehirns, der für rationales Denken zuständige Neokortex, aktiv wird.

Im modernen Leben wird Stress hauptsächlich durch die „Tiger“ in unserem Geist ausgelöst: wenn wir einen Abgabetermin einhalten müssen, zu spät zu einem Meeting erscheinen, im Stau stehen oder uns mit einem geliebten Menschen streiten. Wenn ich mit werdenden Eltern über die Gründe für ihre Teilnahme am MBCP-Kurs spreche, höre ich häufig, dass sie sich nicht nur auf die Geburt vorbereiten, sondern auch lernen möchten, besser mit Stress umzugehen, und gehört haben, dass Meditation ihnen dabei helfen kann. Diese werdenden Eltern wissen, dass sie jetzt *und* während der Geburt Methoden zur Stressbewältigung benötigen. Sie wissen auch, dass gestresste Eltern nicht gut für ein Kind sind. Es ist daher eine sehr gute Idee, schon jetzt, bevor Ihr Baby auf die Welt kommt, zu üben, Stress in den Griff zu bekommen.

Mehr Ruhe und Bindung, weniger Flucht oder Kampf

Aufgrund unserer Entwicklungsgeschichte – der Notwendigkeit, im Falle einer Gefahr schnell zu reagieren – sind wir Menschen gegenüber allem Negativen voreingenommen. Der Neuropsychologe und Meditationslehrer Rick Hanson drückt dies folgendermaßen aus: „Bevorzugt sucht Ihr Gehirn nach unangenehmen Erfahrungen, registriert und speichert sie, erinnert sich an sie und reagiert auf sie. (…) Es verhält sich bei negativen Erfahrungen wie Klettband und bei positiven wie Teflon.“[14]

Die gute Nachricht ist, dass wir die Möglichkeit haben, diese Tendenz unseres Geistes, uns in Alarmbereitschaft zu versetzen – und zu halten –, zu beeinflussen, und dass diese Möglichkeit sich im wahrsten Sinne des Wortes direkt vor unserer Nase befindet. Der Atem, unser Anker, mit dessen Hilfe wir immer wieder in den gegenwärtigen Moment zurückkehren können, ist nämlich das Bindeglied zwischen dem parasympathischen und dem sympathischen Nervensystem. Beim Einatmen versorgen wir das sympathische Nervensystem mit Energie – wir sind bereit zu handeln –, und

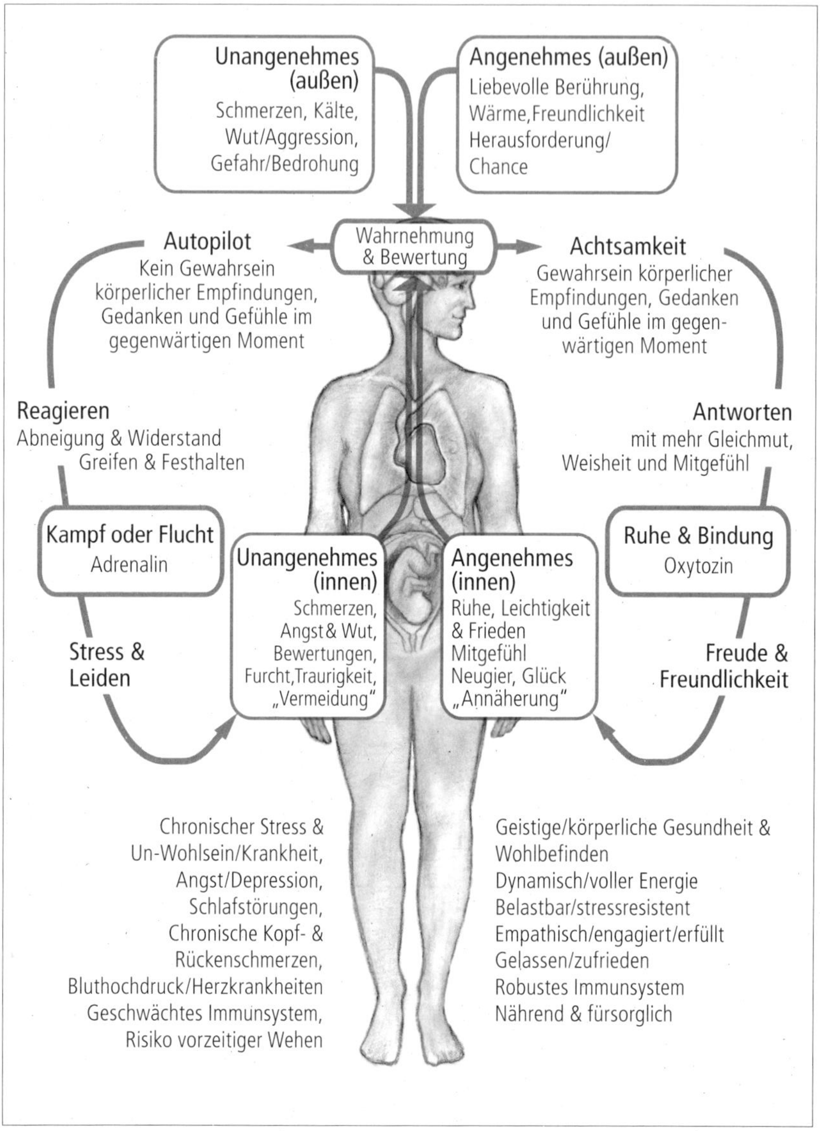

Die Macht der Achtsamkeit[15]

beim Ausatmen heißen wir die Ruhe und das Wohlgefühl willkommen, die das parasympathische System uns schenkt. Und wenn wir einatmen *und uns bewusst sind, dass wir einatmen*, und wenn wir ausatmen *und uns bewusst sind, dass wir ausatmen,* haben wir Achtsamkeit als gänzlich neues Element in den Reaktionskreislauf von Kampf oder Flucht eingebracht, der sich in unserem limbischen System abspielt.

Indem wir uns unserer Körperempfindungen *bewusst werden* und der Gefühle und Gedanken, die durch unseren Geist rasen, entscheiden wir uns dafür, achtsam zu sein. Wenn wir unserem Atem mit Gewahrsein begegnen, können wir ein gewisses Maß an Gleichgewicht, Gleichmut und innerem Frieden finden, ein „Einfach-nur-Sein", das uns immer zur Verfügung steht, selbst angesichts sehr schwieriger Umstände wie der Geburt eines Kindes.

Kampf-oder-Flucht-Reaktionen während der Geburt

Was passiert also, wenn die Stressreaktion während der Geburt ausgelöst wird? Nun, einiges. In erster Linie *hemmt* das Adrenalin aus der Kampf-oder-Flucht-Reaktion *die Oxytozin produzierenden Neuronen im Hypothalamus*, so dass Ihre Gebärmutter genau dann, wenn Sie es am meisten benötigen, weniger Oxytozin erhält. Außerdem verengen sich die Gebärmutterarterien als Folge der „Umverteilung" des Blutflusses während der Kampf-oder-Flucht-Reaktion, und das Blut, mit dem Oxytozin zu Ihrer Gebärmutter gelangen könnte, wird stattdessen zu den großen Muskeln des Körpers umgeleitet, um sie auf Kampf oder Flucht vorzubereiten. Und was ist das Ergebnis? Die Geburtswehen werden schwächer, unregelmäßiger, und der Abstand zwischen den Wehen wird größer. Der verminderte Blutfluss zur Gebärmutter führt zur vermehrten Bildung von Milchsäure, einem Abfallprodukt der Arbeit von Muskelzellen. Dadurch verlängert sich die Geburtsdauer, die Wehen werden schmerzhafter, wodurch sich wiederum die Wahrscheinlichkeit erhöht, dass Medikamente und Medizintechnik eingesetzt werden müssen.

Millionen Jahre der Evolution haben diese Reaktion bei einer Störung während des Geburtsvorgangs perfekt in unser Gehirn und das aller weiblichen Säugetiere einprogrammiert. Wenn Sie Wehen haben und plötzlich vor einem Tiger weglaufen müssen, ist es gut, dass der Kampf-oder-Flucht-Mechanismus aktiviert wird, um den Geburtsvorgang zu verlangsamen oder ganz zu stoppen. Die Sicherung des Überlebens durch die Kraft des Adrenalins schlägt in diesem Fall das oxytozingestützte System der Ruhe und Bindung, das für die Geburt erforderlich ist.

Wer täglich mit Gebärenden zu tun hat, weiß, wie sehr Angst den normalen Geburtsprozess stören kann. Es kommt nicht selten vor, dass Frauen mit Wehen im Kreißsaal anrufen und berichten, dass sie regelmäßige, starke und häufige Wehen haben und schon auf dem Weg zum Krankenhaus sind – und wenn sie eintreffen, haben die Wehen praktisch aufgehört. Wenn eine Frau noch nicht wirklich unter der Geburt ist, kann die Wehentätigkeit durch die Angst, die auf der Fahrt zum Krankenhaus und in der fremden Krankenhausumgebung entsteht, aufhören, zumindest für eine gewisse Zeit. Der Ratschlag „Bleiben Sie am besten so lange wie möglich zu Hause" ist zum Teil ein Versuch, diesen Störfaktor zu vermeiden. Unabhängig davon, ob Sie Ihr Kind zu Hause, in einem Krankenhaus oder in einem Geburtshaus zur Welt bringen wollen, ist eines wichtig: dass Sie sich sicher fühlen.

Obwohl im Kreißsaal normalerweise keine echten Tiger lauern, gibt es in der modernen Geburtshilfe doch einige Aspekte, die ein wenig an Tiger erinnern. Dessen müssen wir uns bewusst sein, wenn wir uns mit einer gewissen Ruhe und Weisheit auf die lebensverändernde Reise der Geburt begeben wollen. So traurig und beunruhigend es klingen mag: Ein großer Teil der heutigen Geburtshilfe in den USA ist nicht in dem Maße, wie es möglich und wünschenswert wäre, auf gesunde Gebärende mit normalem Geburtsverlauf ausgerichtet. Wir werden uns in Kapitel 16 genauer ansehen, wie Sie Ihre Achtsamkeitspraxis nutzen können, um während der Geburt bestmöglich mit diesen äußeren Bedingungen umzugehen.

Die übrigen Bedingungen, die unserer Beachtung bedürfen, sind innere – die Tiger, die möglicherweise in unserem Geist Fuß gefasst haben. Auch wenn es keine Garantie gibt, dass die Geburt Ihres Babys so verlaufen wird, wie

Sie es sich erhoffen oder wünschen, so zähmen Sie mit Hilfe einer regelmäßigen Achtsamkeitspraxis in der Schwangerschaft doch Ihre inneren Tiger und schaffen damit wichtige Voraussetzungen dafür, dass die physiologischen Prozesse während der Geburt in normalen Bahnen verlaufen. Durch das Praktizieren von Achtsamkeit lernen wir, den denkenden Geist loszulassen, der all diese imaginären Tiger erzeugt. Und durch Achtsamkeit ermöglichen wir unserem limbischen System, das zu tun, was es am besten kann, nämlich das für die Geburt unseres Kindes notwendige Hormon Oxytozin zu produzieren und dafür zu sorgen, dass es in den Blutkreislauf gelangt. Auf diese Weise hilft uns Achtsamkeit dabei, uns nicht selbst im Weg zu stehen.

Sarahs Geschichte ist ein sehr schönes Beispiel dafür, wie Achtsamkeit dabei helfen kann, Schmerzen und Angst voneinander zu trennen. Sarah war zum ersten Mal schwanger und hatte starke Rückenschmerzen. Eines Abends erzählte sie im Kurs Folgendes: „Wisst ihr, ich fange langsam an zu verstehen, wie unglaublich kreativ mein Geist ist. Als ich vorletzte Nacht aufwachte und zur Toilette musste, fing ich an, mir über alles Mögliche Sorgen zu machen. Ich machte mir Sorgen, dass meine Geburtsschmerzen wegen der Rückenschmerzen schlimmer sein würden. Ich machte mir Sorgen, dass ich dann während der Geburt vielleicht Medikamente nehmen muss. Ihr wisst alle, dass ich das nicht will. Ich machte mir Sorgen, dass meine Rückenschmerzen nach der Geburt nicht weggehen könnten und dass meine Mutter deshalb zu uns ziehen müsste, weil ich mich dann nicht um unser Baby kümmern könnte. Ich machte mir Sorgen, dass ich nach der Geburt vielleicht Schmerzmittel für meine Rückenschmerzen nehmen müsste und deswegen nicht stillen könnte. All diese Phantasien über die Zukunft – es war schon beeindruckend. Mein Geist hat am laufenden Band Angst erzeugt!"

Sarah fuhr fort: „Und dann fiel mir mein Atem wieder ein und ich fing mit meinen Übungen an. Ich lag einfach da, und jedes Mal, wenn mir bewusst wurde, dass ich einen Gedanken hatte, ließ ich ihn los und kehrte zu meinem Atem zurück. Ich sah, dass *meine Gedanken einfach nur Gedanken waren,* dass sie das Produkt meines Geistes waren und ich sie nicht so ernst nehmen musste. Dann bin ich eingeschlafen – das war wirklich ziemlich genial."

Sarah stellte nicht nur fest, dass sie ihre Achtsamkeitspraxis für den Umgang mit beängstigenden Gedanken nutzen konnte, sie machte auch die Erfahrung, dass Achtsamkeit ihr bei ihren Rückenschmerzen half. Dadurch, dass sie ihren Von-Moment-zu-Moment-Erfahrungen im Alltag mehr Beachtung schenkte, wurde ihr bewusst, dass ihre Rückenschmerzen zu bestimmten Tageszeiten durchaus erträglich waren und dass sie zeitweise gar keine Schmerzen hatte. Sie nutzte ihre Rückenschmerzen als Möglichkeit, Achtsamkeit zu praktizieren, und fand einen Weg, ihren Schmerzen mit Akzeptanz und Freundlichkeit zu begegnen. Ich glaube, wir können sagen, dass Sarah, als die Geburt begann, innerlich Frieden mit ihrer Situation geschlossen hatte, so, wie sie war.

Kims Erfahrung ist ein weiteres Beispiel für die Wirkung der Achtsamkeitspraxis. Kim hatte den Geburtsprozess einer Freundin in demselben Krankenhaus begleitet, in dem auch sie ihr Kind bekommen wollte, und dabei eine deutliche Antipathie gegenüber dem diensthabenden Assistenzarzt entwickelt. Im Kurs erwähnte sie oft, dass sie Angst davor habe, dass genau dieser Arzt bei ihrer Geburt Dienst haben würde. Immer dann, wenn Kim an ihren imaginären Tiger – diesen Arzt – dachte, durchliefen sämtliche mit einer Stressreaktion verknüpften Empfindungen ihren Körper. Im Laufe der Zeit nahm sie ihre Angst als emotionale Wehe wahr, mit der sie genauso umgehen konnte wie mit den körperlichen Schmerzen einer Geburtswehe: Sie konnte mit ihr atmen, sie beobachten, sie akzeptieren und ihr erlauben, einfach da zu sein. Je mehr sich ihre Achtsamkeitspraxis festigte, desto besser war Kim imstande, ihre um den Arzt kreisende Angst im Zaum zu halten.

Ungefähr eine Woche nach dem errechneten Geburtstermin setzten bei Kim die Wehen ein. Bei der Ankunft im Krankenhaus war ihr Muttermund bereits 9 cm weit. Im Krankenhaus war an diesem Abend viel zu tun, und die Aufnahme war der einzige Raum, der noch frei war. Die Hebamme brachte sie dorthin und machte sich schnell auf die Suche nach dem diensthabenden Arzt. Nach einigen Minuten öffnete sich die Tür – und wer, glauben Sie, betrat das Zimmer? Richtig, derselbe Arzt, über den Kim sich seit Monaten Sorgen gemacht hatte.

Kim beschrieb ihre innere Erfahrung so: „Es war erstaunlich, zu beobachten, wie meine Achtsamkeitspraxis zum Tragen kam, als ich sie brauchte. Er kam ins Zimmer, ich schaute ihn an und sagte dann ganz ruhig zu mir selbst: ‚Ach, Sie sind es. Ich bin gerade ganz damit beschäftigt, ein Kind auf die Welt zu bringen, und kann mich jetzt nicht über Sie aufregen. Ich beschäftige mich jetzt gedanklich einfach nicht damit.' Ich machte einfach weiter und eine knappe Stunde später wurde Miriam geboren. Und wisst ihr, was wirklich komisch ist? Der Arzt war im Grunde gar nicht so übel."

Der Fötus-Ejektions-Reflex

Ein von der Stressreaktion ausgelöster Adrenalinanstieg ist während der Eröffnungsphase nicht optimal (es sei denn, ein echtes Raubtier tigert durch den Kreißsaal). Ein kräftiger Adrenalinstoß gegen Ende der Austreibungsphase, kurz bevor das Baby geboren wird, kann dagegen genau das sein, was Sie in diesem Moment brauchen. Während Ihr Körper sich dem Crescendo des Geburtsprozesses nähert, geschieht etwas Bemerkenswertes. Als wüsste die Natur um unsere Verletzlichkeit zu diesem Zeitpunkt, wird nun eine große Menge Adrenalin ausgeschüttet, wodurch der Blutzuckerspiegel steigt und den willkürlichen Muskeln, die zum Hinausschieben des Babys benötigt werden, mehr Energie und Blut zugeführt wird. Dies wiederum verstärkt die Wehentätigkeit der Gebärmutter. Aus einer entwicklungsgeschichtlichen Perspektive betrachtet, ist dies auch sinnvoll: Wenn ein Säugetier so kurz vor der Geburt steht, ist es am sichersten für das Tier, sein Junges so schnell wie möglich zur Welt zu bringen. So wie der Marathonläufer, der kurz vor dem Ziel einen Energieschub erlebt, erfährt die Gebärende einen Schub an Kraft, der stärker ist als alles, was sie bisher erlebt hat. Der in London lebende französische Arzt Michel Odent nennt dieses Phänomen den „Fetal Ejection Reflex"[16].

Ich erinnere mich noch an die Geburt von Nicoles erstem Kind, die ich als Hebamme begleitete. Nicole strengte sich sehr an, ihr Baby hinauszudrücken, und das Baby wurde, wenn auch langsam, nach unten geschoben. Im Verlauf von dreieinhalb Stunden probierten wir verschiedene Geburtspositionen aus. Nicole ging in die Hocke und in den Vierfüßlerstand, saß auf einem Geburtsball und einem Gebärhocker und stellte sich unter die Dusche – all das, um der Gebärmutter zu helfen, sich stark genug zusammenzuziehen, und ihrem Becken zu helfen, möglichst viel Raum zu geben, damit das Baby geboren werden konnte. Obwohl Nicole sehr gut mitdrückte und es dem Baby gutging, wusste ich, dass ihre Energie nicht grenzenlos war. Meine Aufgabe als Hebamme besteht darin, für eine sichere und gesunde Geburt für Mutter und Kind zu sorgen, und auch wenn Geduld und aufmerksames Abwarten meist die beste Vorgehensweise ist, muss sie manchmal durch kluges, ausgewogenes Handeln ergänzt werden. Ich wusste, dass Nicole sich eine Geburt ohne Medikamente gewünscht hatte, doch Abwarten hat Konsequenzen. Eher aus Vorsicht als aus Sorge kam ich zu dem Schluss, dass es an der Zeit war, meine Bedenken auszusprechen.

„Nicole, alles ist so weit in Ordnung, aber es geht nur langsam voran, und ich möchte gerne wissen, wie es dir geht. Wir können gerne wie bisher weitermachen, aber sag mir bitte, wie viel Kraft du noch hast. Möchtest du mit dem Drücken weitermachen?"

Nicole antwortete: „Ich bin ziemlich müde. Und ich kann nicht mehr. Welche Möglichkeiten habe ich?" Sie hatte eine gute und berechtigte Frage gestellt.

„Wir könnten zum Beispiel mit ein wenig Syntocinon [synthetisches Oxytozin] versuchen, deine Wehen etwas zu verstärken. Sicherheitshalber müssten wir dich dazu an den Tropf hängen und ein CTG [Kardiotokograph/Herzton-Wehen-Schreiber] anlegen. Ich könnte auch die diensthabende Ärztin holen. Sie könnte es vielleicht mit einer Saugglocke oder Geburtszange versuchen."

„Und wenn das alles nichts nützt?", fragte Nicole.

„Dann", sagte ich sanft, „können wir immer noch einen Kaiserschnitt machen ..."

Kaum hatte ich das Wort „Kaiserschnitt" ausgesprochen, saß Nicole kerzengerade im Bett. Ein solches Zukunftsszenario wollte sie nun wirklich nicht. Mit einer Stimme, die von ihrer wilden Entschlossenheit zeugte, rief sie: „Ich will, dass dieses Baby jetzt rauskommt, verdammt noch mal!" Und mit dem Adrenalin, das jetzt zur Unterstützung ihres hochfokussierten Geistes durch ihren Körper strömte, brachte Nicole knapp zehn Minuten später mit drei kräftigen Wehen ihre wunderhübsche Tochter Liza auf die Welt.

Geburt: Bedrohung oder Herausforderung?

Für die meisten – wenn auch sicher nicht für alle – Frauen ist die Geburt ihres Babys ein glückliches Ereignis. Ebenso zutreffend ist aber die Feststellung, dass sich an die Geburt selbst, an *den Prozess*, durch den ihr Baby zu einem Teil ihres Lebens wird, oft Ängste und Befürchtungen knüpfen.

Das ist nicht unbedingt schlimm. Wie Schmerzen können auch Angst oder Furcht uns dabei helfen, unsere Aufmerksamkeit gezielt einzusetzen. Es gibt kaum eine Frau, die sich im Verlauf ihrer Schwangerschaft nicht irgendwann einmal Sorgen um die Gesundheit ihres Babys macht oder ängstlich darüber nachgrübelt, wie sie mit der Geburt zurechtkommen wird. Auch Partner sorgen sich oft sehr – um die Gesundheit ihrer Partnerinnen, des Babys oder darum, ob sie wohl wissen werden, was zu tun ist, wenn es so weit ist. Das gehört einfach zur emotionalen Situation werdender Eltern und ist ganz normal.

Wie stark die Ängste sind und welchen Anlass sie haben, kann sehr unterschiedlich sein, doch die *physiologische* Erscheinungsform von Angst ist bei allen Menschen gleich. Angst ist Angst, und wenn wir Angst haben oder uns vor etwas fürchten, fließt Adrenalin, und nicht Oxytozin, durch unseren Körper. Wir müssen die Angst vor der Geburt nicht völlig aus unseren Köpfen verbannen. Vermutlich könnten wir das auch gar nicht, selbst wenn wir es versuchten. Aber wir können die Fähigkeit der Achtsamkeit kultivieren, um mit Angst umzugehen, wenn sie hochkommt. Weil Angst immer damit beginnt, dass unser Geist etwas auf ganz bestimmte Art und Weise wahrnimmt oder interpretiert, können wir uns auf die Geburt vorbereiten, indem wir auf unseren Geist achten. Sie kennen vielleicht den Spruch: „Wir sehen die Dinge nicht so, wie sie sind, sondern so, wie *wir* sind."

Die Geschichte von dem Mann und der Schlange illustriert dies besonders schön: Ein Mann geht nachts im Regen eine Landstraße entlang. Plötzlich sieht er einen langen, gewundenen Gegenstand auf dem Boden liegen. Sofort denkt er: „Das ist eine Schlange!" Er ist davon überzeugt, dass die Schlange giftig ist, und sein Geist füllt sich mit furchteinflößenden Szenarien: Die Schlange wird ihn beißen; er ist ganz allein auf dieser Landstraße und wird sich vor Schmerzen winden; vielleicht wird er sogar sterben. Das Herz schlägt ihm bis zum Hals, sein Atem wird flach, seine Hände schwitzen und seine Schultermuskeln spannen sich an. Eine Kampf-oder-Flucht-Reaktion wie aus dem Lehrbuch!

Dann holt der Mann seine Taschenlampe hervor und richtet sie schnell auf die Schlange – und siehe da, die Schlange ist gar keine Schlange, sondern ein altes Seil! Die Schlange war nie eine Schlange, aber sein Hippocampus, der Wachtposten seines Gehirns, hat das Bild des langen, gewundenen Gegenstands auf dem Boden mit den gespeicherten Erinnerungen an andere lange, gewundene Gegenstände verglichen und entschieden, dass der lange, gewundene Gegenstand eine Schlange ist – und dementsprechend gehandelt. Das sympathische Nervensystem hat seine Aufgabe, das Überleben zu sichern, in Angriff genommen und sämtliche physiologischen Erscheinungsformen der Angst im Körper des Mannes erzeugt, ganz so, *als wäre die Schlange tatsächlich echt.* Als der Mann jedoch die Taschenlampe auf die Schlange richtet, erkennt er, dass es sich nur um ein Seil handelt. Und während sein Geist begreift, was real ist und was nicht, beruhigt sich der Mann wieder. Herzfrequenz und Atem normalisieren sich, der Körper findet sein Gleichgewicht wieder, und die Gefühle der Angst lassen nach. Er fühlt sich wieder sicher, wird neugierig und schaut sich das Seil genauer an.

Bei der Geburt wie in unserem übrigen Leben ist Achtsamkeit unsere Taschenlampe. Das *Wissen*, dass die starken Empfindungen während der Geburt ein Seil (intensive körperliche Empfindungen) und keine Schlange (Schmerzen aufgrund einer echten Verletzung oder Krankheit) sind, hilft uns dabei, den entscheidenden Perspektivwechsel zu vollziehen und die Geburt nicht als Bedrohung, sondern als Herausforderung zu sehen. Selbst wenn Sie sich mitten in einer sehr intensiven körperlichen Erfahrung befinden, haben Sie die Möglichkeit, den Lichtstrahl Ihres Gewahrseins auf sie zu richten. Während Sie die unangenehmen Empfindungen in Ihrem Bewusstsein halten, verankern Sie sich in Ihrem Atem und können sie so auf achtsame Weise beobachten. Indem Sie die „Taschenlampe" Ihres Gewahrseins auf die Gedanken richten, die im Zusammenhang mit Ihren körperlichen Empfindungen in Ihnen aufsteigen, können Sie sich ihrer bewusst werden, sie beobachten und sie schließlich akzeptieren. So wie die Wehen der Geburt wird auch diese Wehe des Geistes, die Angst, nicht ewig anhalten (weil nichts jemals ewig anhält), und dank Ihrer Achtsamkeitspraxis ist Ihre Angst weniger intensiv und von kürzerer Dauer. So wie der Mann mit dem Seil können Sie einen Schritt zurücktreten, die Realität klarer wahrnehmen und besser mit der Situation, so, wie sie ist, umgehen.

Aus einer Bedrohung eine Herausforderung machen: Eine Geschichte der Transformation

Während eines Wochenendseminars mit dem Titel „Der Geist in den Wehen", das ich am Osher Center gebe, konnte ich miterleben, wie die Praxis der Achtsamkeit die Angst vor der Geburt auf tiefgreifende Weise transformieren kann. Die werdenden Eltern, die an diesem Seminar teilnahmen, stellten sich nacheinander vor und teilten den anderen mit, was sie sich von unserem gemeinsamen Wochenende erhofften. Als Mei-Li an der Reihe war, gestand sie der Gruppe, dass sie panische Angst vor den Geburtsschmerzen habe. Ihre Hoffnung sei, dass sie an diesem Wochenende etwas, *irgendetwas,* lernen könne, das ihr helfen werde, damit zurechtzukommen.

„Mein ganzes Leben lang hat mir meine Mutter erzählt, wie schmerzhaft eine Geburt ist. Und jetzt bin ich selbst schwanger und weiß weder ein noch aus. Ich habe an vielen Geburtsvorbereitungskursen teilgenommen und sogar einen Therapeuten aufgesucht und trotzdem habe ich immer noch panische Angst. Meine Angst ist so groß, dass ich meinen Arzt überredet habe, mein Kind per Kaiserschnitt zu holen, obwohl mein Baby und ich vollkommen gesund sind." Uns allen war klar, dass Mei-Li dies nicht wirklich wollte, aber einfach keinen anderen Weg sah.

Mei-Li und ihr Partner John beteiligten sich das ganze Wochenende über aktiv an den verschiedenen Achtsamkeitsübungen zum Umgang mit Schmerzen (Sie werden diese Übungen im nächsten Kapitel kennenlernen). Am Sonntagnachmittag, als ich die Gruppe mit der intensivsten Schmerzübung bekanntmachte, bei der es darum geht, beide Hände ganz achtsam in Schüsseln mit Eiswasser zu tauchen, hatte Mei-Li genug Selbstvertrauen entwickelt, um sich ohne zu zögern dieser Herausforderung zu stellen.

Nach dem Seminar verabschiedete sie sich von mir. Ihr Gesicht war weicher und offener als bei unserer ersten Begegnung am Freitagabend und ihre Stimme war viel fester. „Ich weiß nicht, wie ich dir danken soll, Nancy“, sagte sie. „Ich habe endlich gelernt, dass ich mit Schmerzen umgehen kann. Ich bin stärker, als ich gedacht habe. Und ich bin nicht meine Mutter. Ich schaffe das.“

Der entscheidende Punkt

Hier schließt sich der Kreis und wir kehren zu unserer ursprünglichen Frage zurück: „Was müssen wir lernen, um uns auf die Geburt vorzubereiten?“ Wir müssen sicherlich lernen, wie wir die äußeren Umstände optimal gestalten können, damit wir uns sicher fühlen und so das System der Ruhe und Bindung maximieren und die Kampf-oder-Flucht-Reaktion minimieren. Dabei stehen uns viele Möglichkeiten zur Verfügung, wie Sie in Kapitel 16 erfahren werden. Da wir aber wissen, dass wir die äußeren Bedingungen nicht vollständig kontrollieren können, müssen wir mehr tun: *Wir müssen durch unsere Achtsamkeitspraxis unser inneres System der Ruhe und Bindung stärken.* Und genau das tun Sie, wenn Sie während Ihrer Schwangerschaft Achtsamkeitsmeditation praktizieren.

Achtsamkeitspraxis: Frage-Antwort-Meditationen zu Angst und Glück

Während des MBCP-Kurses erlernen die werdenden Eltern die Frage-Antwort-Meditation.[17] Diese vielschichtige „Entdeckungsmeditation“ stärkt die Fähigkeit zur Selbstreflexion und fördert Nähe und Verbundenheit. Es handelt sich nicht um ein gewöhnliches Gespräch zwischen zwei Menschen, die versuchen, etwas in Ordnung zu bringen oder einer Sache auf den Grund zu gehen, sondern um eine Meditationsübung. Durch diese besondere Art des Sprechens und gegenseitigen Zuhörens erkunden Paare die wahre Natur von Angst und Glück – und von Kommunikation an sich.

Die Form der Frage-Antwort-Meditation ist trügerisch einfach. Bestimmte Fragen zum Thema Angst werden dreimal gestellt und von beiden Partnern dreimal beantwortet. Im Anschluss werden dieselben Fragen noch einmal zum Thema Glück gestellt. Wenn Sie diese Übung gerne ausprobieren möchten, bitte ich Sie, daran zu denken, dass *dies keine Konversation, sondern eine Meditation ist und es daher wichtig ist, der vorgegebenen Struktur zu folgen.* In der Struktur selbst liegt bereits Weisheit.

Sie werden wahrscheinlich feststellen, dass sich diese Art des Sprechens und Zuhörens sehr von der Art unterscheidet, in der Sie und Ihr Partner oder Ihre Partnerin normalerweise miteinander kommunizieren. Beobachten Sie einfach Ihre Angewohnheit, etwas zu diskutieren und zu analysieren und Fragen zu stellen, um Ihre eigene Neugier zu befriedigen oder um die Art, wie Ihr Partner oder Ihre Partnerin denkt und fühlt, zu verbessern oder zu verändern. Erleben Sie, so gut Sie können, was es heißt, während des Sprechens und Zuhörens mit liebevoller Aufmerksamkeit gegenwärtig zu sein. Sie werden vielleicht etwas sehr Interessantes über sich selbst und Ihren Partner erfahren.

Nehmen Sie sich bitte für die Frage-Antwort-Meditation mindestens eine Dreiviertelstunde Zeit. Setzen Sie sich Ihrem Partner oder Ihrer Partnerin gegenüber. Entscheiden Sie, wer in der ersten Runde die Fragen stellt und wer antwortet. Halten Sie nach jeder Runde inne, schließen Sie die Augen, und kommen Sie für fünfzehn bis dreißig Sekunden (oder drei bis vier Atemzüge) zu Ihrem Atem zurück. Achten Sie dabei auf körperliche Empfindungen und auf Gedanken oder Gefühle, die in diesen Momenten entstehen. Sie können sich während der Übung gerne an den Händen halten oder sich für eine andere Form des körperlichen Kontakts entscheiden, wenn Sie möchten.

Frage-Antwort-Meditation: Angst

Erste Person:	Bitte nenne mir etwas, was du in deinem Körper bemerkst, wenn du Angst hast.
Zweite Person:	(Antwort)
Erste Person:	Danke. (Pause) Bitte nenne mir etwas, was du in deinem Körper bemerkst, wenn du Angst hast.
Zweite Person:	(Antwort. Die Antwort kann dieselbe sein wie bei der ersten Frage oder eine andere.)
Erste Person:	Danke. (Pause) Bitte nenne mir etwas, was du in deinem Körper bemerkst, wenn du Angst hast.
Zweite Person:	(Antwort)
Erste Person:	Danke.

Tauschen Sie jetzt die Rollen und machen Sie die gleiche Übung noch einmal.
Wenn jeder von Ihnen je einmal die drei Fragen gestellt und beantwortet hat, schließen Sie bitte die Augen und kehren für fünfzehn bis dreißig Sekunden (oder drei bis vier Atemzüge) in die Stille und zum Atem zurück. Achten Sie dabei auf Empfindungen im Körper und auf Gefühle oder Gedanken in Ihrem Geist. Öffnen Sie dann die Augen wieder und beginnen Sie mit der nächsten Frage-Antwort-Meditation. Sie werden wahrscheinlich während des Übens einen bestimmten Rhythmus finden.

Die nächste Frage-Antwort-Meditation gibt Ihnen die Möglichkeit, **Gedanken** näher zu untersuchen, die möglicherweise Empfindungen der Angst im Körper auslösen. Denken Sie daran, dass angstvolle Gedanken sich **immer** auf die Zukunft beziehen. Die Gedanken, für die Sie sich entscheiden, können Gedanken über die bevorstehende

Geburt, Ihr Baby, die Beziehung zu Ihrem Partner oder Ihrer Partnerin, Ihre Finanzen, Ihre Arbeit, Ihre Elternschaft oder etwas anderes sein. Als Erstes möchten Sie vielleicht die Gelegenheit nutzen und beängstigende Gedanken im Hinblick auf die bevorstehende Geburt erkunden.

Erste Person:	Bitte nenne mir einen **Gedanken,** der Angst in dir auslöst, wenn du an die Zukunft denkst.
Zweite Person:	(Antwort)
Erste Person:	Danke. (Pause) Bitte nenne mir einen **Gedanken,** der Angst in dir auslöst, wenn du an die Zukunft denkst.
Zweite Person:	(Antwort)
Erste Person:	Danke. (Pause) Bitte nenne mir einen **Gedanken,** der Angst in dir auslöst, wenn du an die Zukunft denkst.
Zweite Person:	(Antwort)
Erste Person:	Danke.

Tauschen Sie jetzt die Rollen und machen Sie die gleiche Übung noch einmal. Wenn jeder von Ihnen je einmal die drei Fragen gestellt und beantwortet hat, schließen Sie bitte wieder die Augen und kehren für fünfzehn bis dreißig Sekunden (oder drei bis vier Atemzüge) in die Stille und zum Atem zurück. Achten Sie dabei auf Empfindungen im Körper, auf Gefühle oder Gedanken in Ihrem Geist. Öffnen Sie dann die Augen wieder und beginnen Sie mit der nächsten Frage-Antwort-Meditation.

Die nächste Frage-Antwort-Meditation ermöglicht es Ihnen, sich eingehender mit **einem** Ihrer beängstigenden Gedanken zu befassen. Teilen Sie Ihrem Partner oder Ihrer Partnerin mit, welchen beängstigenden Gedanken Sie gerne näher erkunden möchten. Das muss nicht der beängstigendste oder schwierigste Gedanke sein. Suchen Sie sich einfach den Gedanken aus, dem Sie sich jetzt stellen möchten. Sie entscheiden!

Erste Person: Bitte nenne mir etwas, was du anwenden würdest, wenn das, wovor du Angst hast, wirklich eintreten würde. Auf welche Ressourcen – sowohl äußere wie Familie, Freunde, professionelle Hilfe, Bücher und Organisationen als auch innere wie Achtsamkeitspraxis, Gebete oder Vertrauen in deine eigene innere Stärke – könntest du zurückgreifen, wenn deine Befürchtungen sich bewahrheiten würden?

Zweite Person: (Antwort)

Erste Person: Danke. (Pause) Bitte nenne mir etwas, was du anwenden würdest, wenn das, wovor du Angst hast, wirklich eintreten würde.

Zweite Person: (Antwort)

Erste Person: Danke. (Pause) Bitte nenne mir etwas, was du anwenden würdest, wenn das, wovor du Angst hast, wirklich eintreten würde.

Zweite Person: (Antwort)

Erste Person: Danke.

Tauschen Sie jetzt wieder die Rollen und machen Sie die gleiche Übung noch einmal. Wenn jeder von Ihnen je einmal die drei Fragen gestellt und beantwortet hat, schließen Sie bitte wieder die Augen und kehren Sie für fünfzehn bis dreißig Sekunden (oder drei bis vier Atemzüge) in die Stille und zu Ihrem Atem zurück. Achten Sie dabei auf Empfindungen im Körper, auf Gefühle oder Gedanken in Ihrem Geist. Öffnen Sie dann die Augen wieder und beginnen Sie mit der nächsten Frage-Antwort-Meditation.

Manchmal haben wir hinsichtlich einer bestimmten Situation unangenehme Gefühle, die wir uns lieber nicht näher ansehen möchten. Realität ist aber das, was nicht verschwindet, selbst wenn man es verleugnet. Oder vielleicht verleugnen wir die Realität auch gar nicht, sondern haben lediglich nicht gelernt, innezuhalten und das, was wir fürchten, beim Namen zu nennen.

Wir haben zwar keine Kontrolle über die Zukunft, sind aber auch nicht ihre passiven Opfer. Die Zukunft ist, zumindest zum Teil, ein Resultat unserer Absichten und der Entscheidungen, die wir im gegenwärtigen Moment treffen. Die nächste Frage-Antwort-Meditation gibt Ihnen Gelegenheit, sich etwas Zeit zu nehmen und zu überlegen, ob Sie **jetzt** etwas tun können oder tun müssen, um die Wahrscheinlichkeit, dass Ihre Befürchtung sich bewahrheitet, zu verringern.

Nehmen wir an, Sie möchten Ihr Kind in einem Krankenhaus zur Welt bringen. Haben Sie sich über die Richtlinien und Vorschriften des Krankenhauses hinsichtlich bestimmter Vorgehensweisen und den Einsatz von Medizintechnik in bestimmten Situationen informiert? (Siehe Kapitel 16.) Und wenn Sie Ihr Baby zu Hause bekommen wollen: Haben Sie sich mit Ihrer Hebamme auf einen „Plan B" verständigt, falls sich die Geburt nicht so entwickelt, wie Sie es sich wünschen, und Sie doch ins Krankenhaus müssen? Steht vielleicht ein Gespräch mit den Menschen an, die Ihnen bei der Geburt zur Seite stehen werden, um Bedenken im Hinblick auf ihre Rolle während der Geburt aus der Welt zu schaffen? Hat Ihre Hebamme oder Ärztin etwas gesagt, das weitere Fragen aufgeworfen hat, denen Sie bis jetzt nicht auf den Grund gegangen sind? Indem Sie sich eine problemorientierte Strategie zu eigen machen, sehen Sie sich Ihr Unbehagen direkt an und bereiten sich gedanklich darauf vor, sich dem Problem zu stellen und es zu erkunden.

Es ist jedoch auch möglich, dass Sie bestimmte Ängste haben – etwa Angst um die Gesundheit Ihres Babys – und es nichts mehr gibt, was Sie in dieser Sache tun könnten, weil Sie alles, was in Ihrer Hand liegt – sich gesund ernähren, sich genügend bewegen und Stress reduzieren –, bereits tun. In einem solchen Fall könnten Sie auf Achtsamkeit als Bewältigungsstrategie zurückgreifen, um das von Ihrem sich sorgenden Geist verursachte Leiden zu lindern. Wenn Sie erkennen, dass Ihnen die Angst um die Gesundheit Ihres Babys nur dadurch, dass Sie Ihr Kind auf die Welt bringen und Ihr gesundes Baby in den Armen halten, genommen werden kann, können Sie Ihre Praxis dazu benutzen, sich Ihre beängstigenden Gedanken einzugestehen. Üben Sie immer wieder, solche Gedanken als das zu erkennen, was sie sind: nur Gedanken. Kehren Sie einfach immer wieder zu Ihrem Atem zurück. Was könnten Sie auch sonst tun?

Fahren wir also mit der Frage-Antwort-Meditation fort.

Erste Person: Gibt es irgendetwas, das du **jetzt** tun kannst, um das Risiko zu verringern, dass sich deine Befürchtungen bewahrheiten könnten?

Zweite Person: (Antwort)

Erste Person: Danke. (Pause) Gibt es irgendetwas, das du **jetzt** tun kannst, um das Risiko zu verringern, dass sich deine Befürchtungen bewahrheiten könnten?

Zweite Person: (Antwort)

Erste Person: Danke. (Pause) Gibt es irgendetwas, das du **jetzt** tun kannst, um das Risiko zu verringern, dass sich deine Befürchtungen bewahrheiten könnten?

Zweite Person: (Antwort)

Erste Person: Danke.

Tauschen Sie jetzt wieder die Rollen und machen Sie die gleiche Übung noch einmal. Wenn jeder von Ihnen je einmal die drei Fragen gestellt und beantwortet hat, schließen Sie bitte wieder die

Augen und kehren für fünfzehn bis dreißig Sekunden (oder drei bis vier Atemzüge) in die Stille und zum Atem zurück. Achten Sie dabei auf Empfindungen im Körper, auf Gefühle oder Gedanken in Ihrem Geist.

Damit ist die Frage-Antwort-Meditation beendet. Während Sie bei Ihrem Atem verweilen, erlauben Sie sich, so gut es geht, still zu werden. Achten Sie darauf, ob noch mehr Fragen auftauchen. Haben Sie genug Energie für eine weitere Frage-Antwort-Meditation, oder war dieser Durchgang fürs Erste ausreichend? Wenn Sie beschließen, die Frage-Antwort-Praxis an dieser Stelle zu beenden, dann bedanken Sie sich bei Ihrem Partner oder Ihrer Partnerin, und umarmen Sie einander, wenn Sie möchten.

Falls Sie noch Zeit und Energie für eine weitere Übung haben, ist die folgende Frage-Antwort-Meditation zum Thema Glück zu empfehlen. Diese Meditationsübung dient dazu, die Tendenz unseres Geistes zum Negativen, die mit der Frage-Antwort-Meditation über die Angst angeregt wurde, auszugleichen. Wenn Sie diese zweite Meditationsübung jetzt nicht machen können oder wollen, sollten Sie sich gemeinsam vornehmen, sie zu einem späteren Zeitpunkt zu machen. Wenn Sie dem in Kapitel 21 beschriebenen MBCP-Programm folgen, wird Ihnen die Frage-Antwort-Meditation über Glück als Hausaufgabe für die sechste Woche begegnen.

Falls Sie etwas, das Ihr Partner oder Ihre Partnerin in dieser Meditationsübung mit Ihnen geteilt hat, in einem Gespräch vertiefen möchten, fragen Sie bitte Ihren Partner oder Ihre Partnerin zunächst, ob das in Ordnung ist. Ein behutsamer, respektvoller Umgang miteinander wird Ihnen beiden zugutekommen.

Frage-Antwort-Meditation: Glück

Wie wir bei der Beschreibung des autonomen Nervensystems gesehen haben, ist die Ruhe-und-Bindung-Dimension des Lebens der stillere, aber ebenso wichtige Gegenpart zur Kampf-oder-Flucht-Reaktion. Es ist äußerst wichtig, diesen sanfteren, ruhigeren Aspekt in uns zu nähren, denn so fördern wir Glück, Gesundheit, Ausgeglichenheit und Leichtigkeit. Das System der Ruhe und Bindung ist auch ein Schlüsselfaktor, wenn wir darüber nachdenken, welche Art von Familienleben wir uns wünschen. Wie viel Stress werden wir unseren Kindern bereiten, wenn wir unser eigenes Leben mit Terminen vollpacken und ihnen das Gefühl von ständigem Zeitdruck vermitteln, so wie wir es vielleicht schon jetzt, vor ihrer Geburt, tun? Wie viel Zeit werden wir uns nehmen, um einfach unbeschwert als Familie zusammen zu sein, miteinander zu kochen und zu essen, spazieren zu gehen, ein Spiel zu spielen, im Garten zu arbeiten oder gemeinsam in die Bücherei zu gehen? Ein so harmonisches Alltagsleben nährt unsere Kinder und uns selbst und ist vielleicht sogar die Quelle des Glücks.

In der folgenden Frage-und-Antwort-Meditation können Sie dieser Dimension des Lebens auf den Grund gehen. Diese zweite Übung ist genauso strukturiert wie die erste Frage-und-Antwort-Meditation.

Erste Person: Bitte nenne mir etwas, das du in deinem Körper bemerkst, wenn du glücklich bist.

Zweite Person: (Antwort)

Erste Person: Danke. (Pause) Bitte nenne mir etwas, das du in deinem Körper bemerkst, wenn du glücklich bist.

Zweite Person: (Antwort)

Erste Person: Danke. (Pause) Bitte nenne mir etwas, das du in deinem Körper bemerkst, wenn du glücklich bist.

Zweite Person: (Antwort)

Erste Person: Danke.

Tauschen Sie jetzt wieder die Rollen und machen Sie die gleiche Übung noch einmal. Wenn jeder von Ihnen je einmal die drei Fragen gestellt und beantwortet hat, schließen Sie bitte die Augen und kehren Sie für fünfzehn bis dreißig Sekunden (oder drei bis vier Atemzüge) in die Stille und zu Ihrem Atem zurück. Achten Sie dabei auf Empfindungen im Körper, auf Gefühle oder Gedanken in Ihrem Geist. Öffnen Sie dann die Augen wieder und beginnen Sie mit der nächsten Frage-Antwort-Meditation.

Erste Person: Bitte nenne mir einen **Gedanken**, der dich glücklich macht, wenn du an die Zukunft denkst.

Zweite Person: (Antwort)

Erste Person: Danke. (Pause) Bitte nenne mir einen **Gedanken**, der dich glücklich macht, wenn du an die Zukunft denkst.

Zweite Person: (Antwort)

Erste Person: Danke. (Pause) Bitte nenne mir einen **Gedanken**, der dich glücklich macht, wenn du an die Zukunft denkst.

Zweite Person: (Antwort)

Erste Person: Danke.

Tauschen Sie jetzt wieder die Rollen und machen Sie die gleiche Übung noch einmal. Wenn jeder von Ihnen je einmal die drei Fragen gestellt und beantwortet hat, schließen Sie wieder die Augen und kehren für fünfzehn bis dreißig Sekunden (oder drei bis vier Atemzüge) in die Stille und zu Ihrem Atem zurück. Achten Sie dabei auf Empfindungen im Körper und auf Gefühle oder Gedanken in Ihrem Geist. Beobachten Sie, wie es sich auf Ihre Stimmung auswirkt, wenn Sie Ihre Gedanken auf die Vorstellung von Glück ausrichten, oder ob Sie vielleicht eine gewisse Leichtigkeit im Körper spüren. Öffnen Sie dann die Augen wieder und beginnen Sie mit der nächsten Frage-Antwort-Meditation.

Erste Person:	Bitte nenne mir eine Möglichkeit, wie du in dein Leben, **so wie es jetzt ist**, mehr Glück bringen kannst.
Zweite Person:	(Antwort)
Erste Person:	Danke. (Pause) Bitte nenne mir eine Möglichkeit, wie du in dein Leben, **so wie es jetzt ist**, mehr Glück bringen kannst.
Zweite Person:	(Antwort)
Erste Person:	Danke. (Pause) Bitte nenne mir eine Möglichkeit, wie du in dein Leben, **so wie es jetzt ist**, mehr Glück bringen kannst.
Zweite Person:	(Antwort)
Erste Person:	Danke.

Tauschen Sie jetzt wieder die Rollen und machen Sie die gleiche Übung noch einmal. Wenn jeder von Ihnen je einmal die drei Fragen gestellt und beantwortet hat, schließen Sie die Augen wieder und kehren für fünfzehn bis dreißig Sekunden (oder drei bis vier Atemzüge) in die Stille und zu Ihrem Atem zurück. Achten Sie dabei auf Empfindungen im Körper, auf Gefühle oder Gedanken in Ihrem Geist. Stellen Sie fest, wie es sich anfühlt, wenn Sie sich vorstellen, jetzt mehr Freude in Ihr Leben zu bringen. Öffnen Sie dann die Augen wieder und beginnen Sie mit der nächsten Frage-Antwort-Meditation.

Erste Person:	Bitte nenne mir etwas, was du als inneres oder äußeres Hindernis siehst, das dich davon abhält, mehr Glücksmomente in dein Leben zu bringen.

Zweite Person: (Antwort)

Erste Person: Danke. (Pause) Bitte nenne mir etwas, was du als inneres oder äußeres Hindernis siehst, das dich davon abhält, mehr Glücksmomente in dein Leben zu bringen.

Zweite Person: (Antwort)

Erste Person: Danke. (Pause) Bitte nenne mir etwas, was du als inneres oder äußeres Hindernis siehst, das dich davon abhält, mehr Glücksmomente in dein Leben zu bringen.

Zweite Person: (Antwort)

Erste Person: Danke.

Tauschen Sie jetzt noch einmal die Rollen. Wenn jeder von Ihnen je einmal die drei Fragen gestellt und beantwortet hat, schließen Sie wieder die Augen und kehren für fünfzehn bis dreißig Sekunden (oder drei bis vier Atemzüge) in die Stille und zu Ihrem Atem zurück. Achten Sie wieder auf Empfindungen im Körper, auf Gefühle oder Gedanken in Ihrem Geist. Öffnen Sie jetzt wieder die Augen.

Jeder von uns ist für sein Glück selbst verantwortlich. Trotzdem können die meisten Menschen dabei ein wenig Ermutigung oder praktische Hilfe gut gebrauchen. Unser Glück ist eng mit dem Glück anderer verwoben, insbesondere mit dem Glück der Menschen, die wir lieben. Wenn wir das Glück anderer fördern, hat das positive Auswirkungen auf uns selbst. Behalten Sie diesen Gedanken im Hinterkopf, wenn Sie jetzt mit der letzten Frage-und-Antwort-Meditation beginnen.

Erste Person: Bitte nenne mir eine Möglichkeit, wie ich dich dabei unterstützen kann, mehr Glücksmomente in dein Leben zu bringen.

Zweite Person: (Antwort)

Erste Person: Danke. (Pause) Bitte nenne mir eine Möglichkeit, wie ich dich dabei unterstützen kann, mehr Glücksmomente in dein Leben zu bringen.

Zweite Person: (Antwort)

Erste Person: Danke. (Pause) Bitte nenne mir eine Möglichkeit, wie ich dich dabei unterstützen kann, mehr Glücksmomente in dein Leben zu bringen.

Zweite Person: (Antwort)

Erste Person: Danke.

Tauschen Sie wieder die Rollen und machen Sie die gleiche Übung noch einmal. Wenn jeder von Ihnen je einmal die drei Fragen gestellt und beantwortet hat, schließen Sie bitte die Augen und kehren für fünfzehn bis dreißig Sekunden (oder drei bis vier Atemzüge) in die Stille und zu Ihrem Atem zurück. Achten Sie darauf, wie es ist, Ihrer Partnerin oder Ihrem Partner bei dem Versuch, glücklicher zu werden, Ihre Hilfe anzubieten. Nehmen Sie wahr, wie sich Ihr Körper jetzt anfühlt und welche Gefühle oder Gedanken Sie haben.

Häufige Erfahrungen bei der Frage-Antwort-Meditation

Es ist nicht ungewöhnlich, dass im Verlauf der Frage-Antwort-Meditation Tränen fließen. Deshalb gehe ich meist mit einer Packung Papiertaschentücher leise durch den Raum, um bei Bedarf zur Stelle zu sein. Wenn wir uns sicher fühlen, wenn wir im offenen Raum achtsamer Gegenwärtigkeit echte Beachtung finden, insbesondere die Beachtung eines geliebten Menschen, dem wir vertrauen, stellen wir nicht nur eine Verbindung zu unserem Geist, sondern auch eine Verbindung zu unserem Herzen her. Warum dieses Öffnen des Herzens von Tränen begleitet wird, ist nicht wichtig. Es passiert einfach.

Wenn Sie merken, dass bei einem von Ihnen oder bei Ihnen beiden Tränen zu fließen beginnen oder wenn Sie ein neues Gefühl der Offenheit spüren, vielleicht im Brustbereich, dann nutzen Sie diese Gelegenheit, um achtsam zu sein und das Gefühl, das Sie in diesem Moment spüren, voll zu erleben – auch in Gegenwart des anderen. Spüren Sie, wie die Tränen Ihre Wangen herunterlaufen, bemerken Sie, welche Gefühle entstehen. Richten Sie Ihre Aufmerksamkeit auf die Gedanken, die Sie vielleicht haben. Vielleicht sind es wertende Gedanken, etwa, dass Sie jetzt nicht weinen sollten, oder sorgenvolle Gedanken über Ihren Partner oder Ihre Partnerin. Vielleicht fragen Sie sich besorgt, wie er oder sie sich jetzt fühlen mag. Achten Sie auf den Gesichtsausdruck Ihres Partners, wenn Sie weinen. Lauschen Sie den Geräuschen, die Sie beim Naseputzen machen. Spüren Sie das Taschentuch, wenn Sie sich die Nase putzen. Schauen Sie sich an, wie es wäre, wenn Sie die Erfahrung des Weinens einfach mit einem offenen Herzen akzeptieren könnten. Schließlich werden Sie Ihr Leben nach der Geburt mit Ihrem Baby teilen, also mit jemandem, der viele sehr intensive Gefühle erleben und oft weinen wird. Es ist daher sicher keine schlechte Idee, die Erfahrung des Weinens schon vor der Geburt Ihres Kindes einmal selbst zu erkunden – als weitere Vorbereitung auf Ihre Rolle als Mutter oder Vater.

In unserem Kulturkreis ist Weinen geradezu verpönt. Das wird insbesondere den Männern unter uns bereits im Kindesalter beigebracht. Diese Konditionierung kann dazu führen, dass wir bestimmte Gefühle unterdrücken oder verleugnen, was wiederum unsere Fähigkeit schwächt, eigene Gefühle wirklich ganz zu erleben und starke Gefühle unserer Mitmenschen auszuhalten. Und das wird sich sehr wahrscheinlich nachteilig auf Ihr eigenes Leben und Ihre Rolle als Mutter oder Vater eines Babys auswirken, eines sehr kleinen Menschen, der seine Gefühle leidenschaftlich und ohne jeden Filter durchlebt. Sich mit der gesamten Palette der menschlichen Gefühle vertraut zu machen und sie zuzulassen kann Ihnen helfen, Ihr Elternsein mit mehr Verständnis, Empathie und Mitgefühl zu leben, und Ihnen die Erfahrung schenken, ein vollständiger und ganz und gar lebendiger Mensch zu sein.

Auch das Gegenteil von Weinen kann bei dieser Frage-Antwort-Meditation auftreten: unkontrollierbares Lachen. Auch in diesem Fall gibt es keinen Grund, das zugrunde liegende Gefühl zu unterdrücken oder sich in Werturteilen oder Analysen zu verfangen. Beobachten Sie, wie das Neue und Unerwartete Fröhlichkeit und Wellen des Gelächters in Ihrem Körper entstehen lässt. Nehmen Sie wahr, wo Sie das Lachen spüren (im Bauch, in der Brust), und beobachten Sie, wie ansteckend Lachen sein kann. Es heißt, ein Lachen sei die kürzeste Verbindung zwischen zwei Menschen. Genießen Sie es, wenn Sie diese Erfahrung während Ihrer Frage-Antwort-Meditation machen.

Aufgrund der begrenzten Zeit im MBCP-Kurs stellen die Teilnehmerinnen und Teilnehmer sich bei dieser Übung die Fragen nur je dreimal. Selbstverständlich müssen Sie sich nicht an diese Vorgabe halten. Viele Paare möchten die Fragen eingehender erforschen und finden es daher sinnvoll, zu Hause länger damit zu üben. Sie werden möglicherweise feststellen, dass Ihre Antworten tiefgründiger werden, wenn Sie mit der Übung fortfahren. Wenn Sie sich dazu entschließen, die Fragen mehr als dreimal zu stellen, sollten Sie vorher gemeinsam festlegen, wie oft Sie einander die Fragen stellen und beantworten. Achten Sie darauf, dass Sie beide jeweils gleich häufig fragen bzw. antworten.

So wichtig wie die Themen Angst und Glück in dieser Frage-Antwort-Meditation sein mögen: Das entscheidende Element dieser Übung ist die *Erfahrung* des achtsamen Sprechens und Zuhörens. Nehmen Sie wahr, wie es ist, wenn Ihnen Ihr Partner wirklich zuhört. Nehmen Sie wahr, wie es ist, wenn Sie Ihrem Partner wirklich zuhören. Achten Sie darauf, wie es sich anfühlt, wiederholt ein „Danke" zu hören. Dieser Teil der Meditation ist sehr wichtig. Er ist die Bestätigung dafür, dass man wirklich wahrgenommen und gehört worden ist und dass das Geschenk, das eigene Herz die Wahrheit sprechen zu lassen, angenommen wurde. Denken Sie daran, auch Ihren Kindern diese Art des Zuhörens zu schenken. Sie werden es nie bereuen.

7 Achtsamkeitsübungen bei Schmerzen

Hokusai sagt …
Er sagt, hab keine Angst.
Hab keine Angst.
Sieh hin, fühle, lass dich vom Leben bei der Hand nehmen.
Lass das Leben durch dich leben.

Roger Keyes

Es ist der vierte Kursabend und Zeit für eine Kaffeepause. Die werdenden Eltern haben kleine Gruppen gebildet und unterhalten sich angeregt über eine Internetressource, die sie vor Kurzem entdeckt haben, und eine Veranstaltung mit dem Titel „Doulas stellen sich vor“ in der örtlichen Geburtsberatungsstelle. Vor der Pause haben wir lebhaft darüber diskutiert, wie wir mit Schmerzen umgehen können, die während der formalen Praxis auftreten: in die Körperempfindungen hineinspüren; so lange wie möglich mit ihnen verweilen; unangenehme Empfindungen mit Interesse und Neugier erkunden; mit dem Einatmen in die Empfindungen hineinatmen; beim Ausatmen nachgeben und loslassen; beim Body-Scan oder bei den Yogaübungen (die Sie im nächsten Kapitel kennenlernen werden) sanft und bewusst die Position verändern. Wir haben uns angeschaut, wie wir im Alltag mit Schmerzen und Beschwerden umgehen können und wie wir die üblichen Schwangerschaftsbeschwerden dazu nutzen können, uns auf die Geburt vorzubereiten. Außerdem haben wir uns das Tagebuchblatt „Angenehme Ereignisse“ angesehen, das Bestandteil der Hausaufgaben in der vergangenen Woche war (siehe Anhang C).

Wir sind jetzt bereit für einen weiteren Schritt auf unserer Entdeckungsreise durch die intensiven körperlichen Empfindungen, die wir als Schmerzen bezeichnen: Wir werden uns ansehen, wie wir mit Hilfe unserer Achtsamkeitspraxis einen Zustand der Ruhe und Bindung für uns schaffen können, also genau den Zustand, der die optimale Physiologie der Geburt fördert, selbst dann, wenn wir mit starken und unangenehmen körperlichen Empfindungen konfrontiert sind. Das werden wir mit echten Schmerzempfindungen üben: Wir werden Eiswürfel in den Händen halten.[18] Vielleicht hilft es Ihnen zu sehen, wie andere Menschen diese formalen Schmerzübungen erlebt haben, bevor Sie sie selbst ausprobieren. Ich lade Sie ein, mir jetzt bei einem MBCP-Kursabend Gesellschaft zu leisten.

„Nehmt euch bitte einen Bodenstuhl aus dem Schrank und setzt euch hin“, bitte ich die Teilnehmerinnen und Teilnehmer meines Kurses, während ich saubere Laken auf dem Fußboden ausbreite. „Nehmt euch ein Handtuch vom Stapel dort drüben und legt es vor euch auf den Boden. Wir werden uns heute mit Schmerzübungen beschäftigen.“

Nachdem alle Platz genommen haben, fahre ich fort. „Ich werde jetzt mit einer Kühltasche voller Eiswürfel die Runde machen und möchte euch bitten, euch eine große Handvoll Schmerzen zu nehmen und die Eiswürfel dann auf euer Handtuch zu legen.“ Langsam gehe ich von einem zum anderen und jeder nimmt sich eine Handvoll Eis.

„Und jetzt nehmt die Eiswürfel bitte in die Hand. Und wenn es anfängt wehzutun, dann jammert und beschwert euch. Das meine ich wirklich so.

Lasst die anderen wissen, wie sehr euch diese Erfahrung missfällt. Jammern und Klagen steht also jetzt auf dem Programm."

Als alle Eis in den Händen halten, starte ich meine Stoppuhr. Schon kurz darauf bekomme ich Einiges zu hören.

„Aua." Das ist Vicki.

„Das tut richtig weh!", fügt Greg hinzu.

„Das gefällt mir überhaupt nicht!"

„Der Schmerz wandert meinen Arm hoch."

„Wann ist endlich Schluss damit?"

Ich bleibe während dieses Klagekonzerts ruhig sitzen. Allgemeines Stirnrunzeln, hochgezogene Schultern und wiegende Oberkörper zeigen mir, dass diese Übung vielen schwerfällt. Andere versuchen, mit Gelächter gegen den Schmerz anzugehen. Wieder andere haben sich für eine stoische Haltung entschieden: „Davon lasse ich mich nicht unterkriegen", scheinen ihre Gesichter zu sagen, und über ihre fest zusammengepressten Lippen kommt trotz meiner Aufforderung, sich lautstark zu beschweren, kein Laut.

Nach einer Minute übertöne ich den vielstimmigen Chor mit der Mitteilung, dass die Übung jetzt zu Ende ist. Alle lassen erleichtert ihre Eiswürfel fallen und aus Beschwerden werden Fragen. „Wie lange hat das gedauert?" „In welcher Beziehung stehen diese Schmerzen zu Geburtsschmerzen?" „Werden die Geburtsschmerzen genauso wehtun?"

Ich lächle. Noch ist nicht die Zeit für Antworten.

„Also", sage ich, „das ist der gewöhnliche Geist, unsere typische Art und Weise, mit Schmerzen umzugehen. Wir reagieren. Wir möchten, dass die Schmerzen aufhören, und wir wollen sie so schnell wie möglich loswerden. Und dagegen ist auch nichts einzuwenden, das ist menschlich. Trotzdem hilft uns eine solche Haltung bei der Geburt nicht. Wenn wir auf eine bereits schwierige Erfahrung reagieren, verbrauchen wir sehr viel Energie. Uns stehen andere Möglichkeiten zur Verfügung. Lasst uns diese Übung jetzt noch einmal machen. Diesmal versuchen wir jedoch, unsere Achtsamkeitspraxis auf diese Körperempfindungen anzuwenden. Bitte nehmt euch wieder ein paar Eiswürfel, diesmal mit der anderen Hand. Und dann richtet ihr eure ganze Aufmerksamkeit auf euren Atem, so als würde euer Leben davon abhängen."

Im Zimmer ist es völlig still, abgesehen vom Tröpfeln schmelzender Eiswürfel. Die meisten haben die Augen geschlossen und konzentrieren sich auf den Atem. Andere haben ihren Blick sanft auf den Boden gerichtet. Die Anspannung in den Gesichtern und Körpern ist jetzt sichtbar geringer als bei unserem ersten Versuch. Während ich abwechselnd auf die Paare und auf meine Stoppuhr blicke, folge ich meinem eigenen Atem.

Nach einer Minute sage ich ruhig: „Jetzt ist Pause."

Eiswürfel fallen auf den Boden und Augen öffnen sich. „Super! Das war jetzt viel leichter. Hat das wirklich genauso lange gedauert wie beim ersten Mal?"

„Wie habt ihr diese Übung erlebt?"

„Ich hatte den Eindruck, dass die Übung jetzt kürzer war!" Zustimmendes Nicken in der Runde.

Ich lächle und zeige auf meine Stoppuhr. „Die Zeit, die ihr mit dem Eis in den Händen verbracht habt, war in dieser Runde *genauso lang* wie beim ersten Mal – eine Minute, die durchschnittliche Dauer einer Wehe. Ist das nicht interessant? Nichts, absolut gar nichts, war anders, außer dass ihr diesmal euren Geist benutzt habt, um mit den unangenehmen Empfindungen in euren Händen umzugehen. Anstatt zu reagieren und eurer Erfahrung eine Schicht des Leidens hinzuzufügen, habt ihr auf achtsame Weise geantwortet und die Situation so angenommen, wie sie ist. Haben wir heute etwa die Macht der Achtsamkeit entdeckt?"

Schmerzübungen während der Empfindungen

Jede von den formalen Schmerzübungen des MBCP-Kurses basiert auf einem der beiden Aspekte achtsamen Bewusstseins: auf der Konzentration unserer Aufmerksamkeit oder auf dem offenen Gewahrsein. Wie wir bei der Rosinenübung erfahren haben, ist Achtsamkeit wie ein Objektiv, bei dem wir diejenige Blende wählen, die im jeweiligen Moment am geeignetsten ist. Manchmal ist der Laserstrahl unserer fokussierten Aufmerksamkeit gefragt, wie wir feststellen konnten, als wir die Rosine wie unter dem Mikroskop untersucht haben. Zu anderen Zeiten können wir eine offenere und umfassendere Qualität der Aufmerksamkeit wählen, mit der wir ein größeres Feld, ein umfassendes Netz des Verbundenseins wahrnehmen, so wie im zweiten Teil der Rosinenübung.

Wenn Sie die folgenden Übungen zum Umgang mit Schmerzen zum ersten Mal ausprobieren, sollten Sie sie nacheinander machen. Eine nach der anderen. Finden Sie heraus, welche der Übungen für Sie persönlich, für Ihren Geist und Ihren Körper, die passendsten sind. Sie werden sehen, dass es viele Möglichkeiten gibt, Eiswürfel auf achtsame Weise zu halten. Wenn Sie sie erlernen und üben, steht Ihnen während der Geburt eine große Auswahl an Werkzeugen für den Umgang mit Schmerzen zur Verfügung.

Ich empfehle Ihnen, den Fluss Ihrer Erfahrung nicht durch Gespräche mit Ihrem Partner über das gerade Geschehene zu unterbrechen. Lassen Sie jeden Moment einen Praxismoment sein, eine Zeit der ununterbrochenen und ruhigen Meditation und des konzentrierten inneren Lernens. Wenn Ihr Geist abschweift, dann bringen Sie ihn sanft zu Ihrem Atem oder zum Objekt Ihrer Aufmerksamkeit, mit dem Sie gerade arbeiten, zurück.

Wenn Sie mit Eiswürfeln üben, halten Sie sie eine Minute lang in den Händen. Legen Sie sie dann ab und lenken Sie Ihre Aufmerksamkeit anderthalb Minuten lang auf den Atem. Es ist wichtig, in den Pausen zwischen den intensiven Empfindungen immer wieder zum Atem oder dem jeweiligen Objekt Ihrer Aufmerksamkeit zurückzukommen, da Sie genau das später auch in den Pausen zwischen den Wehen tun werden.

Wenn Sie und Ihr Partner oder Ihre Partnerin gemeinsam üben, schlage ich vor, dass zunächst Sie alle im Folgenden vorgestellten Übungen machen, während Ihr Partner auf die Zeit achtet. Die gesamte Übungsreihe dauert ungefähr zwanzig bis dreißig Minuten. Lassen Sie im Anschluss Ihren Partner alle Übungen machen, während Sie die Stoppuhr übernehmen. Freuen Sie sich daran, herauszufinden, ob Ihr Geist und Ihr Nervensystem ähnlich mit Schmerzempfindungen umgehen wie der Geist und das Nervensystem Ihres Partners. Wir sind alle verschieden, deshalb gibt es auch hier kein Richtig oder Falsch.

Wenn Ihr Partner oder Ihre Partnerin die Schmerzübungen nicht mit Ihnen zusammen machen kann oder wenn Sie Ihr Baby allein bekommen werden, dann können Sie vielleicht mit einer Doula oder einer Freundin üben. Es kann aber auch interessant sein und Ihr Selbstvertrauen stärken, die Übungen allein durchführen. Schließlich sind **Sie** es, die Ihr Kind auf die Welt bringen wird. Unterstützung, Ratschläge und Ermutigung von anderen können sehr wertvoll sein, doch ein Kind zu gebären erfordert innere Arbeit, und die kann Ihnen ein anderer Mensch ebenso wenig abnehmen wie Ihre Meditationspraxis.

Am Anfang können Sie die Eiswürfel in einer Hand halten. Mit der Zeit und wachsendem Selbstvertrauen können Sie versuchen, die Intensität der Empfindungen allmählich zu steigern, indem Sie die Eiswürfel in beiden Händen halten oder auf eine empfindlichere Körperstelle legen, zum Beispiel auf die Innenseite Ihres Handgelenks oder hinter das Ohr. Und wenn Sie so weit sind, können Sie, wie später in diesem Kapitel beschrieben, versuchen, „alles zusammenzuführen", und eine Minute lang zuerst eine, dann beide Hände in eine Schale mit Eiswasser legen. Das ist eine sehr intensive Erfahrung, aber die starken Empfindungen bei der Geburt sind ebenfalls sehr intensiv. Durch Übung wird es Ihnen mit Hilfe von Achtsamkeit gelingen, die Grenzen des Möglichen nach und nach auszuweiten.

Obwohl das Üben mit Eiswürfeln zweifellos sehr nützlich ist, kommen und gehen die Empfindungen, die wir dabei hervorrufen, nicht wellenartig. Wenn Sie die Eiswürfel loslassen, werden die unangenehmen Empfindungen in der Hand (oder in beiden Händen) zwar geringer, bleiben aber noch eine Weile bestehen. Das unterscheidet sie von den Wehen bei der Geburt. Bei der Geburt sind die Empfindungen verschwunden, wenn die Wehe vorüber ist. **Die Pausen zwischen den Wehen sind schmerzfrei;** in diesen

Momenten gibt es nur Freude, Ruhe, Leichtigkeit. Sie sind Momente des Friedens und der Erneuerung.[19]

Beim Üben mit Eis ist es vollkommen in Ordnung, wenn Sie Ihrer Hand in den Pausen angenehme Empfindungen der Wärme gönnen: Umfassen Sie die „Eishand" mit der anderen Hand oder legen Sie sie an Ihre warme Wange oder lassen Sie sie von Ihrem Partner oder Ihrer Partnerin wärmen. Nehmen Sie wahr, wie sich eine warme, liebevolle Berührung körperlich und emotional anfühlt.

Jede der hier beschriebenen Übungen hat manchen Frauen an bestimmen Punkten des Geburtsprozesses geholfen. Probieren Sie sie einfach alle aus, um herauszufinden, welche Ihnen am meisten helfen. Aber bedenken Sie, dass Sie mit diesen Übungen tatsächlich nur lernen, wie Sie Eiswürfel halten können. Sie werden Ihre Lernerfahrung zwar auf die Geburt übertragen können, doch Sie wissen **heute** nicht, welche der Übungen Ihnen **dann** am besten helfen wird. Am besten üben Sie sie also alle – dann werden Ihnen, wenn die Zeit gekommen ist, viele Hilfsmittel zur Verfügung stehen.

Erinnern Sie sich daran, dass es kein Ziel zu erreichen gilt. Wir versuchen ganz sicher nicht, den Schmerz loszuwerden. Wir arbeiten darauf hin, unsere Fähigkeit zu erweitern, mit den unangenehmen Empfindungen zu sein, uns unserer Erfahrung (unseren körperlichen Empfindungen, unseren Gedanken und unseren Gefühlen) von Moment zu Moment zuzuwenden, sie zu akzeptieren und willkommen zu heißen, wie auch immer sie aussehen mag.

Die Aufmerksamkeit auf den Atem richten

Sie haben in Kapitel 4 die grundlegende Praxis des Atemgewahrseins erlernt. Setzen Sie die Atemmediation nun in diesem Kontext ein, und beobachten Sie, was passiert. Nehmen Sie die Eiswürfel in die Hand, und richten Sie Ihre volle Aufmerksamkeit auf die Empfindungen des Atems, während Sie das Eis in der Hand halten. Jedes Mal, wenn sich Ihre Aufmerksamkeit auf ein anderes Objekt, auf die Empfindungen in Ihrer Hand oder auf Gedanken oder Gefühle richtet, bringen Sie sie sanft zum Atem zurück. Legen Sie die Eiswürfel nach einer Minute ab und richten Sie Ihre Aufmerksamkeit noch einmal anderthalb Minuten lang auf Ihren Atem.

In Empfindungen hineinatmen und sie wieder loslassen

Werden Sie sich – wie in der vorangegangenen Übung – der Empfindungen des Atems bewusst, während Sie die Eiswürfel in die Hand nehmen. Experimentieren Sie nach einigen Atemzügen damit, beim Einatmen direkt in die Empfindungen in Ihrer Hand hineinzuatmen. Versuchen Sie dann, mit der Ausatmung etwas von der Intensität der Empfindungen in Ihrer Hand loszulassen, indem Sie sie weich werden lassen, freigeben und loslassen. Diese Möglichkeit, mit unangenehmen Empfindungen umzugehen, haben Sie beim Üben des Body-Scans kennengelernt. Experimentieren Sie jetzt damit, sie bei den Empfindungen einzusetzen, die durch das Eis in Ihrer Hand entstehen.

Empfindungen bewusst wahrnehmen

Nehmen Sie die Eiswürfel in die Hand und richten Sie Ihre Aufmerksamkeit direkt auf die Empfindungen in Ihrer Hand. Versuchen Sie, wie Sie es beim Body-Scan gelernt haben, Ihre Empfindungen (Stechen, Taubheit, Brennen, Kälte), so, wie sie sind, präzise und genau wahrzunehmen. Wo sind die Empfindungen am stärksten? Und wo am schwächsten? Spüren Sie, dass die Empfindungen, die durch das Eis in Ihrer Hand entstehen, nicht gleich bleiben, sondern sich von Moment zu Moment verändern? Gehen Sie mit Ihrer Aufmerksamkeit in die Randbereiche der Empfindungen, wo auch andere Empfindungen präsent sind. Achten Sie auf Gedanken und Gefühle, die aufsteigen – vielleicht sind dies negative Gedanken oder Gefühle des Widerstands, des Sichzusammenziehens oder andere Gedanken und Gefühle, in denen ein **Nein** zum Ausdruck kommt. Versuchen Sie, ob es möglich ist, den Empfindungen in Ihrer Hand mit Freundlichkeit, Offenheit und Neugier zu begegnen – denn wie oft haben Sie schon die Gelegenheit zu lernen, wie man Eiswürfel in der Hand hält, oder die Gelegenheit, so intensive Empfindungen wie Transformationsschmerzen zu erleben, die dann zur Geburt Ihres Babys führen?

Legen Sie die Eiswürfel nach einer Minute ab und konzentrieren Sie sich noch einmal anderthalb Minuten lang auf Ihren Atem.

Mit Empfindungen spielen

Nehmen Sie die Eiswürfel in die Hand und richten Sie sanft Ihre Aufmerksamkeit abwechselnd auf den Atem und die Empfindungen in Ihrer Hand (bzw. Ihren Händen). Lassen Sie Ihr Gewahrsein zunächst eine oder zwei Sekunden lang leicht auf den Empfindungen ruhen, bevor Sie wieder zum Atem zurückkehren. Spielen Sie mit den Empfindungen in Ihrer Hand (bzw. Ihren Händen). Tanzen Sie mit ihnen. Lernen Sie von ihnen.

Legen Sie die Eiswürfel nach einer Minute ab und konzentrieren Sie sich anderthalb Minuten lang auf Ihren Atem.

Atemzüge zählen

Nehmen Sie die Eiswürfel in die Hand und zählen Sie still und sehr sanft Ihre Atemzüge: „eins" beim Einatmen, „zwei" beim Ausatmen, „drei" beim nächsten Einatmen, „vier" beim nächsten Ausatmen usw. Wenn Sie nicht mehr wissen, bei welcher Zahl Sie angekommen sind, macht das gar nichts. Sie waren wahrscheinlich nur kurz abgelenkt. Fangen Sie einfach bei eins wieder an, freundlich und ohne sich zu verurteilen. Sie können auch versuchen, innerlich leise „ein" beim Einatmen und „eins" beim Ausatmen, „ein" beim Einatmen und „zwei" beim Ausatmen usw. zu sagen.[20]

Legen Sie die Eiswürfel nach einer Minute ab und lassen Sie Ihre Aufmerksamkeit für weitere anderthalb Minuten auf Ihrem Atem ruhen.

Viele Frauen berichten, dass Ihnen das Zählen der Atemzüge bei der Geburt sehr dabei geholfen habe, die Konzentration während einer Wehe aufrechtzuerhalten. Das Wissen, dass die Empfindungen nur für die Dauer einer bestimmten Anzahl an Atemzügen anhalten (gewöhnlich zwischen sieben und zehn), kann Ihnen Bodenhaftung geben und helfen, im gegenwärtigen Moment präsent zu sein. Das Zählen kann außerdem dafür sorgen, dass Sie neugierig bleiben. Die eine Wehe dauert vielleicht sieben Atemzüge, die nächste neun oder sogar elf Atemzüge. Neugier und Interesse auch angesichts sehr starker körperlicher Empfindungen können eine positive Geisteshaltung fördern und zu bewahren helfen und Leiden in schwierigen Situationen vermindern.

Das Gewahrsein ausweiten

Experimentieren Sie damit, Ihr Gewahrsein auf den Körper als Ganzes auszuweiten wie am Ende der Body-Scan-Übung. Halten Sie, wenn Sie das Eis in die Hand nehmen, Ihr Gewahrsein für Ihren ganzen Körper offen. Nehmen Sie wahr, wie viele Bereiche Ihres Körpers schmerzfrei sind. Nehmen Sie wahr, wie groß der Körper ist und dass die unangenehmen Empfindungen nur in einem sehr kleinen Bereich zu finden sind – in Ihrer Hand. Lassen Sie Ihr Gewahrsein in dieser Minute, während Sie das Eis halten, so umfassend und weit wie möglich werden. Vielleicht werden Sie feststellen, dass ein achtsames Bewusstsein größer ist als körperliche Schmerzen. Viel, viel größer. Achtsamkeit ist groß genug, um alles zu enthalten.

Legen Sie die Eiswürfel nach einer Minute ab und richten Sie Ihre Aufmerksamkeit dann für anderthalb Minuten auf Ihren Atem.

Ein Halblächeln

Wenn Sie es nicht ohnehin schon ausprobiert haben, dann sind Sie vielleicht jetzt bereit, sich der Herausforderung zu stellen und die Eiswürfel in beide Hände zu nehmen. (Denken Sie daran, dass auch die Wehen an Stärke zunehmen.) Richten Sie Ihr Bewusstsein auf die Muskeln in den Mundwinkeln, und spannen Sie diese Muskeln ganz leicht an, damit sich die Mundwinkel ein kleines bisschen nach oben ziehen. Machen Sie das eine Minute lang und legen Sie dann das Eis wieder ab. Hat diese Andeutung eines Lächelns Ihre Erfahrung verändert?

Forschungsergebnisse zeigen, dass beim Lächeln vermehrt Endorphine – die Wohlfühl-Neuropeptide, die Sie aus Kapitel 6 kennen – im Körper freigesetzt werden. Darum lächeln und lachen wir Menschen gerne und sind gerne mit anderen Menschen zusammen, die glücklich sind und uns zum Lachen bringen. Nutzen Sie während der Geburt Ihres Babys die ganze Weisheit und Unterstützung, die Ihr Körper und Ihr Geist Ihnen zur Verfügung stellen! Ziehen Sie die Mundwinkel nach oben, und beobachten Sie, wie sich das auf den Geist auswirkt.

Sollten Sie Ihr Kind im Krankenhaus bekommen und dort das Halblächeln praktizieren, kann es sehr gut sein, dass sich die Hebammen darum reißen werden, sich um Sie zu kümmern. Ich kann mir gut vorstellen, was sie dann sagen. „Hast du die Frau in Zimmer 352 gesehen? Sie hat Wehen und **lächelt! Ich** möchte diese Patientin übernehmen!" Ihre Achtsamkeit hat nicht nur Auswirkungen auf Sie, sondern auch auf die Menschen in Ihrem Umfeld.

Gathas

Gathas sind kurze, rhythmische Verse, die wie beim Zählen der Atemzüge still, im Rhythmus des Atems, rezitiert werden, um den Geist zu sammeln und bestimmte Gefühle entstehen zu lassen. Wie die Meditation mit Mantras ist auch das Rezitieren von Gathas eine sehr alte Technik zur Beruhigung des Geistes und zur Aufrechterhaltung der Konzentration im gegenwärtigen Moment. Der aus Vietnam stammende buddhistische Mönch und inspirierende Meditationslehrer Thich Nhat Hanh bittet seine Schüler oft, bei ihrer Meditationspraxis Gathas zu benutzen. Ende der 1980er-Jahre nahm ich mit meiner Familie an mehreren Familienretreats unter seiner Leitung teil. Eine der Gathas, die er uns beibrachte, lautete folgendermaßen:

Ein, aus
Tief, langsam
Ruhe, Leichtigkeit
Lächeln, loslassen
Gegenwärtiger Moment
Wunderbarer Moment

Das erste Wort, **ein**, wird beim Einatmen gesagt, das zweite Wort, **aus**, beim Ausatmen usw. Experimentieren Sie mit dieser Gatha, während Sie das Eis halten. Beobachten Sie, ob dies inmitten der starken Empfindungen, die Sie in Ihrer Hand (oder Ihren Händen) spüren, mehr Ruhe, Konzentration und Leichtigkeit entstehen lässt. Sie können gerne auch weniger oder andere Wörter benutzen, die für Sie persönlich stimmig sind.

Experimentieren Sie mit einer selbst verfassten, persönlichen „Geburts-Gatha". Einige Frauen haben herausgefunden, dass sich für sie Wörter wie **aufmachen, ja, Baby** und **raus** besonders gut eigneten. Oder versuchen Sie, eine Haltung der Neugier zu kultivieren, indem Sie sich beim Einatmen „Was ist das?" fragen und beim Ausatmen „Weiß nicht" antworten. Denken Sie daran, Ihre Gatha mit dem Ein- und Ausatmen zu koordinieren.

Wenn Sie bereits bestimmte Wörter oder Sätze kennen, die Ihnen guttun, wie ein Gebet oder ein Lied, können Sie diese im Rhythmus Ihres Atems still für sich sagen. Vielleicht haben sie während der Eisübung eine positive Wirkung auf Ihren Körper und Geist. Wenn das der Fall sein sollte, dann versuchen Sie, diese Wörter auch bei der Geburt zu nutzen. Bitten Sie Ihren Partner – oder Ihre Doula, wenn Sie sich für eine solche Geburtsbegleitung entschieden haben –, Sie an diese Wörter zu erinnern, falls Sie sie während der Geburt vergessen.

Liebende-Güte-Meditation

In Kapitel 14 werden Sie die Liebende-Güte-Meditation kennenlernen. Die Teilnehmerinnen und Teilnehmer eines MBCP-Kurses lernen sie in der siebten Woche und werden dazu ermutigt, sie in ihre formale und informelle tägliche Meditationspraxis einzubauen. Manche Frauen berichten, dass sie die Sätze der Liebende-Güte-Meditation während der Geburt angewandt und als sehr hilfreich empfunden hätten. Nachdem Sie sie erlernt haben, können Sie während der Eisübung mit Sätzen aus dieser Meditation experimentieren.

Spontane Ideen

Während der Eisübung oder bei der Geburt kann eine spontane Idee auftauchen, die Ihnen hilft, mit diesen schwierigen körperlichen Empfindungen umzugehen. Danken Sie Ihrer Intuition und Ihrer Kreativität für dieses Geschenk, das Sie tief aus Ihrem Inneren erhalten haben. Experimentieren Sie damit, und beobachten Sie, was passiert. Vielleicht werden Sie etwas völlig Neues und Wunderbares entdecken, das Ihnen sehr hilft.

Schmerzübungen für die Pausen

Wenn Sie die folgenden Praxisübungen zum ersten Mal ausprobieren, nutzen Sie die Pausen zwischen den intensiven Körperempfindungen, um zu Ihrem Atem zurückzukehren und einfach nur da zu sein. Denken Sie daran: Hier finden Sie die Momente der Ruhe und Leichtigkeit. Lassen Sie sich diese nicht entgehen. Wenn Sie sich mit dem Rhythmus von Arbeit, Ruhe, Arbeit, Ruhe vertraut gemacht haben, möchten Sie vielleicht erforschen, ob und auf welche Weise Sie tiefer in diese friedvollen Pausenmomente eintauchen können. Und denken Sie daran, dass alles, was Ihr Bewusstsein im gegenwärtigen Moment hält, Ihnen helfen wird, ob während einer Wehe oder in einer Wehenpause.

Der Body-Scan

Ein kurzer Body-Scan in den Pausen zwischen den intensiven Empfindungen kann Ihnen helfen, während des gesamten Geburtsprozesses einen Zustand der Ruhe und Gelassenheit aufrechtzuerhalten. Beginnen Sie, wie in Kapitel 5 beschrieben, am Scheitel und lassen Sie Ihre Aufmerksamkeit durch Ihren Körper nach unten bis zu den Füßen wandern. Wenn Sie auf einen Bereich stoßen, der angespannt ist, zum Beispiel die Stelle zwischen den Augenbrauen, Ihre Kaumuskeln, die obere Schulterpartie oder die Hüften, dann lenken Sie Ihre Aufmerksamkeit direkt dorthin. Atmen Sie in die Empfindungen hinein. Achten Sie beim Ausatmen darauf, ob die Anspannung nachlässt oder sich ein wenig löst. Wenn Sie diese Übung in den Pausen machen, werden Sie vielleicht feststellen, dass Sie die nächste Eiswehe mit etwas mehr Gleichmut und Gelassenheit willkommen heißen können. Und vielleicht werden Sie dies auch während der Geburt tun können.

Der Körper als Ganzes

Sie haben das umfassende Wahrnehmen des Körpers als Ganzes bereits angewendet, um mit den durch die Eiswürfel in Ihrer Hand ausgelösten körperlichen Empfindungen umzugehen. Diese Perspektive, die den Körper als Ganzes umfasst, Ihren Körper, der sich öffnet und einem anderen Menschen erlaubt, die Welt im Inneren Ihres Körpers zu verlassen und eine andere Welt zu betreten, kann auch in den Wehenpausen ein Ort der Ruhe sein. Versuchen Sie es. Nehmen Sie Ihre Erfahrung wahr.

Offenes Gewahrsein

In Kapitel 9 erlernen Sie die Fähigkeit des offenen Gewahrseins. Offenes Gewahrsein bedeutet, allem, was in der unmittelbaren Erfahrung gerade vorherrschend ist, zum Beispiel der Atem, körperliche

Empfindungen, Geräusche, Gedanken oder Gefühle, unterschiedslos mit achtsamem Gewahrsein zu begegnen, von Moment zu Moment. Sie können diese Meditationsübung sowohl während der Wehen als auch in den Pausen dazwischen praktizieren.

Das Bild eines Babys entstehen lassen

Wir besitzen alle die Fähigkeit, uns etwas vorzustellen, Bilder vor unserem inneren Auge entstehen zu lassen. Bei manchen Menschen ist diese Fähigkeit stärker ausgeprägt und leichter zugänglich als bei anderen. Während der Geburt das Bild eines Babys entstehen zu lassen, kann Ihnen helfen, sich an den Zweck dieser starken Körperempfindungen zu erinnern: Mit ihrer Hilfe wird Ihr Kind Ihren Körper verlassen und bald in Ihren Armen liegen.

Experimentieren Sie in den Pausen zwischen den Eisempfindungen damit, das Bild eines Babys vor Ihrem inneren Auge entstehen zu lassen. Betrachten Sie die Farbe und Beschaffenheit seiner Haare und seine winzig kleinen Finger und Zehen. Stellen Sie sich vor, wie weich die Haut des Babys ist und wie sie riecht, und spüren Sie die Wärme und das Gewicht seines Körpers, wenn Sie das Baby in Ihren Armen halten. Halten Sie dieses innere Bild aufrecht, während Sie eine Minute lang Eiswürfel in der Hand halten. Wenn Sie möchten, experimentieren Sie zusätzlich mit einem Halblächeln. Wie erleben Sie die Empfindungen der Eiswürfel in Ihrer Hand (bzw. Ihren Händen), wenn Sie sich gleichzeitig ein Baby vorstellen? Und wenn Sie sich ein Baby vorstellen **und** sanft lächeln?

Die Kursteilnehmerinnen und -teilnehmer haben etwa eine halbe Stunde lang Schmerzübungen mit Eiswürfeln gemacht und dabei den Rhythmus der Wehen nachgeahmt, während ich sie durch die vielen Möglichkeiten, mit dem Schmerz zu sein, geführt habe (Sie haben sie gerade gelesen). Es ist viel Zeit verstrichen und spät geworden.

„Wir müssen leider Schluss machen, aber bevor wir uns für heute verabschieden, möchte ich euch bitten, den anderen mitzuteilen, wie ihr mit euren ‚Wehen' zurechtkommt. Ein Wort oder ein kurzer Satz genügt völlig." Ich wende mich an Ted, der links von mir sitzt. „Wie geht es dir mit deinen Wehen, Ted?"

„Sie fühlen sich friedlich an", antwortet er und lächelt. „Schön", sagt Monica. „Ruhig", fügt Tomiko hinzu. „Gut zu schaffen." „Überraschend." „Es tut immer noch weh", sagt jemand, worauf ich erwidere: „Niemand hat behauptet, dass Achtsamkeit die Schmerzen wegzaubern kann."

„Neugierig." „Möchte mehr davon." „Entspannt." „Machbar." „Gestärkt." Und so berichten alle reihum, welche Erfahrungen sie beim achtsamen Umgang mit Schmerzempfindungen gemacht haben.

„Der Abend ist vorbei, aber bevor wir nach Hause gehen, möchte ich euch eine Frage mit auf den Weg geben, über die ihr diese Woche nachdenken könnt. Wenn Ihr die Übungen macht, fragt euch einmal Folgendes: *Hat das, was die Schmerzen beobachtet, Schmerzen?*"

Ich sehe verwirrte Gesichter.

„Nein", antwortet Emily mit sicherer Stimme. „Das, was die Schmerzen beobachtet, hat keine Schmerzen."

„Nun, dann habt ihr einen Ort in euch selbst gefunden, der keine Schmerzen hat. Vielleicht wollt ihr öfter dorthin gehen."

Schmerzübungen und die Rolle der Partner

Im MBCP-Kurs ist es selbstverständlich, dass alle Partner die Schmerzübungen ebenfalls machen, auch wenn sie natürlich kein Kind zur Welt bringen. Schließlich gibt es nur wenige Menschen, die durch dieses Leben gehen oder es beenden, ohne je körperliche Schmerzen zu haben. Und dadurch, dass die Partner oder Partnerinnen der schwangeren Frauen an den Schmerzübungen teilnehmen, erlernen sie eine auch für ihr eigenes Leben sehr wertvolle Fähigkeit.

Die Schmerzübungen geben ihnen zudem die Gelegenheit, ihr Herz zu öffnen und Empathie und Mitgefühl zu kultivieren. Empathie ist die Fähigkeit, sich in die Gefühle oder Schwierigkeiten eines anderen Menschen hineinzuversetzen. Mitgefühl, ein enger Verwandter der Empathie, ist die Fähigkeit, sich mit den Schwierigkeiten eines anderen zu identifizieren, einhergehend mit dem Wunsch, dem anderen bei diesen Schwierigkeiten zu helfen. Für eine Frau sind die Empathie und das Mitgefühl ihres Partners oder ihrer Partnerin während der Geburt von unschätzbarem Wert. Auch für das Elternsein und alle anderen Bereiche des Lebens können sie sich als außerordentlich wertvoll erweisen.

Unsere Haut, diese durchlässige Hülle, in der wir leben, ist das größte Sinnesorgan unseres Körpers. Studien haben gezeigt, dass warme, als angenehm empfundene Berührungen das System der Ruhe und Bindung aktivieren. Sanftes Berühren und Streicheln senkt offenbar den Spiegel der Kampf-oder-Flucht-Hormone im Körper und den Blutdruck, zugleich wird mehr Oxytozin ausgeschüttet, und die Schmerztoleranz und das Wohlbefinden steigen. Durch Berührung während der Geburt vermehren wir also die bereits in unserem Körper existierende Weisheit und helfen diesem so dabei, unser Baby auf die Welt zu bringen.[21]

Viele Frauen genießen Berührungen oder eine Massage während der Geburt. Andere finden sie nicht hilfreich – und das ist vollkommen in Ordnung. Wenn Sie zu dieser Gruppe von Frauen gehören, sollte Ihr Partner oder Ihre Partnerin dies nicht persönlich nehmen. (*Nichts* persönlich zu nehmen ist an sich schon eine tiefgreifende Achtsamkeitspraxis.) Der Wunsch, in bestimmten Phasen der Geburt nicht berührt zu werden, hat nichts mit Ablehnung oder Zurückweisung zu tun, sondern bedeutet einfach, dass diese Frau solche Berührungen nicht als hilfreich empfindet – nicht mehr und nicht weniger. Wenn Ihnen die äußerste und vollständige Konzentration auf den Atem oder auf die körperlichen Empfindungen, die Sie während der Schmerzübungen haben, mehr hilft als Berührungen, dann ist das eben so.

Berührungsübungen mit Partner

Am fünften Abend des MBCP-Kurses erlernen die Partner und Partnerinnen der schwangeren Frauen einige einfache achtsame Berührungen für die Geburt. Sie werden nachfolgend beschrieben. Vielleicht möchten Sie eine ganze Sitzung Ihrer Schmerzübungspraxis darauf verwenden, mit diesen Berührungsübungen zu experimentieren. Die Übungen sind so aufgebaut, dass Ihr Partner bzw. Ihre Partnerin sie durchführt, während Sie die Eiswürfel in der Hand halten, damit Sie erkunden können, wie Berührung Ihnen hilft, wenn Sie Schmerzen haben.

Es kann aber auch für die Partner sehr lehrreich sein, die Rollen zu tauschen, also selbst die Eiswürfel zu halten und dabei berührt zu werden. Obwohl die Erfahrung, was hilft (und was nicht), für Ihren Partner ganz anders aussehen kann als für Sie selbst, hat seine – oder ihre – Erfahrung damit, während einer Schmerzempfindung berührt zu werden, einen Einfluss darauf, wie Ihr Partner Sie berühren wird. Und wer weiß, vielleicht hat Ihr Partner oder Ihre Partnerin irgendwann einmal selbst körperliche Schmerzen und wird dann sehr dankbar dafür sein, dass Sie wissen, wie Sie diese Erfahrung für ihn oder sie angenehmer machen können.

Berührungsübungen beinhalten eine Komponente des Gebens und eine Komponente des Empfangens. Für Sie, die gebärende Frau, kann die Wärme einer liebevollen Berührung ein beruhigender Anker für Ihre Aufmerksamkeit während der intensiven Empfindungen der Geburt sein. Wenn Sie der Partner oder die Partnerin sind, also derjenige, der die Berührung gibt, kann es hilfreich sein, Ihre Aufmerksamkeit gezielt auf die warme Kontaktfläche zwischen Ihrer Hand und dem Körper Ihrer Partnerin zu lenken. Sie könnten sich zum Beispiel folgende Frage stellen: Wer gibt und wer empfängt diese Berührung? Wo höre ich auf und wo fängt der andere Mensch an?

Die folgenden sieben Berührungsübungen werden ausgeführt, während Sie, die schwangere Frau, die Eiswürfel halten – im Rhythmus von Arbeit und Ruhe, den Sie bereits kennen. Nach einer Minute können Sie Ihrem Partner mitteilen, was Ihnen gut hilft und wie es vielleicht besser wäre. Als Partner oder Partnerin verändern Sie dann Ihre Berührung entsprechend dieser Rückmeldung und machen die Übung dann noch einmal. Wenn Sie herausgefunden haben, wie Sie gut zusammenarbeiten können, dann üben Sie sich gemeinsam durch eine Reihe von „Eiswehen", ohne dabei zu sprechen. In den Pausen zwischen den Eiswehen bringen Sie Ihr Bewusstsein wieder zum Atem zurück.

Die Hand halten

Es ist manchmal sehr einfach, Liebe und Unterstützung durch Berührung zum Ausdruck zu bringen – so einfach wie das Halten einer Hand. Viele Partner berichten, dass ihre Partnerin mit der Geburt so gut zurechtkam, dass es für sie im Grunde nichts zu tun gab, außer da zu sein und ihr die Hand zu halten. Trotzdem ist Handhalten nicht gleich Handhalten. Eine zu zögerliche, kaum spürbare Berührung oder hastiges, aufgeregtes Massieren vermitteln nicht, dass man für den anderen da ist – eine sichere, zuversichtliche Berührung vermag dies schon. Und genau darum geht es.

Den Kopf halten

Legen Sie eine Hand auf die Stirn Ihrer Partnerin und die andere an ihren unteren Hinterkopf, dort, wo Schädel und Nacken zusammentreffen. Ihre Hände sollten so entspannt wie möglich sein, damit sie sich der Form des Kopfes anpassen können, jedoch genug Druck ausüben, damit Ihre Partnerin Ihnen vertrauen und das Gewicht ihres Kopfes in Ihre Hände abgeben und sich völlig entspannen kann. Vielleicht weckt diese Berührung bei Ihrer Partnerin eine alte Körpererinnerung des Vertrauens, die aus einer Zeit stammt, als sie ein Kleinkind war und jemand ihren Kopf gehalten hat.

Sich mit dem Herzen verbinden

Legen Sie eine Hand auf das Brustbein Ihrer schwangeren Partnerin und die andere Hand auf ihren Rücken, zwischen die Schulterblätter. Sorgen Sie dafür, dass Ihre gesamte Handfläche Kontakt zum Körper Ihrer Partnerin hat. Stellen Sie sich vor, wie es für Ihre Partnerin sein mag, so berührt zu werden. Spüren Sie, dass es Ihrer Partnerin gut tut? Wenn nicht, fragen Sie nach, was sie braucht, und passen Sie Ihre Berührung entsprechend an.

Sich mit der Gebärmutter verbinden

Diese Berührung kann helfen, die Aufmerksamkeit gezielt auf die Atmung im Bauch zu richten, dorthin, wo Atembewegung spürbar ist, wenn wir völlig entspannt sind. Legen Sie eine Hand auf die Bauchdecke Ihrer Partnerin und die andere Hand auf ihren unteren Rücken. Lassen Sie Ihre Hände eine Minute lang dort liegen, während Ihre Partnerin die Eiswürfel hält. Alternativ können Sie auch eine Hand auf den Unterbauch oberhalb des Schambeins und die andere Hand auf den unteren Rücken legen.

Die Füße halten

An vielen Orten der Welt gebären Frauen ihre Kinder im Stehen oder in der Hocke mit den Füßen fest auf der Erde. Wenn Ihre Partnerin ihr Kind im Bett zur Welt bringt, kann das Halten ihrer Füße während einer Wehe ihr das Gefühl geben, mit der Erde verbunden zu sein. Versuchen Sie es, und sehen Sie, wie dies für sie ist.

Streichen und streicheln

Manche Frauen empfinden streichelnde Berührungen als hilfreich. Finden Sie heraus, ob dies auch auf Ihre Partnerin zutrifft. Unser Nervensystem ist so programmiert, dass streichende Bewegungen von oben nach unten als entspannend empfunden werden, während ein Streichen von unten nach oben neue Energie schenkt. (Das geht auf die Zeit zurück, als unsere Körper noch mit Haaren bedeckt waren.) Experimentieren Sie damit, den Kopf Ihrer Partnerin zu streicheln oder ihren Arm sanft von oben nach unten auszustreichen. Oder streichen Sie behutsam an ihrer Wirbelsäule oder an ihren Beinen entlang nach unten (besonders die Innenseiten der Oberschenkel). Oder streicheln Sie einen anderen Körperteil, wenn Ihre Partnerin dies als angenehm empfindet. Streicheln Sie während einer Wehe nur einen Teil ihres Körpers (Arm, Beine oder entlang der Wirbelsäule) und stimmen Sie Ihre Berührungen auf den Atemrhythmus Ihrer Partnerin ab: Wenn Ihre Partnerin einatmet, halten Sie Ihre Hand ruhig; wenn sie ausatmet, streichen Sie nach unten. Wichtig ist, dass Sie in einem langsamen, gleichmäßigen Rhythmus streichen. Das erfordert große Konzentration.

Sie können es auch mit kräftigeren Berührungen versuchen und den Kopf oder die Füße Ihrer Partnerin massieren oder Ihre Hand fest auf ihren unteren Rücken drücken, während sie die Embryohaltung einnimmt. Die Embryohaltung ist eine Yogastellung, die Sie in Kapitel 8 kennenlernen werden. Das kann vor allem dann hilfreich sein, wenn die Wehen bei Ihrer Partnerin in den Rücken ziehen.

Spontane Ideen

So wie gebärende Frauen ermuntert werden, während der Wehen kreativ auf die Botschaften aus ihrem Körperinneren zu antworten, können auch Sie Ihre Sinne dazu benutzen, während der Wehen achtsam und kreativ auf Ihre Partnerin einzugehen. Wenn Sie zum Beispiel merken, dass die Schultern Ihrer Partnerin angespannt sind, könnte eine liebevolle Berührung dort ihr Bewusstsein darauf lenken und ihr so ermöglichen, die Spannung etwas loszulassen. Vielleicht bemerken Sie auch, dass sich die Gesichtsmuskeln Ihrer Partnerin, vor allem die Stelle zwischen den Augenbrauen, während einer Wehe anspannen – dann könnte ihr eine Berührung dort sehr gut tun. Oder vielleicht wissen Sie auch, wie Ihre Partnerin generell gerne berührt wird. Mag sie es, wenn Sie ihr über das Haar streichen oder ihren Rücken auf eine ganz bestimmte Weise reiben? Nutzen Sie alles, was Sie bereits über Ihre Partnerin und ihren Körper wissen, um die Geburt für sie angenehmer zu gestalten. Sehen Sie hin, hören Sie zu, nehmen Sie wahr und antworten Sie auf die Art und Weise, die Ihnen als dem Menschen, der Sie sind, in diesem Moment und für diesen Menschen, der Ihre Partnerin ist, am geeignetsten erscheint.

Tönen

Eine der wirksamsten nichtmedikamentösen Methoden, mit den Schmerzen während der Wehen umzugehen, ist das sogenannte Tönen – eine sehr alte Technik, um die Konzentration auf dem gegenwärtigen Moment zu halten. Sie wird manchmal auch als Chanten bezeichnet und in rituellen oder religiösen Zusammenhängen verwendet. Die gregorianischen Gesänge christlicher Mönche, die Sprechgesänge buddhistischer Mönche in Asien und die zeremoniellen Gesänge der Ureinwohner Amerikas wurden und werden genutzt, um den Geist im Dienste eines höheren Ziels zu fokussieren. Während der Wehen können wir diese Methode bewusst einsetzen.

Sie werden vermutlich zunächst ein wenig befangen sein und denken: „Das werde ich ganz sicher **nicht** während der Wehen tun" oder „Dafür bin ich einfach nicht der Typ". Doch diese Befangenheit resultiert nur aus einer starren Vorstellung von dem Menschen, der Sie zu sein glauben. Wenn Sie sich während dieser Übung gehemmt fühlen, versuchen Sie einfach, dies zu akzeptieren und die Übung trotzdem zu machen. Die überwältigende Mehrzahl der Frauen ist laut eigener Aussage so mit dem Prozess der Geburt beschäftigt, dass sie sich kaum oder gar nicht gehemmt fühlt.

Meredith, die am MBCP-Kurs teilnahm, weil sie panische Angst vor den Schmerzen der Geburt hatte, gestand mir an dem Abend, an dem wir das Tönen übten, dass sie das sehr verlegen mache. Meredith ist ruhig und schüchtern und arbeitet als Sekretärin auf der Wochenbettstation des städtischen Krankenhauses. Nach der Geburt ihres Kindes berichtete sie der Gruppe in einer E-Mail über ihre Erfahrungen:

„An dem Abend, an dem wir gelernt haben zu tönen, ging mir der Gedanke durch den Kopf, dass ich während der Geburt niemals solche Töne von mir geben könnte, zumal ich ja mein Kind sozusagen unter Kollegen zur Welt bringen würde. Ich machte mir Sorgen, was sie über mich denken würden. Ich hatte ein bestimmtes Bild von mir, das ich, so glaubte ich, den anderen gegenüber aufrechterhalten musste.

Als ich dann aber Wehen hatte, überraschte ich mich und Shawn mit spontanen Lauten, die ich noch nie zuvor gemacht hatte und wahrscheinlich auch nie wieder machen werde, es sei denn, wir bekommen ein zweites Kind. Die Töne kamen tief aus meinem Innern. Ich fand, das sei in Ordnung, wahrscheinlich, weil wir das ja auch im Kurs geübt hatten. Also habe ich die Töne einfach rausgelassen. Sie waren so elementar, fast schon Ur-Laute. Ich habe nur die Töne gehört und ihre Schwingungen in meinem Körper gefühlt. Es war so, als ob ich mich selbst dabei beobachtet hätte. Es tat mir einfach gut. Wenn es etwas gibt, was mir bei der Geburt wirklich geholfen hat, dann war es das."

Während der Geburt sind manche Töne hilfreicher als andere. Ein schriller, mit enger Kehle und angespanntem Mund erzeugter Ton zum Beispiel ist ein Laut, den wir hervorbringen, wenn wir Angst haben oder uns in einer Notsituation befinden: Wir schreien oder kreischen. Ist der Mund hingegen entspannt, der Kiefer locker und die Kehle offen, machen wir eine andere Erfahrung mit dem Tönen – eine, die zu unserem Wohlbefinden und zu unserer Entspannung beiträgt.

Probieren Sie es selbst aus, und beobachten Sie, was passiert, wenn Sie beim Ausatmen tief in Ihrem Inneren einen offenen Vokallaut wie „Ahhhh" oder „Ohhhh" oder den universellen Ur-Laut „Aum" (Om) entstehen lassen. Denken Sie daran, dass Sie beim Einatmen mit dem lebensspendenden Sauerstoff neue Energie aufnehmen und mit dem Ausatmen all das, was Ihr Körper nicht mehr braucht, loslassen. Durch bewusstes Verlängern der Ausatmung können Sie tiefer in das parasympathische System der Ruhe und Bindung eintauchen. Spüren Sie die Energie, die beim Einatmen in Ihren Körper gelangt. Fühlen Sie, wie der aus Ihrem Zwerchfell und Bauch kommende Ton beim Ausatmen durch Brust, Kehle und Stimmbänder schwingt. Lauschen Sie den Tönen, die entstehen, wenn Sie loslassen. Tönen kann zutiefst beruhigend sein.

Versuchen Sie auch, gemeinsam mit Ihrem Partner oder Ihrer Partnerin zu tönen. Folgen Sie dabei Ihrem Atem. Die Tonlage Ihres Partners sollte etwas tiefer, sein oder ihr Tönen ein wenig leiser sein als Ihr eigenes. Hier übernehmen Sie die Führung und Ihr Partner bzw. Ihre Partnerin folgt.

Probieren Sie aus, wie es ist, wenn Sie während des Tönens Körperkontakt haben. Vielleicht möchten Sie Ihren Kopf auf die Brust Ihres Partners oder Ihrer Partnerin legen oder Sie legen die Köpfe aneinander. Vielleicht wirkt der vertraute Klang der Stimme Ihres Partners beruhigend auf Sie und erinnert Sie daran, dass Sie, auch wenn Sie es sind, die Ihr Baby auf die Welt bringen wird, nicht alleine sind.

Tönen und die Angst, die Kontrolle zu verlieren

Einige Frauen haben Angst, während der Geburt „die Kontrolle zu verlieren". Wenn ich Frauen, die diese spezielle Angst haben, frage, was sie sich unter Kontrollverlust genau vorstellen, beschreiben sie oft eine Frau, die sich vor Schmerzen auf dem Bett windet und schreit. Obwohl das vielleicht paradox klingen mag, kann das Tönen solchen Frauen ganz besonders helfen.

Wenn eine gebärende Frau die Kontrolle verloren zu haben scheint, dann hat sie sich in Wirklichkeit in ihren Reaktionen auf die Schmerzen verfangen und ist sehr weit vom gegenwärtigen Moment entfernt. Meine Strategie als Hebamme ist in diesem Fall, die Frau in den gegenwärtigen Moment zurückzubringen und dafür zu sorgen, dass sie dort bleibt. Berührung, Blickkontakt und Tönen beim Ausatmen sind dabei häufig von wesentlicher Bedeutung. Ich rücke ganz nah an die Frau heran und halte ihre Hand. Wir sehen einander direkt in die Augen und atmen und tönen gemeinsam. Während der Wehen tönen wir und in den Wehenpausen atmen wir ganz ruhig zusammen. Gewöhnlich dauert es nur einige wenige Wehen, bis sie wieder zum Rhythmus ihres Atems und ihres Körpers zurückgefunden hat: Arbeiten und Ausruhen, Arbeiten und Ausruhen. Dadurch, dass ich zusammen mit ihr vollkommen präsent bin, werde ich zu ihrem Anker, der ihr hilft, im gegenwärtigen Moment zu bleiben. Wenn sie wieder mit ihrem Atem verbunden ist, kann sie sich in den Rhythmus ihres Atems und Körpers einschwingen und weitermachen. Sie hat auf ihren Weg zurückgefunden. Sie ist wieder im Hier und Jetzt angekommen.

Offene oder geschlossene Augen?

Wie wir wissen, nehmen dann, wenn die Wehen stärker werden, damit mit ihrer Hilfe ein Baby geboren wird, auch die Schmerzen zu. Manche Frauen lassen die Augen während der heftigeren Wehen gegen Ende der Eröffnungsphase (Übergangsphase) auf, weil sie es als ausgleichend erleben und sich auf diese Weise weniger überwältigt fühlen. Versuchen Sie, während Sie eine Minute lang die Eiswürfel halten, Ihre Augen offen zu halten und vielleicht sogar Ihrem Partner bzw. Ihrer Partnerin direkt in die Augen zu sehen. HIlft Ihnen das? Wenn ja, dann tun Sie es. Wenn nicht, dann lassen Sie es einfach. Sie haben das Sagen. Es ist Ihre Geburtserfahrung, Sie entscheiden.

Ein paar Worte über die Stille

Wenn die Geburt in vollem Gang ist, wenden die meisten Frauen von Natur aus den Blick nach innen. Dieser nach innen gewandte Zustand sollte ermutigt, respektiert und beschützt werden. Es sollte so gut wie möglich vermieden werden, den denkenden Geist (den präfrontalen Kortex) einer gebärenden Frau zu stimulieren, weil dadurch geistiges „Geschwätz" oder sorgenvolle Gedanken hervorgerufen werden können, und das stört, wie wir bereits erfahren haben, die normale Physiologie des Geburtsvorgangs.

Idealerweise sollten alle, mit denen Sie während der Geburt zu tun haben, Sie dazu ermutigen, in einen Zustand der vollständig nach innen gerichteten, ungestörten und ruhigen Konzentration zu kommen, statt Sie durch viele Fragen oder Gespräche in Ihren denkenden Geist zu verwickeln. Auch mit den besten Absichten kann die Aufforderung, kleine Entscheidungen zu treffen (Möchtest du einen Schluck Wasser? Soll ich dir ein feuchtes Tuch auf die Stirn legen?) kontraproduktiv sein. Erinnern Sie sich daran, dass Sie gerade versuchen, einfach nur zu sein, und dafür benötigen Sie Konzentration. Sie und Ihr Partner werden hoffentlich so viel Achtsamkeit praktiziert haben, dass Sie sich auch schweigend miteinander wohlfühlen und nicht sprechen müssen, während Sie das anwenden, was Sie gelernt haben. Wenn Ihr Partner mit seiner Vermutung über das, was Ihnen in diesem Moment guttun würde, nicht richtig liegt, so wird er oder sie wahrscheinlich in der Lage sein, dies zu respektieren und nicht persönlich zu nehmen.

Wie gut es Ihnen gelingt, während der Geburt ein ruhiges, harmonisches Umfeld aufrechtzuerhalten, wird unter anderem davon abhängen, wo Sie Ihr Kind zur Welt bringen. Ihr Partner oder andere Begleitpersonen können jedoch mit dafür sorgen. Dennoch kann es sein, dass Sie, auch wenn Sie den Wunsch nach einem ruhigen Geburtsumfeld geäußert haben, nun eine weitere Chance bekommen werden, loszulassen. Denn manchmal ist die Umgebung, in der eine Geburt stattfindet, unübersichtlich, laut und in gewisser Hinsicht chaotisch, und Sie stehen trotzdem vor der Aufgabe, sich Ihre Ausrichtung und Ihre Konzentration zu bewahren. Niemand weiß, wie es für Sie sein wird, aber Ihr Freund, der Atem, wird für Sie da sein, was immer geschieht.

Achtsame Bewegung während der Geburt

Vor der Geburt stellen Sie sich wahrscheinlich vor, dass Sie während der Wehen im Bett liegen werden. Wenn Sie dann tatsächlich Wehen haben, wird Ihr Körper Sie vielleicht dazu auffordern, etwas anderes zu tun. Möglicherweise fühlt sich Stehen dann angenehm an, viel angenehmer als Liegen. Forschungsergebnisse zeigen, dass die Gebärmutter am effektivsten arbeitet, wenn sich der Körper in einer aufrechten Position befindet. Wenn Sie während der Geburt stehen oder umhergehen, werden Sie das wahrscheinlich nicht nur als sehr angenehm empfinden, sondern Ihrem Baby auch dabei helfen, sich durch das Becken nach unten zu bewegen, und so den ganzen Prozess gut voranbringen. Und voranbringen wollen wir den Geburtsprozess!

Während der Schwangerschaft unterstützt Sie die Praxis der Achtsamkeit darin, sensibler für die Botschaften Ihres Körpers zu werden, so dass Sie während der Geburt besser auf ihn eingestimmt sind und das tun können, was er braucht. In den aktiveren Phasen der Geburt fordert Ihr Körper Sie vielleicht dazu auf, die Position häufig zu wechseln: Stehen, Sitzen, Knien, die Hocke oder der Vierfüßlerstand können sehr wohltuende Körperhaltungen sein. Wie bereits erwähnt, kann die Embryohaltung, eine Stellung, die Sie in der Yogasequenz in Kapitel 8 lernen, ebenfalls während der Geburt sehr angenehm sein, besonders dann, wenn die Wehen stark in den Rücken ziehen. Die Position häufig zu wechseln (ca. alle zwanzig Minuten, wenn möglich) hilft nicht nur Ihnen, mit den Empfindungen der Wehen umzugehen, sondern hilft auch Ihrem Baby, eine optimale Lage für die Geburt zu finden.

Obwohl es hilfreich sein kann, die Position häufig zu wechseln, suchen sich manche Frauen lieber einen Platz – in einer Ecke auf der Couch, auf dem Bett, in der Dusche oder in der Wanne –, an dem sie einfach nur noch bleiben möchten, wie eine Katzenmutter, die ihre Jungen in einem Nest aus Kleidungsstücken auf dem Boden eines dunklen Schranks auf die Welt bringt. Wenn die Geburt gut voranschreitet, ist es selbstverständlich in Ordnung, an dem Ort zu bleiben, den Sie sich ausgesucht haben.

Manchmal wollen sich Frauen während der Geburt jedoch deshalb nicht bewegen, weil sie Angst haben, dass die Bewegung die Empfindungen der Wehen verstärkt. In solchen Fällen nehme ich, wenn die Geburt nicht voranschreitet, eine „Die-Hebamme-weiß-was-richtig-ist"-Haltung ein und ermutige die gebärende Frau sanft, aber bestimmt, aufzustehen, die Position zu wechseln und sich zu bewegen. Manchmal bedeutet dies, dass sich die Frau auf einer neuen Ebene ihrem Widerstand oder ihrer Angst stellen muss. Sie möchte sich vielleicht nicht bewegen, weil sie glaubt, dass sie all das, was sie tun kann, schon tut.

Dann ist Mut angesagt. Mut ist nicht die Abwesenheit von Angst, sondern die innere Stärke, die Angst zu spüren und trotzdem zu tun, was getan werden muss. In den meisten Fällen führen das mutige Wechseln der Position und ein Sichöffnen für die starken Empfindungen der Transformationsschmerzen zu der Veränderung, die nötig ist.

Manchmal stellt eine gebärende Frau fest, dass rhythmisches Schaukeln oder ein sanftes Wiegen vor und zurück oder von einer Seite zur anderen ebenfalls wohltuend sein kann. Das ergibt Sinn, denn wir wurden schon vor unserer Geburt in der Gebärmutter unserer Mutter hin- und hergeschaukelt und als Babys vermutlich sanft gewiegt, wenn wir Trost brauchten. Versuchen Sie es während der Eiswürfelübung mit rhythmischem Schaukeln oder sanftem Wiegen. Nehmen Sie Ihre Erfahrung wahr. Finden Sie heraus, was Ihnen möglicherweise helfen wird, wenn Sie tatsächlich Wehen haben.

Wasser innen und außen

Das Leben auf dieser Erde begann im Wasser. Dass wir diesen Teil der Evolutionsgeschichte mit uns tragen, zeigt sich in der Zusammensetzung unseres Blutes und in der Tatsache, dass all unsere Zellen Flüssigkeit enthalten und von Flüssigkeit umgeben sind. Wasser war von den Ursprüngen menschlichen Lebens bis hin zu den komplexen Wesen, die wir heute sind, immer ein elementarer Bestandteil von uns. Mehr als die Hälfte unseres Körpers besteht aus Wasser. Dieser Anteil steigt während der Schwangerschaft noch beträchtlich an.

Wasser kann während der Geburt ein mächtiger Verbündeter sein, entspannend wirken und körperliches und geistiges Wohlgefühl fördern. Der geschickte Einsatz von warmem Wasser kann Ihnen sehr helfen, ob Sie während der Geburt unter die Dusche gehen oder ein Entspannungsbad nehmen oder Ihr Kind sogar in einer Geburtswanne zur Welt bringen. Ich erkläre den Teilnehmerinnen und Teilnehmern meiner Kurse oft, dass der Ausruf „Ich halte das nicht mehr aus!“ einer gebärenden Frau mit „Ich muss ins warme Wasser“ übersetzt werden kann. Es ist schön, wenn eine solche Möglichkeit zur Verfügung steht.

Dennoch ist es wichtig, auch in diesem Punkt – wie bei allem anderen – offen zu bleiben. Vielleicht werden Sie Zeit haben, ein Bad zu nehmen, vielleicht auch nicht. Entgegen den Vorstellungen, die Sie jetzt haben, werden Sie möglicherweise während der Geburt gar kein Bedürfnis nach Wasser verspüren. Vielleicht wird ein Bad oder die Geburtswanne für Sie oder für Ihr Baby nicht passend, nicht sicher genug oder schlicht nicht möglich sein. Nicht anzuhaften und loszulassen sind auch hier von entscheidender Bedeutung.

Alles zusammenführen

Im MBCP-Kurs erlernen wir alle hier vorgestellten Schmerzübungen für Körper und Geist in einem Zeitraum von drei Wochen. Die Teilnehmerinnen und Teilnehmer üben sie als Teil ihrer wöchentlichen Praxis zu Hause weiter. Schließlich sind die schwangeren Frauen und ihre Partner oder Partnerinnen imstande, beide Hände in eine Schale mit Eiswasser zu tauchen. Sie haben herausgefunden, welche Übungen und Kombinationen von Übungen für sie am besten funktionieren und dabei eine starke innere Fähigkeit entwickelt, mit intensiven körperlichen Empfindungen umzugehen. Ich schlage Ihnen vor, dass Sie – für sich allein oder gemeinsam mit Ihrem Partner oder Ihrer Partnerin – dasselbe tun: Tauchen Sie zuerst eine Hand, dann beide Hände in eine Schale mit Eiswasser, während Sie die Schmerzübungen machen, die für Sie persönlich funktionieren. Nehmen Sie die innere Stärke, das Durchhaltevermögen und den Mut wahr, die in Ihnen entstanden sind. Sie werden vielleicht sogar entdecken, dass Sie stärker sind, als Sie es je für möglich gehalten haben.

Anmerkung zu informellen Schmerzübungen

Die oben beschriebenen Übungen mit Eis, ob in einem Kurs oder zu Hause durchgeführt, sind eine Form der formalen Achtsamkeitspraxis, für die Sie eigens einen bestimmten Zeitraum reservieren. Daneben gibt es jedoch täglich zahlreiche Gelegenheiten für **informelle** Schmerzübungen – besonders während der Schwangerschaft. Die üblichen Schwangerschaftsbeschwerden wie Sodbrennen, geschwollene Füße und Rückenschmerzen sind gute Möglichkeiten für eine solche Praxis. Das bedeutet nicht, dass Sie keine Medikamente einnehmen dürften, um Ihr Sodbrennen zu lindern, oder niemanden bitten dürften, Ihren schmerzenden Rücken oder Ihre Füße zu massieren. Achtsamkeit zu praktizieren, während man Schmerzen hat, heißt nicht, absichtlich mit Schmerzen zu leben, sondern mit der Situation, so, wie sie ist, umzugehen, sie klar wahrzunehmen und dann eine kluge Entscheidung zu treffen.

Übung für die Austreibungsphase

Die Übungen, die ich bisher vorgestellt habe, sollen Ihnen dabei helfen, mit den starken Empfindungen der Wehen zurechtzukommen, vor allem in der Eröffnungsphase, während der sich der Muttermund bis auf 10 cm öffnet. Wenn der Muttermund so weit geöffnet ist und die Wehen nach einer kurzen Ruhepause vielleicht nicht mehr so häufig kommen und Sie sich etwas ausruhen können, werden Sie bei einem normalen Geburtsverlauf Empfindungen haben, die Sie dazu bringen, nach unten zu drücken und Ihr Baby in die Welt hinauszuschieben. Der Drang zum Mitdrücken kommt und geht mehrere Male während einer Wehe und kann normalerweise nicht unterdrückt werden.

Es mag vielleicht überraschend klingen, aber die beste Übung, die ich kenne, um sich auf die Empfindungen der Austreibungsphase vorzubereiten, ist die informelle Praxis des achtsamen Stuhlgangs. Wenn Sie während der Schwangerschaft Ihre Empfindungen beim Stuhlgang bewusster wahrnehmen, können Sie sich während der Austreibungsphase besser auf Ihren Körper einstellen. Wenn es einer Gebärenden nicht gelingt, sich in dieser Phase auf ihren Körper einzustimmen, oder wenn die Geburt nicht so recht vorangeht, bitte ich die Frau manchmal, sich auf die Toilette zu setzen und eine Zeit lang aktiv mitzudrücken. Das trägt häufig dazu bei, dass es weitergeht. (Machen Sie sich bitte keine Sorgen – es kommt wirklich sehr selten vor, dass das Baby geboren wird, während die Frau auf der Toilette sitzt.)

Und so sieht die Übung zum achtsamen Stuhlgang aus: Wenn Ihr Darm Ihnen signalisiert, dass Sie Stuhlgang haben werden, dann richten Sie Ihre ganze Aufmerksamkeit auf diese Empfindungen. Achten Sie darauf, ob sie sich krampfartig anfühlen oder vielleicht stechend oder dumpf. Nehmen Sie wahr, ob es intensivere und weniger intensive Momente gibt. Werden Sie sich bewusst, dass diese körperliche Empfindung eine Aufforderung an Ihr Gehirn ist, zu handeln, sich an einen bestimmten Ort, normalerweise in ein Badezimmer, zu begeben und sich auf ein speziell dafür konstruiertes Gerät, eine Toilette, zu setzen, damit ein normaler Prozess stattfinden kann, durch den sich der Körper von etwas befreit, was er nicht mehr braucht. Versuchen Sie, den Augenblick bewusst wahrzunehmen, an dem Sie beschließen, die Toilette aufzusuchen. Nehmen Sie wahr, ob diese Empfindungen Ihnen das Gefühl vermitteln, dass es dringend ist.

Wenn Sie auf dem dafür vorgesehenen Sitz Platz genommen haben, beobachten Sie genau, wie Sie diese grundlegende Körperfunktion in Anspruch nehmen (oder besser gesagt, wie diese grundlegende Körperfunktion Sie in Anspruch nimmt), wie Sie tief einatmen, den Atem anhalten und dann mit Hilfe des Zwerchfells und der Bauchmuskeln nach unten drücken. Sie sind im Einklang mit dem Bedürfnis Ihres Körpers, etwas in seinem Inneren nach unten und außen zu bewegen, und arbeiten mit diesem Prozess zusammen. Achten Sie darauf, ob dabei vielleicht etwas Luft aus Ihren Lungen und durch Ihre verengte Kehle entweicht. Entsteht dabei ein Geräusch, zum Beispiel eine Art Ächzen, oder unterdrücken Sie es? Nehmen Sie eventuelle Gerüche wahr, die in Ihre Nase steigen. Seien Sie sich der Gedanken oder Gefühle bewusst, die der Geruch oder andere Aspekte dieser Erfahrung hervorrufen. Spüren Sie, wie sich Ihr Rektum (Enddarm) weitet und dehnt, wenn der Stuhl austritt. Achten Sie auf Gedanken oder Gefühle, die mit diesem ganzen Vorgang verbunden sind, wie Verlegenheit, Ekel oder Faszination. Vielleicht stellen Sie Erleichterung oder ein Wohlgefühl oder sogar ein Gefühl der Lust fest, während Sie mit jeder Anstrengung beim Nach-unten-Drücken spüren, wie die Krämpfe in Ihrem Darm nachlassen und der Stuhl nach draußen geschoben wird.

Während der Geburt sind die durch den Druck des Köpfchens, das sich seinen Weg durchs Becken bahnt, und die Dehnung der Scheide ausgelösten Empfindungen sehr intensiv und den Empfindungen beim Stuhlgang nicht unähnlich. Die Fähigkeit, unbefangen mit den Empfindungen beim Stuhlgang umzugehen, wird sich daher positiv auf Ihren Umgang mit den Empfindungen in der Austreibungsphase auswirken.

Die Übung zum achtsamen Stuhlgang ist nicht nur als Vorbereitung auf die Geburt nützlich. Sie wird Ihnen auch später eine Hilfe sein, schließlich werden Sie einige Jahre lang immer wieder mit dem Stuhlgang Ihres Babys, Kleinkindes und Kindes beschäftigt sein. Sie beeinflussen, wie Ihr Kind auf Empfindungen des Stuhlgangs antwortet (was gewöhnlich „Toilettentraining" genannt wird). Wenn Sie sich Ihrer eigenen Gedanken und Gefühle in Bezug auf Ihren Stuhlgang bewusst werden, können Sie Ihr Kind bei der Sauberkeitserziehung besser begleiten und unterstützen. Auch wenn es letztendlich von Ihrem Kind selbst abhängt, entscheidet Ihre Geisteshaltung hinsichtlich dieser normalen Körperfunktion doch mit darüber, welches Verhältnis Ihr Kind dazu entwickelt.

Mit diesen Übungen für Körper und Geist verfügen Sie über eine Reihe von wunderbaren Möglichkeiten, auf die Vielzahl an Empfindungen, die während des Geburtsprozesses entstehen und wieder vergehen, zu antworten, statt auf sie zu reagieren. Vielleicht trifft die Bildunterschrift auf einem Poster, das den Yogalehrer Satchidananda beim Surfen zeigt, das Wesen einer achtsamen Geburt am besten. Unter dem Bild steht: „Du kannst die Wellen nicht aufhalten, aber du kannst lernen, auf ihnen zu reiten." Die hier erlernten Schmerzübungen werden Ihnen genau dabei helfen.

8 Der Yoga der Geburt

Stille ist, was Liebe schafft. Bewegung ist, was Leben schafft. Still sein, dennoch in Bewegung – das ist alles.

Do Hyun Choe

Yoga ist ein wunderbarer Weg zu tiefer körperlicher und geistiger Entspannung. Die Stärke, die Flexibilität und das Durchhaltevermögen, die durch Yoga kultiviert werden, sind eine ausgezeichnete Vorbereitung auf die bevorstehenden Herausforderungen der Geburt. Einige werdende Mütter besuchen den MBCP-Kurs, weil sie bereits vor ihrer Schwangerschaft festgestellt haben, dass Yoga ihnen hilft. Andere, die noch nie Yoga gemacht haben, sind neugierig darauf und froh, dass Yoga ein Teil des Kurses ist. Die Partner und Partnerinnen der Frauen sind oft ebenfalls dankbar für die Gelegenheit, mit Yoga anzufangen oder ihre Praxis zu vertiefen.

An diesem Abend werden wir die Yogasequenz des MBCP-Kurses einüben. Wir werden mit den Yogaübungen auf den CDs beginnen, die ich bereits an alle Teilnehmerinnen und Teilnehmer verteilt habe. Danach folgt eine Sitzmeditation. Weil die Yogaübungen meist für ein wunderbares Gefühl körperlichen Wohlbefindens sorgen, eignen sie sich bestens zur Vorbereitung auf die Sitzmeditation.

Yoga erzeugt lebhaftere Empfindungen im Körper als der Body-Scan, mit dem wir uns die letzten Wochen über beschäftigt haben, und ist daher eine willkommene Abwechslung für viele Kursteilnehmerinnen und -teilnehmer. Unserem Körper tun Dehnübungen einfach gut, deshalb fühlen sich die meisten Menschen nach Yogaübungen so wohl. Der nächste Schritt besteht darin, zu lernen, wie man Yoga auf achtsame Weise praktiziert.

Das Wort *yoga* bedeutet „ins Joch spannen“ oder auch „Vereinigung“, und im Yoga spannen wir Körper und Geist zusammen, das heißt, wir stellen eine Verbindung zwischen Körper und Geist her. Wenn Yoga auf achtsame Weise praktiziert wird, *ist* Yoga Meditation. Eine achtsame Yogapraxis gibt Ihnen die Möglichkeit, die vielen verschiedenen Zustände zu beobachten, die in Ihrem Körper und Ihrem Geist entstehen können. Sie werden vielleicht feststellen, dass Sie etwas anstreben oder erreichen wollen, wenn Sie Ihren Körper in eine bestimmte Haltung bringen. Oder Sie bemerken, wie der wertende Geist Gedanken über Ihren Körper erzeugt („Ich bin so dick und schwer“). Vielleicht beobachten Sie auch ein Gefühl von Neid, wenn ihr vergleichender Geist zu arbeiten beginnt („Ich wünschte, ich wäre so dünn wie sie und hätte die gleiche Ausstrahlung“). Wenn Sie achtsam praktizieren, können Sie diese Gedanken beobachten und wissen, dass sie nichts anderes sind als im Geist entstehende und wieder vergehende Muster, die Sie mit Freundlichkeit und Akzeptanz wahrnehmen und wieder loslassen können, indem Sie sanft zum Atem oder den Empfindungen in Ihrem Körper im jeweiligen Moment zurückkommen.

Dehnungen, Kontraktionen und Achtsamkeit

Manchmal sind die körperlichen Empfindungen beim Yoga äußerst angenehm, wie der wunderbare Moment, in dem die Anspannung im Rücken, in den Schultern oder Hüften nachlässt und Sie spüren, wie Ihr Körper loslässt und sich öffnet. Und manchmal erleben Sie auch weniger angenehme körperliche Empfindungen, etwa wenn sich Ihre Muskeln in einer schwierigen Stellung stark zusammenziehen oder dehnen. Während der Yogaübungen können Sie diese unangenehmen Empfindungen bemerken, weiteratmen und beobachten, wie sie sich in andere Empfindungen verwandeln. Wenn Sie wiederholt beobachten, wie sich Empfindungen des Unbehagens von Moment zu Moment verändern, und feststellen, dass Sie sie in angenehmere Empfindungen verwandeln können, indem Sie sich tiefer auf eine bestimmte Haltung einlassen oder indem Sie loslassen, lernen Sie, Ihren Geist zu sammeln, innere Stärke aufzubauen und Ihrem Körper und sich selbst zu vertrauen. So ging es auch Jeri.

Jeri war im achten Monat schwanger. Die ganze Schwangerschaft über war sie aktiv und gesund gewesen, doch jetzt begann sie sich körperlich unwohl zu fühlen. An einem Kursabend beschrieb sie uns eine Erfahrung, die für sie zum Aha-Erlebnis geworden war:

„Eine der Yogastellungen, die Kriegerhaltung, war wirklich schwer für mich. Meine Arme taten weh, meine Beine fühlten sich kraftlos an, und mir gefiel diese Stellung überhaupt nicht. Ich fand mich selbst gedanklich oft in der Zukunft wieder und hatte regelrecht Angst vor dieser Haltung. Aber letztes Mal bei der Yogasequenz wollte ich herausfinden, ob ich diese Haltung vielleicht auch ohne das ganze Drama in meinem Kopf einnehmen konnte. Als ich merkte, dass ich Angst bekam, weil der Krieger als Nächstes an der Reihe sein würde, brachte ich meine Aufmerksamkeit zu meinem Atem und zu den Empfindungen bei der Haltung, die ich gerade übte, zurück. Und als der Krieger schließlich kam, war es auf einmal keine große Sache mehr. Ich mochte die Empfindungen in meinen Armen und Beinen zwar immer noch nicht, aber mein Geist hatte die Erwartung, dass die Übung bestimmt ganz schlimm sein würde, losgelassen. Deshalb war mein Körper nicht mehr so angespannt, als ich die

Haltung dann einnahm. Jetzt weiß ich auch, wie ich das bei der Geburt nutzen kann. Ich war selbst überrascht, als mir der Gedanke kam, dass die Geburt dann vielleicht auch nicht so schlimm wird. Schön wär's ja!", sagte Jeri und lachte.

So wie Jeri können auch Sie Yoga als Gelegenheit wahrnehmen, mit dem Widerstand des Geistes gegen unangenehme oder intensive Körperempfindungen umzugehen und sich vielleicht durch sie hindurchzubewegen. Sie können beobachten, wann genau Ihr Geist Widerstand in Form einengender Gedanken wie die des „Nichtmögens" bestimmter Yogahaltungen erzeugt, und sich entscheiden, welche Beziehung Sie zu solchen Empfindungen entwickeln möchten. Wenn Ihr Geist „Das gefällt mir nicht", „Das ist zu schwierig!" oder „Das kann ich nicht" sagt, können Sie solche einengenden Gedanken und Urteile bemerken – und wieder loslassen und zum Atem oder den körperlichen Empfindungen selbst zurückkehren.

Sie können auch damit experimentieren, in die unangenehmen Empfindungen einer Haltung hineinzuatmen und beim Ausatmen um diese Empfindungen herum weicher zu werden und nachzugeben, so wie Sie es auch bei der Geburt tun würden. Oder Sie richten Ihre Aufmerksamkeit direkt auf die Empfindungen und erkunden sie mit Konzentration und Neugier.

Bis an die Grenzen gehen

Yoga stellt eine besondere Gelegenheit dar, die Haltung des Nichtstrebens zu kultivieren. Nichtstreben gehört zu den Qualitäten der Achtsamkeit, die Sie in Kapitel 2 kennengelernt haben. Es ist möglich, dass sich eine solche Haltung von der Art und Weise unterscheidet, wie Sie in der Vergangenheit Yoga oder andere Bewegungsformen praktiziert haben. Yoga wird manchmal als eine Art Sport betrachtet, besonders von Menschen, die Yoga nicht kennen und dabei wie beim Training im Fitnessstudio ein Ziel erreichen wollen. Natürlich ist Yoga eine Form der körperlichen Betätigung – sogar eine äußerst vorteilhafte. Es ist aber auch eine meditative

Disziplin. Auf diese Weise können wir Yoga als Möglichkeit nutzen, uns darin zu üben, nicht irgendwo anders, sondern nur dort zu sein, wo wir genau in diesem Moment sind.

Wenn Sie Yoga auf achtsame Weise praktizieren, gehen Sie bis an die Grenze Ihres Unbehagens. Sie hören auf das, was Ihr Körper Ihnen mitteilt, während Sie seine Grenzen respektieren und darauf achten, diese nicht zu überschreiten. Als Schwangere sollten Sie vor allem vermeiden, sich zu überdehnen. Relaxin ist ein Hormon, das während der Schwangerschaft in zehnfach höherer Konzentration freigesetzt wird und die Bänder und Gelenke im Becken als Vorbereitung auf den Durchtritt des Babys weicher und flexibler macht. Das ist sehr gut für das Becken, doch Relaxin macht auch alle anderen Gelenke in Ihrem Körper flexibler und damit anfälliger für Überdehnungen. Obwohl es beim Yoga darum geht, sich herauszufordern und die eigenen Grenzen zu finden, ist es genauso wichtig, sich nicht zu überdehnen. Das gilt im Allgemeinen auch für die Partner der schwangeren Frauen. Wenn Sie auf Ihren Körper hören und seine Empfindungen mit Respekt, Intelligenz, Freundlichkeit und Fürsorge beantworten, dann praktizieren Sie Yoga auf achtsame Weise.

Manchmal sagen Schwangere mir, ein Grund für ihre Angst vor der Geburt sei, dass sie noch nie anstrengende körperliche Arbeit geleistet hätten oder sich starken Schmerzen hätten stellen müssen. Deshalb ist es besonders interessant zu beobachten, wie sich der Geist bei einer Yogahaltung verhält, die intensive Empfindungen mit sich bringt. Sucht er einen Ort der Angst auf, mit Gedanken wie „Ich glaube nicht, dass ich das kann" oder „Ich habe Angst, mich zu verletzen, wenn ich diese Stellung noch länger halte"? Achten Sie auf die Gedanken oder Bilder, die aufsteigen, wenn Sie sich Ihren körperlichen Grenzen nähern. Möchten Sie in einem solchen Moment Ihren Mut und Ihre innere Stärke ein wenig weiter erforschen? Vielleicht besitzen Sie von beidem mehr, als Sie gedacht hätten. Oder möchten Sie die Haltung lieber mit der Würde und Freundlichkeit des nichtwertenden Geistes verlassen? Nur wenn Sie auf Ihren Körper hören, werden Sie wissen, was in einem bestimmten Moment für Sie am besten ist.

Denken Sie daran: Achtsamkeit kennt weder Erfolg noch Misserfolg. Es gibt nur das, was ist.

Stehen, sitzen, liegen und gehen: Während der Geburt auf achtsame Weise im Körper sein

Empfindungen sind die einzige Sprache, die der Körper hat, um mit uns zu kommunizieren, und wir täten gut daran, auf seine Botschaften zu hören. Während der Geburt bittet unser Körper uns häufig, verschiedene Positionen einzunehmen: zu stehen, zu gehen, auf einem Geburtsball zu sitzen oder sich nach vorne auf ein Bett oder einen Stuhl zu lehnen. Diese Haltungen können die Wehen angenehmer machen. Während der Geburt eine aufrechte Haltung einzunehmen tut gut und ist außerdem die Position, in der sich die Gebärmutter am kräftigsten zusammenzieht. Zwischen Phasen des Gehens und Stehens und Phasen des Ausruhens zu wechseln unterstützt zweifellos den Geburtsprozess.

Wenn Sie zur Geburt in ein Krankenhaus gehen, ist es gut, zu wissen, welche Richtlinien dort in Bezug auf aufrechte Geburtspositionen und das Verlassen des Betts während der Geburt gelten und ob die Richtlinien eine kontinuierliche CTG-Überwachung für Gebärende mit normalem, gesundem Schwangerschaftsverlauf vorsehen. Viele Frauen müssen während der Geburt nicht an einen Apparat angeschlossen sein. (In Kapitel 16 erfahren Sie mehr darüber.) Und selbst wenn der Einsatz eines CTG-Geräts (Herzton-Wehenschreiber) notwendig werden sollte, brauchen Sie nicht im Bett zu bleiben, nur weil Sie CTG-Gurte um den Bauch haben. Stehen Sie auf. Bewegen Sie sich. Sie sind nicht krank. Sie haben Wehen und sind dabei, Ihr Baby auf die Welt zu bringen.

Es heißt, es gebe mindestens 65.000 verschiedene Yogahaltungen, und wenn man sich auf irgendeine Art bewege oder dehne, entspreche dies höchstwahrscheinlich einer Yogastellung oder einer ihrer Varianten. Eine meiner Freundinnen ist Hebamme und hat jahrzehntelang Hausgeburten begleitet, bei denen sich die Frauen frei bewegen konnten. Sie hat über die vielen verschiedenen Haltungen, die die von ihr betreuten Frauen während der Wehen und der Geburt einnahmen, Buch geführt – und mit dem Zählen aufgehört, als sie bei über 200 angekommen war. Ich frage mich, ob sie wohl bei 65.000 Geburtsstellungen angekommen wäre, wenn sie weitergezählt hätte.

Denken Sie daran, dass es genauso viele Möglichkeiten gibt, ein Kind zu gebären, wie es schwangere Frauen gibt. Es gibt kein Richtig und kein Falsch. Es gibt nur Sie, die Sie in Ihrem Körper von Augenblick zu Augenblick Ihren Weg finden. Durch Yoga können Sie die Aufmerksamkeit, die Stärke, die Beweglichkeit, die Freiheit und den Mut kultivieren, die nötig sind, um Ihre Bewegungen den wechselnden Bedingungen des Geburtsprozesses anzupassen und den Yoga der Geburt während der Wehen und der Geburt selbst zu praktizieren.

Die Ruhe zwischen zwei Tönen

Während unserer Yogaübungen konzentrieren wir uns natürlich auf die verschiedenen Haltungen. Es ist aber auch wichtig zu wissen, dass das *Aufrechterhalten des Gewahrseins in den Pausen zwischen den Haltungen* genauso wichtig ist wie die Haltungen selbst. In diesen Pausen begibt sich der Geist häufig auf eine Reise, so wie er es in dem Raum zwischen Einatmen und Ausatmen auch tut. Wenn wir unsere Aufmerksamkeit zwischen den Haltungen nicht abschweifen lassen, sondern uns auf den Atem konzentrieren, bekommen wir ein Gefühl dafür, wie wir unser Gewahrsein in den wertvollen Pausen zwischen den Wehen aufrechterhalten können, wenn sich der Rhythmus von Arbeit und Ausruhen, Arbeit und Ausruhen herausbildet.

Neben dem Atem benutzen wir in der Yogasequenz des MBCP-Kurses häufig die Berghaltung, die im Grunde eine Meditation im Stehen ist, ein Ort der Ruhe. So wie der Atem kann die Berghaltung eine Art Zuhause sein, eine stabile, geerdete Haltung zwischen den fließenderen, aktiveren Yogastehhaltungen – und eine vertraute Zuflucht während der Geburt, wenn Sie stehen.

Achtsame Bewegung

Neben dem Yoga, das alle Teilnehmerinnen und Teilnehmer des MBCP-Kurses praktizieren, treiben einige der Frauen und ihrer Partner auch regelmäßig Sport wie Walking oder Schwimmen. Yoga ist eindeutig eine meditative Disziplin, doch auch jede andere körperliche Aktivität kann, sofern sie auf achtsame Weise ausgeführt wird, zu einer Achtsamkeitspraxis werden. Das heißt: Auch wenn Yoga eine großartige Vorbereitung des Körpers und des Geistes auf die Geburt ist, müssen Sie nicht Yoga praktizieren, um sich auf die Geburt vorzubereiten.

Sue, die zu Schul- und Hochschulzeiten Leistungsschwimmerin war, schilderte uns an einem Kursabend voller Freude, wie sie das Prinzip der Achtsamkeit auf ihre Lieblingssportart anwandte: „Jetzt praktiziere ich achtsames Schwimmen. Ich achte wirklich auf die Geräusche und Empfindungen, wenn ich im Wasser ausatme, und nehme bewusst war, wie ich meinen Kopf zur Seite drehe, um einzuatmen. Manchmal konzentriere ich mich auf die Empfindungen in meinen Armen, manchmal auch auf meine Empfindungen in den Beinen. Es hört sich komisch an, aber ich schwimme schon mein ganzes Leben lang und stelle erst jetzt fest, dass ich die meiste Zeit über nicht wirklich geschwommen bin."

Schnelles Gehen, Tanzen, Gerätetraining im Fitnessstudio – und ein Baby zur Welt bringen – sind Wege, Körper und Geist zusammenzuspannen und wacher und gegenwärtiger zu sein.

Der Yoga des Alltags

Wir können die Achtsamkeit, die wir in unserer formalen Yogapraxis kultivieren, auf all unsere Bewegungen während des Tages ausweiten: Da gibt es den Yoga des Gleichgewichts, wenn wir beim Anziehen der Hose achtsam auf einem Bein stehen, den Yoga des Streckens und Dehnens, während wir auf achtsame Weise das saubere Geschirr in den Schrank räumen, oder den Yoga des achtsamen Hebens, wenn wir unser Kind aus seinem Kindersitz befreien. Dies sind die Geschenke, die wir bekommen, wenn wir den Yoga des Alltags leben.

Eine einfache Yogasequenz

Die im Folgenden beschriebene und durch Skizzen illustrierte Yogasequenz eignet sich sowohl für schwangere als auch für nichtschwangere Praktizierende. Vorab finden Sie einige generelle Richtlinien für Ihre achtsame Yogapraxis:

1. Unterschätzen Sie die Kraft dieser Yogahaltungen nicht, auch wenn sie relativ einfach sind. Wenn Sie sie wie die Teilnehmerinnen und Teilnehmer des MBCP-Kurses regelmäßig üben, werden Sie feststellen, dass der Bewegungsapparat Ihres Körpers wie von selbst stärker und beweglicher wird.
2. Gehen Sie langsam und bewusst in jede Position. Achten Sie dabei darauf, wie sich die Empfindungen in Ihrem Körper von Moment zu Moment verändern. Wenn Ihr Geist abschweift, registrieren Sie, wohin er gewandert ist, und bringen ihn dann entweder zu den Empfindungen in Ihrem Körper im gegenwärtigen Augenblick oder zum Atem zurück.

3. Grundsätzlich sollten Sie einatmen, wenn Sie die Arme nach oben oder zur Seite strecken, und ausatmen, wenn Sie die Arme sinken lassen oder sich in eine Stellung hineinbegeben. Wenn Sie eine Haltung eingenommen haben, müssen Sie Ihren Atem nicht mit den Bewegungen koordinieren. Nutzen Sie ihn nur als Anker für Ihren Geist. Wie bei der Geburt wird Ihr Atem sich auch hier um sich selbst kümmern.

4. Wie bereits erwähnt, sind die **Pausen zwischen** den Yogahaltungen genauso wichtig wie die Haltungen selbst. Versuchen Sie, mit Ihrer Aufmerksamkeit so gut wie möglich im gegenwärtigen Moment zu bleiben, indem Sie sich auf den Atem und die körperlichen Empfindungen nach der gerade abgeschlossenen Yogaübung konzentrieren. Auf diese Weise werden Sie vertrauter mit dem Rhythmus von Arbeit und Ruhe, den Sie auch während der Geburt erleben werden. In dieser Sequenz kann die Berghaltung als Ruheposition zwischen den Stehhaltungen eingenommen werden.

5. Wenn Sie noch nie Yoga gemacht haben, sollten Sie die einzelnen Positionen zunächst nur drei bis fünf Atemzüge oder ungefähr fünfzehn bis zwanzig Sekunden lang halten. Mit der Zeit werden Sie die Stellungen immer länger halten können. Herauszufinden, was in diesem Moment für Sie und Ihren Körper das Beste ist, gehört dazu, wenn Sie Ihren eigenen Weg finden möchten.

6. Geben Sie Ihr Bestes, und gehen Sie bis an Ihre Grenzen, ohne diese jedoch zu überschreiten. Entscheidend ist die Haltung des Nichtstrebens: Es geht nicht darum, ein Ziel zu erreichen. Wenn Sie sich bei der Frage ertappen, ob Sie sich mehr oder weniger anstrengen sollten, dann lassen Sie lieber Vorsicht walten. Achten Sie darauf, dass Sie Ihre Bänder nicht überdehnen. Das gilt insbesondere für die Bänder in den Gelenken des Beckens – die Schambeinfuge (Symphyse) und das Kreuzbein-Darmbein-Gelenk (Iliosakralgelenk). Indem Sie in jedem Augenblick die Grenzen **Ihres** Körpers respektieren, kultivieren Sie Selbstmitgefühl und Akzeptanz.

7. Versuchen Sie, ohne die Haltung des Nichtstrebens aufzugeben, sich den Empfindungen des Unbehagens zuzuwenden, anstatt sich von ihnen abzuwenden. Geben Sie sanft nach und entspannen Sie sich mit Offenheit und Wohlwollen in die Empfindungen hinein.

8. Probieren Sie, beim Üben ab und zu die Augen zu schließen. Vielleicht stellen Sie fest, dass dies Ihnen hilft, sowohl den Empfindungen der Kontraktion und der Dehnung, die Sie in den Haltungen erleben, als auch den Pausen dazwischen mehr Aufmerksamkeit entgegenzubringen.

9. Wenn sich Ihre Aufmerksamkeit zwischen den Abbildungen und Ihrem Körper hin und her bewegt, ist es schwierig, sich ganz in den gegenwärtigen Moment hineinfallen zu lassen. Falls Sie mit diesen Yogastellungen und dieser Art des Übens nicht bereits vertraut sind, werden Sie es wahrscheinlich, zumindest am Anfang, einfacher finden, mit Hilfe von Audio-CDs zu üben. (Die Bestellmöglichkeit für die CDs finden Sie in Anhang B).

10. Passen Sie jede Haltung an die Bedürfnisse Ihres Körpers an, zum Beispiel, indem Sie intensiver oder weniger intensiv in eine Dehnung hineingehen. Wenn Sie mit CDs üben und merken, dass eine Position zu anstrengend wird, gehen Sie notfalls früher als vorgeschlagen aus der Position heraus. Und wenn es Haltungen gibt, die Sie gar nicht einnehmen können, dann stellen Sie sich einfach vor, sie einzunehmen, oder ersetzen Sie sie durch eine andere Position.

11. Wenn Ihr Körper Ihnen zeigt, dass er mehr Dehnungen oder eine längere Übungseinheit braucht, können Sie einzelne Position wiederholen oder auch weitere Yogahaltungen oder eigene Übungen anschließen.

12. Wenn Sie nicht nur zu Hause MBCP-Yoga praktizieren, sondern zusätzlich an einem Yogakurs für Schwangere teilnehmen, können Sie sich vornehmen, auch in diesem Kurs mit mehr Achtsamkeit zu üben.

Eine einfache Yogasequenz

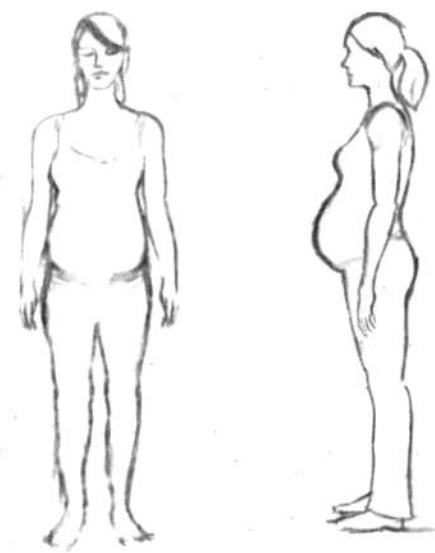

Abb. 1 und 2

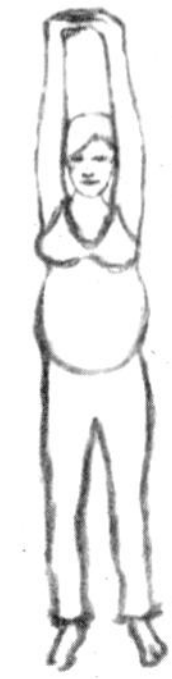

Abb. 3

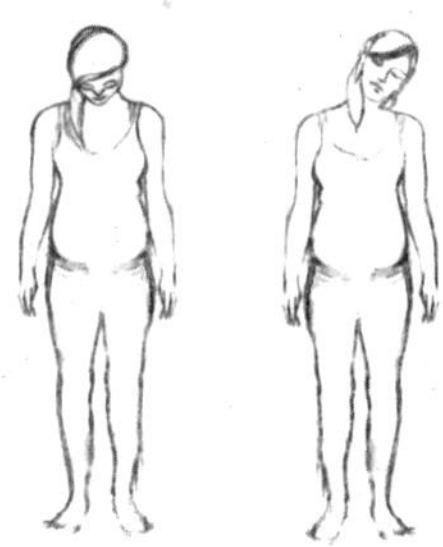

Abb. 4 und 5

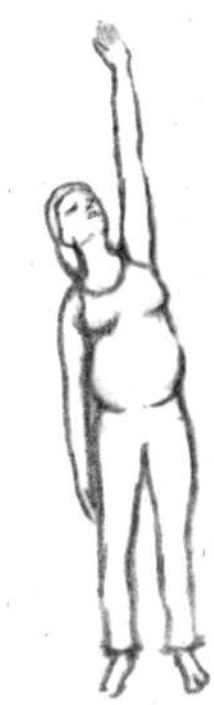

Abb. 6

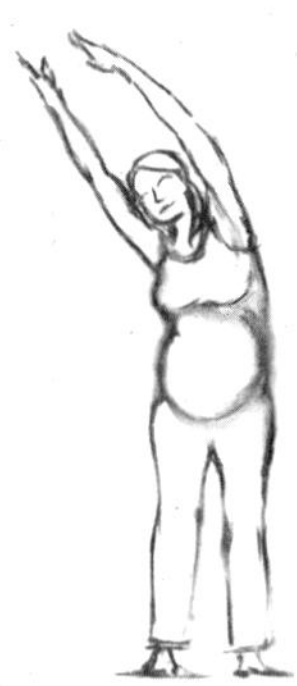

Abb. 7

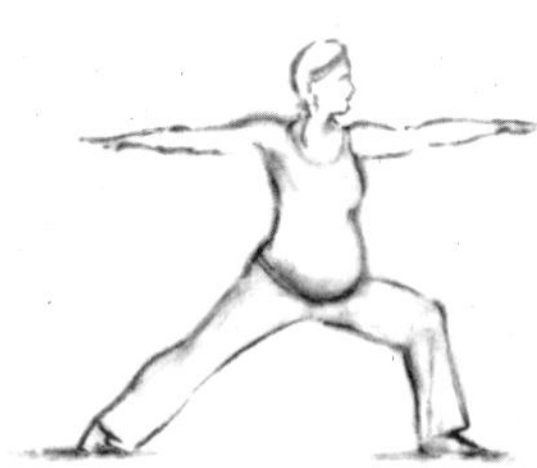

Abb.8

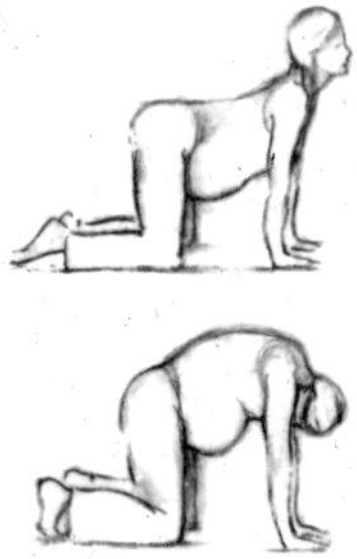

Abb. 9 und 10

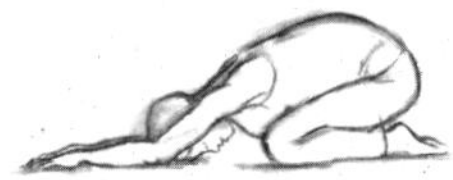

Abb. 11

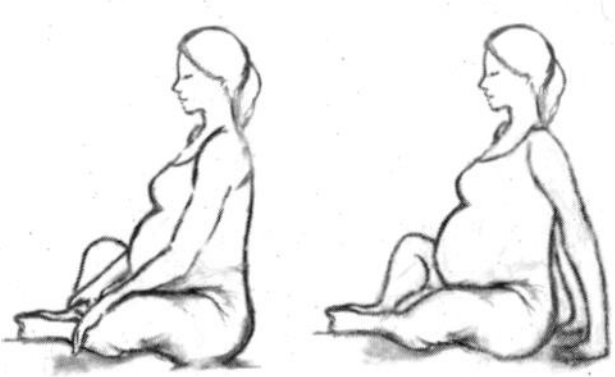

Abb. 12 und 13

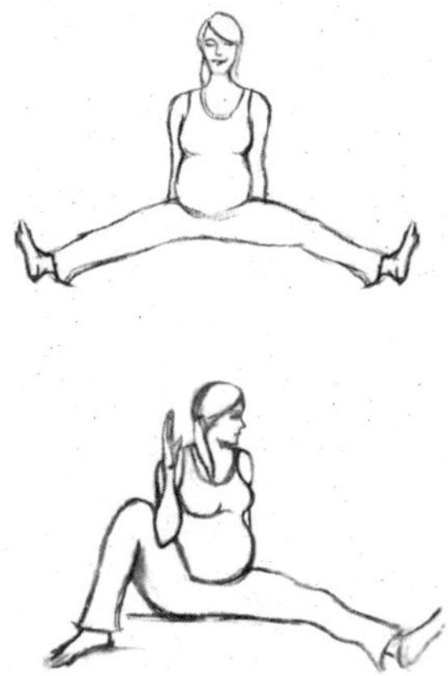

Abb. 14 und 15

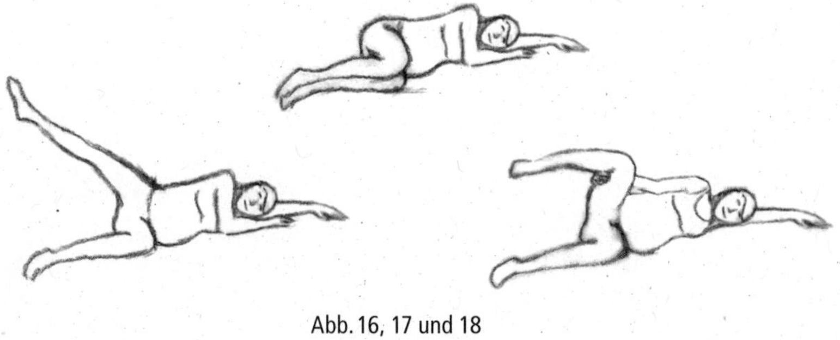

Abb. 16, 17 und 18

Hinweise zu den einzelnen Yogahaltungen

Vielleicht finden Sie die folgenden Erläuterungen zu den abgebildeten Yogahaltungen hilfreich, besonders dann, wenn Sie zum Üben keine CDs mit gesprochenen Anleitungen benutzen. Die beschriebene Yogasequenz dauert etwa fünfundzwanzig bis dreißig Minuten, abhängig von Ihrem Tempo und davon, ob Sie bestimmte Positionen wiederholen oder Ihre eigenen hinzufügen.

Berghaltung (Abb. 1 und 2)

Die Berghaltung ist im Wesentlichen eine Stehmeditation. Stellen Sie sich aufrecht hin, die Füße sind hüftbreit auseinander. Gehen Sie mit Ihrer Aufmerksamkeit zu den Stellen, an denen die Füße Kontakt mit dem Boden haben. Beugen Sie die Knie leicht, und lassen Sie das Kreuzbein Richtung Boden sinken, so dass das Becken Ihren schwangeren Bauch trägt wie ein Korb. Lassen Sie die Wirbelsäule nach oben wachsen, und achten Sie darauf, dass Ihr Rücken nicht starr, sondern entspannt ist. Die Arme hängen locker neben dem Körper, der Kopf ist gerade und strebt Richtung Decke. Sie werden mehr und mehr zu einem stabilen, atmenden Berg. Ihre Füße sind fest mit dem Boden verbunden, Ihr Kopf strebt zum Himmel empor.

Tiefer Atem zum Öffnen des Brustraums (3 x) (Abb. 3)

Verschränken Sie, in der Berghaltung stehend, die Hände ineinander, und drehen Sie die Handflächen nach außen. Atmen Sie tief ein und ziehen Sie die gestreckten Arme über den Kopf nach oben Richtung Decke. Die Arme sollten, wenn möglich, neben den Ohren ankommen. Fühlen Sie die Dehnung, die beim Einatmen im Brustkorb entsteht – in der Brust, an den Seiten und im Rücken. Lösen Sie mit dem Ausatmen die Hände und senken Sie die Arme wieder. Spüren Sie dabei die Bewegung in den Schultergelenken. Lassen Sie die Arme locker neben dem Körper hängen. Wiederholen Sie diese Übung noch zweimal.

Kommen Sie dann wieder in die Berghaltung. Sie stehen aufrecht, Sie atmen, Sie sind im Gleichgewicht und vollkommen gegenwärtig.

Kopfkreisen (3 x) (Abb. 4 und 5)

Atmen Sie in der Berghaltung tief ein. Mit der Ausatmung lassen Sie das Kinn zur Brust sinken. Atmen Sie ein. Mit dem nächsten Ausatmen den Kopf nach rechts rollen, bis sich Ihr rechtes Ohr über der rechten Schulter befindet. Atmen Sie in dieser Stellung ein- oder zweimal ein und aus und fühlen Sie die Dehnung auf der linken Seite des Nackens. Wenn Sie so weit sind, atmen Sie ein und rollen dann mit dem nächsten Ausatmen den Kopf nach unten und dann zur linken Seite. Nehmen Sie wahr, wie sich die Empfindungen im Nacken bei dieser Bewegung von Moment zu Moment verändern. Das linke Ohr befindet sich jetzt über der linken Schulter. Spüren Sie die Dehnung auf der rechten Seite des Nackens. Lassen Sie den Kopf noch mindestens zweimal von einer Seite zur anderen kreisen und spüren Sie der Dehnung nach.

Kehren Sie in die Berghaltung zurück. Nehmen Sie die Empfindungen im Nacken wahr.

Äpfel pflücken (Abb. 6)

Verlagern Sie Ihr Gewicht auf das rechte Bein und den rechten Fuß. Heben Sie beim Einatmen den rechten Arm langsam bis über den Kopf. Die Handfläche zeigt dabei nach innen. Heben Sie die linke Ferse leicht an. Atmen Sie aus, und strecken Sie den rechten Arm beim nächsten Einatmen nach oben, so als würden Sie nach einem Apfel greifen, die sich außerhalb Ihrer Reichweite befindet. Legen Sie den Kopf in den Nacken und blicken Sie nach oben auf diesen imaginären Apfel. Spüren Sie die Dehnung an der gesamten rechten Seite. Versuchen Sie sich mit jeder Einatmung ein bisschen mehr zu strecken und sich mit jeder Ausatmung in die Haltung zu entspannen.

Wenn Sie feststellen, dass Sie die linke Schulter zum linken Ohr gezogen haben, lassen Sie sie wieder nach unten sinken. Halten Sie die Dehnung einige Atemzüge lang oder so lange, wie es angenehm oder passend für Sie ist. Lassen Sie dann mit dem Ausatmen langsam den rechten Arm nach unten und die linke Ferse zum Boden sinken. Richten Sie dabei Ihre Aufmerksamkeit auf die Empfindungen in Ihrem rechten Arm, und beobachten Sie, wie sie sich von Moment zu Moment verändern, bis Ihr Arm seitlich neben dem Körper zur Ruhe kommt und beide Füße wieder flach am Boden sind.

Wiederholen Sie diese Übung auf der linken Seite und nehmen Sie danach wieder die Berghaltung ein. Sie stehen, ruhen sich aus, Sie sind gegenwärtig, genau hier, genau jetzt.

Seitendehnung (Abb. 7)

Heben Sie mit dem Einatmen beide Arme über den Kopf. Die Handflächen zeigen dabei nach innen. Beugen Sie sich mit dem nächsten Ausatmen nach links. Werden Sie sich der Empfindungen des Dehnens und Öffnens in der rechten Flanke, an den Rippen und im Rücken bewusst, während der Atem in die Lunge ein- und wieder ausströmt. Strecken Sie die Arme noch ein wenig weiter nach links. Der Kopf bleibt zwischen den Armen. Halten Sie diese Stellung, während Sie mehrmals ein- und ausatmen, und nehmen Sie Ihre Empfindungen wahr. Wenn Sie so weit sind, kehren Sie mit einem Einatmen langsam wieder in die Senkrechte zurück. Mit dem nächsten Ausatmen neigen Sie sich langsam nach rechts. Achten Sie auf die Empfindungen an der linken Körperseite, zwischen den seitlichen, vorderen und hinteren Rippen. Halten Sie diese Position, atmen Sie mehrmals ein und aus, und beobachten Sie Ihre Empfindungen. Wenn Sie so weit sind, kommen Sie mit dem Einatmen langsam wieder in eine aufrechte Haltung zurück. Lassen Sie beim Ausatmen die Arme langsam und bewusst nach unten sinken und kommen Sie wieder in die Berghaltung.

Kriegerhaltung (Abb. 8)

Gehen Sie in Schrittstellung, die Füße drei bis vier Fußlängen auseinander. Die Zehen des vorderen Fußes zeigen nach vorne, die Zehen des hinteren Fußes etwa 30 Grad auswärts. Die Ferse des vorderen Fußes sollte sich in einer Linie mit dem Fußgewölbe des hinteren Fußes befinden, um dem Körper ein stabiles Fundament zu geben. Nun mit dem Einatmen die Arme bis auf Schulterhöhe heben. Mit dem Ausatmen das vordere Knie beugen, bis Knie und Fußknöchel eine Linie bilden. Wenn das Knie über den Knöchel hinausragt, dann vergrößern Sie den Abstand zwischen den Füßen. Lassen Sie sich in diese Haltung hineinsinken. Die Hüften zeigen nach vorn, Ihr Blick geht über den vorderen Arm und die gestreckten Finger hinaus.

Fühlen Sie die Energie des Kriegers in dieser Stellung. Nehmen Sie wahr, wie sich der vordere Quadrizeps zusammenzieht. Vielleicht spüren Sie auch eine Dehnung, ein Längerwerden in der Leiste der gegenüberliegenden Körperseite. Halten Sie die Arme parallel zum Boden, entspannen Sie die Schultern, und lassen Sie die Schulterblätter nach hinten unten sinken. Dadurch öffnet sich der Brustraum, und das Brustbein hebt sich. Atmen Sie, und verweilen Sie in den Empfindungen, so, wie sie sind. Wenn Sie so weit sind, atmen Sie ein, dann lassen Sie mit dem Ausatmen die Arme nach unten sinken und kommen in den Stand zurück. Stellen Sie die Füße wieder nebeneinander auf und kehren Sie in die Berghaltung zurück. Ruhen Sie in der Berghaltung aus.

Wiederholen Sie die Übung dann auf der anderen Seite.

Katze und Kuh (Abb. 9 und 10)

Diese Yogahaltung ist auch außerhalb der Schwangerschaft eine gute Grundübung für einen gesunden Rücken.

Kommen Sie in den Vierfüßlerstand. Die Hände befinden sich in gerader Linie unter den Schultern, die Knie genau unter den Hüften. Wenn Ihre Handgelenke in dieser Stellung wehtun, können Sie Fäuste machen, statt die Handflächen aufzusetzen. Heben Sie nun mit dem Einatmen den Kopf und schauen in Richtung Decke, während Sie die Vorderseite Ihres Körpers vom Scham- bis zum Brustbein dehnen. Halten Sie die Arme gerade und ziehen Sie die Schulterblätter nach unten. Achten Sie darauf, den unteren Rücken nicht zu überanstrengen. Das Becken bleibt über den Knien, während Sie vorsichtig den unteren Rücken und das Gesäß nach hinten zur Wand strecken. Der untere Rücken bleibt dabei flach.

Lassen Sie dann mit dem nächsten Ausatmen den Kopf nach unten sinken, schauen Sie Richtung Schambein, und wölben Sie den Rücken nach oben wie eine Katze, die einen Buckel macht. Spüren Sie die Dehnung im unteren Rücken. Mit dem Einatmen heben Sie den Kopf wieder in Richtung Decke. Achten Sie darauf, den Rücken in neutraler Position zu halten. Wechseln Sie zwischen diesen beiden Positionen so oft hin und her, wie Sie es als angenehm empfinden. Wenn Sie so weit sind, gehen Sie in die Embryohaltung über (Abb. 11) und ruhen sich aus.

Wenn Sie mehrmals pro Nacht zur Toilette müssen, kann es hilfreich sein, die Übung „Katze und Kuh" zehn- bis fünfzehnmal zu machen, bevor Sie sich zum Schlafen auf die Seite rollen. Durch diese Übung hebt sich die Gebärmutter ein wenig und gibt der Blase mehr Raum. So könnte Ihnen der eine oder andere nächtliche Toilettengang erspart bleiben.

Embryohaltung (Abb. 11)

Schieben Sie in der Katze-und-Kuh-Position die Knie leicht nach außen, senken Sie das Gesäß auf die Fersen und legen Sie Stirn und Arme auf dem Boden ab. Sie können die Arme entweder, wie in der Abbildung gezeigt, nach vorne oder mit nach oben gedrehten Handflächen nach hinten ausstrecken. Sie können die Stirn auch auf den übereinandergelegten Händen oder den Fäusten ablegen, wenn das angenehmer für Sie ist. Ruhen Sie sich in der Embryohaltung aus und richten Sie Ihre ganze Aufmerksamkeit auf den Atem und die Empfindungen im Körper. Diese Stellung kann während der Schwangerschaft und auch unter der Geburt sehr entspannend sein, besonders dann, wenn Sie starke unangenehme Empfindungen im Rücken haben.

Sitzhaltung (Abb. 12 und 13)

(Abb. 12) Kommen Sie aus der Embryohaltung in die Sitzhaltung, ohne mit Ihrer Aufmerksamkeit abzuschweifen. Legen Sie die Fußsohlen aneinander und lassen Sie die Knie nach außen fallen, wie in der Abbildung dargestellt. Sie können sich auch auf ein Kissen oder eine Decke setzen, damit das Becken leicht nach vorne kippen kann (ohne Abbildung). Wenn Sie mögen, legen Sie sich etwas zum Abstützen unter die Knie. Richten Sie die Wirbelsäule auf, ohne im Rücken starr zu werden. Der Kopf ruht gerade und zentriert auf dem Nacken. Lassen Sie die Schultern nach unten sinken. Nehmen Sie Kontakt zu Ihrem Atem auf, während Sie einfach nur sitzen. Nehmen Sie Ihre Gedanken und Gefühle wahr und bleiben Sie in Kontakt mit den Empfindungen in Ihrem Körper. Verweilen Sie im Hier und Jetzt.

(Abb. 13) Diese Abbildung zeigt eine Variante der Sitzhaltung. Setzen Sie die Hände hinter sich auf dem Boden ab. Die Finger zeigen in Richtung Gesäß. Heben Sie dann das Brustbein leicht an, um den Brustbereich zu öffnen. Diese Haltung kann sehr entspannend sein, weil sie den gesamten Brustkorb dehnt und dem Körper so neue Energie und Leichtigkeit schenkt.

Sanfter Drehsitz (Abb. 14 und 15)

(Abb. 14) Stützen Sie den Oberkörper ab, wie in Abb. 13 gezeigt, grätschen Sie die Beine, und lassen Sie das Becken leicht nach vorne kippen. Die Zehen zeigen nach oben. Fühlen Sie die Dehnung an den Rückseiten der Beine und vielleicht auch in Leisten und Hüften. Bleiben Sie mit Ihrer Aufmerksamkeit bei den Empfindungen von Kontraktion und Dehnung und verweilen Sie in der Situation, so, wie sie ist.

(Abb. 15) Wenn Sie so weit sind, winkeln Sie ein Bein an und stellen den Fuß auf, wie in der Abbildung gezeigt. Atmen Sie ein. Mit dem nächsten Ausatmen drehen Sie sich vorsichtig zu Ihrem ausgestreckten Bein. Legen Sie den angewinkelten Arm an die Innenseite des gebeugten Beins. Der andere Arm ist hinter Ihnen und stützt Sie, während Sie sich sanft immer weiter zu Ihrem gestreckten Bein hindrehen. Die Drehung beginnt im unteren Rücken und setzt sich dann im mittleren Rücken, im oberen Rücken und schließlich in den Schultern fort. Der Kopf dreht erst zum Schluss mit. Schauen Sie über Ihre hintere Schulter. Drehen Sie sich nur so weit, wie es für Ihren Körper in diesem Moment angemessen ist. Überschreiten Sie Ihre Grenzen nicht! Bleiben Sie mehrere

Atemzüge lang bei den Empfindungen der Dehnung und der Kontraktion. Wenn Sie dann so weit sind, drehen Sie sich mit dem Ausatmen langsam in umgekehrter Reihenfolge zurück (zuerst der Kopf, dann die Schultern, der mittlere Rücken und zum Schluss der untere Rücken) in die Ausgangsposition.

Strecken Sie das angewinkelte Bein aus. Winkeln Sie dann das andere Bein an und stellen Sie den Fuß auf dem Boden ab. Wiederholen Sie die Übung, wie oben beschrieben, indem Sie sich zur anderen Seite drehen.

Geburtshocke in Seitenlage (Abb. 16, 17 und 18)

(Abb. 16) Legen Sie sich mit angewinkelten Beinen auf die Seite. Beine und Becken bilden einen rechten Winkel. Legen Sie den Kopf entweder auf dem angewinkelten Arm ab, wobei sich die Hand oberhalb des Ohrs befindet, oder auf dem ausgestreckten Arm, wie in der Abbildung gezeigt.

(Abb. 17) Nun das obere Bein strecken und sehr langsam Richtung Decke heben. Spüren Sie die Kontraktion im Bein und in den Hüftmuskeln. Heben Sie das Bein so hoch, wie es für Sie in diesem Moment passend ist.

(Abb. 18) Dann das obere Bein anwinkeln, anheben und gleichzeitig in Richtung Achselhöhle ziehen. Spüren Sie, wie sich das Becken dabei öffnet. Die Hocke in Seitenlage kann sehr entspannend sein. Weil sich das Becken weit öffnet, ist dies auch eine sehr gute Position für die Geburt.

Strecken Sie das Bein jetzt wieder, so dass der Fuß in Richtung Decke zeigt. Kreisen Sie den Fuß mehrmals in die eine und dann in die andere Richtung. Das hilft bei geschwollenen Unterschenkeln und Knöcheln, weil so angestautes Blut und Flüssigkeit aus dem Bein nach oben gepumpt wird. Nachdem Sie den Fuß mehrmals in beiden Richtungen gekreist haben, atmen Sie ein und lassen das Bein mit dem nächsten Ausatmen ganz langsam wieder auf den Boden sinken. Nehmen Sie die Kontraktion in den Beinmuskeln wahr, und achten Sie auf das Gefühl der Leichtigkeit und Entspannung, wenn das Bein wieder auf dem unteren Bein ruht.

Drehen Sie sich auf die andere Seite und wiederholen Sie die Übung.

Liegen und Ruhen

Wenn Sie noch in den ersten Monaten der Schwangerschaft sind, nehmen Sie wie beim Body-Scan die Rückenlage ein. Dasselbe gilt für mitübende nichtschwangere Partner und Partnerinnen. Richten Sie Ihre Aufmerksamkeit dann auf den Atem, und nehmen Sie wahr, wie sich Ihre Bauchdecke beim Einatmen hebt und beim Ausatmen senkt. Dehnen Sie Ihr Gewahrsein auf den Körper als Ganzes aus, nehmen Sie wahr, wie Sie liegen, atmen und in der Stille ruhen.

Wenn Ihre Schwangerschaft weiter fortgeschritten ist, legen Sie sich, wie in Abb. 16 gezeigt, auf die Seite. Wenn Sie möchten, legen Sie sich Kissen unter den Kopf, den Bauch, zwischen die Knie und unter den oberen Arm. Konzentrieren Sie sich dann auf den Atem im Bauch. Wenn Sie mögen, können Sie Ihr Gewahrsein auf den Körper als Ganzes ausweiten. Ruhen Sie in der Stille, vielleicht sogar in einem Zustand inneren Friedens.

Und wenn Sie bereit sind, öffnen Sie die Augen wieder und rollen sich langsam auf die Seite, wenn Sie auf dem Rücken gelegen haben. Setzen Sie sich vorsichtig auf oder stehen Sie auf. Nehmen Sie dabei Gefühle wie Entspannung, Wohlbefinden oder Leichtigkeit wahr. Erlauben Sie dieser inneren Leichtigkeit und Ruhe, auch zu einem Teil des nächsten Moments in Ihrem Leben zu werden – und dann des Moments danach – und des Moments danach.

9 Die Praxis vertiefen und erweitern

Sitzmeditation

Wir untersuchen den Geist, weil wir möchten, dass sich die Harmonie des Friedens durchsetzt, weil wir des Glücks der Liebe in unseren Herzen bedürfen und weil wir uns um die Qualität des Lebens, das unsere Kinder einmal erben werden, sorgen. (…) Aufmerksam zu sein bedeutet, das Leben unendlich zu lieben.

VIMALA THAKAR

Im MBCP-Kurs beginnen wir schon am allerersten Abend mit der formalen Sitzpraxis, und zwar mit der Atemmeditation, die in Kapitel 4 beschrieben wurde. Während unsere Konzentration von Woche zu Woche konstanter wird, beziehen wir nach und nach andere Objekte des Gewahrseins wie

Körperempfindungen und den Körper als Ganzes (wie wir es im Body-Scan gelernt haben) in unsere Sitzpraxis ein. Später kommen auch Geräusche, Gedanken und Gefühle hinzu, bis wir schließlich einen Zustand des offenen, unterschiedslosen Gewahrseins erreicht haben: Wir sitzen einfach nur, nehmen wahr, was in unserem Körper und unserem Geist von Augenblick zu Augenblick entsteht und sich dann wieder auflöst. Obwohl unser Atem unser Anker und unsere Zuflucht ist, erlaubt uns das schrittweise Hinzufügen anderer Elemente zu unserer formalen Sitzpraxis, unser Bewusstsein von der sich ständig verändernden Natur der Erfahrung zu festigen und eine tiefere Verbindung zur Vielschichtigkeit unseres Menschseins aufzubauen.

Für die Mehrheit der werdenden Eltern, die am MBCP-Kurs teilnehmen, ist Meditation eine neue Erfahrung. Sie stellen meist fest, dass es in den ersten Wochen, wenn sie anfangen, ihren Atem bewusst wahrzunehmen, nur sehr wenige achtsame Momente gibt. Wenn Meditation auch für Sie neu ist, werden Sie wahrscheinlich dieselbe Erfahrung machen. Aber wenn Sie jede Woche üben und Ihren Geist sanft zurückbringen, wann immer er sich auf Abwege begeben hat, werden Sie vielleicht entdecken, dass eine gewisse Kontinuität der Aufmerksamkeit entsteht. Wenn Sie täglich Achtsamkeit praktizieren wie die Kursteilnehmerinnen und -teilnehmer, werden Sie vermutlich auch feststellen, dass Sie sich immer häufiger im gegenwärtigen Moment aufhalten. So wie Muskeln durch Krafttraining größer werden, wird auch Ihre Fähigkeit, achtsam zu sein, durch Übung wachsen, und Sie werden entdecken, dass Sie im Alltag konzentrierter, ruhiger und gegenwärtiger sind.

Der bekannte Meditationslehrer Thich Nhat Hanh vergleicht den Geist manchmal mit naturtrübem Apfelsaft. Wenn eine Flasche mit naturtrübem Apfelsaft eine Zeit lang im Regal steht, setzen sich die winzigen Fruchtfleischbestandteile am Flaschenboden ab, und der Saft selbst wird klar. Wird die Flasche jedoch geschüttelt, wird der Saft wieder trübe. Achtsamkeit gibt uns die Möglichkeit, unseren Geist wieder zu klären, nachdem der „Apfelsaft" unseres Geistes mehr oder weniger kräftig geschüttelt worden ist.

Das Leben ist so, wie es ist, und es wird immer Zeiten geben, in denen der Geist durchgeschüttelt wird, zum Beispiel die Zeiten von Schwangerschaft, Geburt und Elternschaft. Aber wir können immer zum Atem zurückkehren und dafür sorgen, dass sich die aufgerührten Ablagerungen wieder am Boden absetzen. Apfelsaft verurteilt sich nicht selbst – dass es in ihm Ablagerungen gibt oder dass er geschüttelt wurde, macht ihn weder schlecht noch gut. Und unser Geist ist auch nicht schlecht oder gut. Durch Übung können wir erreichen, dass wir nicht mehr so oft „durchgeschüttelt" und unruhig werden. Und wenn doch Unruhe entsteht, ist sie nicht mehr so stark oder hält nicht mehr so lange an wie früher. Wir können unsere innere Erfahrung und unsere Beziehung zur äußeren Welt klarer und genauer betrachten und eröffnen uns so einen Weg zu mehr Gleichmut, Klarheit und Zufriedenheit.

❋

Es ist Freitagabend, kurz vor 19:00 Uhr. Ich stehe an der Haustür und begrüße die werdenden Eltern, die sich für den Wochenend-Intensivkurs „Der Geist in den Wehen" angemeldet haben. Eines der Paare kommt mir bekannt vor. Die Frau begrüßt mich mit einem breiten Lächeln und sagt: „Hallo, Nancy! Ich heiße Majorie und das ist Neal. Du erinnerst dich vielleicht nicht mehr an uns, aber vor fünf Jahren haben Neal und ich zwei Stunden mit dir verbracht, als ich mit Coby, unserem ersten Kind, schwanger war. Was du uns beigebracht hast, hat unser Leben verändert und mir geholfen, durch die Geburt zu kommen. Als ich mich dann nach einem Auffrischungskurs umsah und dieses Wochenendseminar fand, habe ich zu Neal gesagt: ‚Da müssen wir unbedingt hin.' Es ist so schön, dich wiederzusehen."

Am Samstag benutzte ich das Apfelsaft-Bild, um den Teilnehmerinnen und Teilnehmern des Kurses das Wesen des ungeübten Geistes zu erklären. Am Sonntagmorgen kam Marjorie, strahlend vor Begeisterung, in den Kurs und erzählte: „Nancy, du glaubst nicht, was passiert ist. Als wir gestern nach Hause kamen, fanden Neal und ich ein großes Glas mit schmutzigem Wasser auf der Arbeitsplatte in der Küche. Fast der ganze Schlamm hatte sich bereits am Glasboden abgesetzt. Trotzdem war es ziemlich eklig, so ein schmutziges Glas in der Küche zu haben. Ich habe also Coby gefragt, was das solle. Und er hat geantwortet: ‚Ach,

Mama, das hat mir Allison heute gezeigt.‘ (Allison ist die Studentin, die sich manchmal um Coby kümmert.) ‚So sieht dein Geist aus, wenn du nicht meditierst, Mama.‘ Und dann hat er das Glas genommen, es kräftig geschüttelt und gesagt: ‚Allison hat mir heute gezeigt, wie man meditiert. Tschüss, Mama, mein Geist muss sich jetzt erst einmal setzen.‘ Und dann ist er in sein Zimmer gelaufen und hat die Tür zugemacht. Nicht schlecht, oder? Ich wünschte, ich hätte auch schon im Alter von fünf Jahren gewusst, was Meditation ist!“

Formale Sitzpraxis

Bevor Sie mit einer der folgenden Meditationsübungen beginnen, sollten Sie sich etwas Zeit nehmen, um eine bequeme, sichere und stabile Sitzhaltung zu finden. Wenn Ihre Schwangerschaft weit fortgeschritten ist, kann es angenehm sein, den unteren Rücken mit einem Kissen zu stützen. Setzen Sie sich so hin, wie es bequem für Sie ist, doch versuchen Sie trotzdem, dabei die Körpervorderseite sanft zu öffnen. Es ist hilfreich, mit gerader, aber nicht starrer Wirbelsäule zu sitzen. In der Schwangerschaft kann die Seitenlage die geeignetste Position ein. Wenn Sie im Liegen praktizieren, sollten Sie jedoch darauf achten, nicht einzuschlafen. Wenden Sie die Tipps an, die ich in Kapitel 5 im Zusammenhang mit dem Body-Scan für den Umgang mit Müdigkeit gegeben habe.

Wie Sie wissen, sollten Sie, wenn Sie während der Übung Bewegungen Ihres Babys spüren, Ihre Aufmerksamkeit auf diese Empfindungen und auf den Atem im Bauch lenken. Wenn Ihr Baby dann wieder ruhiger geworden ist, kommen Sie mit Ihrer Aufmerksamkeit wieder zurück zu der Übung, mit der Sie gerade beschäftigt sind. Wenn Sie während des Übens den Faden verloren haben oder nicht mehr wissen, was zu tun ist, kommen Sie einfach zu Ihrem Freund, dem Atem, zurück.

Mit dem Atem meditieren

Wenn Sie so weit sind, erlauben Sie Ihrer Aufmerksamkeit, zu den Empfindungen des Atems zu kommen, zu der Stelle, an der Sie den Atem als körperliche Empfindung am stärksten spüren – vielleicht im Bauch, vielleicht an den Nasenlöchern oder vielleicht im Brustbereich. Verweilen Sie einfach im Gewahrsein der sich verändernden Empfindungen des Atems. Atmen Sie ein, und **wissen** Sie, dass Sie einatmen. Atmen Sie aus, und **wissen** Sie, dass Sie ausatmen. Richten Sie dabei Ihre Aufmerksamkeit, so gut Sie können, auf die sich von Moment zu Moment verändernden Empfindungen dieses Prozesses, den wir als „Atmen" bezeichnen. Wenn Ihre Gedanken Sie wegtragen, dann registrieren Sie, was gerade in Ihrem Geist geschieht, lassen den Gedanken los, und bringen Ihre Aufmerksamkeit auf sanfte und freundliche Weise wieder zum Atem zurück.

Diese Basisübung des Atemgewahrseins ist sehr tiefgreifend. Auch wenn Sie nichts anderes lernen, als zu Ihrem Atem zurückzukehren, wenn Ihre Gedanken abschweifen oder wenn Sie unruhig werden oder in Stress geraten, dann werden Sie – und die Menschen um Sie herum – für den Rest Ihres Lebens sehr profitieren.

Und wenn wir sitzen und meditieren, können wir noch so viel mehr lernen.

Mit Körperempfindungen meditieren

Wenn Sie etwas Erfahrung damit haben, mit Ihrer Aufmerksamkeit beim Atem zu bleiben, öffnen Sie Ihr Gewahrsein für weitere Körperempfindungen. Sie haben sich mit dieser Methode bereits vertraut gemacht, als Sie den Body-Scan erlernt haben. Anstatt aber wie beim Body-Scan mit Ihrer Aufmerksamkeit systematisch durch den Körper zu wandern, konzentrieren Sie sich bei dieser Übung auf die Empfindung, die im jeweiligen Augenblick am stärksten ist.

Vielleicht spüren Sie Spannung im unteren Rücken oder Wärme oder Kribbeln in den Händen. Richten Sie einfach Ihre Aufmerksamkeit auf diese Empfindung oder die Empfindungen, die gerade da sind, wo auch immer Sie sie spüren und gleichgültig, ob diese Empfindungen angenehm, unangenehm oder neutral sind. Lassen Sie den Atem in den Hintergrund Ihres Gewahrseins treten und die Empfindung in den Vordergrund, solange diese Empfindung Ihre Erfahrung bestimmt. Versuchen Sie zu beobachten, wie die Empfindung oder die Empfindungen sich verändern.

Wenn Sie keine besondere Empfindung haben, die Ihre Aufmerksamkeit auf sich zieht, dann richten Sie Ihre Aufmerksamkeit auf eine Stelle, an der Ihr Körper eine Oberfläche berührt. Das kann der Kontakt Ihres Rückens mit der Stuhllehne oder Ihres Gesäßes mit dem Sitzkissen sein, die Auflagefläche Ihrer Füße auf dem Boden oder das Gewicht Ihrer Hände auf den Oberschenkeln oder im Schoß. Auf welche Stelle auch immer Sie Ihre Aufmerksamkeit richten: Versuchen Sie, ihr mit einem Gefühl der Neugier zu begegnen.

Den Körper als Ganzes wahrnehmen

Nachdem Sie Ihre Aufmerksamkeit bestimmten Empfindungen in Ihrem Körper zugewandt haben, lassen Sie zu, dass sich Ihr Gewahrsein öffnet und weitet, bis es den Körper als Ganzes umfasst – wie er da sitzt, atmet und lebt. Vielleicht entsteht dabei das Gefühl, dass Sie diese durchlässige und weiche Hülle, die wir Haut nennen, vollkommen bewohnen. Achten Sie darauf, ob Sie auch Ihr Baby in Ihrem Körper wahrnehmen, wenn Sie Ihr Gewahrsein auf den Körper als Ganzes ausdehnen.

Erleben Sie, dass Ihr Geist, genau wie Ihr Körper, die angeborene Fähigkeit besitzt, sich auszudehnen, und dass die Entscheidung, Ihren Geist weit werden zu lassen, bei Ihnen liegt. Wenn Sie schwanger sind, weitet sich Ihr Körper bereits auf eine außergewöhnliche Weise. Ihre Gebärmutter und Ihr Bauch dehnen sich aus, die Brüste werden größer, weil das Drüsengewebe, das Ihr Baby später mit Milch versorgen wird, wächst und reift, außerdem erhöht sich die Menge an Blut und anderen Flüssigkeiten, die zu diesem lebensspendenden Prozess gehören. Machen Sie sich bewusst, dass Sie sich hier eine Fähigkeit aneignen: Sie lernen, wie Sie Ihren Geist weiten können, so dass er im Einklang mit der Ausdehnung Ihres Körpers steht.

Mit Geräuschen meditieren

Die Fähigkeit des Ohrs, Geräusche wahrzunehmen, ist erstaunlich. Wenn Sie einmal bewusst innehalten, um auf Geräusche zu achten, wird Ihre Wertschätzung für diese Fähigkeit sicher wachsen. Schallwellen entstehen durch Schwingungen von Luftmolekülen, wie sie zum Beispiel beim Starten eines Autos, beim Zupfen einer Gitarrensaite, durch die begeisterten Schreie spielender Kinder oder durch Regentropfen, die auf das Dach trommeln, in Gang gesetzt werden. Diese Wellen erreichen unseren Körper über die Ohren: Unglaublich empfindliche „Vorrichtungen" aus Membranen, Knochen und Flüssigkeiten fangen diese Schwingungen auf, wandeln sie in Nervenimpulse um und schicken diese Informationen, die „Geräusche" heißen, an das Gehirn. Wir mögen zwar glauben, dass wir mit unseren Ohren hören, in Wirklichkeit hören wir aber mit unserem Gehirn. Wie außergewöhnlich diese Fähigkeit doch ist und wie selten erkennen wir sie an!

Lenken Sie Ihre Aufmerksamkeit während der Sitzmeditation bewusst auf Geräusche. Nehmen Sie wahr, dass Sie nichts *tun* müssen, um Geräusche zu hören. Sie brauchen nur Ihr Gewahrsein dem Geräusch zuzuwenden und es zulassen und empfangen – so, wie Sie den Atem zulassen und empfangen, und so, wie Sie während der Geburt die Wehen zulassen und empfangen werden.

Nehmen Sie wahr, dass manche Geräusche ganz nah sind, vielleicht so nah, dass sie von Ihrem eigenen Körper kommen oder aus dem Zimmer, in dem Sie sitzen, wie die Geräusche, die beim Atmen entstehen, die Geräusche der Heizung, die sich an- oder abschaltet, das Ticken einer Uhr oder das Brummen des Kühlschranks. Andere

Geräusche sind vielleicht weiter weg wie das laute Singen eines Vogels im Baum des Nachbarn, Verkehrslärm von der nahe gelegenen Straße oder das Bellen des Hundes in der gegenüberliegenden Wohnung. Beobachten Sie, aus welcher Richtung ein Geräusch zu Ihnen gelangt. Nehmen Sie wahr, dass Geräusche aus der Stille heraus entstehen, dann einige Momente lang zu hören sind, sich verändern und dann wieder verschwinden. Achten Sie darauf, ob es auch in einem Geräusch, das Ihnen konstant erscheint, Veränderungen gibt.

Registrieren Sie auch, ob Sie bestimmte Geräusche lieber mögen als andere. Geräusche sind eine wunderbare Hilfe, um zu erkennen, wie wir reagieren, und um zu lernen, mit „Nichtmögen" im gegenwärtigen Augenblick umzugehen. Wenn wir ein Geräusch hören, das wir nicht mögen, bezeichnen wir es als „Lärm" und tun unser Bestes, um es zu verändern, abzustellen oder von ihm wegzukommen. Weil wir vergessen, dass die Bezeichnung „Lärm" unsere persönliche Interpretation ist und wir die Möglichkeit haben, Geräusche im gegenwärtigen Moment anzuerkennen, sie zuzulassen, mit ihnen zu sein und sie so, wie sie sind, zu akzeptieren, erzählen wir uns eine lange Geschichte als Reaktion auf das, was wir als „Lärm" bezeichnen – samt zahlreicher unangenehmer Gefühle, einschließlich Wut. Laute Musik aus der Stereoanlage eines Nachbarn wird so schnell zu einem selbst erschaffenen Drama: „Ich weiß nicht, wie diese Leute diese Musik aushalten können. Warum können sie sie nicht leiser machen?" So als würden wir Holz in ein bereits loderndes Feuer werfen, fügen wir der unangenehmen Erfahrung, laute Geräusche zu hören, die wir nicht hören wollen, durch unsere Reaktion auf diese Erfahrung noch eine Schicht des Leidens hinzu.

Während Sie mit Geräuschen üben, achten Sie darauf, ob Ihr Geist damit beschäftigt ist, eine Geschichte zu spinnen. Ihre Praxis besteht darin, in diesem Moment zu sein, so, wie er jetzt ist. Sie müssen nichts einschätzen, bewerten, in Ordnung bringen oder verstehen. Natürlich sollten Sie dann, wenn ein Geräusch Sie darauf aufmerksam macht, dass Sie etwas tun müssen, auch etwas tun. Wenn dies nicht der Fall ist, versuchen Sie einfach, das Geräusch als Geräusch wahrzunehmen und den unbeständigen Schwingungen, die Sie über Ihre Ohren empfangen, mit achtsamem Gewahrsein zu begegnen. Einfach hören. Nichts weiter.

Sie erwarten oder hoffen vielleicht, dass es während der Geburt still sein wird oder dass Sie von den angenehmen und beruhigenden Klängen Ihrer Lieblingsmusik umgeben sein werden. Das mag so sein – oder auch nicht. So wie Marie, die ihr Kind zur Welt brachte, während Handwerker unter dem Fenster des einzigen freien Kreißsaals eine kaputte Abwasserleitung reparierten, werden Sie sich vielleicht auch in einer unerwartet lauten Umgebung wiederfinden. Dank Ihrer Praxis wird es Ihnen jedoch gelingen, ausgeglichen und konzentriert zu bleiben und in sich zu ruhen, ungeachtet dessen, was um Sie herum geschieht. Sich darin zu üben, Geräuschen mit Gewahrsein zu begegnen, auch wenn wir diese nicht mögen oder nicht haben wollen, ist eine hervorragende Vorbereitung auf das „Sein mit dem, was ist" während der Geburt.

Mit Gedanken und Gefühlen meditieren

Nachdem wir mit dem Atem, den Körperempfindungen, dem Körper als Ganzes und mit Geräuschen meditiert und beobachtet haben, wie diese Erfahrungen entstehen, sich verändern und wieder vergehen, sind wir nun bereit, unsere Aufmerksamkeit auf unsere Gedanken und Gefühle zu richten. Bei dieser Meditation nehmen wir Gedanken als einzelne Ereignisse wahr, die entstehen und sich durch den Geist bewegen. Wir üben uns darin, Gedanken und Gefühle genauso zu beobachten wie den Atem. Wir bemerken den Zeitpunkt, an dem ein Gedanke auftaucht, und erhalten unsere Aufmerksamkeit aufrecht, während wir beobachten, wie der Gedanke sich durch den Geist bewegt und sich schließlich wieder auflöst. Er ist nicht mehr da. Weg. Verschwunden. Und dann taucht ein anderer Gedanke auf. Und wieder richten wir unsere Aufmerksamkeit darauf und beobachten, wie der Gedanke entsteht und vorübergeht.

Wenn wir üben, unsere Gedanken als bloße Gedanken zu erkennen, kann es helfen, sich den Geist als weiten blauen Himmel und die Gedanken als Wolken vorzustellen, die auftauchen, durch den Geist ziehen und sich wieder auflösen. Manche Gedanken sind wie Gewitterwolken; sie sind mit Gefühlsenergie geladen. Andere Gedanken schweben wie Federwölkchen ohne Ladung fast unbemerkt durch den Geist. Doch gleichgültig, ob die Gedanken schwer sind („Sie hätte das niemals zu mir sagen dürfen!") oder leicht („Was wird es wohl zum Abendessen geben?"), der weite blaue Himmel des Geistes bleibt davon unberührt. Versuchen Sie während Ihrer Sitzmeditation ein Gewahrsein entstehen zu lassen, das so weiträumig ist wie der Himmel, und das Spiel der Gedanken und Gefühle von Augenblick zu Augenblick zu betrachten.

Sie können sich Ihren Geist auch als leere Filmleinwand vorstellen, auf der Ihre Gedanken als flüchtige Bilder aufleuchten und wieder verschwinden; oder als eine leere Bühne, auf der Ihre Gedanken aus der Kulisse treten, über die Bühne tanzen und auf der anderen Seite wieder abtreten. Welche Vorstellung auch immer Sie benutzen: Versuchen Sie, Gedanken als vorübergehende, aufsprudelnde, flüchtige Ereignisse in Ihrem Geist wahrzunehmen.

Das Beobachten unserer Gedanken während der Sitzmeditation gibt uns die Gelegenheit, uns vom **Inhalt** unserer Gedanken zu lösen und den Denkprozess selbst genauer zu betrachten. Weil wir die erstaunliche Fähigkeit besitzen, unsere eigenen Gedanken zu beobachten, können wir mit der Zeit – zumindest bis zu einem gewissen Grad – lernen, uns nicht länger mit den endlosen Inhalten unseres Denkens zu identifizieren. Und durch diesen Lernprozess gelangen wir vielleicht zu der folgenden Erkenntnis, die ebenso tiefgründig ist, wie sie einfach ist: **Unsere Gedanken sind nur Gedanken**. Zu erkennen, dass Gedanken nur Gedanken sind, das heißt neurobiologische Ereignisse, die kommen und wieder gehen, kann enorm befreiend sein. Zu erkennen, dass **wir nicht unsere Gedanken sind**, kann unser Denken flexibler werden lassen und uns davon abhalten, unsere Gedanken – und uns selbst – allzu ernst zu nehmen.

Fiona, eine Kursteilnehmerin, erzählte einer Freundin, die ebenfalls regelmäßig meditierte, wie oft ihr Geist auf Wanderschaft gehe und wie sehr sie das störe. Ihre Freundin winkte ab und sagte: „Ah, der Geist, dieser Schlawiner!" Und dann mussten beide lachen. Und mit dem Lachen kam ein Moment der Erkenntnis: „Ich hatte *alles* so ernst genommen – meine Meditationspraxis, dass Justin und ich ein Baby erwarteten, meine Arbeit. Ich glaubte, alles richtig machen zu müssen, alle Bücher lesen zu müssen. Ich glaubte, dass die Geburt auf eine bestimmte Weise vonstattengehen müsse und dass wir perfekte Eltern sein müssten, denn jetzt wurde es ja schließlich ernst. Darüber habe ich aber vergessen, mich auch zu freuen. Der ‚Schlawiner'-Satz hat etwas in mir gelöst, diese Verkrampftheit, die ich mit mir herumgetragen habe. Wenn ich jetzt meditiere und meine Gedanken hin und her springen sehe, sage ich mir einfach: ‚Ah, der Geist, dieser Schlawiner!', und lächle. Das hat mir geholfen, lockerer mit all dem umzugehen."

Wie wir gesehen haben, beziehen sich sehr viele unserer Gedanken auf die Zukunft oder die Vergangenheit. Und der Hauptdarsteller in vielen dieser Gedanken ist die Person, die wir „Ich" nennen. Wir geben diesem „Ich" die wichtigste Rolle und erfinden eine Geschichte nach der anderen über uns selbst und die Gründe, warum wir so sind, wie wir sind. Oft ist die Geschichte, die wir uns über uns erzählen, höchst negativ: Wir verurteilen uns, kritisieren uns, schränken uns ein. Und manchmal ist die Geschichte richtig langweilig. Wie befreiend es doch sein kann, zu erkennen, dass diese Geschichte keine unumstößliche Wahrheit über uns enthält, sondern nichts als eine Aneinanderreihung flüchtiger Gedanken ist, die entstehen und wieder vergehen! Wir verändern uns ständig, wir wachsen und haben immer eine Wahl, auch in Bezug auf das, was wir als „Ich" definieren. Vielleicht stellen wir uns dann die folgende delikate Frage: „Wenn ich nicht meine Gedanken bin, wer bin ich dann?" Und das ist nun wirklich eine Frage, die uns sehr lange im „Weiß-nicht"-Geist halten kann!

Mehr zum Thema Achtsamkeit gegenüber Gedanken und Gefühlen

Ein wichtiger Aspekt beim Beobachten unserer Gedanken ist es, sich des Zusammenspiels von Gedanken und Gefühlen bewusst zu werden. Wenn wir genau auf unsere Denkprozesse achten, können wir erkennen, dass bestimmte Gedanken bestimmte Gefühle und wieder andere Gedanken andere Gefühle hervorrufen. Und das läuft nicht nur in unserem Geist ab: So wie Gewitterwolken ihre Ladung setzen Gedanken chemische Substanzen im Gehirn frei, die wiederum Veränderungen im ganzen Körper auslösen. Wir haben in Kapitel 6 erfahren, dass das von beängstigenden Gedanken produzierte Adrenalin Auswirkungen auf den Körper hat und dass die Stressreaktion unserer Gesundheit auf Dauer schadet. Es ist interessant, dass sich die Wissenschaft, die jahrelang erforscht hat, wie der Geist leidvolle Zustände wie Angst oder Depressionen erzeugt, jetzt der Frage zuzuwenden beginnt, wie positive Gedanken unseren Körper und Geist **gesund** machen können. Und immer wieder kommen Wissenschaftler zu derselben Schlussfolgerung: dass Meditation der Schlüssel zu wirklichem Glück ist.

Wenn in der Sitzmeditation ein Gedanke aufkommt, der ein unangenehmes Gefühl wie Angst oder Wut auslöst, versuchen Sie genau zu bestimmen, wo in Ihrem Körper Sie dieses Gefühl spüren. Ist es in der Brust, im Hals, im Bauch oder vielleicht im Solarplexus, dem Bereich unterhalb des Brustbeins? Wenn Sie in Ihrem Körper Anspannung und Enge spüren, dann achten Sie darauf, wo Sie diese Enge wahrnehmen. Behandeln Sie diese emotionale Wehe im Körper, die von Gedanken im Geist hervorgerufen wird, **auf genau dieselbe Art und Weise**, die Sie im Umgang mit den Körperempfindungen der Geburtswehen gelernt haben. Atmen Sie mit ihnen. Bleiben Sie bei ihnen. Begegnen Sie ihnen mit Neugier. Seien Sie freundlich zu sich selbst. Und machen Sie sich bewusst, dass sie nicht von Dauer sein werden.

Andererseits können Sie beim Sitzen auch Gedanken bemerken, die positive Gefühle auslösen, wie Glück, Freude, Dankbarkeit,

Großzügigkeit oder Zufriedenheit. Achten Sie darauf, wo in Ihrem Körper Sie Leichtigkeit, Freude, Frieden oder ein Gefühl der Weite und Offenheit spüren. Vermutlich stellen Sie fest, dass Sie diese Gefühle häufig im Brustbereich, in der Herzgegend, spüren. Haben Sie sich jemals gefragt, warum das Herz ein Symbol für die Liebe ist? Vielleicht, weil es der Bereich unseres Körpers ist, der aktiviert wird, wenn wir lieben.

Offenes Gewahrsein

Wenn Sie mit Ihrem Atem, den Körperempfindungen, mit Geräuschen, Gedanken und Gefühlen meditiert haben, können Sie mit der Meditationspraxis des offenen Gewahrseins experimentieren. Dabei begegnen Sie allem mit Aufmerksamkeit, was im jeweiligen Moment Ihre Erfahrung bestimmt. In diesem Moment. Und im nächsten Moment. Und im darauffolgenden Moment. Sie lassen jedes Objekt los und verweilen einfach in einem Zustand reinen Gewahrseins. Die Erfahrung des gegenwärtigen Moments wird Ihre Praxis.

Wenn Schmerzen irgendwo im Körper Ihre Aufmerksamkeit auf sich ziehen, bemerken Sie die Schmerzen, das Pulsieren, die Enge, und beobachten Sie sie. Nach ein paar Sekunden entsteht vielleicht ein Gedanke über diese unangenehme Empfindung. Nehmen Sie dann einfach wahr, wie der Gedanke, diese Aufeinanderfolge von Wörtern im Geist, entsteht und vorüberzieht. Achten Sie dann voller Neugier auf das dazugehörige Gefühl, wenn es kommt, wie zum Beispiel Angst, die durch den beunruhigenden Gedanken hervorgerufen wird, dass sich die unangenehme Empfindung verstärken wird. Achten Sie dann darauf, wo sich dieses Gefühl der Angst im Körper zeigt. Wenn dieser kurze Augenblick der Angst vorüberzieht, werden Sie wahrscheinlich Ihren Atem bewusster wahrnehmen. Und so sitzen Sie und nehmen Ihren Atem wahr. Nachdem Sie sich einige Atemzüge lang auf Ihren Atem konzentriert haben, hören Sie vielleicht ein Geräusch, das Ihre Aufmerksamkeit in Anspruch nimmt, wie ein vorbeifahrendes Feuerwehrauto. Tritt dieses Geräusch in den

Vordergrund Ihrer Erfahrung, dann richten Sie Ihre Aufmerksamkeit auf dieses Geräusch, von Augenblick zu Augenblick, und nehmen Sie wahr, wie es entsteht und sich verändert. Ist das Geräusch weiter weg, dann geben Sie ihm einen Platz im Hintergrund Ihres Gewahrseins, oder untersuchen Sie die Empfindungen von Unruhe im Körper, die vielleicht durch das Geräusch hervorgerufen worden sind. Oder bleiben Sie beim Atem. Und dann haben Sie vielleicht einen weiteren Gedanken. Sie beobachten ihn. Und dann haben Sie vielleicht noch einen. Diesen beobachten Sie auch.

Wenn wir mit offenem Gewahrsein sitzen, warten wir nicht darauf, dass irgendetwas passiert. Wir halten an nichts fest. Wir sitzen einfach nur: still, offen, empfänglich, und lassen das, was kommt, kommen. Wir verweilen im Sein, wir sind im Hier und Jetzt.

Die Geburt als Prozess

Während sich unsere Meditationspraxis festigt, während wir unsere Aufmerksamkeit nach innen auf alle Elemente der Erfahrung richten – auf den Atem, die Körperempfindungen, das Hören, die Gedanken und Gefühle –, werden wir vielleicht aus unserer direkten Erfahrung heraus erkennen, dass jeder Moment neu und anders ist und dass nichts gleich bleibt. Die vergängliche Natur aller Phänomene auf der unmissverständlichen Ebene der Erfahrung zu erleben kann unsere Einstellungen, unsere Entscheidungen und die Art, wie wir unser Leben leben, tiefgreifend beeinflussen.

Das unumstößliche Wissen, dass sich alles in ständigem Wandel befindet, kann sich während der Geburt als sehr hilfreich erweisen. Ganz gleich, wie lange die Geburt dauert, ob Stunden oder Tage, oder wie schwierig oder leicht diese Erfahrung ist, sie wird aufhören. So wie jede Meditation und jeder Moment in unserem Leben dauert auch jede Geburt nur eine bestimmte Anzahl von Atemzügen. Dann ist sie vorbei. Wir wissen nicht, wie viele Male wir während der Geburt ein- und wieder ausatmen werden oder wie viele intensive körperliche Empfindungen, die wir als

Wehen bezeichnen, aufkommen und wieder vergehen werden, aber was auch passiert, es wird vorübergehen. So viel ist sicher.

Dieses Bewusstsein der Vergänglichkeit scheint für werdende Eltern, die den achtsamen Weg der Geburtsvorbereitung wählen, von großem Wert zu sein. Immer wieder höre ich von frischgebackenen Müttern Sätze wie „Zu wissen, dass das nicht andauern würde, hat mir sehr geholfen" oder „Alles, was ich tun musste, war, in diesem Moment zu sein, eine Wehe nach der anderen, einen Atemzug nach dem anderen, und ich wusste, dass ich es schaffen würde". Das hat nichts mit Ideologie zu tun, das ist Weisheit, eine Weisheit, die an einem Ort des wahren Wissens entsteht. Dieser Ort wird aus der Selbstverpflichtung geboren, etwas Wichtiges, nämlich Achtsamkeit, zu kultivieren, sowie aus der Gewissenhaftigkeit, die nötig ist, um eine solche Praxis über längere Zeit aufrechtzuerhalten.

10 Wenn Sie gehen, dann gehen Sie; wenn Sie ein Kind zur Welt bringen, dann bringen Sie ein Kind zur Welt

Die Gehmeditation ist kein Mittel zum Zweck. Sie ist der Zweck. Jeder Schritt ist Leben. Jeder Schritt ist Frieden und Freude.

THICH NHAT HANH

Die Gehmeditation ist eine weitere formale Meditationspraxis, die wir im MBCP-Kurs nach dem Body-Scan, den Yogaübungen und der Sitzmeditation lernen. Ich lehre sie während des Achtsamkeitstags in Stille, über den Sie in Kapitel 12 mehr erfahren werden. Viele werdende Eltern äußern hinterher, dass ihnen die Gehmeditation sehr gefallen habe. Sie kann zu einer informellen Praxis werden, die sich leicht in den Alltag integrieren lässt. Viele Frauen berichten, dass ihnen die Gehmeditation während der Wehen sehr geholfen habe, besonders zu Beginn der Geburt, und frischgebackene Mütter und Väter machen oft die Erfahrung, dass eine Gehmeditation sich auch sehr gut eignet, um ein schreiendes Baby zu beruhigen.

Bei der formalen Praxis der Gehmeditation konzentrieren wir uns ganz bewusst auf den Bewegungsablauf beim Gehen, den wir sonst fast immer automatisch ausführen. Wenn wir noch nie Schwierigkeiten beim Gehen hatten, halten wir diese Fähigkeit im Allgemeinen für selbstverständlich. Wenn wir uns überhaupt Gedanken darüber machen, dann sehen wir im Gehen wahrscheinlich nur das Mittel, das uns von einem Ort an einen anderen bringt. Wir betrachten es nur selten als eine Aktivität, die uns im gegenwärtigen Moment verankern kann.

Indem wir dem Prozess des Gehens mit achtsamem Gewahrsein begegnen, lernen wir, diese außergewöhnliche Fähigkeit des menschlichen Körpers, sich auf zwei Beinen fortzubewegen, wertzuschätzen. Wir sind die einzigen Säugetiere auf der Welt, die sich gewohnheitsmäßig auf diese Weise fortbewegen, und der Übergang vom Vier- zum Zweibeiner war ein alles verändernder evolutionärer Schritt für unsere Spezies – und für unseren Planeten. Als unsere Vorfahren, die Primaten, ihre Hände nicht mehr zur Fortbewegung benutzen mussten, eröffnete sich ihnen eine Welt an neuen Möglichkeiten. Und das hatte wiederum einen Einfluss auf die Entwicklung und Struktur des Gehirns, insbesondere auf den präfrontalen Kortex, jenen Bereich, der für das Lösen von Problemen, für logisches Denken, Kreativität, komplexe soziale Interaktionen, Selbsterkenntnis und die Steuerung von intensiven Gefühlen zuständig ist. All diese Fähigkeiten machen uns zu kulturell komplexen, eindeutig menschlichen Wesen.

Die Entwicklung zum aufrechten Gang hat auch die Struktur des menschlichen Beckens verändert. Menschliche Neugeborene zeichnen sich durch ihre große Unreife und lange Abhängigkeit aus. Dies liegt zum Teil an dem notwendigen Kompromiss zwischen den physischen Gegebenheiten und dem Zeitpunkt der menschlichen Geburt: Menschliche Babys müssen geboren werden, bevor der Schädel mit dem großen Gehirn, das uns Menschen auszeichnet, zu groß wird, um durch das Becken der Mutter zu passen. Kurz: Das Gehen auf zwei Beinen ist alles anderes als eine Selbstverständlichkeit.

Halten Sie einen Moment lang inne und sehen Sie sich Ihre Fußsohlen an. Ist es nicht bemerkenswert, dass eine so kleine Fläche einen so großen Körper tragen kann? Es ist schon beachtlich, dass Sie Ihr Gewicht auf einen Fuß verlagern, den anderen Fuß anheben, nach vorn bewegen und auf dem Boden absetzen, das Gewicht auf ihn verlagern und dieselbe Bewegung anschließend mit dem anderen Fuß ausführen können. Und dennoch tun wir das ständig, ohne uns irgendwelche Gedanken darüber zu machen. Sie werden während der Gehmeditation wahrscheinlich feststellen, dass die Augenblicke, in denen beide Füße den Boden berühren, selten sind. Wenn wir gehen, befinden wir uns die meiste Zeit über in einem Zustand kontrollierten Nach-vorne-Fallens.

So wie das Leben selbst ist Gehen ein dynamischer, fließender Vorgang. Und so wie die Fähigkeit, ein Kind zur Welt zu bringen, ist Gehen eine angeborene Fähigkeit des Körpers. Beide Prozesse sind unweigerlich mit Schrammen und blauen Flecken verbunden, und trotzdem machen wir immer weiter. Letztendlich lernen wir alle laufen und letztendlich kommen immer wieder Kinder zur Welt.

Während des Achtsamkeitstags in Stille hatte Kelly eine besonders bedeutsame Erkenntnis: „Ich hatte noch nie eine Gehmeditation gemacht und war daher neugierig. Nachdem ich ungefähr acht- oder zehnmal auf- und abgegangen war und mich darauf konzentriert hatte, meinen Fuß anzuheben, nach vorn zu bewegen und wieder abzusetzen und dann das Ganze mit dem anderen Fuß zu wiederholen, merkte ich, dass meine Beine müde wurden. Dann hatte ich plötzlich den Gedanken: ‚Ich habe absolut keine Ahnung, wie lange wir das machen werden.' Zu Hause benutzte ich CDs zum Üben und wusste immer genau, wie lange eine Übung dauert, nämlich dreißig Minuten. Ich halte mich für einen Menschen, der gerne die Zügel in der Hand hat, besonders wenn es um meine Zeitplanung geht. Daher war dies wirklich eine neue Erfahrung – etwas zu tun, bei dem ich nicht wusste, wie lange es dauern würde.

Dann hatte ich einen weiteren Gedanken: ‚Vielleicht lässt sie uns das ja jetzt den ganzen Tag machen!' Und da fing ich an, mir Sorgen zu machen. Dann habe ich zu mir selbst gesagt: ‚Moment mal, Kelly! Bei der Geburt ist es doch genauso. Da wirst du auch nicht wissen, wie lange es dauert. Akzeptiere es einfach so, wie es ist, und mach mit der Gehmeditation weiter. Wenn Nancy uns den ganzen Tag gehen lässt, dann ist das halt so.' Und ich habe wirklich losgelassen und mich in den Prozess des Gehens hineinsinken lassen. Und dann hätte ich ewig so weitergehen können."

Manche Menschen lieben die Gehmeditation vom ersten Augenblick an, wie Serena zum Beispiel, die eine anspruchsvolle Position im Marketing hat. „Mein Beruf ist ziemlich stressig, besonders im Moment, weil ich jemanden anlerne, damit er meine Aufgaben übernehmen kann, wenn ich in Elternzeit gehe. Am Ende eines Arbeitstages rasen mir tausend Gedanken durch den Kopf, an all das, was den Tag über passiert ist und was ich am nächsten Tag tun muss.

Ich habe angefangen, auf meinem Nachhauseweg die Gehmeditation zu machen, um mich zu beruhigen. Ich gehe zwar schnell, aber mit Achtsamkeit. Es ist, als ob ich den Stress des Tages gleichzeitig aus meinem Geist und meinem Körper hinauslaufen lassen würde. Meine Füße erinnern mich daran, zum gegenwärtigen Moment zurückzukehren und mich beim Gehen auf sie zu konzentrieren. Wenn ich dann zu Hause ankomme, bin ich ziemlich ruhig und ausgeglichen und in der Lage, das Abendessen zu machen oder Kevin beim Kochen zu helfen."

Kevin bestätigt, dass die Gehmeditation Serena wirklich geholfen habe – und dadurch auch ihm selbst. „Serena kam früher immer sehr gestresst von der Arbeit nach Hause. Es hat dann meist den ganzen Abend gedauert, bis sie sich wieder entspannen konnte. Das kommt jetzt nicht mehr vor. Es ist wirklich erstaunlich."

Als Serena uns später beim Nachtreffen erzählte, dass sie während der Wehen fast die ganze Zeit über Gehmeditation praktiziert habe, war niemand überrascht. „Ich wollte so lange wie möglich zu Hause bleiben und nicht zu früh ins Krankenhaus fahren. Als die Wehen dann losgingen, sind Kevin und ich zum Spielplatz gegenüber von unserem Haus gegangen. Es war ein wunderschöner Tag und wir sind ruhig und bewusst gegangen. Es war so schön, gleichzeitig Wehen zu haben und die Eltern mit ihren Kindern zu beobachten. Zu sehen, wie sie die Schaukeln angeschubst und den Kindern dabei geholfen haben, auf die Klettergerüste zu klettern und wieder herunterzukommen. Und zu wissen, dass wir das auch bald tun würden."

Danach waren Kevin und Serena nach Hause zurückgekehrt und hatten ihr achtsames Gehen fortgesetzt. „Wenn ich eine Wehe hatte", erzählte Serena, „bin ich stehengeblieben, habe mich auf Kevin gestützt und mich auf meinen Atem konzentriert. Wenn die Wehe dann vorbei war, haben wir mit der Gehmeditation weitergemacht. Ab und zu habe ich während einer Wehe mit der Atemtechnik experimentiert, die wir am Ende des Body-Scans gelernt haben, die Technik, bei der man den Atem mit dem Ausatmen nach unten und durch die Füße aus dem Körper hinausschickt. Das war wirklich gut, denn ich hatte das Gefühl, meine Schmerzen nach unten in die Erde hineinzuatmen. Dadurch habe ich mich mit der Erde verbunden gefühlt, besonders, als es heftiger wurde.

Wenn ich müde wurde, habe ich mich auf die Couch gelegt und mich ein wenig ausgeruht. Ich weiß nicht, wie lang, vielleicht zwanzig oder dreißig Minuten. Und danach bin ich wieder aufgestanden und weitergegangen. Zu gehen war besser als alles andere. Wir haben nicht etwa geplant, die ganze Zeit zu gehen, sondern es war einfach das, was ich in diesem Augenblick tun wollte. Es war so, wie du so oft im Kurs gesagt hast: ‚Achtet auf euren Körper, und ihr werdet wissen, was ihr tun müsst, wenn ihr Wehen habt.'"

Als Serenas Wehen allmählich stärker wurden, beschlossen sie und ihr Mann, ins Krankenhaus zu fahren. „Die Autofahrt war nicht einfach, aber ich habe sie überstanden, indem ich mich immer wieder daran erinnert habe, dass es vorübergehen würde. Kevin ist gefahren und ich lag quer über dem Rücksitz auf der Seite. Ich erinnere mich noch daran, dass ich meine Füße gegen die Autotür gestemmt habe, damit ich mit dem Ausatmen der Schmerzen durch die Füße weitermachen konnte.

Als wir im Krankenhaus ankamen, wurde ich untersucht. Mein Muttermund war bereits 9 cm weit! Die Hebammen konnten das gar nicht glauben. Und ich auch nicht! Ich bin zum Drücken in die Hocke gegangen.

Und wieder war es ein gutes Gefühl, dass meine Füße Kontakt zum Boden hatten. Ungefähr eine Stunde später wurde Nathaniel geboren."

Kevin pflichtete ihr bei: „Das Gehen hat uns beiden wirklich geholfen. Und wenn Nathaniel jetzt mitten in der Nacht zu schreien beginnt, nehme ich ihn auf den Arm und mache im Flur eine Gehmeditation mit ihm. Das scheint ihm gefallen zu haben, als er geboren wurde – vielleicht erinnert er sich ja daran. Ich weiß zwar nicht, ob das stimmt, aber *mich* beruhigt es auf jeden Fall. Und wenn *ich* ruhiger bin, scheint er es auch zu sein. Die Gehmeditation ist genau das Richtige für unsere Familie!"

Gehmeditation

Hier ist eine Anleitung zur formalen Gehmeditation.[22]

1. Suchen Sie sich drinnen oder draußen einen Platz, an dem Sie auf einer ca. zehn Schritte langen Strecke hin und her gehen können. Die Gehmeditation kann auf Außenstehende befremdlich wirken. Um eventuelle Blicke (oder Anstarren), die Sie befangen machen könnten, zu vermeiden, sollten Sie sich einen eher nichtöffentlichen Ort für Ihre Praxis suchen.

2. Fangen Sie damit an, sich an das eine Ende der Strecke hinzustellen. Die Füße sind körperbreit und parallel zueinander. Die Knie sind leicht gebeugt. Lassen Sie die Arme locker an den Seiten herunterhängen. (Diese Stellung ist die Berghaltung, die Sie am Anfang der Yogasequenz kennengelernt haben.) Sie können gerne die Hände vor oder hinter dem Körper ineinander verschränken, wenn Sie möchten und dies als angenehmer empfinden. Lassen Sie Ihren Blick weich werden und schauen Sie geradeaus.

3. Richten Sie Ihr Bewusstsein gezielt auf die Fußsohlen und nehmen Sie die körperlichen Empfindungen in den Füßen wahr, die über Ihre Schuhe den Boden unter ihnen berühren. Fühlen Sie das Gewicht Ihres Körpers, das durch die Beine zu den Füßen und dann zum Boden weitergeleitet wird. Sie können die Gehmeditation gerne auch barfuß ausführen.

4. Heben Sie jetzt die linke Ferse langsam vom Boden ab und achten dabei auf die Empfindungen im Wadenmuskel. Fahren Sie damit fort, den gesamten linken Fuß langsam vom Boden abzuheben, während sich Ihr Gewicht auf das rechte Bein verlagert. Es kann sein, dass der rechte Fuß, der Knöchel und das Bein dabei etwas wackelig sind, denn sie müssen das Gewicht des ganzen Körpers ausbalancieren, während Sie den linken Fuß langsam durch die Luft bewegen und auf dem Boden vor Ihnen absetzen. Bewegen Sie den linken Fuß und das linke Bein langsam und vorsichtig nach vorne, wobei Sie sich auf die Empfindungen im Fuß und Bein konzentrieren. Setzen Sie die linke Ferse auf dem Boden ab. Sie sollten kleine, natürliche Schritte machen. Setzen Sie jetzt den restlichen linken Fuß auf dem Boden ab. Spüren Sie das Gewicht des Körpers, während es sich auf das linke Bein verlagert und sich die rechte Ferse vom Boden abhebt.

5. Wenn Ihr gesamtes Gewicht auf dem linken Bein und Fuß liegt, heben Sie den restlichen rechten Fuß vom Boden ab. Bewegen Sie den rechten Fuß langsam nach vorne und nehmen Sie dabei die sich verändernden Empfindungsmuster in ihm wahr. Richten Sie Ihre Aufmerksamkeit gezielt auf die rechte Ferse, wenn diese den Boden berührt. Seien Sie sich bewusst, wie sich das Gewicht beim vorsichtigen Absetzen des rechten Fußes und Anheben der linken Ferse auf den gesamten rechten Fuß verlagert. Sie werden wahrscheinlich feststellen, dass Sie Ihren Körper jetzt, mit einem Baby im Bauch, ganz anders ausbalancieren als vor Ihrer Schwangerschaft.

6. Bewegen Sie sich auf diese Weise, langsam, einen achtsamen Schritt nach dem anderen, von einem zum anderen Ende der Strecke und seien Sie sich aller Empfindungen auf der Unterseite des Fußes und der Ferse bewusst, wenn diese mit dem Boden in Kontakt kommen, während die Muskeln beide Beine nach vorne bewegen und sich Ihr Gewicht auf die andere Seite verlagert, wenn Sie die Ferse des hinteren Fußes wieder anheben.

7. Wenn Sie möchten und es für angebracht halten, können Sie auch gerne Ihr Bewusstsein so ausdehnen, dass es den Atemvorgang während der verschiedenen Phasen des Gehens miteinschließt. Wenn Sie feststellen, dass Sie sich zu sehr anstrengen und den Atem anhalten, bleiben Sie mit beiden Füßen auf dem Boden einen Augenblick lang stehen, atmen Sie ein- oder zweimal bewusst ein und aus und fangen Sie dann wieder von vorne an. Sie können ebenso gut Ihr Bewusstsein so ausdehnen, dass es den ganzen Körper beim Gehen und Atmen sowie die sich verändernden Empfindungen in den Füßen und Beinen bei jedem Schritt umfasst.

8. Wenn Sie am Ende der Strecke angekommen sind, warten Sie einen Moment und werden Sie sich des Zustands des Stehens bewusst. Nehmen Sie wahr, wo Ihr Geist ist, und sammeln Sie, falls nötig, Ihre Aufmerksamkeit und bringen Sie sie sanft zu den körperlichen Empfindungen in den Füßen auf dem Boden zurück. Drehen Sie sich danach Schritt für Schritt langsam um und seien Sie dankbar für die komplexen Bewegungen, die Sie ausführen, damit Ihr Körper seine Richtung ändern kann. Gehen Sie dann auf achtsame Weise zurück. Sie werden vielleicht auch bemerken, was Ihre Augen wahrnehmen, während Sie die Richtung ändern und das vor Ihnen Liegende in sich aufnehmen.

9. Gehen Sie auf diese Weise auf und ab und bleiben Sie, so gut Sie können, im Bewusstsein Ihrer gesamten Erfahrung des Gehens von Augenblick zu Augenblick. Wenn Sie feststellen, dass Ihr Geist von den Empfindungen des Gehens abgekommen ist, dann führen Sie den Schwerpunkt Ihrer Aufmerksamkeit zu

dem Aspekt zurück, dem Sie sich in dem Moment zugewandt hatten, und nutzen Sie ihn als einen Festpunkt, um Ihren Geist zum Körper zurückzubringen.

10. Wenn der Geist sehr unruhig ist, halten Sie einen Moment inne, und bleiben Sie mit schulterbreit auseinanderstehenden Füßen in der Berghaltung stehen, in Verbindung mit dem Atem und dem Körper als Ganzes, bis Körper und Geist sich wieder gefangen haben. Wenn sich Ihr Baby heftig bewegt, können Sie auch eine Zeit lang stehen bleiben und einfach nur die Bewegungen Ihres Babys und den Atem in Ihrem Bauch wahrnehmen. Machen Sie danach mit Ihrer achtsamen Gehübung weiter.

11. Gehen Sie so etwa zehn bis fünfzehn Minuten lang, oder, wenn Sie möchten, auch länger, hin und her.

12. Gehen Sie am Anfang Ihrer Meditation in einem normalen Tempo. Sind Sie die Strecke zwei- oder dreimal abgegangen, können Sie versuchen, langsamer zu gehen. Dadurch, dass Sie Ihr normales Tempo verlangsamen, haben Sie die Möglichkeit, sich der Empfindungen des Gehens vollkommen bewusst zu werden. Wenn es angenehm für Sie ist, bewusst langsamer zu gehen, können Sie versuchen, Ihr Tempo bis auf Ihre normale Gehgeschwindigkeit hin oder darüber hinaus zu erhöhen. Wenn Sie sehr unruhig sind, kann es hilfreich sein, wenn Sie am Anfang Ihrer Gehmeditation bewusst schnell gehen und das Tempo dann mit dem Beruhigen Ihres Geistes verlangsamen.

13. Sie können während Ihrer Gehmeditation auch auf eine Praxis zurückgreifen, die sich „Praxis des Notierens" nennt. Dazu sagen Sie sehr leise und ruhig „Anheben", wenn sich Ferse und dann der gesamte Fuß vom Boden lösen, „Bewegen", wenn sich Fuß und Bein nach vorne bewegen, „Absetzen", wenn Sie Ferse und dann den ganzen Fuß auf den Boden vor Ihnen sinken lassen, und „Verlagern", wenn das Gewicht des Körpers auf den vorderen Fuß und das vordere Bein übertragen wird.

Anheben, bewegen, absetzen, verlagern; anheben, bewegen, absetzen, verlagern. Wenn Sie am Ende Ihrer Wegstrecke angekommen sind, sagen Sie „Drehen, drehen, drehen", wobei Sie Ihr Bewusstsein in der Drehbewegung Ihres Körpers verankern, und gehen Sie danach wieder zurück und wiederholen Sie leise die Wörter im Rhythmus mit den Gehbewegungen. Sie müssen nirgendwo hingehen. Es gibt nur diesen Schritt, in diesem Moment.

14. Sie können auch versuchen, Ihre Gehmeditation mit einem Halblächeln auszuführen. (Sie haben das Halblächeln in Kapitel 7 kennengelernt.) Durch ein Halblächeln verstärken Sie beim Gehen Ihr Gefühl von Ruhe und Leichtigkeit.

15. Denken Sie daran, während der Gehmeditation kleine Schritte zu machen, besonders, wenn Sie schwanger sind, da Sie auf diese Weise weniger Schwierigkeiten haben, das Gleichgewicht zu halten. Und Sie müssen auch nicht auf Ihre Füße schauen. Ihre Füße wissen, wo sie sind, und Sie wissen auch, wo Ihre Füße sind. Sie **spüren** sie.

16. Versuchen Sie sooft wie möglich, dieselbe Art von Gewahrsein, die Sie während der Gehmeditation kultivieren, auf Ihre normale, alltägliche Erfahrung des Gehens zu übertragen. Und wenn Sie joggen, dann können Sie natürlich eine ähnliche Qualität der Aufmerksamkeit der Schritt-für-Schritt-, Von-Moment-zu-Moment-, Atemzug-für-Atemzug-Erfahrung des Joggens entgegenbringen.

❁

Es ist Mittag in Santa Monica, Kalifornien. Die Augustsonne steht hoch am Himmel und trotz einer gelegentlichen Meeresbrise ist es heiß. Ich stehe mit meinem dreieinhalbjährigen Enkelsohn Niko und zwei Einkaufstüten am Fuß eines steilen Hügels. Ihm ist heiß und er ist müde und hungrig. Und um nach Hause zu kommen, wo das Mittagessen wartet und er sein Mittagsschläfchen machen kann, müssen wir über diese Anhöhe.

„Oma, ich bin müde. Trag mich."

Der erste Gedanke in meinem Kopf ist: „Das soll wohl ein Scherz sein!", auf den der nächste Gedanke folgt: „Ah, hier schickt mir das Leben eine weitere Gelegenheit, Achtsamkeit in meiner Rolle als Großmutter zu praktizieren."

„Schätzchen, Oma kann dich und die Einkaufstüten nicht bis auf den Hügel hinauftragen."

„Aber ich bin müde. Und es ist noch so weit. Trag mich." Seine Stimme klingt jetzt weinerlich und Niko neigt normalerweise nicht zum Quengeln. Ich weiß, dass er sehr müde ist. Ich sehe ihn an, ich schaue auf die zwei Einkaufstüten und den Hügel, der irgendwie noch steiler geworden zu sein scheint. Wie schaffe ich es nur, ihn dazu zu bewegen, den Hügel hinaufzugehen? Dann fällt mir etwas ein.

„Niko, ich frage mich, wie viele Schritte es wohl bis auf den Hügel sind: Fünfzig? Sechzig? Hundert?" Sein Gesicht leuchtet auf.

„Hundert", verkündet er.

„Nie und nimmer", antworte ich. „Ich wette, es sind sechzig. Wollen wir mal sehen?"

„Ja!", sagt er mit der Begeisterung eines Dreieinhalbjährigen. Es überrascht mich immer wieder, welche Energiereserven Kinder anzuzapfen vermögen, sobald etwas ihr Interesse weckt. Und wir können das natürlich auch.

„In Ordnung", sage ich. „Aber wir müssen uns genau auf unsere Füße konzentrieren. Jedes Mal, wenn wir einen Schritt machen und der vordere Fuß den Boden berührt, zählen wir. Und achte auch auf die Bewegung, wenn du deinen Fuß anhebst und durch die Luft nach vorne bewegst. Einverstanden?"

„Einverstanden. Los!"

Und gemeinsam beginnen wir mit unserer Fußmarschmeditation auf den Hügel hinauf und versinken völlig in der Erfahrung des Gehens und Zählens von Moment zu Moment. Wir denken weder an die Vergangenheit noch an die Zukunft. Wir sind ganz im Hier und Jetzt und ganz und gar in den Prozess des Gehens vertieft, der uns auf diesen Hügel bringen wird. Auf diese Weise haben wir das Leiden des Geistes durchschnitten. Und genau einhundert Schritte später kommen wir triumphierend oben auf dem Hügel an.

11 Achtsamkeit im Alltag

Achtsamkeit ist weder schwierig noch leicht. Sich daran zu erinnern, achtsam zu sein, ist die große Herausforderung.

Christina Feldman

„Wie war eure Praxis diese Woche?“, frage ich die Gruppe der werdenden Eltern. „Was ist euch schwergefallen? Was habt ihr gelernt? Habt ihr irgendwelche Fragen?“

Kristin kann sich nicht mehr länger zurückhalten und sagt: „Wisst ihr, ich glaube, ich habe diese Woche etwas wirklich Wichtiges gelernt. Letzte Woche hast du etwas gesagt wie: ‚Achtsamkeit hat nichts damit zu tun, gut meditieren zu können, sondern es geht darum, wacher durchs Leben zu gehen.‘ Irgendwie hatte ich gedacht, dass Achtsamkeit und Meditation nichts mit meinem Alltag zu tun haben, dass ich sie irgendwo ‚dort drüben‘ praktiziere und dann all die tollen Sachen wie durch Zauberhand geschehen.

Letzte Woche stand ich am Waschbecken und habe mir achtsam die Zähne geputzt, als ich plötzlich den Gedanken hatte: ‚Großer Gott, Nancy möchte, dass wir *die ganze Zeit über* achtsam sind!' Dieser Gedanke hat mich fast umgehauen. Peter und ich haben uns die ganze Woche darüber unterhalten. Daher möchte ich jetzt gerne wissen, ob das stimmt. Willst du, dass wir *die ganze Zeit über* achtsam sind?"

Die Ungläubigkeit in Kristins Stimme ist nicht zu überhören. Und ich erinnere mich daran, dass ich vor langer Zeit einem meiner Meditationslehrer dieselbe Frage gestellt habe.

„Nun, was glaubst du?", frage ich zurück.

„Das Essen schmeckt auf jeden Fall besser, und mir fallen auch die Blumen mehr auf, wenn ich mit dem Hund spazieren gehe. Ich war diese Woche auch viel ruhiger und Peter und ich haben mehr gelacht. Vielleicht willst du also wirklich, dass wir die ganze Zeit über achtsam sind."

„Keine Sorge", sage ich, „es gibt keinen Grund zur Eile. Aufwachen ist eine Lebensaufgabe."

Die vielen Routinetätigkeiten, die unseren Tag füllen, bewusst wahrzunehmen wird als informelle Achtsamkeitspraxis bezeichnet und ist als Vorbereitung auf die Geburt und das Leben als Eltern genauso wichtig wie die formale Meditationspraxis. Wenn es dann so weit ist und Sie Wehen haben und Ihr Kind geboren wird, stehen Ihnen das Wissen, die Schmerzübungen und die Kommunikationskompetenzen zur Verfügung, um in den gegenwärtigen Moment einzutauchen und mit dem Geburtsprozess umzugehen, wie auch immer er sich entwickelt. Und wenn Ihr Baby da ist, wird, zumindest eine gewisse Zeit lang, die informelle Praxis vorrangig sein. Ihr neuer Achtsamkeitslehrer – Ihr Baby, das noch unterwegs ist – wird Ihnen dazu viele Gelegenheiten bieten. Stillen, füttern, auf ein Bäuerchen warten, wickeln, baden und spielen, beruhigen, wiegen und sich auf die Signale des Babys einstellen – all dies sind informelle Achtsamkeitspraktiken des Elternseins und der Grund, warum eine informelle Praxis nicht nur für die Vorbereitung auf die Geburt, sondern auch für das Leben als Eltern so hilfreich ist.

Und wie fangen Sie damit an? Indem Sie sich am Anfang nur eine oder zwei alltägliche Tätigkeiten aussuchen und sich dazu verpflichten, ganz gegenwärtig zu sein, wenn Sie damit beschäftigt sind: wenn Sie sich die Zähne putzen, sich morgens Kaffee oder Tee kochen, zur Arbeit fahren, einen Kollegen grüßen, einen Anruf entgegennehmen, den Computer einschalten, Gemüse klein schneiden oder nach dem Abendessen den Abwasch machen. All diese Momente sind Teil Ihrer informellen Achtsamkeitspraxis und zugleich ganz reale Momente Ihres Lebens, während Sie es leben.

Hier sind ein paar allgemeine Hinweise, die Ihnen dabei helfen können, Ihren Alltag wacher und bewusster zu erleben.

1. **Führen Sie, wann immer möglich, nur eine Tätigkeit aus. Dann die nächste. Und danach die nächste. Und das achtsam.**
   Der unglaubliche Stress des modernen Lebens liegt zum Teil daran, dass wir glauben, wir müssten jeden Tag extrem viel erledigen. Das Ergebnis ist, dass unsere gesamte Aufmerksamkeit fast durchgängig vom Tun in Anspruch genommen wird. Multitasking – das gleichzeitige Erledigen mehrerer Dinge – steht auf der Tagesordnung. Wenn wir jedoch damit anfangen, unsere gesamte Aufmerksamkeit bewusst voll und ganz auf nur eine Tätigkeit zu richten und danach auf die nächste, werden wir vielleicht erkennen, dass wir weniger gestresst sind. Paradoxerweise werden wir wahrscheinlich auch feststellen, dass sich die Qualität dessen, was wir tun, verbessert *und* dass wir tatsächlich sogar mehr – und das mit größerer Freude – erledigen können.

   In Wirklichkeit ist es gar nicht möglich, sich mehreren Aufgaben gleichzeitig zuzuwenden. Die Forschung zeigt, dass das Gehirn sich nur einer Sache nach der anderen widmen kann. Wir *können* zwar mit unserer Aufmerksamkeit schnell zwischen zwei Aufgaben hin- und herschalten, was dann so wirken mag, als arbeiteten wir tatsächlich an mehreren Dingen gleichzeitig. Der Schein trügt jedoch. In Wirklichkeit führen wir mehrere Aufgaben nacheinander in schneller Folge aus. Wenn wir uns dazu antreiben, mehrere Dinge gleichzeitig zu erledigen, erwarten wir von unserem Gehirn etwas, wozu es nicht gemacht ist. Das kostet sehr viel Energie – und wir verlangen uns mehr ab, als wir bewältigen können. Und was ist das Ergebnis? Wir sind frustriert, gereizt, überfordert, verwirrt und erschöpft, also mit einem Wort gestresst.

Die heutige Technik, so hilfreich sie auch ist, hat unseren Alltag sehr viel komplexer gemacht, und zwar in einem solchen Maße, dass sich Wissenschaftler bereits mit der Frage beschäftigen, was mit unserem Gehirn passiert, wenn wir uns stundenlang im Internet aufhalten, simsen, twittern, chatten und skypen. Eine Sache hat sich jedoch nicht geändert: Unsere Kinder brauchen immer noch unsere ungeteilte Aufmerksamkeit, was in unserer reizüberfluteten Welt schwieriger und schwieriger wird. Darum ist es auch so wichtig, uns als Teil unserer Vorbereitung auf die Elternschaft sooft wie möglich darin zu üben, unsere Aufmerksamkeit ganz bewusst nur auf eine Sache zu richten.

2. **Richten Sie Ihre Aufmerksamkeit während des Tages, sooft Sie daran denken, auf Ihren Atem.**
   Wenn wir Angst haben, unruhig, wütend oder in Eile sind oder uns Sorgen machen, lösen unsere Stresshormone, wie wir in Kapitel 6 erfahren haben, eine Kampf-oder-Flucht-Reaktion und damit bestimmte Veränderungen in unserem Körper aus. Atem- und Herzfrequenz und der Blutdruck steigen. Wenn wir uns wohl und entspannt fühlen, finden wir unser Gleichgewicht wieder und in das System der Ruhe und Bindung zurück. Atmung, Herzfrequenz und Blutdruck normalisieren sich. Wenn es Ihnen gelingt, sich daran zu erinnern, im Laufe des Tages immer wieder zu Ihrem Atem zurückzukehren, gewinnen Sie einen Überblick über Ihre innere Landschaft. Indem Sie zu den Empfindungen des Atems zurückkommen, helfen Sie Ihrem Körper und Geist, sich zu beruhigen und sein Gleichgewicht wiederzufinden. Der Drei-Minuten-Atemraum ist eine wunderbare Übung, die Sie in Ihren Alltag einbauen können.

3. **Üben Sie, auch im Alltag Ihre Körperempfindungen (Berühren, Hören, Sehen, Riechen, Schmecken), Ihre Gedanken und Gefühle von Moment zu Moment wahrzunehmen.**
   Alltagstätigkeiten achtsam zu verrichten heißt, das, was Sie gerade tun, zu tun und zu *wissen,* dass Sie es tun. Körperempfindungen, Gedanken und Gefühle sind Türen, durch die wir in den gegenwärtigen Moment gelangen können.

4. **Üben Sie, mit Ihrem Baby zu sein.**
Lassen Sie sich im Laufe des Tages, wie in Kapitel 4 beschrieben, durch die von den Bewegungen Ihres Babys ausgelösten Körperempfindungen in den gegenwärtigen Moment zurückholen. Wenn die Situation es zulässt, unterbrechen Sie Ihre Tätigkeit und richten Sie Ihre gesamte Aufmerksamkeit direkt auf diese Empfindungen: die schnellen kleinen Tritte, die wellenartigen Bewegungen oder das rhythmische Zucken, wenn Ihr Baby Schluckauf hat. Spüren Sie diese Empfindungen, und *wissen* Sie, dass Sie sie spüren.

5. **Nehmen Sie sich jeden Tag Zeit, die Natur bewusst wahrzunehmen.**
Geplante Aktivitäten, durch die wir direkt mit der Natur in Kontakt kommen, wie Gartenarbeit, Spaziergänge im Park oder Wanderungen, können uns stärken, doch die Natur ist jederzeit für uns da, wenn wir beschließen, sie wahrzunehmen. Damit müssen wir nicht bis zum Wochenende warten oder darauf, dass wir „Zeit haben". Jedes Mal, wenn wir nach draußen gehen, haben wir die Möglichkeit, mit der Natur in Kontakt zu kommen. Selbst wenn es regnet oder schneit und wir die meiste Zeit drinnen verbringen, können wir immer noch durch unsere Augen mit der Natur in Verbindung treten, indem wir aus dem Fenster schauen. Das gilt auch für eine städtische Umgebung: Sie können sich immer einen Moment Zeit nehmen, um den Himmel zu betrachten. Welche Farbe hat er? Sind Wolken zu sehen? Die unendliche Weite des Himmels kann Ihnen helfen, die Dinge wieder in die richtige Perspektive zu rücken und Ihr Gewahrsein weit werden zu lassen, weiter als das menschliche Drama, das Sie möglicherweise gerade beschäftigt.
Vielleicht stärkt es Ihre Beziehung zu dem Baby, das in Ihnen heranwächst, und dem lebensspendenden Prozess, der sich in Ihrem Körper vollzieht, wenn Sie sich während der Schwangerschaft oft in der Natur aufhalten und sich der Hortikulturzeit bewusst werden – der natürlichen Rhythmen der Erde, der Zyklen, die immer wieder neu beginnen und enden, der Jahreszeiten und der sich verändernden Balance von Tag und Nacht –, und Sie empfinden deutlicher, dass Sie ein Teil dieses großen Ganzen sind.

6. **Wenn Sie sich sportlich betätigen, zum Beispiel walken, joggen, schwimmen oder im Fitnessstudio trainieren, dann tun Sie dies achtsam.** Einer der wichtigsten Aufsätze, die ich vor vielen Jahren während meiner Ausbildung zur Krankenschwester las, beschäftigte sich mit den Risiken der Bettruhe und beschrieb die negativen Auswirkungen einer längeren Bettruhe auf alle Organe des Körpers: Die Lungen können sich durch den Druck des Bettes auf den Rücken nicht vollständig mit Luft füllen; die Nieren filtern das Blut im Liegen schlechter als bei aufrechter Körperhaltung; die Muskeln verkümmern, weil sie nicht benutzt werden. Die wichtigste Lektion, die ich diesem Aufsatz entnahm, war, dass unser Körper am besten funktioniert, wenn wir *aktiv* sind. Der Körper ist für Bewegung gemacht.

   Es ist uns gelungen, unser Leben in vielerlei Hinsicht einfacher und bequemer zu gestalten. Aber das hat zur Folge, dass wir uns immer weniger bewegen, was sich wiederum negativ auf unsere Gesundheit auswirkt. Um einen Ausgleich zu unserer sitzenden Lebensweise zu finden, müssen wir uns Zeit für Bewegung nehmen. Doch selbst wenn wir Sport treiben, leben wir häufig nicht ganz in unserem Körper. Anstatt genau dort zu sein, wo wir gerade sind, anstatt zu spüren, wie sich unsere Füße auf dem Laufband bewegen, wie sich die Muskeln beim Krafttraining in unseren Armen zusammenziehen und wieder entspannen, starren wir gebannt auf einen Fernsehbildschirm oder auf das Display des Fitnessgeräts, oder wir lesen nebenbei ein Buch oder eine Zeitschrift und *vergrößern* so die Distanz zwischen Geist und Körper noch. Wenn Sie sich also körperlich betätigen (was Sie im Grunde immer tun, denn Sie leben ja), versuchen Sie, Ihrem Körper Aufmerksamkeit entgegenzubringen. Der Nutzen ist immens.

7. **Verringern Sie die Reize für Augen und Ohren und nehmen Sie Stille bewusster wahr.** Wir neigen heute dazu, alles anzuklicken und lauter zu stellen, ohne darüber nachzudenken, so dass unsere Augen und Ohren vom Aufwachen bis zum Schlafengehen einem unablässigen Schwall aus Geräuschen und Bildern ausgesetzt sind. Und selbst wenn wir bewusst Musik

hören, fernsehen, den Computer oder unser Smartphone einschalten, was nehmen wir dann wirklich auf und in welcher Lautstärke? Hören wir wirklich zu oder stellen wir aus reiner Gewohnheit oder aus Angst vor dem Alleinsein unsere elektronischen Lärmmacher an?

Unser Nervensystem hat sich in einer viel ruhigeren Welt entwickelt als dem städtischen Umfeld, in dem viele von uns heute leben. Wenn Sie sich noch nicht mit der Stille angefreundet haben, dann entgeht Ihnen etwas sehr Schönes. Gönnen Sie sich mehr Stille, wenn es Ihrem Leben daran fehlt. Achtsamkeit kann uns mit den einfachen, aber tiefgründigen Freuden der Stille in Kontakt bringen. Und genau dort können wir Frieden finden.

Achtsamkeitsübungen im Alltag

Im Folgenden finden Sie eine Auswahl von Tätigkeiten, die Ihnen dabei helfen können, mehr Achtsamkeit in Ihren Alltag zu bringen.

1. Achten Sie morgens beim Aufwachen bewusst auf Ihren Atem. Nehmen Sie sich etwas Zeit, um die einfache Tatsache anzuerkennen, dass Sie atmen und dass ein kleines Wesen in Ihnen heranwächst, das ebenfalls von Ihrem Atem versorgt wird. Erkennen Sie an, dass Sie trotz Ihrer Termine und all dem, was Sie geplant haben, nicht wissen, wie Ihr Tag verlaufen wird. Versuchen Sie, diesem neuen Tag in Ihrem Leben mit Neugier und Staunen zu begegnen.

2. Während Sie sich die Zähne putzen, nehmen Sie wahr, wie Sie die Zahnbürste halten und im Mund bewegen. Wie fühlen sich die Borsten der Zahnbürste auf den Zähnen und dem Zahnfleisch an? Gibt es Stellen, die Sie aus Gewohnheit nicht putzen? Schmecken

Sie die Zahnpasta. Betrachten Sie das Wasser, das aus dem Hahn läuft. Nehmen Sie sich einen Augenblick Zeit, um dieses Wunder, dass sauberes, klares Wasser aus dem Wasserhahn kommt, auf sich wirken zu lassen. Achten Sie auf das Geräusch, das das laufende Wasser macht. Vielleicht achten Sie aber auch auf den Wasserverbrauch und drehen den Hahn beim Zähneputzen zu. Nehmen Sie den Moment wahr, in dem Sie beschließen, dass Sie mit dem Zähneputzen fertig sind. Hören Sie die Stille, die auf das Abspülen der Zahnbürste und das Zudrehen des Wasserhahns folgt.

3. Wenn Sie duschen, spüren Sie das Wasser auf Ihrem Körper. Achten Sie auf seine Temperatur und die Empfindungen in den Händen, während Sie sich mit den Händen oder einem Waschlappen einseifen. Achten Sie darauf, wie sich Finger und Kopfhaut beim Haarewaschen anfühlen. Nehmen Sie wahr, wie sich Ihr Körper beim Einseifen und Abspülen beugt und dreht. Stellen Sie fest, wo Ihr Geist ist, während Sie duschen. Gehen Sie im Kopf einen bevorstehenden geschäftlichen Termin durch? Denken Sie über ein Gespräch nach, planen Sie ein Telefonat oder beantworten Sie in Gedanken eine E-Mail? Wie viele Menschen stehen auf diese Weise im Grunde mit Ihnen unter der Dusche? Nehmen Sie es wahr und kommen Sie dann sanft und freundlich zu Ihrem Körper und unter die Dusche zurück. Spüren Sie beim Abtrocknen das Handtuch auf der Haut. Nehmen Sie die Empfindungen wahr, wenn Sie Creme oder Lotion auf Körper und Gesicht auftragen.

4. Wenn Sie ein Mann sind und sich rasieren, spüren Sie das Wasser auf dem Gesicht, bevor Sie sich einseifen. Nehmen Sie die Rasiercreme in Ihrer Hand und auf dem Gesicht wahr, während Sie sie auftragen. Achten Sie auf den Geruch und darauf, wie sich die Rasierklinge anfühlt und welches Geräusch sie macht, während Sie sie über Kinn und Wangen führen. Sehen Sie das Wasser, hören Sie das Wasser, nehmen Sie beim Abspülen seine Temperatur wahr.

5. Spüren Sie, wie sich Ihr Körper bewegt, wenn Sie sich anziehen: wie sich Ihre Arme nach oben strecken, wie sich ihr Rücken beugt, wie Sie auf einem Bein balancieren, um sich die Hose anzuziehen, oder sich hinsetzen, um die Schuhe zu binden. Betrachten Sie all diese Bewegungen als den Yoga des Ankleidens.

6. Essen Sie eine Mahlzeit auf achtsame Weise. Schauen Sie sich das Essen auf Ihrem Teller genau an, seine Formen und Farben. Riechen Sie es. Halten Sie inne, um darüber nachzudenken, woher es kommt – denken Sie an die Sonne, die Erde, den Regen, den Boden und all die Menschen, die es durch ihre Arbeit möglich gemacht haben, dass dieses Essen jetzt vor Ihnen auf dem Tisch steht. Achten Sie auf Gefühle der Vorfreude, bevor Sie einen Bissen nehmen. Nehmen Sie die Gabel, den Löffel oder die Essstäbchen in Ihrer Hand und die Bewegungen des Arms wahr, mit dem Sie das Essen zum Mund führen. Schmecken Sie das Essen, erforschen Sie seine Beschaffenheit, wenn Sie kauen. Wann und wie schlucken Sie? Achten Sie darauf, ob der Wunsch auftaucht, diesen Bissen schnell herunterzuschlucken, um sich dem nächsten zu widmen. Und spüren Sie, wie Ihr Hunger langsam nachlässt. Welche Gedanken und Gefühle haben Sie? Wie ist Ihre Stimmung? Wie atmen Sie?

7. Bringen Sie Achtsamkeit in alle Routinetätigkeiten, mit denen Sie Ihren Tag beginnen und beenden: Nehmen Sie wahr, wie Sie Kaffee oder Tee kochen, das Frühstück vorbereiten und essen, den Abwasch machen (oder beschließen, ihn in der Spüle stehen zu lassen!), sich einen Imbiss mitnehmen. Achten Sie darauf, wie Sie sich abends die Zähne putzen und mit Zahnseide reinigen, sich ausziehen, den Schlafanzug anziehen, das Bett aufschlagen, den Wecker stellen und danach das Licht ausmachen. Spüren Sie, wie sich Ihr Körper und der Ihres Partners unter der Bettdecke berühren, und spüren Sie die Wärme. Sie könnten jetzt zum Beispiel die Übung „Mit dem Baby sein" machen. Oder eine Dankbarkeitsübung: Denken Sie über drei Dinge in Ihrem Leben nach,

für die Sie dankbar sind. Teilen Sie sie Ihrem Partner oder Ihrer Partnerin mit, wenn Sie möchten. Wenn Ihr Partner nicht da ist oder Sie keinen Partner haben, dann sagen Sie sie Ihrem Baby.

8. Viele Routineaufgaben im Haus eignen sich sehr gut für die informelle Achtsamkeitspraxis. Sie können nicht nur während des Kochens und Geschirrspülens achtsam sein, sondern auch beim Falten der Wäsche, beim Bettenmachen, wenn Sie den Abfall zur Mülltonne bringen, die Toilette putzen, staubsaugen oder den Fußboden putzen, staubwischen, den Herd oder Kühlschrank reinigen und die Blumen gießen, um nur einige Beispiele zu nennen. Dies sind gute Übungen für Ihr zukünftiges Leben, in dem Sie zusätzlich zu den genannten Aufgaben Spielzeug aufheben, Essensreste unter dem Hochstuhl aufwischen, die Wickeltasche packen und vieles andere mehr tun werden.

9. Wenn Sie einkaufen gehen, werden Sie sich zuerst Ihrer Absicht bewusst. Was möchten Sie eigentlich kaufen? Achten Sie darauf, wie Ihre Aufmerksamkeit von den vielen verschiedenen Waren mal in die eine, dann in die andere Richtung gezogen wird. Fühlen Sie sich überwältigt, sind Sie verwirrt? Nehmen Sie den Wunsch, etwas zu kaufen, wahr. Versuchen Sie, ihm nicht sofort zu folgen, sondern sich zuerst zu fragen, ob Sie dieses oder jenes wirklich brauchen.

10. Wenn Sie Lebensmittel einkaufen, achten Sie auf solche, die Sie anlocken. Bevor Sie etwas kaufen, fragen Sie sich, ob dieses Nahrungsmittel Ihnen und Ihrem Baby wirklich gut tut. Befolgen Sie die einfachen Ratschläge des bekannten Autors Michael Pollan: Essen Sie „Lebens-Mittel". Vorwiegend pflanzliche. Maßvoll. Essen Sie möglichst unverarbeitete Lebensmittel oder solche mit höchstens fünf Zutaten.[23]

11. Fahren Sie auf achtsame Weise Auto. Wenn Sie in Ihr Auto steigen, achten Sie bewusst auf Ihre Haltung, so wie Sie auf Ihre Haltung achten, wenn Sie Ihre Sitzmeditation beginnen. Spüren

Sie, wie der Autositz gegen Ihren Körper drückt. Hören Sie den Motor, wenn Sie den Zündschlüssel im Schloss drehen. Spüren Sie das Lenkrad in Ihren Händen. Achten Sie beim Betätigen des Gas- und Bremspedals bewusst auf die Bewegungen in Bein und Fuß. Nehmen Sie wahr, welche Körperstellen angespannt oder entspannt sind. Verzichten Sie darauf, das Radio oder den CD-Player anzumachen, versuchen Sie es stattdessen mit Stille. Planen Sie im Geist Ihre Fahrtstrecke? Erwachen Sie aus der Hypnose der Gewohnheit, und nehmen Sie eine andere Route als sonst. Ein und dasselbe Ziel kann über viele Wege erreicht werden.

Kehren Sie während der gesamten Autofahrt immer wieder zu Ihrem Atem zurück. Wenn Sie an einer Ampel anhalten, kommen Sie zum Atem zurück. Nehmen Sie den Himmel, die Bäume, die Menschen und die anderen Autos wahr. Registrieren Sie es, wenn Sie sich Sorgen machen, weil Sie spät dran sind, oder sich über den Verkehr aufregen. Kommen Sie wieder zum Atem zurück. Sie erreichen Ihr Ziel nicht schneller, wenn Sie gestresst sind. Versuchen Sie, auf der rechten Spur zu fahren. Fahren Sie 90 km/h. Fahren Sie 80 km/h. Lächeln Sie. Singen Sie. Genießen Sie die Fahrt.

Jede Art der Fortbewegung, ob mit dem Bus, dem Zug, der U-Bahn, dem Fahrrad oder zu Fuß, eignet sich als informelle Achtsamkeitsübung. Ich finde Achtsamkeitsübungen besonders beim Fliegen nützlich. Unerwartete Situationen scheinen ganz besonders häufig auf Flughäfen aufzutreten: Die Schlange bei der Sicherheitskontrolle ist länger als erwartet; ein Flug wird wegen eines technischen Problems oder wegen der Wetterbedingungen annulliert oder verspätet sich, man verpasst einen Anschlussflug, ein Koffer geht verloren, man vergisst sein Buch, seinen Laptop oder seine Handtasche an der Sicherheitskontrolle, verschüttet Orangensaft auf seiner Reisekleidung und trifft viele Menschen, die nur an ihrem Zielort ankommen wollen, anstatt da zu sein, wo sie gerade sind. Jede Form des Reisens bietet ein ideales

Umfeld (und ist zugleich eine Metapher) für die Vorbereitung auf die Geburt. Bringen Sie alle Qualitäten und Fähigkeiten, die Sie bisher kultiviert haben – den „Weiß-nicht"-Geist, Geduld, Freundlichkeit und Loslassen –, in jeden Moment Ihres Reiseabenteuers ein. Versuchen Sie es. Sie werden es nicht bereuen.

12. Wenn Sie an Ihrer Arbeitsstelle eine Kollegin oder einen Kollegen grüßen, dann schauen Sie diesem Menschen in die Augen, und lächeln Sie.

13. Arbeiten Sie am Schreibtisch? Dann achten Sie darauf, wie es sich anfühlt, auf dem Stuhl zu sitzen. Ist Ihr Arbeitsplatz ergonomisch gestaltet und an Ihren Körper angepasst, oder gibt es bereits erste, bislang ignorierte Anzeichen für einen „Mausarm" (RSI-Syndrom)? Muss Ihr Arbeitsplatz verändert werden? Falls ja, dann ergreifen Sie entsprechende Maßnahmen.

14. Wenn Sie schwanger sind, ist es besonders wichtig, dass Sie jede Stunde einmal aufstehen und ein paar Minuten auf- und abgehen. Heben Sie die Arme über den Kopf und atmen Sie mehrmals tief ein und aus. Kreisen Sie mit den Schultern und Hüften. Haben Sie die Möglichkeit, Ihre Beine hochzulegen, während Sie am Schreibtisch sitzen, um einen Blut- und Flüssigkeitsstau in den Unterschenkeln und an den Knöcheln zu vermeiden? Können Sie die Tür zumachen oder einen ruhigen Ort aufsuchen, an dem Sie eine fünf bis zehn Minuten lange Atemmeditation machen können? Oder vielleicht den Drei-Minuten-Atemraum?

Die Möglichkeiten, Achtsamkeit im Alltag zu praktizieren, sind so zahlreich wie die Momente, die Sie jeden Tag erleben.

12 Ein Tag der Achtsamkeit

Indem du Zeit mit dir selbst verbringst, (...) indem du dich im Alltag mit wachem Interesse beobachtest, mit der Absicht, zu verstehen, statt zu verurteilen, indem du alles, was auftaucht, ganz akzeptierst, weil es eben da ist, ermöglichst du dem, was in der Tiefe ist, an die Oberfläche zu kommen und dein Leben und Bewusstsein durch seine bisher gefesselte Energie zu bereichern. Das ist das große Werk des Bewusstseins. Es räumt Hindernisse aus dem Weg und setzt durch sein Verständnis von der Natur des Lebens und des Geistes Energie frei. Intelligenz ist das Tor zur Freiheit und wache Aufmerksamkeit ist die Mutter der Intelligenz.

NISARGADATTA MAHARAJ

An diesem Abend trifft der Kurs sich zum sechsten Mal. Gerade geht die Pause zu Ende. Die werdenden Eltern unterhalten sich angeregt miteinander und sind nur schwer dazu zu bewegen, wieder ihre Plätze einzunehmen. Ich eröffne die zweite Hälfte des Kursabends mit einigen Informationen über den am darauffolgenden Wochenende stattfindenden Achtsamkeitstag. Dieser Termin steht bereits seit Beginn des MBCP-Kurses fest.

„Wie ihr wisst, wird an diesem Samstag unser Achtsamkeitstag stattfinden. Ich möchte euch daher etwas mehr darüber erzählen, wie wir diesen Tag verbringen werden. Bisher habt ihr euch täglich eine gewisse Zeit für eure formale Achtsamkeitspraxis reserviert und versucht, Achtsamkeit, so gut es geht, in euren Alltag zu integrieren. Am Samstag werdet ihr die Gelegenheit haben, eure Praxis zu vertiefen und zu erleben, wie es ist, wenn man eine längere Zeit damit verbringt, den Blick nach innen zu richten und jeden Moment kommen und wieder gehen zu lassen, genauso, wie ihr es machen werdet, wenn ihr Wehen habt. Und um diese Erfahrung bestmöglich zu nutzen, werden wir den Tag fast ausschließlich im Schweigen verbringen."

Ich mache eine Pause, damit die Teilnehmerinnen und Teilnehmer diese Information verarbeiten können.

Cathy kann vor Überraschung nicht an sich halten. „Du meinst damit doch nicht etwa, dass wir *den ganzen Tag* nicht sprechen werden?"

„Doch, das meine ich."

„Du machst Witze. Unsere Quasselstrippe Cathy wird einen ganzen Tag lang nichts sagen?"

„Wie werden wir dann wissen, was wir tun sollen, wenn niemand etwas sagen darf?", fragt Carlos.

„Gute Frage", antworte ich. „Keine Sorge. *Ich* werde sehr viel reden. Ich werde euch durch all die Übungen führen, die ihr schon kennt und praktiziert: durch den Body-Scan, die Yogaübungen, die Sitzmeditation und das achtsame Essen. Wir werden außerdem die Gehmeditation kennenlernen, die bei den Wehen sehr hilfreich sein kann, und noch eine andere Übung. Habt ihr noch Fragen?"

Ich warte. Niemand meldet sich zu Wort.

„Dann ist ja alles in Ordnung", fahre ich fort. „Bitte bringt etwas zum Mittagessen mit, und diejenigen von euch, die schwanger sind, auch noch etwas für Zwischendurch. Zieht etwas Bequemes an, am besten mehrere Schichten. Eine eurer Hausaufgaben bis Samstag ist, festzustellen, welche Gedanken in Bezug auf diesen Tag in eurem Geist auftauchen. Macht ihr euch Sorgen, oder fühlt ihr Widerstand, wenn ihr an diesen Tag denkt? Oder vielleicht seid ihr neugierig, wie sich der Tag entwickeln wird, oder freut euch sogar darauf. All diese Gedanken und Gefühle geben euch die Möglichkeit, Achtsamkeit zu praktizieren und die Muster in eurem Geist zu verstehen und die Geschichten, die euer Geist über die unbekannte Zukunft erfindet. Und sie sind selbstverständlich auch Gelegenheiten, euch darin zu üben, solche Geschichten loszulassen und zum gegenwärtigen Augenblick zurückzukehren, weil ihr nicht wissen könnt, wie dieser Tag aussehen wird."

Es ist Samstag und der Tag zeigt sich klar und hell. Ich bin froh, dass der berühmte San-Francisco-Nebel uns heute verschont hat und es warm sein wird, wenn wir unsere Übungen im Freien machen. Die Hebammenschülerin Maddie, die im Rahmen ihrer Ausbildung an dem Kurs teilnimmt, begrüßt mich an der Tür zum Osher Center. Wir machen uns schnell an die Arbeit und stellen Stühle in einen Kreis, als auch schon die ersten Paare eintreffen – mit Sack und Pack: Lieblingsrückenkissen, Meditationsschals und großen Einkaufstüten mit Verpflegung für den Tag.

Als ich Eileen zur Begrüßung umarme, spüre ich ihr Haar, noch nass von der morgendlichen Dusche, an meiner Wange. Carlos umarmt mich mit einem Arm, weil er in der anderen Hand einen Becher Kaffee hält. Sharon atmet schwer, als ich mich über ihren großen Bauch (sie ist mit Zwillingen schwanger) lehne, um sie zu umarmen. „Einen schönen guten Morgen euch dreien", sage ich und wir müssen beide lachen.

Ich begrüße Veronica und Ruth, zwei Hebammen, die außerklinisch arbeiten und heute Morgen mit dem Auto über die Bay Bridge gekommen sind. Sie nehmen am Kurs teil, um die Achtsamkeitsübungen zu erlernen und weil sie gesehen haben, welch positiven Einfluss Achtsamkeit auf die Frauen hat, die sie betreuen, und deshalb gerne mehr darüber erfahren möchten. Ich bezeichne sie als teilnehmende Beobachterinnen, die sich genauso wie die werdenden Eltern im Kurs zu einer täglichen formalen Praxis verpflichtet haben. Ruth erwägt, eine Ausbildung zur MBCP-Lehrerin zu machen.

Die Begrüßung der nach und nach ankommenden Paare untereinander ist herzlich. Gespräche und Lachen erfüllen den Raum, als ich meine Zimbeln, einige Notizen und die Gedichte, die ich im Lauf des Tages vorlesen werde, zusammensuche.

Ich setze mich und schlage die Zimbeln an. Es wird still im Raum.

„Lasst uns anfangen, indem wir einige Minuten einfach nur sitzen, um vollständig in diesem Moment anzukommen“, sage ich.

Und so beginnen wir mit unserem Übungstag in Stille.

Nach ungefähr zehn Minuten des Sitzens schlage ich die Zimbeln an. Alle recken sich und öffnen wieder die Augen. Danach teile ich der Gruppe einige Regeln mit, damit der Tag so glatt wie möglich abläuft.

„Es geht heute nicht darum, dass ihr versucht, etwas Bestimmtes zu fühlen. Ihr braucht euch nicht ausgeglichen oder ruhig oder entspannt zu fühlen. Das ist wichtig. Wir *versuchen* nicht, etwas zu tun oder zu fühlen, was wir nicht sind. Wie der Tag, an dem ihr euer Kind zur Welt bringt, wird auch der heutige Tag ein Tag des Nichttuns sein, ein Tag, der sich entfaltet. Wenn während des Übens heute Langeweile oder Angst oder Frustration oder Traurigkeit oder Furcht aufkommen, wenden wir uns nicht davon ab. Wir werden mit unangenehmen Gefühlen genauso umgehen, wie wir es mit körperlichem Beschwerden zu tun gelernt haben: Wir werden sie uns genau ansehen, sie erkunden und das Verhältnis zwischen unseren Gedanken und unseren Gefühlen, so gut wir können, beobachten. Wir werden in ihnen verweilen, weil sie in diesem Moment unser Leben sind. Wir werden auch beobachten, wie sie sich verändern. Und wenn es Momente des Friedens oder der Ruhe oder der Freude oder der Neugier oder der Entspannung gibt, dann werden wir diese genauso willkommen heißen. Und beobachten, wie auch sie sich verändern.“

Ich stelle einen weiteren Grundsatz für den heutigen Tag vor: „Wir werden uns heute gegenseitig in unserer Achtsamkeitspraxis unterstützen, indem wir nicht miteinander sprechen und auch keinen Blickkontakt zueinander suchen. Genauso wie Sprechen uns von der direkten Erfahrung wegbringen kann, können Blickkontakte dazu führen, dass wir mit den anderen kommunizieren, anstatt nach innen zu schauen und bei unserer Erfahrung im gegenwärtigen Moment zu bleiben. Das wird für einige von euch wahrscheinlich die schwierigste Aufgabe des Tages sein. Andere werden es vermutlich befreiend finden, in der Gesellschaft anderer zu sein, ohne den üblichen Druck, Kontakt zu ihnen aufnehmen zu müssen. Heute werden wir uns darauf konzentrieren, mit uns selbst im Kontakt zu sein. Es handelt sich um eine ganz andere Art und Weise des Zusammenseins."

Danach bitte ich alle, ihre Mobiltelefone auszuschalten und die Armbanduhren abzulegen. „Das Einzige, was ich euch heute garantieren kann", fahre ich fort, „ist, dass sich die Erde weiterhin um die Sonne dreht und dass dieser Tag enden wird. Ich habe eine Uhr und werde auf die Zeit achten. Zumindest heute müsst ihr euch darum nicht kümmern.

Und noch etwas: Wir werden keine Pause machen, denn wovon sollten wir auch eine Pause machen? Es gibt keine Auszeit von der ewigen Gegenwart. Wenn ihr zur Toilette müsst, versucht, euch des Moments bewusst zu werden, in dem ihr euch entscheidet, zur Toilette zu gehen, sowie der Momente nach eurer Entscheidung und bevor ihr euch bewegt. Wenn ihr euch dann bewegt, tut dies achtsam. Steht achtsam auf, geht achtsam zur Toilette, und nehmt alles, was ihr dort tut, achtsam wahr."

Die letzte Anleitung, die ich der Gruppe gebe, lautet folgendermaßen: „Diejenigen von euch, die schwanger sind, können gerne zwischendurch essen, denn wenn ihr hungrig seid, ist auch euer Baby hungrig. Die anderen können sich darin üben, mit den Empfindungen des Hungers zu verweilen, wenn sie sich im Körper bemerkbar machen. Sich für kurze Zeit ganz der unangenehmen Erfahrung des Hungers zu stellen kann eine wertvolle Lektion in Mitgefühl sein. Bald wird sich ein Großteil eures Lebens um die Empfindungen des Hungers im Körper eines anderen Menschen, nämlich eures Babys, drehen. Wenn wir wirklich nachempfinden können, wie unangenehm nagender Hunger ist, hilft uns das, Empathie für diesen kleinen Menschen zu entwickeln, der vielleicht sehr unglücklich ist, weil er Hunger hat, und nicht ungehalten oder ärgerlich zu werden. Und dann handeln wir mit Mitgefühl, um den Hunger unseres Babys zu stillen.

Wenn wir heute Hunger erleben, kann uns das auch daran erinnern, dass es sehr viele Menschen auf der Welt gibt, die genau in diesem Augenblick dasselbe körperliche Unbehagen verspüren, weil sie nicht genug zu essen haben. Wenn wir unseren eigenen Hunger fühlen, können wir zunächst Dankbarkeit dafür entwickeln, dass wir etwas zu essen haben, und dann vielleicht auch den Wunsch, das Leiden anderer Menschen zu lindern, wann immer und auf welche Weise wir dies können. Habt ihr irgendwelche Fragen?“

Ich warte. Niemand sagt etwas.

„Sehr schön. Dann lasst uns jetzt mit einer Einstiegsrunde anfangen.“

Alle berichten kurz, wie sie sich heute fühlen und welche Erwartungen sie an den heutigen Tag haben. Dieser „Wetterbericht“ ist jedes Mal faszinierend. Die Standpunkte sind sehr verschieden, und ich bin jedes Mal sicher, dass sie am Ende des Tages nicht mehr dieselben sein werden.

Jeanette fängt an: „Ich bin so froh, dass ich heute nichts anderes tun muss, als hier zu sein. Ich hatte in dieser Woche so viel zu tun, dass ich jetzt einfach nur völlig erschöpft bin. Ich habe mich auf den heutigen Tag gefreut, weil ich heute nichts tun muss.“

Ihr Ehemann Joe spricht als Nächster: „Ich bin so froh, heute mit niemandem sprechen zu müssen. Und es wird hinterher sicher interessant sein, sich über diese Erfahrung auszutauschen.“

Samir sagt: „Ich habe in der vergangenen Woche überhaupt nicht an heute gedacht. Und heute Morgen sind wir einfach aufgestanden und hierher gefahren. Ich habe, glaube ich, keine Erwartungen an den heutigen Tag. Mal sehen, was passieren wird.“

Sarah beschreibt, wie sie sich fühlt: „Ich habe heute Morgen einen Anruf von der Ostküste bekommen und erfahren, dass mein Stiefvater im Sterben liegt. Er ist gestern Nacht ins Koma gefallen.“ Mit stockender Stimme fährt sie fort: „Ich weiß daher nicht, wie sich dieser Tag für mich gestalten wird, aber ich bin froh, hier zu sein.“

„Das tut mir so leid, Sarah“, antworte ich. „Wenn du heute dein Handy eingeschaltet lassen möchtest – vielleicht kannst du es auf Vibration umstellen –, dann tu das. Und wenn dir etwas zu viel wird oder du mit mir sprechen möchtest, dann lass es mich bitte wissen. Wir können dann irgendwohin gehen, wo wir die anderen nicht stören, und ein wenig reden.“

„Danke“, antwortet Sarah. „Das Ganze kommt nicht unerwartet. Es ist schon in Ordnung. Meine Übungen haben mir die letzten Wochen über sehr geholfen, damit fertigzuwerden. Den Tag heute auf diese Weise zu verbringen ist sehr gut.“

Sharon ist an der Reihe. „Es war alles in Ordnung, bis du erwähnt hast, dass wir keinen Blickkontakt haben würden. Und jetzt macht sich eine leichte Panik breit.“

„Nimm einfach wahr, wo in deinem Körper sich diese Empfindung befindet“, schlage ich vor. „Beobachte, welche Gedanken du hast. Du wirst vielleicht eine Überraschung erleben und etwas über dich selbst lernen.“

Nachdem alle an der Reihe waren, melde ich mich wieder zu Wort: „Ich freue mich sehr auf diesen Praxistag hier mit euch. Wie für viele von euch war die Woche auch für mich ziemlich hektisch, daher bin ich wirklich froh, dass ich heute einfach nur da zu sein brauche.“

So viele Geisteshaltungen im Raum, so viele Perspektiven als Ausgangspunkte für diesen Tag. Und wir sind alle vollkommen, so, wie wir sind.

Wir haben fast eine ganze Stunde damit verbracht, den heutigen Tag einzuleiten. „Jetzt wäre ein guter Zeitpunkt, um zur Toilette zu gehen. Die anderen können aufstehen und ein paar Dehnübungen machen.“ Kurze Zeit später ist die Gruppe wieder vollständig versammelt. Wir sitzen schweigend zusammen.

Ich führe uns durch die Sitzmeditation und ende mit der Übung zum offenen Gewahrsein, die unter den Übungen in Kapitel 9 zu finden ist. Dann schweige ich, meditiere, beobachte meine Gedanken, bemerke, wie Gefühle und Körperempfindungen entstehen und wieder vergehen. Am Ende der Sitzmeditation lese ich Rumis Gedicht „Das Gasthaus“ vor.

Das Gasthaus

Ein Gasthaus ist dieses menschliche Dasein.
Jeden Tag eine Neuankunft.

Eine Freude, ein Kummer, eine Gemeinheit,
ein kurzes Achtsamsein
kommt als unerwarteter Gast.

Heiße alle willkommen und mach's allen schön!
Auch wenn sie ein Haufen Leiden sind,
die dir brutal die Möbel rausfegen.
Egal. Behandle jeden Gast mit Respekt.
Vielleicht schafft gerade er in dir Platz
für ganz neue Wonnen.

Den dunklen Gedanken, der Scham, der Boshaftigkeit –
öffne allen mit Lachen die Tür
und lade sie ein, deine Gäste zu sein.

Sei dankbar für jeden, der kommt,
denn jeder wurde als Führer von oben geschickt.

„Lasst uns jetzt ein paar Yogaübungen machen", sage ich. „Schaut, ob ihr euer Gewahrsein im Hier und Jetzt verankern könnt, wenn ihr zum Regal mit den Matten geht. Nehmt wahr, wie ihr euren Arm ausstreckt, um euch eine Matte zu nehmen. Beobachtet, was euer Geist macht, wenn ihr euch einen Platz für eure Matte aussucht. Achtet auf das Geräusch beim Auseinanderrollen der Matte. Wir fangen mit der Berghaltung an."

Kurze Zeit später stehen wir alle auf unseren ausgebreiteten Yogamatten. Ich erinnere alle daran, dass es bei dieser Übung kein Ziel zu erreichen gibt, dass wir an unsere persönlichen Grenzen gehen und diese erkunden, aber nicht überschreiten werden, und ich betone, wie wichtig es ist, dem eigenen Körper und seinen sich verändernden Empfindungen mit Respekt zu begegnen. Dann beginnen wir mit einer Yogasequenz, langsam und achtsam. Wir beenden die Sequenz im Liegen. Die schwangeren Frauen liegen auf der Seite, alle anderen auf dem Rücken.

Ich führe uns langsam durch einen Body-Scan. Wir beenden den Body-Scan mit dem Ausdehnen unseres Gewahrseins auf den Körper als Ganzes und kehren dann zum Atem zurück. Ich schlage die Zimbeln an und verkünde damit das Ende unserer Meditation.

„Rollt euch jetzt in eurem eigenen Tempo auf die Seite, wenn ihr nicht schon auf der Seite liegt, setzt euch langsam auf und kommt einfach zum Atem zurück."

Danach erkläre ich der Gruppe die (in Kapitel 10 beschriebene) Gehmeditation und mache diese Übung vor. Wir suchen uns alle eine Gehstrecke aus – manche gehen in unserem Raum, andere im Flur oder im Wartebereich der Klinik – und verbringen die folgenden dreißig Minuten mit stiller Gehmeditation. Der Körper in langsamer Bewegung, der Geist konzentriert, die Aufmerksamkeit nach innen gerichtet: Achtundzwanzig werdende Eltern gehen schweigend auf und ab, auf und ab, um sich auf die Geburt ihrer Babys vorzubereiten, und drei Hebammen und eine Hebammenschülerin gehen mit ihnen.

Am Ende der Gehmeditation schlage ich wieder die Zimbeln an und wir stellen für die nächste Sitzmeditation leise unsere Stühle wieder im Kreis auf. Es ist fast Mittag und mehrere Teilnehmerinnen greifen zu ihren Brotdosen und Proviantbeuteln. Das Rascheln beim Auspacken eines Energieriegels, der unverwechselbare Geruch einer Mandarine und das krachende Geräusch eines Apfels beim Hineinbeißen prägen die ersten Minuten unserer gemeinsamen Sitzrunde. Dann wird es wieder ganz still im Raum.

Als Abschluss der Sitzmeditation lese ich ein Zitat von Pema Chödrön vor:

Die Kernunterweisung ist: Bleiben … bleiben … bleiben, einfach bleiben. (…) Jedes Mal, wenn wir abschweifen, ermuntern wir uns also, sanft zu „bleiben", und kommen wieder auf den Punkt. Wir erfahren Unruhe? Bleiben! Unser Geist wandert? Bleiben! Furcht und Widerwille laufen Amok? Bleiben! Die Knie tun weh und im Rücken ist ein pochender Schmerz? Bleiben! Was es wohl zum Mittagessen gibt? Bleiben! Was mache ich hier eigentlich? Bleiben! Ich halte das keine Minute länger aus! Bleiben! – Auf diese Weise entwickeln wir Standhaftigkeit.[24]

„Euer Körper sagt euch jetzt sicher, dass es Zeit fürs Mittagessen ist. Und er hat recht", sage ich. „Wir werden unser Mittagessen draußen im Garten auf der anderen Straßenseite einnehmen. Aber bevor wir hinübergehen, möchte ich noch einmal die Unterweisung für achtsames Essen mit euch durchgehen. Wenn ihr den Platz gefunden habt, wo ihr gerne essen möchtet, schlage ich vor, dass ihr euer Essen vor euch ausbreitet. Nehmt euch die Zeit, euer Essen genau anzusehen. Schaut euch seine Formen, Farben und seine Beschaffenheit an. Riecht daran und denkt vielleicht auch einen Moment darüber nach, wie es entstanden ist, wer es zubereitet hat und wie es zu euch gelangt ist, um euch und euer Baby zu ernähren. Und nehmt euch vielleicht auch etwas Zeit, um das Glück zu würdigen, dass ihr etwas zu essen habt. Wenn ihr eine Gabel oder einen Löffel benutzt, dann legt das Besteck ab, während ihr kaut, um euch vollständig auf das Kauen, Schmecken und Schlucken zu konzentrieren. Versucht den Augenblick bewusst wahrzunehmen, in dem ihr den Wunsch verspürt, einen weiteren Bissen zu nehmen, und auch den Moment, in dem Durst und der Wunsch, etwas zu trinken, entstehen. Und achtet auf die Empfindungen in eurem Bauch, wie sie sich verändern, wenn ihr nicht mehr hungrig seid, sondern satt werdet. Es gibt keinen Grund zur Eile. Nehmt euch so viel Zeit zum Mittagessen, wie ihr wollt. Lernt so viel, wie ihr könnt."

Und nun noch ein paar Worte zum Thema Draußensein. Denkt daran, dass Achtsamkeit wie ein Objektiv ist. Manchmal ist die Blende sehr klein, und unsere Aufmerksamkeit ist scharf gestellt wie bei der Rosine, die wir vor einigen Wochen gegessen haben. Ein anderes Mal weiten wir unser Gewahrsein aus und erlauben unserem Geist, ein größeres, offeneres Bild in sich aufzunehmen. Hier draußen im Garten haben wir die Gelegenheit zu beobachten, wie wir zwischen beiden Aspekten der Achtsamkeit hin- und herschalten können. In manchen Momenten gelingt es uns, uns intensiv auf unser Essen zu konzentrieren, und in anderen Momenten haben wir eine offenere, weiträumigere Sichtweise. Vielleicht schaut ihr euch auch einmal den Himmel an. Wann habt ihr zum letzten Mal bewusst den Himmel betrachtet? Möglicherweise habt ihr seit eurer letzten Wanderung oder eurem letzten Campingurlaub nicht mehr hochgeschaut. Vielleicht habt ihr es zum letzten Mal als Kinder getan. Erlaubt euch, diese unermessliche Weite, die immer über uns ist, wirklich zu sehen.

Richtet eure Aufmerksamkeit auf eure Sinne und darauf, wie sie die Natur und die Elemente wahrnehmen. Spürt die Wärme der Sonne auf euren Schultern, den Lufthauch auf eurem Gesicht. Spürt die Temperatur der Luft, die in eure Nasenlöcher strömt. Nehmt wahr, wie mit dem Einatmen Gerüche in euch einströmen, und dass Geräusche an eure Ohren dringen. Vielleicht rascheln die Blätter im Wind, oder Vögel singen in den Bäumen. Ich rechne damit, dass es auch Geräusche vorbeifahrender Autos geben wird. Hört einfach hin."

Ich ermutige außerdem alle, ihre Selbstverpflichtung, keinen Blickkontakt miteinander aufzunehmen, so gut wie möglich einzuhalten, um einander bei der inneren Arbeit, die jeder von uns leisten wird, zu unterstützen. „Das kann sich als schwierig erweisen, weil ihr sehr wahrscheinlich euer Essen schweigend miteinander teilt. Es macht nichts, wenn ihr diesen Punkt einmal vergesst oder aus Versehen Blickkontakt habt. Lächelt euch einfach an, genießt den Moment, und fangt wieder neu an.

Jetzt nehmt euer Mittagessen, zieht euch Schuhe und Jacke an, und wartet vor den Aufzügen. Wenn alle so weit sind, werden wir gemeinsam schweigend und in normalem Tempo zum Garten hinübergehen."

Die Luft ist warm, und die Geräusche der Autos auf der Allee, die wir überqueren müssen, scheinen lauter als sonst zu sein. Unsere Sinne sind offener, unser Nervensystem ist ruhiger und empfänglicher. Der Garten ist in voller Blüte – rosarote Rosen und gelbe Stiefmütterchen stehen in der Sonne, rosa Azaleen und weiße Kamelien im Schatten. Als wir den Garten betreten, werden wir vom Plätschern des Springbrunnens begrüßt. Jedes

Paar sucht sich einen Sitzplatz aus – auf einem Stuhl, einer Bank oder auf der niedrigen Mauer, die den Brunnen umgibt. Und so essen wir schweigend und auf achtsame Weise. Alle halten sich an die Anweisungen und sind ganz in die Aktivität des Essens vertieft. Nach dem Ende ihrer Mahlzeit schließen einige die Augen, und ihre Körper nehmen die Wärme der Sonne in sich auf wie Katzen, die sich auf einem warmen Fleckchen Erde sonnen.

Als schließlich alle mit dem Essen fertig sind, schlage ich noch einmal meine Zimbeln an. „Lasst uns jetzt eine kurze Gehmeditation im Garten machen. Benutzt eure Augen, um die verschiedenen Pflanzen, an denen wir vorbeigehen werden, wirklich wahrzunehmen. Fühlt die Erde unter euren Füßen, hört, wie der Kies bei jedem Schritt knirscht, nehmt die Temperaturveränderung wahr, wenn wir von der Sonne in den Schatten gehen." Dieses Mal gehen wir im Gänsemarsch, langsam und in Schlangenlinien, durch den Garten.

Als unsere Gehmeditation zu Ende ist, kehren wir wieder in unseren Meditationsraum im Osher Center zurück.

„Heute Morgen haben einige von euch erwähnt, wie müde sie sind. Daher möchte ich euch jetzt einladen, euch eine Yogamatte, eine Decke und ein oder zwei Kissen aus dem Regal zu nehmen und ein Mittagsschläfchen zu machen, wenn ihr möchtet. Oder macht eine Sitzmeditation, wenn euch das lieber ist." Auf einigen Gesichtern leuchtet ein überraschtes Lächeln auf.

Innerhalb von wenigen Minuten hat sich der Boden unseres Raums in ein Meer von schlafenden, mit grauen Wolldecken bedeckten Körpern verwandelt. Es ist so schön, zu sehen, wie einige sich aneinanderkuscheln, wie sich hier ein Kopf in eine Armbeuge schmiegt und dort eine Hand leicht auf dem Brustkorb des Partners ruht. Die in diesem Augenblick spürbare Vertrautheit erinnert mich wieder daran, dass sich auch unsere Herzen öffnen, wenn wir uns sicher und geborgen fühlen.

Nach dem Mittagsschlaf ist es Zeit für die Frage-Antwort-Meditation, die ausführlich in Kapitel 6 beschrieben wird. „Einige von euch haben mich vielleicht – mit einer Prise Humor – sagen hören, dass wir, um ein Baby auf die Welt zu bringen, nur in der Lage sein müssen, mit Schmerzen und Angst umzugehen", beginne ich. „Wir haben viel Zeit mit Achtsamkeitsübungen für den Umgang mit körperlichen Schmerzen verbracht.

Jetzt ist es an der Zeit, dass wir unsere Aufmerksamkeit auf ein Gefühl von großer Enge, auch ‚Angst' genannt, und auf sein positives Gegenstück, das Glück, richten. Wir werden jetzt und nur für diese Meditation das Schweigen und den Verzicht auf Blickkontakt aufheben."

Die Frage-Antwort-Meditation zu Angst und Glück dauert etwas länger als eine Stunde und am Ende der Übung wird im Raum viel gelacht. Jedes Paar hat leise einige seiner Ängste benannt und gemeinsam näher untersucht und dabei vielleicht festgestellt, dass beide dieselben Ängste haben, oder auch Ängste aufgedeckt, deren sie sich nie bewusst gewesen sind. Sie haben die Wahrheit erkundet, dass manche Ängste zum Handeln aufrufen oder dazu, etwas näher zu beleuchten oder zu ändern, und dass es bei anderen Ängsten nichts weiter zu tun gibt, als anzuerkennen, dass es sie gibt, ihnen ab und zu auf die Schulter zu klopfen und vielleicht zu lernen, mit Würde im Reich der Ungewissheit und des Unbekannten zu leben.

Jetzt ist es Zeit für eine weitere Gehmeditation. Ich suche mir eine Stelle im Gang für meine eigene Gehmeditation – den Fuß anheben, bewegen, senken, das Gewicht verlagern, den Fuß anheben, bewegen, senken, das Gewicht verlagern – und halte einen Moment inne, bevor ich mich umdrehe. Ich achte darauf, wo mein Geist ist, und komme zum Atem und dann zu meinen Füßen auf dem Boden zurück, drehe, drehe, drehe und gehe dieselbe Strecke wieder zurück.

Als ich die Zimbeln anschlage, teile ich der Gruppe mit, dass wir gerade eben unsere letzte Übung für den Tag beendet haben. Viele scheinen ehrlich überrascht zu sein. Haben sie tatsächlich einen ganzen Tag mit Meditationsübungen verbracht? Ich bitte alle, in unseren üblichen Kommunikationsmodus zurückzukehren, sich im Raum umzusehen, einander anzuschauen und wieder Verbindung zueinander aufzunehmen. Mit dem Blickkontakt werden die Gesichter wieder lebendig.

„Lasst uns Dreier- oder Vierergruppen bilden und uns ein wenig darüber austauschen, was für Erfahrungen wir heute gemacht haben. Wer von euch noch nicht reden möchte, kann dies der Gruppe einfach mitteilen. Wir werden nächste Woche im Kurs noch ausführlich über den heutigen Tag sprechen."

Angeregte Gespräche füllen den Raum, während jeder in jeder Gruppe die Möglichkeit bekommt, seine Erfahrungen mitzuteilen. Es wird viel gelacht, die Freude ist spürbar. Alles ist gut.

Wir bilden noch einmal einen großen Kreis und einige aus der Gruppe sprechen über ihre Erfahrungen. Daniel berichtet: „Ich bin überrascht, wie sehr es mir gefallen hat, in der Gesellschaft anderer alleine zu sein." Liana fügt hinzu: „Ihr wisst alle, wie nervös mich der heutige Tag vorher gemacht hat. Ich bin überrascht, wie sehr ich ihn genossen habe." Damit ist das Eis gebrochen und auch die anderen ergreifen das Wort. „Mir hat die Gehmeditation sehr gefallen. Man muss dabei wirklich auf sein Gleichgewicht achten!" „Und es sieht wirklich komisch aus." „Ich bin überrascht, wie wenig ich gegessen habe. Ich war schon satt, nachdem ich die Hälfte aufgegessen hatte, und musste nichts mehr essen." „Ich fand unser Gruppen-Mittagsschläfchen toll. Es hat mich an eine Pyjama-Party erinnert."

Ich weise die Teilnehmerinnen und Teilnehmer noch darauf hin, dass ein Tag wie dieser Auswirkungen haben könne, deren sie sich, wenn sie jetzt in ihren Alltag zurückkehrten, sehr wahrscheinlich nicht bewusst seien. Nach einem Übungstag im Schweigen können wir offener und empfindsamer sein, als wir vielleicht vermuten. Da die Welt, in die wir uns wieder begeben, so schnelllebig und voller Sinnesreize ist, dürfen wir nicht vergessen, vorsichtig mit uns umzugehen und die Erfahrung, die wir gemacht haben, zu würdigen. Auf dem Weg nach Hause an einem Supermarkt mit Hochbetrieb zu halten oder sich abends den neuesten Actionfilm anzusehen ist deshalb keine gute Idee. Ich erkläre den Teilnehmerinnen und Teilnehmern, dass sie unmittelbar nach der Geburt des Babys sehr wahrscheinlich dieselbe emotionale Offenheit, Empfindsamkeit und dasselbe Bedürfnis nach Ruhe erleben würden und dass es gut wäre, wenn sie diese Phase dann ebenso würdigen könnten.

Es ist Zeit, unseren Tag der Achtsamkeit offiziell zu beenden. Wir stehen zusammen und würdigen und danken einander mit unseren Blicken und unserem Lächeln. Dieser Tag war in der Tat ein großes Geschenk. Wir können uns selbst als Ganzes innerhalb eines größeren Ganzen sehen, mit dem wir durch unsere gemeinsame Erfahrung verflochten sind.

Ich blicke alle im Raum noch einmal an und schließe mit einigen Worten der Liebenden-Güte-Meditation, über die Sie in Kapitel 14 mehr erfahren werden. „Möge die Arbeit, die wir heute hier gemeinsam geleistet haben, uns selbst, unseren Babys, unseren Partnern, unserer neuen Familie, die geboren werden wird, und allen Wesen überall nützen. Möge jeder von euch sicher, gesund und glücklich sein, und möge es allen gut gehen, bis wir uns wiedersehen."

13 Freundschaft schließen
Achtsamkeit in Beziehungen

Kein Leid zu verursachen erfordert, wach zu sein. Zum Dasein gehört, langsamer zu werden, damit wir das, was wir sagen und tun, auch wahrnehmen können. Je mehr wir Zeugen unserer emotionalen Kettenreaktionen werden und verstehen, wie diese funktionieren, desto leichter ist es, sich zu enthalten. Wach zu sein, langsamer zu werden und die Dinge wahrzunehmen werden so zu einer Lebensweise.

Pema Chödrön

Als ich anfing, Achtsamkeitskurse zur Geburtsvorbereitung anzubieten, war ich mir recht sicher, dass die Praxis der Achtsamkeit den Stress dieser radikalen Lebensveränderung lindern würde, dass sie helfen würde, mit den Schmerzen der Geburt und der Angst vor diesen Schmerzen umzugehen, und dass sie die Angst vor dem Unbekannten, die zu diesem Veränderungsprozess gehört, vermindern würde. Ich vermutete außerdem, dass das gemeinsame Praktizieren von Achtsamkeit positive Auswirkungen auf die Paarbeziehung haben würde, hatte aber keine genaue Vorstellung, welcher Art diese Auswirkungen sein würden. Wieder einmal waren es die Schülerinnen und Schüler, die der Lehrerin etwas beibrachten – und dafür bin ich ihnen unendlich dankbar.

Während die Wochen vergehen und die Praxis sich festigt, beeinflusst Achtsamkeit allmählich auch die Beziehung der Paare auf unerwartete und häufig sehr positive Weise. Vielleicht entdecken auch Sie, während Sie gemeinsam mit Ihrem Partner oder Ihrer Partnerin Achtsamkeit üben, dass sich alte Gewohnheiten des Umgangs miteinander auflösen und neue und oft harmonischere Möglichkeiten entstehen.

Seit Jahren teile ich am letzten Kursabend einen Feedback-Fragebogen aus. Er enthält die folgende Frage: Hast du seit Beginn des Kurses festgestellt, dass sich deine Beziehung zu deinem Partner verändert hat?

Hier ist ein repräsentativer Ausschnitt der Antworten, die ich erhalte:

„Wir fühlen uns einander näher und enger verbunden."

„Ich bin aufmerksamer, höre besser zu und bin hilfsbereiter."

„Unsere Kommunikation hat sich enorm verbessert – wir können unsere Gefühle besser zum Ausdruck bringen."

„Wir zeigen mehr Mitgefühl im Umgang miteinander."

„Durch unsere Praxis können wir wieder eine Verbindung zueinander aufbauen, besonders nach einem stressigen Tag."

„Wir verzeihen einander jetzt leichter."

„Wir sprechen jetzt dieselbe Sprache und haben dieselbe Einstellung, was unsere Kommunikation anbelangt."

Achtsamkeitspraxis scheint unser natürliches Bedürfnis nach harmonischen Beziehungen, Zufriedenheit, Fürsorge und Verbundenheit zu fördern und die Basis dafür zu sein, dass unser grundlegendes Gutsein sich in unseren innigsten Beziehungen offenbaren kann.

Heute ist der siebte Abend des MBCP-Kurses und der erste nach unserem Achtsamkeitstag in Stille. Das entstandene Vertrauen, die Nähe und Vertrautheit sind offensichtlich, als die Paare ihren Platz im Kreis einnehmen.

Michelle meldet sich als Erste zu Wort: „Ich konnte es kaum erwarten, heute hierher zu kommen, um euch zu erzählen, was Josh und mir diese Woche passiert ist. Ihr wisst ja sicher noch, dass er nicht am Achtsamkeitstag teilnehmen konnte, weil er auf Geschäftsreise war. Ich hatte mich daher sehr auf seine Heimkehr gefreut. Ich bin nicht gerne allein zu Hause – jetzt, da der Geburtstermin näher rückt, noch weniger. Und außerdem fehlt er mir.

Als ich mich fertig machte, um ihn am Flughafen abzuholen, klingelte mein Handy. Es war Josh. Er teilte mir mit, dass sein Flugzeug früher gelandet sei. Und dann sagte er: ‚Ich habe schlechte Nachrichten. Mein Büro hat gerade angerufen. Es gibt Probleme in der Niederlassung in Seattle und ich muss morgen ganz früh dorthin fliegen und mich um die Sache kümmern. Ich habe versucht, da rauszukommen, aber sie haben darauf bestanden, dass ich fliege. Und ich weiß auch nicht, ob ich rechtzeitig zum Kurs wieder zurück sein werde.'

In diesem Moment spürte ich, dass ich sehr wütend wurde. Mein Kiefer verkrampfte, mein Herz fing an zu rasen, und ich konnte die Anspannung in meinen Schultern und im Nacken spüren. Ich bin jemand, der gerne Kontrolle über eine Situation hat, und kann daher nicht sehr gut mit Enttäuschungen umgehen. Normalerweise wäre ich explodiert und hätte meiner Wut freien Lauf gelassen – der Wut auf Josh, seinen Chef, seine Firma und über die Tatsache, dass er wieder einen Kursabend verpassen würde. Ich hätte alles Mögliche gesagt, was ich hinterher bereut hätte. Und normalerweise hätte ich auch angefangen zu weinen, oder?" Michelle sieht Josh an, der zustimmend nickt.

„Obwohl ich wusste, dass es nicht seine Schuld war und er nichts an der Situation ändern konnte, hätte ich vor unserem Kurs so reagiert. Und das Ergebnis wären zwei unzufriedene Menschen gewesen. Die Situation hätte sich zu unserem üblichen Streit darüber entwickelt, dass er nicht versteht, dass ich ihn jetzt zu Hause brauche, und dass ich nicht verstehe, wie sehr er beruflich unter Druck steht. Wir hatten diesen Streit so oft, dass er schon fast langweilig ist!

Aber diesmal habe ich mich anders verhalten. Ich weiß nicht, warum oder wie, aber meine Achtsamkeitspraxis hat sich einfach bemerkbar gemacht. Anstatt mich total aufzuregen, habe ich mich auf meinen Atem konzentriert und gesagt: ‚In Ordnung. Ich bin gleich da. Ich bin schon auf dem Weg.' Ich war immer noch aufgebracht, konnte mich aber im selben Moment wieder auffangen."

Josh schaltet sich ein: „Ja, das war schon erstaunlich. Ich hatte Angst, es ihr zu sagen, und erwartet, dass sie sehr wütend sein würde. Ich konnte an ihrer Stimme hören, wie aufgebracht sie war, aber sie ist nicht explodiert. Ich konnte es nicht glauben. Unser Gespräch war diesmal wirklich untypisch."

Michelle fährt fort: „Auf dem Weg zum Flughafen habe ich geübt und meinen Geist beim Spinnen seiner Geschichten beobachtet. Immer wieder habe ich die Gedanken losgelassen und bin zum Atem zurückgekommen. Immer wieder habe ich mir gesagt: ‚Es ist in Ordnung. Was du gerade durchmachst, ist eine sehr starke Wehe. Sie wird vorübergehen. Achte darauf, wie sich dein Körper fühlt. Konzentriere dich nur auf den Atem.' Oh Mann, das war wirklich eine riesige Wehe. Eindeutig länger als eine Minute – und eindeutig heftiger als Eiswürfel!" Wir lachen alle und Michelle fährt mit ihrer Erzählung fort.

„Wir wohnen ungefähr fünfzehn Minuten vom Flughafen entfernt und ich habe die ganze Fahrt über Achtsamkeit praktiziert. Ich spürte, wie ich nach und nach ruhiger wurde. Und während ich mich beruhigte, begriff ich, dass ich mich in bei unserem Gespräch am Telefon entschieden hatte, nicht böse auf Josh zu sein. Und dass ich mich jetzt entscheiden konnte, in welcher Stimmung ich sein würde, wenn ich ihn am Flughafen abholte. Dann dachte ich darüber nach, wie müde er nach einer solch langen Reise sein musste, und ich wusste, dass er nicht sehr froh war, am nächsten Morgen den ersten Flieger nach Seattle nehmen zu müssen und den Kursabend zu verpassen. Als ich am Flughafen ankam, war ich völlig ruhig."

Josh erzählt weiter: „Da stand ich nun also und wartete auf Michelle. Die ganze Zeit über dachte ich: ‚Sie ist zwar am Telefon nicht explodiert, aber ich stelle mich besser auf einen Wutausbruch ein, wenn ich im Auto sitze.‘ Also fing ich an mir vorzustellen, was ich ihr sagen würde. Und dann wurde mir bewusst, dass ich bereits einen Streit mit ihr hatte, obwohl sie noch gar nicht da war! Ich versuchte also zum Atem zurückzukommen. Als sie dann vor mir hielt und ich die Autotür öffnete, begrüßte sie mich mit einem ‚Hallo Schatz!‘ und einer Umarmung. Damit hatte ich nun wirklich nicht gerechnet. Später erzählte sie mir von ihrer Achtsamkeitspraxis auf der Fahrt zum Flughafen, und ich erzählte ihr, dass ich das Gleiche getan hatte, während ich auf sie gewartet hatte. Es war so ein tolles Gefühl, wirklich miteinander zu kommunizieren, anstatt einen heftigen Streit zu haben.“

Weil das Leben ist, wie es ist, wartet das Unerwartete oft schon hinter der nächsten Ecke auf uns und auf die Menschen, die wir lieben. Ein Partner verliert seine Arbeitsstelle, ein Verwandter oder enger Freund erkrankt schwer, ein Kind bricht sich auf dem Spielplatz den Arm, ein Baby macht völlig unerwartet ein dreistündiges Mittagsschläfchen, genau dann, wenn man mit der Freundin und deren Baby zum Mittagessen verabredet ist, oder der Ehemann muss auf eine weitere Geschäftsreise gehen, nachdem er bereits fast die gesamte Woche über geschäftlich unterwegs war.

So wie Michelle reagieren die meisten von uns, wenn wir vor eine Situation gestellt werden, die wir nicht erwartet haben und die uns nicht gefällt. Wir halten Ausschau nach jemandem oder etwas, dem wir die Schuld dafür geben können, bekommen einen Wutanfall oder ziehen uns zurück, weil wir meinen, ein Opfer von Umständen zu sein, die wir nicht beeinflussen können. Michelles Verhaltensmuster bestand darin, die eigene Wut nach außen zu richten, aber manchmal richten wir sie auch nach innen und werden dann niedergeschlagen und deprimiert.

Wie jedoch aus Michelles Erzählung ersichtlich wird, hat ihr die Praxis der Achtsamkeit eine ganz neue Verhaltensmöglichkeit eröffnet. Michelle hatte sich sozusagen einen Achtsamkeitsfallschirm genäht, und dieser innere Fallschirm hielt sie, als sie ihn benötigte. Durch ihre Praxis besaß sie die Geistesgegenwart, die nötig war, um ein langjähriges und nutzloses Muster in ihrer Beziehung zu Josh zu durchbrechen. In dem Moment, in dem sie am Telefon gegenwärtig war, erlebte Michelle, dass sie die Freiheit hatte, nicht wie gewohnt zu reagieren. Als sie sich auf der Fahrt zum Flughafen aufmerksam ihrem Geist und ihrem Körper zuwandte, war sie imstande, ihre Perspektive weit werden zu lassen und den Gedanken, dass Josh längere Zeit bei ihr zu Hause sein sollte, loszulassen. Indem sie die Situation so akzeptierte, wie sie war, setzte Michelle eine Erkenntnis des Philosophen Viktor E. Frankl in die Tat um: „Zwischen Reiz und Reaktion liegt ein Raum. In diesem Raum haben wir die Freiheit und die Macht, unsere Antwort zu wählen. In unserer Antwort liegen unser Wachstum und unsere Freiheit."

Die Kontraktion von „ich", „mich" und „mein": sich ins Gewahrsein ausdehnen

Eine erweiterte Perspektive ist tatsächlich genau der Raum, in dem inneres Wachstum stattfindet, und dabei kann Achtsamkeit helfen, wie wir am Beispiel von Michelles Geschichte gesehen haben. Wenn es uns schlecht geht oder die Dinge nicht so laufen, wie wir es uns wünschen, ziehen sich Körper und Geist zusammen und werden eng. Weil Michelle durch Achtsamkeitsübungen wie den Body-Scan gelernt hatte, ihrem Körper mehr Aufmerksamkeit entgegenzubringen, konnte sie genau beschreiben, welche Bereiche ihres Körpers enger wurden und kontrahierten, als Josh ihr die schlechte Nachricht mitteilte. Sie war in der Lage, mit den unangenehmen, einengenden Empfindungen des *Neins* in ihrem Körper zu verweilen und diese Momente mit Hilfe ihres Atems zu „reiten" wie Wellen – so, wie wir es in den Eisübungen gelernt hatten. Und das war der entscheidende Unterschied.

Wenn wir genau hinsehen, erkennen wir, dass die Kontraktion, das Engwerden in Michelles Geist und Körper, mit der Enttäuschung über den Verlust einer vorgestellten Zukunft und mit dem Mangel an Kontrolle über die Situation zusammenhing. Und wenn wir noch genauer hinsehen, erkennen wir im Zentrum dieser Kontraktion die Vorstellung von einem „Ich", das etwas zu verlieren drohte: Dieses „Ich" wollte, dass Josh zu Hause bei „mir“ war; „meine“ Gründe, dies zu wollen, waren diese und jene; und „ich“ war eindeutig im Recht mit dem, was ich wollte.

Jetzt wird es zwar kompliziert, aber vielleicht wäre es nützlich, sich einmal folgende Frage zu stellen: Wer genau ist dieses „Ich“, das sich da immer zusammenzieht? Und wer ist dieses „mich“ und was ist wirklich „mein“? Wir können sagen: Ich bin eine Mutter, ein Vater, ein Partner, eine Freundin, eine Tochter, ein Sohn, eine Schwester, ein Bruder, ein Verkäufer, eine Biologin, ein Büroangestellter, eine Managerin, ein Programmierer, eine Lehrerin. Dies sind alles gesellschaftlich definierte Rollen, aber beschreiben sie *wirklich* die Person, die wir sind? Einerseits ja – zumindest scheint es so zu sein –, aber andererseits vielleicht auch nicht.

Im Alltag kann es uns sicher so vorkommen, als gäbe es eine Person in unserem Kopf, die die ganze Zeit über spricht und für „ich“, „mich“ und „mein“ zuständig ist. Aber wenn wir uns darin schulen, die Arbeitsweise unseres Geistes zu beobachten, seine Gewohnheiten, seine Muster und wie unglaublich ungenau er zuweilen sein kann, werden wir vielleicht feststellen, dass unsere Wahrnehmung von „ich“, „mich“ oder „mein“ tatsächlich eng mit der Geschichte verbunden ist, die wir über die Person erfunden haben, von der wir *annehmen*, dass wir sie sind. Der denkende Geist, der Geist, den wir beim Meditieren beobachten können, kann uns mit seinen Geschichten über uns sowohl endlos unterhalten als auch in Unruhe versetzen. Und allzu oft glauben wir, dass uns diese Geschichten definieren.

Wie Sie jedoch gesehen haben, konnte Michelle, indem sie – wenn auch nur für einen kurzen Augenblick – aus der Kontraktion ihrer Gefühle um „ich“, „mich“ und „mein“ heraustrat, auch aus den Geschichten heraustreten, die sie um sich selbst herum aufgebaut hatte (wie „Ich bin jemand, der gerne Kontrolle über eine Situation hat“). Das Annehmen der Situation, so, wie sie war, ermöglichte es ihr, um ihre Wahrnehmung von „ich“, „mich“ und „mein“ herum etwas nachgiebiger zu werden und eine weiträumigere Perspektive einzunehmen, eine Perspektive, die Joshs Realität in dieser Situation umfasste. Von dieser Warte der Achtsamkeit aus erkannte Michelle, dass Josh sehr wahrscheinlich müde war und selbst keine Lust hatte, am nächsten Morgen nach Seattle zu fliegen. Von dieser Warte aus war es Michelle möglich, aus der grundlegenden Güte ihrer wahren Natur heraus mit Empathie und Freundlichkeit zu antworten. Sie unterdrückte ihre Enttäuschung oder ihr Missfallen über die Situation nicht, sondern es gelang ihr, das Leben, das sie und Josh in diesem Moment lebten, geschickter zu durchschiffen, weil sie ihrer Reaktivität achtsam begegnete.

Als Michelle schließlich am Flughafen ankam, hatte sie durch Achtsamkeit eine Reaktion verhindert, die wahrscheinlich viel unnötiges Leid für sie beide erzeugt hätte. Das ist das Geschenk, das Achtsamkeit für unsere innigsten Beziehungen bereithält, dort, wo es vielleicht am meisten zählt.

Es ist wichtig, dass ein Punkt ganz klar ist. Die „Selbstwahrnehmung" ist nicht an sich schlecht, sondern die meiste Zeit über hilfreich. Tatsächlich ist es sehr wichtig, ja sogar manchmal lebensrettend, dass unsere Wahrnehmung von uns selbst gefestigt ist, damit wir uns schützen und unsere Bedürfnisse nach außen vertreten können. Eine solche sichere Wahrnehmung unseres „Ichs" hilft uns, schwierige Zeiten zu überstehen. Doch der Glaube, dass dieses „ich, mich und mein" real und unveränderlich wäre, weil wir eine Geschichte um die „Person, die ich bin" herum aufgebaut haben, kann uns extrem einschränken. Je mehr wir an einer fixierten Vorstellung von der „Person, die ich bin" festhalten, desto mehr schließen wir uns vom Prozess des *Werdens* aus. Und der Prozess des Werdens ist das, was in jedem Augenblick stattfindet.

Dieses „Ich" verstellt uns eine weite Perspektive, die uns ein genaueres Bild der Wirklichkeit liefern könnte, eines, in dem wir uns selbst sowohl als Ganzheit als auch als Teil eines größeren Ganzen, des lebendigen Universums, sehen können. Albert Einstein hat dies so beschrieben: „Der Mensch ist Teil eines Ganzen, welches wir ‚das Universum' nennen, ein in Zeit und Raum begrenzter Teil. Er erfährt sich selbst, seine Gedanken und Gefühle als etwas vom Rest Getrenntes – eine Art optische Täuschung des Bewußtseins. Diese Täuschung ist für uns eine Art Gefängnis, da sie uns auf unsere eigenen Vorlieben und auf die Zuneigung zu wenigen Nahestehenden beschränkt. Unser Ziel muß es sein, uns aus diesem Gefängnis zu befreien, indem wir den Horizont unseres Mitgefühls erweitern, bis er alle lebenden Wesen und die gesamte Natur in all ihrer Schönheit umfaßt."[25]

Wenn wir Achtsamkeit praktizieren, können wir diese Ausdehnungsfähigkeit unseres Geistes und unseres Herzens erkennen. Und Letztere benötigen Sie gerade dann, wenn Sie für ein Baby zu sorgen beginnen. Es gehört zu den Entwicklungsaufgaben Ihres Kindes, einen gesunden Sinn für „ich", „mich" und „mein" zu entwickeln (ein Prozess, der sich später als eine der größeren Herausforderungen des Elternseins erweisen kann), während es *unsere* Entwicklungsaufgabe ist, zu lernen, wie wir uns eine umfassendere Sichtweise selbst dann erhalten können, wenn wir uns genauso *fühlen* wie unser zweijähriges Kind, das ein Spielzeug, das einem anderen Kind gehört, fest umklammert und als „mein Spielzeug" bezeichnet oder einen Wutanfall hat, weil es seinen Willen nicht bekommt. Mein kluger Mann Kenji sagt oft: „Es spielt keine Rolle, ob man sich als Mutter oder Vater *fühlt*. Die Kinder *glauben*, dass du ihre Mutter oder ihr Vater bist, also solltest du dich auch dementsprechend verhalten."

Die Perspektive von „ich, mich und mein" zur Perspektive des „Wir" zu erweitern, die eine Familie braucht, fängt bei Ihnen und Ihrem Partner an, bei Ihrem gemeinsamen Tanz alltäglicher Vertrautheit. Wer kocht was und wie, wer macht was und wie sauber, wer verdient das Geld, und wer bezahlt die Rechnungen? All das kann aus der engeren Sicht des „Ichs" oder aber aus der mitfühlenderen, weiteren Perspektive des „Wir", die Sie *und* Ihren Partner umfasst, ausgehandelt werden. Wenn unser Kind auf der Welt ist, besteht unsere Aufgabe darin, unsere Perspektive noch etwas weiter auszudehnen und unsere Wahrnehmung des „Wir" so auszuweiten, dass sie das Ganze umfasst, zu dem Empathie und Mitgefühl für unser Baby, unseren Partner *und* uns selbst gehört.

Bei einem MBCP-Nachtreffen ein Jahr nach Kursende erzählte mir Ramona von ihrem Leben seit der Geburt ihres Sohnes Mateo: „Ich hätte nicht gedacht, dass Mateos Bedürfnisse so viel von meiner Aufmerksamkeit beanspruchen würden. Das Leben dreht sich nicht mehr nur um *mich*. Und es dreht sich auch nicht mehr um uns, um Danny und mich als Paar. Es dreht sich um unser Hineinwachsen in eine Partnerschaft, in der wir uns umeinander und um Mateo kümmern. Dieses Hineinwachsen in ein ‚Ich als Mutter' tut manchmal richtig weh. Aber so wie bei den Wehen ist es viel, viel einfacher, wenn ich diese Veränderung annehmen kann. Ich wende meine Achtsamkeitspraxis mindestens zehnmal täglich an. Wie Menschen diese Erfahrung ohne eine Achtsamkeitspraxis überleben, ist mir ein Rätsel."

Carla fühlt sich durch Michelles und Joshs Geschichte ermuntert, uns zu erzählen, welchen Einfluss Achtsamkeit auf ihre Beziehung zu Scott hat. „Wisst ihr, seit wir mit diesem Kurs angefangen haben, bemerke ich eine Veränderung bei Scott – und das macht das Leben für uns beide so viel besser." Sie dreht sich zu Scott um und fragt ihn: „Darf ich der Gruppe erzählen, wie wir uns immer beim Autofahren gestritten haben?" Scott nickt etwas verlegen.

„Scott und ich wir streiten uns ständig über seinen Fahrstil. Es geht, kurz gesagt, darum, dass ich seine Fahrweise nicht ausstehen kann. Er fährt viel zu schnell. Seit ich schwanger bin, fühle ich mich verletzlicher und komme mit seiner Raserei noch weniger zurecht. Und dann ist da noch sein aggressives Verhalten im Straßenverkehr, was mich wirklich wahnsinnig macht. Er hat versucht, sich zu ändern, jedoch ohne Erfolg. Ich habe alles versucht – ich habe ihn angeschrien, mich geweigert, mit ihm zu fahren, oder darauf bestanden, selbst zu fahren. Das geht dann eine Zeit lang gut, bis wir wieder anfangen, uns über dieses Thema zu streiten.

Aber seit wir unsere Achtsamkeitsübungen machen, hat sich wirklich etwas verändert. Letzte Woche fassten wir den Beschluss, unsere gemeinsamen Autofahrten wie das Zähneputzen zu einer unserer ‚Achtsamkeit-im-Alltag'-Übungen zu machen. Wir beschlossen, dass Scott achtsam fahren, also seine Aufmerksamkeit ganz dem Fahren widmen würde, und dass ich nichts sagen, sondern mich nur auf meinen Atem und meine Angespanntheit konzentrieren würde. Und es funktioniert! Er fährt jetzt viel langsamer und ich bin viel ruhiger. Das hat wirklich geholfen."

Jetzt ist Scott an der Reihe. „Ich weiß ja eigentlich, dass ich ziemlich schnell fahre, aber das wurde erst zu einem großen Problem, seit Carla und ich zusammen sind. Durch diese Übung des achtsamen Fahrens habe ich viel gelernt. Mir ist klargeworden, dass ich in Wirklichkeit gar nicht gerne schnell fahre! Wenn ich langsamer fahre, sehe ich mehr und fühle mich entspannter. Ich habe auch gemerkt, dass laute Musik im Auto an meinen Nerven zerrt und mich vom Fahren ablenkt. Ich fange an, die Stille zu mögen. Es ist einfach viel friedvoller. Und bald wird unser Baby mit im Auto sein. Es wäre also gut, wenn ich es bis dahin auf die Reihe bekommen würde."

Dann erzählt Scott uns, wie er zu seinen Fahrgewohnheiten gekommen ist: „Ich habe mein aggressives Verhalten im Straßenverkehr von meinem Vater gelernt. Ich weiß noch ganz genau, dass er und meine Mutter auch immer über seinen Fahrstil gestritten haben, so wie Carla und ich. Ich glaube, als Kind habe ich einfach nur gedacht: ‚So muss man sich also im Straßenverkehr verhalten: Die anderen wüst beschimpfen.' Aber mir ist klargeworden, dass ich das meinem Kind nicht vermitteln will, und ich will auch nicht, dass mein Kind Zeuge wird, wenn Carla und ich uns darüber streiten.

Achtsamkeit hilft wirklich. Vor ein paar Tagen war ich allein im Auto, als mich ein anderer Fahrer schnitt. Das war der Auslöser. Ich merkte, wie lauter wütende Gedanken in mir aufloderten, und spürte das Adrenalin und die Anspannung in meinem Körper. Es ging alles so *schnell.* Aber da war auch dieser Sekundenbruchteil, bevor ich reagiert habe, genau wie Michelle es beschrieben hat. Und genau in diesem Moment beschloss ich, loszulassen und das ganze Drama einfach nicht mitzumachen. Nicht dass ich nicht wütend gewesen wäre. Ich war so sogar sehr wütend, aber ich wusste auch, dass mir das nicht helfen würde. Dem Typen war es egal, dass er mich geschnitten hatte. Er war schon weit weg. Mich darüber aufzuregen hätte nur *mir* geschadet. Und wenn Carla und das Baby mit mir im Auto sind, wird es auch ihnen schaden. Es ist keine große Sache, aber trotzdem wichtig. Denn wenn ich viele kleine Dinge tun kann, summiert sich das ja vielleicht und trägt dazu bei, dass ich meinem Sohn ein anderer Vater sein werde, als mein Vater es für mich war."

Kleine Dinge zählen in der Tat, besonders im Familienleben. Myla und Jon Kabat-Zinn sagen in ihrem wegweisenden Buch *Mit Kindern wachsen: Die Praxis der Achtsamkeit in der Familie* Folgendes: „[Liebe] zeigt sich unter anderem in der Art, wie wir ihnen das Brot reichen oder wie wir ihnen Guten Morgen sagen (…)."[26] Die kleinen Dinge zählen nicht nur, sie machen das Leben aus!

Die Angst, unsere Kinder so zu erziehen, wie wir erzogen wurden, kann eine der größten Sorgen während der Schwangerschaft sein. Sie kann sogar größer sein als die Angst vor der Geburt selbst. Wenn Sie diese Angst haben, kann Achtsamkeit der Schlüssel zu einer anderen Art des

Elternseins sein. Achtsamkeit beinhaltet in der Tat das Potential, generationsübergreifende problematische Familienmuster im Kleinen und im Großen zu durchbrechen.

Ob es uns gefällt oder nicht: Elternsein lernen wir von unseren eigenen Eltern. Wenn wir das Glück hatten, bei Eltern aufzuwachsen, die „gut genug“[27] waren, Eltern, die uns, so wie wir waren, wahrgenommen und wertgeschätzt haben, die uns geholfen haben, unsere Möglichkeiten zu realisieren, dann können wir uns wirklich glücklich schätzen. Viele von uns beginnen ihren eigenen Weg als Eltern jedoch unter ganz anderen – schwierigen – familiären Umständen.

Betsy zum Beispiel beschreibt ihre Familienverhältnisse so: „Ich bin in einer Familie aufgewachsen, in der es schwere Übergriffe mit viel Schreierei und Schlägen gab. Erst jetzt, als Erwachsene, verstehe ich, dass es dabei nicht um mich ging. Es ging um das, was bei meinen Eltern los war, was immer das war. Und ich verstehe auch, dass es, wenn man nicht auf eine Achtsamkeitspraxis zurückgreifen kann, sehr viel Negativität geben kann, Negativität gegenüber der eigenen Familie, gegenüber Menschen, die man liebt. Die Praxis der Achtsamkeit gibt mir die Möglichkeit, es anders zu machen. Es ist nicht leicht, und manchmal fühle ich mich noch immer wie ein Sprachrohr meiner Mutter, wenn ich mich so verhalte, wie ich mich nie verhalten wollte. Aber das geschieht nicht sehr oft und wahrscheinlich sehr viel seltener, als es ohne meine Achtsamkeitspraxis passieren würde. Und wenn es doch passiert, habe ich die Möglichkeit, mir selbst zu vergeben und wieder neu anzufangen.“

Achtsamkeitspraxis: Frage-Antwort-Meditation über unsere Herkunftsfamilie

Wir kehren wieder zurück zur Struktur der Frage-Antwort-Meditation, die wir in Kapitel 6 verwendet haben, um Angst und Glück näher zu untersuchen. Es gibt so viele die Erkundung lohnende Themen im Kontext von Kindheit und Familie, dass ich Sie bitten möchte, diese Meditationsübung Ihren Bedürfnissen anzupassen. Sie kann Ihnen und Ihrem Partner bzw. Ihrer Partnerin helfen, die Muster und Gewohnheiten, die Sie in Ihren jeweiligen Familien gelernt haben, besser zu verstehen und Ihre Pläne für die Familie, die Sie dabei sind zu gründen, zu klären. Das, was sonst oft unausgesprochen bleibt, in Worte zu fassen kann ein Gespräch in Gang bringen, das Sie und Ihren Partner oder Ihre Partnerin für den Rest Ihres Lebens begleiten wird und Ihnen dabei helfen kann, mit mehr Weisheit und Klarheit auszuhandeln, was das Beste für Ihre Kinder, für Sie selbst und für Ihre Familie als Ganzes ist.

Heute wird viel über interkulturelle Ehen oder Beziehungen gesprochen. In Wirklichkeit aber ist *jede* Familie interkulturell, weil jeder von uns in einer anderen Familie aufgewachsen ist. Die Frage ist nur, wie groß die Verschiedenheiten sind. Je mehr sich Ihre Kindheit und Jugend von der Kindheit und Jugend Ihres Partners unterscheidet, desto hilfreicher kann es sein, unausgesprochene Vermutungen, Wünsche und Pläne ans Licht zu bringen, um herauszufinden, was Ihnen beiden wichtig ist, während Sie gemeinsam in die Elternrolle hineinwachsen. Je mehr Klarheit, Bewusstheit und gemeinsame Vision Sie in die Familie, die Sie sich wünschen, einbringen, desto wahrscheinlicher ist es, dass Ihre Kinder in einem harmonischen Familienumfeld aufwachsen werden – und dass Sie beide Ihr gemeinsames Elternsein genießen werden.

Gehen Sie zunächst in die Stille und wenden Sie Ihre Aufmerksamkeit Ihrem Atem zu. Nach ungefähr drei Minuten stillen Sitzens beginnen Sie mit der folgenden Frage-Antwort-Meditation.

Erste Person:	Bitte nenne mir einen Aspekt deiner Erziehung, für den du **dankbar** bist.
Zweite Person:	(Antwort)
Erste Person:	Danke. (Pause) Bitte nenne mir einen Aspekt deiner Erziehung, für den du **dankbar** bist.

Zweite Person: (Antwort)

Erste Person: Danke. (Pause) Bitte nenne mir einen Aspekt deiner Erziehung, für den du **dankbar** bist.

Zweite Person: (Antwort)

Erste Person: Danke.

Tauschen Sie jetzt die Rollen und machen Sie die gleiche Übung noch einmal. Jeder von Ihnen stellt und beantwortet die oben aufgeführten Fragen je dreimal. Wenn Sie die Übung beendet haben, schließen Sie die Augen und kehren für drei oder vier Atemzüge (oder länger, wenn Sie möchten) zum Atem und in die Stille zurück. Achten Sie auf alle Gedanken, Gefühle und Körperempfindungen, die vielleicht auftauchen. Gehen Sie dann zur nächsten Frage-Antwort-Meditation über.

Erste Person: Bitte nenne mir einen Aspekt deiner Erziehung, der **schwierig** für dich war.

Zweite Person: (Antwort)

Erste Person: Danke. (Pause) Bitte nenne mir einen Aspekt deiner Erziehung, der **schwierig** für dich war.

Zweite Person: (Antwort)

Erste Person: Danke. (Pause) Bitte nenne mir einen Aspekt deiner Erziehung, der **schwierig** für dich war.

Zweite Person: (Antwort)

Erste Person: Danke.

Tauschen Sie jetzt die Rollen und machen Sie die gleiche Übung noch einmal. Jeder von Ihnen stellt und beantwortet die oben aufgeführten Fragen je dreimal. Wenn Sie die Übung beendet haben, schließen Sie die Augen und kehren wieder zum Atem und in die Stille zurück. Achten Sie auf alle Gedanken, Gefühle und Körperempfindungen, die vielleicht auftauchen. Nach einigen Momenten der Stille beginnen Sie mit der nächsten Frage-Antwort-Meditation.

Erste Person:	Bitte nenne mir einen Aspekt deiner eigenen Erziehung, den du für die Erziehung deines Kindes **übernehmen** würdest.
Zweite Person:	(Antwort)
Erste Person:	Danke. (Pause) Bitte nenne mir einen Aspekt deiner eigenen Erziehung, den du für die Erziehung deines Kindes **übernehmen** würdest.
Zweite Person:	(Antwort)
Erste Person:	Danke. (Pause) Bitte nenne mir einen Aspekt deiner eigenen Erziehung, den du für die Erziehung deines Kindes **übernehmen** würdest.
Zweite Person:	(Antwort)
Erste Person:	Danke.

Tauschen Sie jetzt wieder die Rollen und machen Sie die gleiche Übung noch einmal. Jeder von Ihnen stellt und beantwortet die oben aufgeführten Fragen je dreimal. Wenn Sie die Übung beendet haben, schließen Sie die Augen und kehren für drei oder vier Atemzüge zum Atem und in die Stille zurück. Achten Sie auf Gedanken, Gefühle und Körperempfindungen, die vielleicht auftauchen. Nach drei Minuten machen Sie mit der nächste Frage-Antwort-Meditation weiter.

Erste Person:	Bitte nenne mir einen Aspekt deiner eigenen Erziehung, den du bei der Erziehung deines Kindes anders machen würdest.

Zweite Person: (Antwort)

Erste Person: Danke. (Pause) Bitte nenne mir einen Aspekt deiner eigenen Erziehung, den du bei der Erziehung deines Kindes anders machen würdest.

Zweite Person: (Antwort)

Erste Person: Danke. (Pause) Bitte nenne mir einen Aspekt deiner eigenen Erziehung, den du bei der Erziehung deines Kindes anders machen würdest.

Zweite Person: (Antwort)

Erste Person: Danke.

Tauschen Sie jetzt die Rollen und machen Sie die gleiche Übung noch einmal. Jeder von Ihnen stellt und beantwortet die oben aufgeführten Fragen je dreimal. Wenn Sie die Übung beendet haben, schließen Sie die Augen und kehren für drei oder vier Atemzüge zum Atem und in die Stille zurück. Achten Sie auf alle Gedanken, Gefühle und Körperempfindungen, die vielleicht auftauchen. Nach drei Minuten gehen Sie zur nächsten Frage-Antwort-Meditation über.

Erste Person: Bitte nenne mir eine Möglichkeit, wie du Achtsamkeit einsetzen würdest, um eine Familie aufzubauen, in der du gerne leben würdest und an die sich dein Kind später gerne erinnert.

Zweite Person: (Antwort)

Erste Person: Danke. (Pause) Bitte nenne mir eine Möglichkeit, wie du Achtsamkeit einsetzen würdest, um eine Familie aufzubauen, in der du gerne leben würdest und an die sich dein Kind später gerne erinnert.

Zweite Person: (Antwort)

Erste Person:	Danke. (Pause) Bitte nenne mir eine Möglichkeit, wie du Achtsamkeit einsetzen würdest, um eine Familie aufzubauen, in der du gerne leben würdest und an die sich dein Kind später gerne erinnert.
Zweite Person:	(Antwort)
Erste Person:	Danke.

Tauschen Sie jetzt wieder die Rollen und machen Sie die gleiche Übung noch einmal. Jeder von Ihnen stellt und beantwortet die oben aufgeführten Fragen je dreimal. Wenn Sie mit der Übung fertig sind, schließen Sie die Augen und kehren für drei oder vier Atemzüge (oder länger) zum Atem und in die Stille zurück. Achten Sie auf alle Gedanken, Gefühle und Körperempfindungen, die vielleicht auftauchen. Nach drei Minuten der Stille beenden Sie diese Übung mit einer Umarmung oder einigen Sätzen aus der Liebende-Güte-Meditation, die Sie im nächsten Kapitel kennenlernen werden.

Die Hausaufgabe für die Woche nach diesem Kursabend bestand darin, die Frage-Antwort-Meditation zu wiederholen. Eine Woche später berichteten Marie und Tony, dass diese Übung ihnen sehr geholfen habe. „Eine Wirkung dieser Übung ist, dass Tony mich jetzt nicht mehr so oft unterbricht, wenn ich etwas sagen möchte", begann Marie. „Das ist ein Problem, mit dem wir schon seit Langem zu kämpfen haben."

Tony fuhr fort: „Mir kam diese Einsicht während unseres Achtsamkeitstages, als wir die Frage-Antwort-Meditation gemacht haben. Während Marie sprach, dachte ich darüber nach, wie ich mit ihr das, worüber sie gerade sprach, diskutieren konnte. Wie ich es ihr zum Beispiel ausreden oder etwas, worüber sie sich Sorgen machte, in Ordnung bringen konnte. Es war eine solche Erleichterung, das Ganze loszulassen und einfach nur da zu sein und ihr zuzuhören. Einer Form zu folgen, bei der ich nicht reden, sondern nur zuhören sollte, war sehr aufschlussreich für mich. Wenn wir uns jetzt beim Abendessen unterhalten, ertappe ich mich manchmal dabei, dass ich ihr ins Wort fallen und selbst reden will, doch dann atme ich einfach ein und aus und höre ihr stattdessen zu. Das klappt nicht immer, aber ich werde besser." Marie lächelte zustimmend.

„Und als wir dann in dieser Woche die Frage-Antwort-Meditation zu Hause geübt haben, habe ich auf einmal verstanden, dass ich Marie zum Teil deshalb unterbreche, weil ich in einer Familie mit fünf Kindern aufgewachsen bin. Wir haben uns alle immer gegenseitig unterbrochen! Ich war das jüngste Kind und hatte immer das Gefühl, dass niemand meine Existenz wahrnahm, wenn ich mich nicht zu Wort meldete."

„Und ich bin ein Einzelkind", sagte Marie. „Ich musste also Aufmerksamkeit nie mit jemandem teilen. Ich glaube, das ist der Grund, warum wir an dieser Stelle ein Problem haben."

Es ist nicht schwer zu verstehen, dass Marie und Tony aufgrund ihrer unterschiedlichen Familiengeschichte unterschiedliche Kommunikationsstile haben und dass diese nicht immer miteinander harmonieren. Auch wenn eine solche Erkenntnis über die Vergangenheit sehr nützlich sein kann, muss das reaktive Muster *im Hier und Jetzt* geändert werden. Und genau hier ist die Achtsamkeitspraxis hilfreich. Wenn Sie sich Ihrer fest verwurzelten Gewohnheiten und Verhaltensmuster bewusst geworden sind, bietet die Praxis der Achtsamkeit Ihnen die Möglichkeit, diese zu ändern, wenn Sie wollen. Ist das einfach? Nein. Ist es möglich? Auf jeden Fall!

Jeder von uns hat seine Familiengeschichte, jeder hat eine Geschichte über das, was ihm oder ihr in seiner oder ihrer Kindheit passiert ist, und jeder von uns hat seine eigenen, besonderen Schwierigkeiten, was die Erziehung unserer Kinder anbelangt. Sicherlich hatten einige von uns eine schwerere Kindheit als andere und unsere emotionalen Auslöser und automatischen Verhaltensmuster können sehr tief verwurzelt sein. Wenn sich diese Muster auf ungesunde Weise in den Mustern unserer Partner „verhaken", kann uns das wirklich unglücklich machen. Das Bedürfnis nach Veränderung ist groß, und die Hindernisse, eine solche Veränderung vorzunehmen, können oft unüberwindbar erscheinen. Weil wir in der Vorstellung gefangen sind, dass diese leidvollen Muster uns ausmachen, leben wir sie wieder und wieder.

Wenn wir dagegen erkennen, dass unsere Verhaltensweisen auf Gewohnheit, Konditionierung und – auf der elementarsten Ebene – auf den Wunsch zurückgehen, gesehen zu werden, bzw. auf die Angst, nicht gesehen zu werden, kann uns Achtsamkeit dabei helfen, uns von einigen der unvermeidbaren Unstimmigkeiten zu befreien, die mit jeder engen Beziehung einhergehen. Tony ist kein schlechter Mensch, weil er Marie unterbricht, und Marie ist kein schlechter Mensch, weil sie nicht unterbrochen werden möchte. Die Dynamik zwischen Tony und Marie gehört einfach zur Existenz zweier Menschen, die aus unterschiedlichen Familien stammen, unterschiedliche Gewohnheiten haben und die zuweilen im Autopilot-Modus handeln. Auch wenn solche Gewohnheiten fest verankert sind, ist Veränderung möglich, wenn wir das Licht des Gewahrseins auf sie richten. Wenn jeder von uns die Verantwortung für sein Innenleben übernimmt, können wir lernen und wachsen – als Paar und als eigenständige Menschen. Wir können die Freiheit finden, aus unseren alten Beziehungsmustern herauszutreten, und der Mensch, der Partner, die Partnerin, der Vater oder die Mutter werden, der bzw. die wir wirklich sein wollen.

14 Es geht allein um Freundlichkeit

Das wahre Wesen des Menschen ist Freundlichkeit.

Dalai-Lama

In den zurückliegenden sechs Sitzungen des MBCP-Kurses haben die Teilnehmerinnen und Teilnehmer alle Achtsamkeitsübungen gelernt, die sie benötigen, um mit dem umzugehen, was während des großen Durchgangs von der Schwangerschaft durch die Geburt bis zum Elternsein auf sie zukommen mag – alle bis auf eine: die Liebende-Güte-Meditation, die wir jetzt kennenlernen werden. In unserer Achtsamkeitspraxis ging es von Anfang an implizit immer auch um das Kultivieren von Freundlichkeit und Güte. In der Liebende-Güte-Meditation kommt sie zum Ausdruck.

Der buddhistischen Tradition, in der diese Meditation ihren Ursprung hat, ist die Vorstellung, Geist und Herz seien zwei getrennte Dinge, fremd. Wenn asiatische Meditationslehrer beispielsweise über den Geist sprechen, zeigen sie häufig auf ihr Herz. Vielleicht wissen östliche Kulturen etwas über den Geist und das Herz, das wir im Westen erst allmählich zu verstehen beginnen, weil sie schon immer daran gewöhnt sind, den Blick nach innen zu richten. „Achtsamkeit" könnte ebenso gut mit „Warmherzigkeit" übersetzt werden.

Die der Liebende-Güte-Meditation innewohnende Weisheit erwächst aus der grundlegenden Einsicht, dass alle Menschen auf dieser Welt glücklich sein möchten. Unsere amerikanischen Vorfahren haben diesen Wunsch, glücklich zu sein, für so grundsätzlich gehalten, dass sie ihn in der Präambel der amerikanischen Unabhängigkeitserklärung zu einem unveräußerlichen Recht erklärt haben. Bei allem Respekt für die Gründungsväter scheint Glück aber nicht etwas zu sein, das wir „bekommen", wenn wir ihm nachjagen. Das Glück ist bereits in uns und wartet nur darauf, sich zu offenbaren, wie der Titel des Buches *Happiness Is an Inside Job* (etwa: „Dein Glück ist bereits in dir") der Meditationslehrerin Sylvia Boorstein andeutet.[28] Die Liebende-Güte-Meditation hilft uns, diese bereits existierende Quelle anzuzapfen und zu stärken.

Bei dieser Meditation wiederholen wir still für uns bestimmte Wörter und Sätze, mit denen wir Freundlichkeit und Wohlwollen zuerst für uns selbst, dann für bestimmte Menschen und schließlich für alle Wesen kultivieren. Es gibt zahlreiche Variationen der dabei verwendeten Sätze. Die Sätze, die ich in meinen MBCP-Kursen benutze, lauten wie folgt:

Möge ich sicher und beschützt sein.
Möge ich in Körper und Geist gesund sein.
Möge ich glücklich sein.
Möge ich unbeschwert und in Frieden leben.

Diese Sätze sind ein Angebot oder ein Vorschlag. Die Liebende-Güte-Meditation ist sehr offen und lässt sich gut abwandeln. Wenn Ihnen bestimmte Wörter oder Sätze natürlicher oder aufrichtiger erscheinen, dann benutzen Sie sie bitte. Es gibt keine „richtigen" Sätze in der Liebende-Güte-Meditation.

Traditionell werden die Sätze der Liebende-Güte-Meditation zuerst an die eigene Person gerichtet. Danach richten wir unsere guten Wünsche auf einen Menschen oder mehrere Menschen, die unsere Lehrer, Vorbilder oder Mentoren gewesen sind oder die uns unterstützt und auf irgendeine Weise inspiriert haben. Dann richten wir sie auf einen Menschen, dem wir neutral gegenüberstehen, vielleicht auf jemanden, den wir jeden Tag sehen, zu dem wir aber keinen näheren Kontakt haben, wie eine Verkäuferin im Supermarkt oder eine Bankangestellte. Im Anschluss daran senden wir unsere liebende Güte einem schwierigeren Menschen in unserem Leben; hier bieten sich häufig zahlreiche Möglichkeiten zu innerem Wachstum. Schließlich dehnen wir unsere Fürsorge und unser Mitgefühl in alle Richtungen und auf alle Menschen aus, die leiden oder sich in Not befinden, und auf alle Wesen, die auf diesem Planeten leben, sei es auf dem Land, im Meer und in der Luft, sichtbar oder unsichtbar, geboren oder ungeboren, nah oder fern … Ihnen allen wünschen wir Sicherheit, Gesundheit, Glück, Leichtigkeit und Frieden.

Im westlichen Kulturkreis werden uns sehr starke Muster der Selbstverurteilung anerzogen. Daher kann es am Anfang schwer sein, die Sätze der Liebende-Güte-Meditation auf uns selbst anzuwenden. Aus diesem und aus anderen Gründen benutzen wir im MBCP-Kurs eine Variante der traditionellen Reihenfolge der Wesen, auf die wir unsere Praxis ausrichten. Anstatt uns zuerst selbst gute Wünsche zu schenken, beginnen wir damit, diese Sätze zunächst unserem Baby zu schicken. Nachdem wir anerkannt haben, wie außerordentlich verletzlich und kostbar das in uns oder in unserer Partnerin heranwachsende neue Leben ist, können wir uns echte Gefühle der Güte und des Mitgefühls erschließen, die zu anderen Zeiten in unserem Leben vielleicht nicht so offen zugänglich wären. Es ist fast so, als besäßen wir jetzt, während der Schwangerschaft, eine direkte Verbindung zur wahren Natur der liebenden Güte, wenn wir uns entschließen, sie zu erkunden und auszuweiten. Haben wir erst einmal Zugang gefunden, können wir liebende Güte auf uns selbst und dann nach außen auf unsere Mitmenschen ausdehnen.

Matthew schilderte uns seine Eindrücke an dem Abend, an dem er zum ersten Mal die Liebende-Güte-Meditation geübt hatte, so: „Als du uns von der traditionellen Unterweisung erzählt hast, laut der wir bei uns anfangen und uns dann nach außen vorarbeiten sollen, war mir das unangenehm, denn es wäre mir sehr unnatürlich vorgekommen, mir zuerst selbst liebende Güte zu schenken. Ich war ziemlich erleichtert, als du gesagt hast, dass wir mit dem Baby anfangen würden. Das war für mich der nächstliegende Ausgangspunkt."

Die Liebende-Güte-Meditation wurde ursprünglich als Mittel gegen Angst gelehrt, und wenn wir unserem Baby liebende Güte schicken, können wir uns auf diese Weise direkt mit der grundlegenden Angst befassen, die fast alle werdenden Eltern bis zu einem gewissen Grad mit sich herumtragen, nämlich die Angst, dass „etwas mit dem Baby nicht in Ordnung ist". Für einige ist diese Angst nichts weiter als ein flüchtiger Gedanke. Bei anderen, etwa bei einem Paar, das an einer Erbkrankheit leidet oder vielleicht schon einmal ein Baby verloren hat, ist der Geist häufig mit Sorgen um das Baby beschäftigt.

Manchmal entstehen solche Ängste auch als Folge der medizinischen Schwangerenvorsorge, die wir ja eigentlich in Anspruch nehmen, um sicherzugehen, dass alles in Ordnung ist – der Bluttest, der wiederholt werden muss, die Ultraschalluntersuchung, die einen verdächtigen Schatten oder eine bestimmte Lage der Plazenta zeigt, oder das Ergebnis einer Fruchtwasseruntersuchung, auf das man wochenlang warten muss. Angst kann sich während der Schwangerschaft mehr oder weniger deutlich zeigen, und manchmal hüllen wir unsere Schwangerschaft und unser Baby in einen Mantel aus Vorsicht, in der Hoffnung, dass wir uns so vor den vielen „Was-wäre-wenn"-Szenarien schützen können, die unser Geist angesichts des Unbekannten erzeugt. Die Liebende-Güte-Meditation kann ein Gegenmittel gegen solche Ängste sein.

Liebende-Güte-Meditation

Wenn ich die Liebende-Güte-Meditation im MBCP-Kurs vorstelle, lernen die Teilnehmerinnen und Teilnehmer zunächst die gesamte Meditation kennen, wie auch Sie es auf den folgenden Seiten tun werden. Nachdem wir alle Formulierungen durchgegangen sind, kehren Sie zu den Teilen zurück, die Sie besonders ansprechen, und befassen sich eingehender mit ihnen. Verweilen Sie in ihnen. Sie müssen nicht jedes Mal die gesamte Abfolge durchgehen. Ich kenne eine Meditationslehrerin, die, nachdem sie die Liebende-Güte-Meditation erlernt hatte, ein ganzes Jahr damit verbrachte, nur sich selbst liebende Güte zu schenken. Sie gestand mir, sie habe das wirklich dringend nötig gehabt.

Vielleicht möchten Sie die Liebende-Güte-Meditation an bestimmten Tagen zu Ihrer halbstündigen formalen Praxis machen. An anderen Tagen können Sie damit experimentieren, sie in Ihre Praxis einfließen zu lassen, indem Sie zum Beispiel mit einer drei- bis fünfminütigen Liebende-Güte-Meditation beginnen oder Ihre Meditationssitzung damit beenden. Es ist auch eine gute Idee, Ihrem Baby jeden Tag einige Minuten lang liebende Güte zu schicken, vielleicht nach dem Aufwachen am Morgen oder vor dem Schlafengehen. (Man sagt, dass einer der vielen Vorteile der Liebende-Güte-Meditation darin bestehe, dass die Praktizierenden „gut schlafen und angenehme Träume haben".)

Sie können die Liebende-Güte-Meditation auch in Ihre informelle Praxis im Alltag integrieren, etwa dann, wenn Sie innehalten, weil Sie spüren, dass Ihr Baby sich bewegt, und „Mit dem Baby sein" üben. Ich praktiziere liebende Güte oft, wenn ich einen obdachlosen Menschen auf der Straße sehe oder wenn ich im Supermarkt in der Schlange stehe und Eltern beobachte, deren Baby oder Kind sich nicht so verhält, wie sie es gerne möchten. Die Liebende-Güte-Meditation ist auch eine gute Übung, wenn man verreist, insbesondere bei Flugreisen. Ich fange mit meiner Liebende-Güte-Praxis an, sobald ich in der Warteschlange für die Sicherheitskontrolle stehe. Bei dem Nachtreffen des Kurses, in dem Jessica und Andrew waren, beschrieb Jessica, wie sie die Liebende-Güte-Meditation während der Wehen praktiziert hatte: „Wir hörten diese arme Frau am Ende des Ganges vor Schmerzen schreien. Wir haben uns nur angeschaut und Andrew hat gesagt: ‚Ich wünschte, sie hätte einen Achtsamkeitskurs gemacht.' Ich habe geantwortet:‚Ich auch', und dann haben wir beide die Augen zugemacht und ihr und ihrem Baby liebende Güte geschickt. Obwohl meine Wehen alle zwei bis drei Minuten kamen, war klar, dass sie viel größere Schmerzen hatte als ich."

Sie werden sehen, dass es letzten Endes keine Rolle spielt, wem Sie Ihre liebende Güte schicken. Sie kultivieren einen positiven Herzens- und Geisteszustand und das ist das Wichtigste. Setzen Sie sich also nicht selbst unter Druck.

Nehmen Sie zu Beginn der Übung eine bequeme und entspannte Haltung ein. Sie können die Übung im Sitzen oder Liegen machen, aber wie immer gilt auch hier, dass Sie eine Position wählen sollten, die zwar bequem ist, aber bei der Sie nicht Gefahr laufen einzuschlafen. Wenn Sie eine Position gefunden haben, achten Sie auf Körperempfindungen, Gedanken und Gefühle, und lassen Sie sie einfach so sein, wie sie in diesem Moment sind. Richten Sie Ihre Aufmerksamkeit jetzt auf die Empfindungen des Atems, vielleicht im Bauch, so wie Sie es gelernt haben. Wenn Sie sich einige Minuten lang auf den Atem konzentriert und gespürt haben, wie sich die Bauchdecke hebt und senkt, lassen Sie ein Gewahrsein des Babys in Ihrem Bauch oder im Bauch Ihrer Partnerin entstehen. Bewegt sich Ihr Baby, dann konzentrieren Sie sich auf die Bewegungen, die Sie spüren. Ob Ihr Baby nun ruhig ist oder sich bewegt: Wahrscheinlich werden Sie es hilfreich finden, Ihre Hand oder beide Hände auf den Bauch zu legen, so wie in der Übung „Mit dem Baby sein".

Richten Sie still die folgenden Sätze an Ihr Baby, und schicken Sie diesem kleinen Menschen, den Sie bald sehen und in den Armen halten werden, Ihre guten Wünsche. Beobachten Sie Gedanken oder Gefühle, die aufsteigen, während Sie die folgenden Sätze wiederholen. Wenn dabei ein Bild Ihres Babys vor Ihrem inneren Auge erscheint, ist das in Ordnung. Vielleicht wollen Sie dieses Bild halten, während Sie die folgenden Sätze oder Ihre eigenen Sätze wiederholen. Wenn Sie nicht mehr wissen, welcher Satz als Nächstes kommt, macht das gar nichts. Das ist nur eine kurze Ablenkung. Fangen Sie einfach wieder von vorne an.

Mögest du sicher und beschützt sein.
Mögest du in Körper und Geist gesund sein.
Mögest du glücklich sein.
Mögest du unbeschwert und in Frieden leben.

Es ist möglich, dass Sie beim Meditieren über diese Sätze ein tiefes Gefühl der Fürsorge, des Beschützens und der liebevollen Zuwendung gegenüber Ihrem Baby erfahren. Genießen Sie solche Momente. Lassen Sie die Gefühle der Wärme, Liebe und Fürsorge – und vielleicht auch der Dankbarkeit – Ihr ganzes Sein durchdringen. Spüren Sie, wie sehr Sie sich wünschen, dieses Wesen, Ihr Baby, möge sicher und gesund, glücklich und sorglos sein. Erkennen Sie an, wie verletzlich und wertvoll dieses Wesen in dieser Phase seines Lebens ist und dass es wie wir alle, die wir geboren wurden, die Wechselfälle des Lebens erleben wird: die Freuden und Herausforderungen der Kindheit und Jugendzeit, die Erfahrungen, die mit dem Erwachsenwerden verbunden sind, die Suche nach Liebe, Verbundenheit und einer sinnvollen Tätigkeit und die Belastungen von Krankheit, Alter und Tod. Spüren Sie, wie sehr Sie sich wünschen, dieses Wesen, Ihr Baby, möge in diesem Leben so glücklich und so frei von Leiden sein wie nur möglich. Schicken Sie Ihrem Baby aus Ihrem Innersten, aus Ihrem Herzen, sanft und behutsam liebende Güte.

Nach ungefähr drei bis fünf Minuten oder auch später, wenn Sie möchten, richten Sie dann Ihre Liebe, Ihre Güte und Ihre guten Wünsche auf sich selbst. Vielleicht können Sie tief in Ihrem Inneren das Wissen spüren, dass Sie sich die Sicherheit, Gesundheit und Sorglosigkeit, die Sie Ihrem Baby gewünscht haben, auch selbst wünschen. Denn Sie waren auch einmal ein Baby, das im Körper seiner Mutter herangewachsen ist, so wie Ihr Baby jetzt in Ihrem Körper (oder dem Körper Ihrer Partnerin) heranwächst. Sie waren damals – und sind es heute noch – genauso wertvoll, wie Ihr Baby es jetzt ist, und Sie brauchen und verdienen die gleiche Freundlichkeit und Liebe.

Möge ich sicher und beschützt sein.
Möge ich in Körper und Geist gesund sein.
Möge ich glücklich sein.
Möge ich unbeschwert und in Frieden leben.

Bleiben Sie bei diesen Sätzen, wiederholen Sie sie weitere drei bis fünf Minuten lang. Achten Sie darauf, ob sich der Ton ändert – vielleicht spüren Sie Widerstand –, wenn Sie sich selbst liebende Güte schenken. Wenn Ihnen dies schwerfällt, sehen Sie sich mit Ihrem inneren Auge selbst als Baby oder kleines Kind, und wiederholen Sie die Sätze der Liebende-Güte-Meditation und die guten Wünsche.

Sie können auch mit der Vorstellung experimentieren, sich und Ihr Baby mit einem Kreis der Freundlichkeit und des bedingungslosen Mitgefühls zu umgeben. Fühlen Sie, wie es ist, wenn Sie eine Hand auf Ihr Herz und die andere Hand auf den Bauch legen und die folgenden Sätze für sich und Ihr Baby drei bis fünf Minuten lang wiederholen:

Mögen du und ich sicher und beschützt sein.
Mögen du und ich in Körper und Geist gesund sein.
Mögen du und ich glücklich sein.
Mögen du und ich unbeschwert und in Frieden leben.

Weiten Sie diesen Kreis der liebenden Güte jetzt aus, und schicken Sie Ihre guten Wünsche zu den Menschen, die Sie lieben – zu Ihrem Partner, Ihren Kindern, wenn Sie Kinder haben, zu Ihren Eltern, zu engen und entfernteren Verwandten, zu Ihren Freunden, die wie eine Familie für Sie sind –, zu all den Menschen, denen Sie sich tief verbunden fühlen. Wiederholen Sie die Sätze der Liebende-Güte-Meditation für die Menschen, die Sie lieben, drei bis fünf Minuten lang. Und denken Sie daran, dass Sie und Ihr Baby ein Teil dieses Kreises aus liebender Güte sind.

Mögen wir sicher und beschützt sein.
Mögen wir in Körper und Geist gesund sein.
Mögen wir glücklich sein.
Mögen wir unbeschwert und in Frieden leben.

Beim Wiederholen der Sätze kann es vorkommen, dass ein Bild des oder der Menschen, denen Sie Ihre guten Wünsche schicken, vor Ihrem inneren Auge auftaucht. Halten Sie dieses Bild oder diese Bilder in Ihrem Geist, wenn Sie möchten, ohne Bilder erzwingen zu wollen. Manchmal tauchen die Bilder vieler Menschen nacheinander auf oder vor Ihrem inneren Auge erscheint eine Gruppe von Menschen. Es gibt nicht nur eine Art und Weise, diese Übung zu machen. Was immer Ihr Herz öffnet, weist Ihnen die Richtung.

Es ist auch nicht notwendig, dass tatsächlich Mitgefühl und Liebe für all diese Menschen empfinden, auch wenn dies natürlich vorkommen kann. Sie werden sehen, dass Sie, wenn es um schwierige Personen geht, vermutlich alles andere als Liebe und Freundlichkeit empfinden. Betrachten Sie dies dann einfach als eine Information über Ihre gegenwärtige innere Verfassung in Bezug auf diesen bestimmten Menschen. Wichtig ist nur, dass Sie Samenkörner der liebenden Güte in Ihrem Herzen säen, die keimen und Wurzeln schlagen und mit der Zeit zu einer Pflanze heranwachsen werden. Alles ist gut – so, wie es ist.

Richten Sie Ihre Sätze der liebenden Güte jetzt an jemanden, der Ihnen geholfen oder Sie inspiriert hat – einen Lehrer oder eine Lehrerin, ein Vorbild, einen Mentor. Vielleicht fällt Ihnen jemand ein, der Ihnen bedingungslose Unterstützung gewährt hat, jemand, der Sie so gesehen hat, wie Sie wirklich sind, und der für Ihre Entwicklung sehr wichtig war. Schicken Sie diesem Menschen Ihre guten Wünsche. Vielleicht empfinden Sie dabei auch Dankbarkeit dafür, dass dieser Mensch Teil Ihres Lebens ist.

Mögest du sicher und beschützt sein.
Mögest du in Körper und Geist gesund sein.
Mögest du glücklich sein.
Mögest du unbeschwert und in Frieden leben.

Versuchen Sie nun, an einen „neutralen" Menschen in Ihrem Leben zu denken, jemand, den Sie nicht besonders gut kennen und mit dem Sie nur gelegentlich Kontakt haben. Das kann die Kassiererin im Supermarkt sein, in dem Sie manchmal einkaufen, eine Postangestellte, der Sie letzte Woche begegnet sind, oder der Mann vom Sicherheitsdienst in dem Bürogebäude, in dem Sie gestern waren. Sie werden wahrscheinlich überrascht sein, wie schwer es ist, jemanden zu finden, dem Sie vollkommen neutrale Gefühle entgegenbringen. Schauen Sie wirklich hin und sehen Sie die Menschlichkeit dieser Person, werden Sie der Tatsache gewahr, dass auch dieser Mensch Eltern hat und Kindheitserlebnisse, Sorgen und Freuden und eine Vielzahl von Beziehungen zu anderen Menschen. Halten Sie diesen Menschen vor Ihrem inneren Auge und wiederholen Sie die Sätze der liebenden Güte drei bis fünf Minuten lang.

Mögest du sicher und beschützt sein.
Mögest du in Körper und Geist gesund sein.
Mögest du glücklich sein.
Mögest du unbeschwert und in Frieden leben.

Während Sie Ihre guten Wünsche und Ihr Wohlwollen auf einen Menschen ausdehnen, dem Sie neutral gegenüberstehen, nehmen Sie bewusst wahr, was Sie dabei erleben.

Wechseln Sie dann noch einmal das Objekt Ihrer Meditation, und denken Sie an eine Person in Ihrem Leben, die Sie als schwierig empfinden. Wir alle haben gelegentlich Schwierigkeiten im Umgang mit bestimmten Menschen. Das kann ein Kollege sein oder Ihre Chefin, ein Freund oder eine Freundin, Ihr Bruder, Ihre Schwester,

Ihre Mutter oder Ihr Vater. Sie müssen sich nicht gleich den schwierigsten Menschen in Ihrem Leben aussuchen. Probieren Sie einfach, vielleicht nur kurz und mit einer Haltung der Neugier, wie es ist, diesem schwierigen Menschen Ihre guten Wünsche zu schicken. Und achten Sie auf das, was in Ihrem Inneren geschieht, wenn Sie diese Sätze drei bis fünf Minuten lang wiederholen.

Mögest du sicher und beschützt sein.
Mögest du in Körper und Geist gesund sein.
Mögest du glücklich sein.
Mögest du unbeschwert und in Frieden leben.

Ihr Herz gegenüber einem anderen eng werden zu lassen und zu verschließen schadet Ihnen mehr als der anderen Person. Dieser Mensch weiß vielleicht noch nicht einmal, dass er auf Ihrer „Liste schwieriger Personen" steht. Spüren Sie vielleicht, dass sich die Enge in Ihrem Herzen in Bezug auf diesen schwierigen Menschen in Ihrem Leben ein wenig lösen kann? Beobachten Sie, ob dieses Nachgeben und Weicherwerden rund um Ihr Herz Ihr eigenes Wohlbefinden erhöht.

Weiten Sie Ihr Feld der liebenden Güte jetzt auf alle werdenden Eltern aus, die wie Sie ein Baby zur Welt bringen werden. Beginnen Sie damit, dass Sie die Sätze der Liebende-Güte-Meditation auf die werdenden Eltern in Ihrer Umgebung – vielleicht die Paare in Ihrem Geburtsvorbereitungs- oder Schwangerenyogakurs – ausdehnen. Senden Sie ihnen und ihren Babys Ihre Freundlichkeit und Ihre guten Wünsche.

Möget ihr sicher und beschützt sein.
Möget ihr in Körper und Geist gesund sein.
Möget ihr glücklich sein.
Möget ihr unbeschwert und in Frieden leben.

Öffnen Sie Ihr Herz nun noch weiter und schicken Sie Ihre guten Wünsche an alle werdenden Eltern und ihre Babys im ganzen Land und dann an die werdenden Eltern und ihre Babys in allen Ländern der Welt– Eltern, die sich genau wie Sie um ihre ungeborenen Kinder sorgen und Hoffnungen für sie haben.

Öffnen Sie Ihr Herz, dehnen Sie es aus, weiten Sie Ihre guten Wünsche auf alle Menschen aus – auf die, die schon geboren sind, und die noch ungeborenen, auf Menschen aller Hautfarben, jeder Körperform und Größe, kranke und gesunde, auf die, die vor Ihnen stehen, und die, die hinter Ihnen sind. Senden Sie Ihre guten Wünsche in alle Richtungen aus. Schenken Sie allen Menschen liebende Güte, die von Krankheiten, Mangel, Krieg oder Gewalt betroffen sind und leiden, und schicken Sie dann Ihr Wohlwollen und Ihre guten Wünsche allen Menschen, die einmal selbst Babys gewesen sind – was natürlich auf uns alle zutrifft.

Möget ihr sicher und beschützt sein.
Möget ihr in Körper und Geist gesund sein.
Möget ihr glücklich sein.
Möget ihr unbeschwert und in Frieden leben.

Und wenn Sie möchten, schenken Sie Ihre guten Wünsche und Ihr Wohlwollen nun auch allen anderen Lebewesen: den Tiere auf der Erde, den Tieren des Meeres und der Luft, ja sogar den Mikroorganismen im Boden und in Ihrem Körper. Wiederholen Sie die folgenden Sätze drei bis fünf Minuten lang und lassen Sie Ihre Freundlichkeit in alle Richtungen und in das gesamte Universum ausstrahlen:

Mögen alle Wesen sicher und beschützt sein.
Mögen alle Wesen in Körper und Geist gesund sein.
Mögen alle Wesen glücklich sein.
Mögen alle Wesen unbeschwert und in Frieden leben.

Führen Sie nach drei bis fünf Minuten diese alles umfassenden Wünsche des Wohlwollens und der Freundlichkeit wieder zurück zu sich selbst und Ihrem Baby. Oder nur zu Ihrem Baby. Oder nur zu sich selbst. Tun Sie das, was Sie in diesem Moment brauchen. Tun Sie das, was Ihr Herz öffnet.

Mögen wir sicher und beschützt sein.
Mögen wir in Körper und Geist gesund sein.
Mögen wir glücklich sein.
Mögen wir unbeschwert und in Frieden leben.

Was genau ist liebende Güte?

Es ist interessant, einmal darüber nachzudenken, was wir mit Güte meinen. Wir könnten Güte als ein sehr großes Zelt beschreiben, in dem viele Eigenschaften des grundlegenden menschlichen Gutseins Platz finden. So wie Empathie, Mitgefühl und Dankbarkeit ist liebende Güte uns dann am ehesten zugänglich, wenn wir uns sicher und beschützt fühlen und es uns gut geht, wenn unser Sein von Ruhe und Bindung bestimmt wird.

Beim Meditieren wird unser achtsames Gewahrsein gestärkt und unser Nervensystem beruhigt sich. Wenn wir weniger Zeit in einem Zustand des Gestresstseins und der Selbstverurteilung verbringen und immer länger gelassen in uns selbst ruhen können, stellen wir vielleicht fest, dass Güte spontan und auch häufiger als zuvor in uns zu entstehen scheint. Durch Übung kann liebende Güte und Freundlichkeit zur „Standardeinstellung“ unseres Seins werden.

Die Liebende-Güte-Meditation: ein Mittel gegen die Angst

Wie alle anderen Meditationsübungen, die wir bisher kennengelernt haben, hat auch die Liebende-Güte-Meditation ihren Ursprung im Buddhismus. In alten, über fünfhundert Jahre nach dem Tod des Buddha niedergeschriebenen Texten wird berichtet, dass die Praxis der liebenden Güte ursprünglich als Mittel gegen die Angst gelehrt wurde. Da so vieles von dem, was wir bisher gelernt haben, mit den zahlreichen Dimensionen der Angst zu tun hat, ist es vielleicht keine schlechte Idee, uns diesen Aspekt dieser überlieferten Praxis der Weisheit etwas genauer anzusehen.

Der Legende zufolge schickte der Buddha eine große Gruppe Mönche, die er in der Praxis der Achtsamkeit unterrichtet hatte, in einen Wald. Dort sollten sie die gesamte Regenzeit über – ungefähr drei Monate lang – meditieren. Als die Mönche im Wald ankamen, entdeckten sie, dass dieser voller Geräusche war, und nahmen an, dass diese Geräusche von Baumgeistern stammten. Aus Angst vor den Baumgeistern konnten die Mönche nicht meditieren und kehrten zum Buddha zurück, um ihn um Rat zu bitten. In seiner Weisheit schickte der Buddha sie wieder in den Wald und gab ihnen eine Praxis mit auf den Weg, die die Macht hatte, ihre Angst umzuwandeln. Diese Praxis war die Liebende-Güte-Meditation. Die Baumgeister des Waldes sollen sich durch die liebende Güte so verwandelt haben, dass sie den meditierenden Mönchen die ganze Regenzeit über bereitwillig dienten.

Natürlich haben wir alle unsere eigenen inneren Baumgeister: beängstigende Gedanken und Phantasien, die wir in unserem Geist tragen. Wenn Sie die Frage-Antwort-Meditation zum Thema Angst aus Kapitel 6 gemacht haben, haben Sie wahrscheinlich einige Ihrer Baumgeister entdeckt, vor denen Sie, so wie die Mönche, bisher am liebsten weggelaufen wären. Vielleicht können wir ein wenig mit der Liebende-Güte-Meditation experimentieren und so lernen, dass wir unsere Baumgeister nicht notwendigerweise vertreiben müssen (das hat bei den Mönchen auch nicht funktioniert), sondern dass wir *unser Verhältnis* zu ihnen ändern können, indem wir mit ihnen Freundschaft schließen. Vielleicht gelingt es uns durch regelmäßiges

Praktizieren, ein einträchtiges und harmonisches Verhältnis zu den Baumgeistern in unserem Geist aufzubauen.

Die Liebende-Güte-Meditation: ein Mittel gegen andere schwierige Gefühle

Obwohl die Liebende-Güte-Meditation ursprünglich als Methode zum Umgang mit Angst vermittelt wurde, kann sie auch als Gegenmittel bei vielen anderen schmerzlichen, negativen, einengenden Geisteszuständen oder Gefühlen dienen, wie Wut, Neid, Eifersucht, Traurigkeit und Enttäuschung. Weil wir Menschen sind, leiden wir alle zuweilen unter diesen schwierigen Gefühlen. Es ist jedoch möglich, jede dieser Kontraktionen des Geistes als eine Gelegenheit zu sehen, uns selbst liebende Güte zu schicken und Güte so als Gegenmittel gegen den jeweiligen schmerzlichen Geisteszustand einzusetzen. Während wir mit liebender Güte meditieren, können wir uns selbst sagen: „Das ist wirklich schwierig. Ich bin wütend oder enttäuscht oder habe Angst oder große emotionale Schmerzen, aber so ist es nun einmal. Es ist schwer, aber ich kann mit solchen Gefühlen sein. Sie gehören zum Menschsein dazu. Ich kann mich jetzt selbst mit Freundlichkeit und Mitgefühl annehmen, weil ich weiß, dass sich das, was ich jetzt fühle, verändern wird. Möge ich sicher und beschützt sein. Möge ich in Körper und Geist gesund sein. Möge ich glücklich sein. Möge ich unbeschwert und in Frieden leben."

Ich nutze die Liebende-Güte-Meditation oft in dieser Weise, wenn ich mich in einem schmerzlichen Geisteszustand befinde und oder mich jemandem gegenüber eindeutig falsch – zum Beispiel reaktiv und automatisch – verhalten habe und mir deswegen schwere Vorwürfe mache. Die Fähigkeit, die Quelle der liebenden Güte für uns selbst anzuzapfen, ist in Wirklichkeit die Wurzel unseres Mitgefühls für andere. Wenn wir angesichts unserer Reaktivität, unserer Fehleinschätzungen und Fehler für uns selbst Güte aufbringen können, stärken wir unsere Fähigkeit, Empathie und Mitgefühl für unsere Mitmenschen aufzubringen, wenn diese auf ähnliche Weise reagieren. Was wir mit dieser Praxis in Wirklichkeit lernen, ist, uns selbst und unsere Mitmenschen mit den Augen der Liebe zu betrachten. Das ist sicherlich nicht leicht, aber das Ergebnis ist jede Mühe wert.

Widerstände gegen die Liebende-Güte-Meditation

Viele Menschen sind der Meinung, liebevoll oder freundlich zu sein wäre mit Anpassung und unterwürfiger Nettigkeit gleichzusetzen. Verständlicherweise widersetzen sie sich einer Praxis, von der sie glauben, sie kultiviere eine fügsame Persönlichkeit statt echten, authentischen Verhaltens. Was die Liebende-Güte-Meditation anbelangt, könnte jedoch nichts weniger der Wahrheit entsprechen. Die Liebende-Güte-Meditation ist eine Praxis, die uns auffordert, *alles* anzunehmen, was in uns und um uns an die Oberfläche kommt – das Gute, das Schlechte und das Hässliche –, während wir an unserem Bekenntnis zu Mitgefühl und Freundlichkeit für uns selbst und andere entschlossen festhalten. Die Liebende-Güte-Meditation kann eine sehr schwierige Praxis, aber auch unendlich befreiend sein.

Wenn man keine liebevollen oder freundlichen Gefühle hat

Beim Meditieren können Gefühle liebender Güte vorhanden sein oder auch nicht – selbst dann nicht, wenn Sie Ihrem Baby liebende Güte schicken. Seien wir ehrlich: Fragen Sie sich nicht manchmal auch, auf was Sie sich da bloß eingelassen haben, als Sie schwanger geworden sind? Oder haben gar den Gedanken, dass es vielleicht doch keine so gute Idee ist, ein Baby zu bekommen? Doch wie wir gelernt haben, *sind* wir weder unsere Gedanken noch unsere Gefühle. Gedanken und Gefühle kommen und gehen, und es besteht kein Anlass, uns zu be- oder verurteilen, nur weil große Wellen positiver Gefühle nicht genau dann entstehen, wenn wir es gerne hätten. Wie ein Landwirt, der seine Samenkörner sät, brauchen auch wir Geduld und Vertrauen.

Eine Kernunterweisung der Liebende-Güte-Meditation lautet, sich zunächst dem zuzuwenden, was einem leicht fällt, also zum Beispiel zuerst seinem Baby liebende Güte zu schicken. Manche von uns sind durch die Handlungen anderer sehr verletzt worden, und es kann sehr lange dauern, bis sie für diese Menschen einen Raum der Offenherzigkeit in sich geschaffen haben. Aus diesem Grund rate ich Ihnen, sich nicht gleich zu Beginn den schwierigsten Menschen in ihrem Leben auszusuchen, sondern sich für jemanden zu entscheiden, der Ihnen einfach ein bisschen auf die Nerven geht. Gehen Sie so liebevoll und freundlich mit sich um wie möglich, indem Sie nicht am tiefen Ende des Beckens ins Wasser springen.

Bob beschreibt seine erste Erfahrung mit der Liebende-Güte-Meditation folgendermaßen: „Ich war wirklich überrascht, wie sehr ich mich dagegen auflehnte, freundliche Gefühle für diesen einen Kollegen zu haben, der mir manchmal Schwierigkeiten bereitet. Wenn ich an diesen Mann dachte und beim Meditieren still wiederholte ‚Mögest du sicher sein', hörte ich mich in Gedanken sagen: ‚Ja, genau, ich hoffe, dass du sicher bist, aber …'" Bob lacht. „Wünsche ich mir wirklich, dass ihm etwas zustößt? Natürlich nicht, aber wie du gesagt hast, ist diese Meditation gar nicht so einfach."

Als Bob in der darauffolgenden Woche zum Kurs kam, erzählte er: „Wisst ihr, die Liebende-Güte-Meditation hat irgendetwas. Erinnert ihr euch noch an meinen Kollegen, von dem ich euch letzte Woche erzählt habe? Der, mit dem ich manchmal Probleme habe? Was soll's, habe ich mir gedacht und beschlossen, es einfach zu probieren und ihm im Büro liebende Güte zu schicken. Jedes Mal, wenn ich ihn gesehen habe, ob wir dabei miteinander geredet haben oder nicht, habe ich ihm ein paar Sätze geschickt. Zu meiner Überraschung hat sich dadurch etwas verändert. Ich konnte plötzlich erkennen, dass sein ganzes dummes Gehabe einfach nur dazu diente, seine große Unsicherheit zu überspielen. Und ich habe angefangen, Mitgefühl statt Verärgerung für ihn zu empfinden. Ich habe ihm sogar angeboten, ihm bei einem Projekt zu helfen, und er war auf seine unbeholfene Weise sehr dankbar dafür."

Liebende-Güte-Meditation und Selbstverurteilung

Wir haben das Thema Freundlichkeit und Güte bereits gestreift, als wir uns mit dem kritischen, wertenden Geist beschäftigt haben, den so viele von uns beim Meditieren entdecken. Für viele von uns ist der wertende Geist fast so etwas wie eine „Werkseinstellung", eine Art Standardansage, die immer dann automatisch abgespielt wird, wenn wir unsere Achtsamkeitspraxis nicht dazu benutzen, gegenwärtig zu sein. Der wertende Geist kann sogar während der Wehen in Erscheinung treten. Ich habe sehr oft erlebt, dass Frauen sich den Herausforderungen der Geburt mit außerordentlicher Kraft und Würde stellen und trotzdem das Bedürfnis haben, sich für jedes Stöhnen und jeden Laut zu entschuldigen, der nicht Knigge-konform ist.

Das Gute daran ist, dass solche Momente uns ein Stück mehr in Richtung Authentizität und Direktheit schieben können. Myla Kabat-Zinn bringt diesen Punkt auf sehr schöne Weise in ihrem Buch *Mit Kindern wachsen* zum Ausdruck: „Wehen bieten uns Frauen die Gelegenheit, uns vom Image der stillen, freundlichen, nachdenklichen, hübschen und ständig hilfsbereiten Frau zu befreien – von jenem „braven Mädchen"-Image, das wir uns in unserer Gesellschaft so häufig zulegen –, uns zuzugestehen, dass wir einfach so sind, wie wir sind, und uns die Freiheit zu nehmen, uns auf uns selbst zu besinnen und das zu tun, was in dieser Situation getan werden muss."[29] Zu einer achtsamen Geburt gehört nicht nur das Akzeptieren des Geburtsprozesses, sondern auch, dass wir *uns selbst* akzeptieren, während wir die Geburt so erleben, wie wir sie erleben. Eine Teilnehmerin hat dem Kurs wenige Tage nach der Geburt ihres Kindes per Mail folgenden Rat gegeben: „Schenkt euch selbst mehr Liebe und Freundlichkeit, als ihr eurer Meinung nach verdient habt."

Die Liebende-Güte-Meditation in Aktion

Rachel und Eric nahmen vor einigen Jahren am MBCP-Kurs teil und fanden, dass die Praxis der Achtsamkeit bei der Geburt und Erziehung ihres zwanzig Monate alten Sohns Jessie sehr hilfreich war. Als Rachel zum zweiten Mal schwanger war, setzten sie sich mit mir in Verbindung, weil sie sich vor der Geburt einen Hausbesuch zur Auffrischung wünschten. Nachdem wir es uns auf der Couch bequem gemacht hatten, unterhielten wir uns über Rachels neue Schwangerschaft. „Dieses Mal scheine ich sehr viele Ängste zu haben", begann sie.

„Was für Ängste sind das?", fragte ich.

„Vielleicht ist *Angst* ein zu starkes Wort. Ich denke zurzeit viel über den Tod nach. Der Grund dafür ist, glaube ich, dass ich seit Jessies Geburt immer an meine Mutter und meine Großmutter denken muss. Meine Großmutter ist bei der Geburt gestorben, und als ich ein kleines Kind war, hat meine Mutter mir erzählt, wie sehr sie das während ihrer Kindheit mitgenommen habe. Sie war die Älteste und musste ihre drei jüngeren Geschwister großziehen. Da war sie erst zehn Jahre alt. Ich mache mir Sorgen, was aus Jessie würde, wenn ich bei der Geburt sterben sollte. Und ich mache mir natürlich auch Sorgen um Eric und frage mich, wie er damit zurechtkäme. Seitdem Jessie auf der Welt ist, scheint das Leben so kostbar und zerbrechlich zu sein. Ich habe das Gefühl, dass ich jetzt so viel zu verlieren habe."

„Das ist Teil des Mutterseins", antwortete ich und legte meine Hand leicht auf ihre. „Sich selbst im Kontext der Vergänglichkeit, des Lebens und des Todes zu sehen gehört dazu. Nicht dass andere Leute sich nicht auch mit diesen Themen beschäftigen würden, aber wenn man Kinder hat, wird unsere Beziehung zur Sterblichkeit – unserer eigenen und der unserer Kinder – enger."

„Ich weiß", sagte Rachel. „Wir haben uns auch schon über Lebensversicherungen unterhalten und bei wem Jessie und unser Baby aufwachsen sollen, wenn uns beiden etwas passiert."

„Mein Mann und ich haben uns auch über dieses Thema unterhalten, Rachel. Die Sorge um das Wohl unserer Kinder wird immer da sein. Meine

Kinder sind jetzt erwachsen und damit haben sich meine Sorgen um sie verändert. Anstatt mir Sorgen darüber zu machen, dass sie die Treppe herunterfallen könnten, mache ich mir Sorgen, dass sie vielleicht am Lenkrad einschlafen. Die Details haben sich geändert, aber der Wunsch, sie in Sicherheit zu wissen und zu beschützen, wird immer da sein."

Obwohl Rachel und Eric die Liebende-Güte-Meditation im MBCP-Kurs erlernt hatten, hatten sie diese Meditationsübung seit damals nicht mehr gemacht. Ich erinnerte Rachel daran, dass die Liebende-Güte-Meditation ursprünglich als Mittel gegen die Angst gelehrt worden war, und fragte die beiden, ob sie sie jetzt gerne zusammen mit mir machen würden. Sie freuten sich über die Gelegenheit zur Auffrischung ihrer Praxis. Als es Zeit war, sich zu verabschieden, und wir uns umarmten, hatte Rachel den Entschluss gefasst, die Liebende-Güte-Meditation wieder regelmäßig zu praktizieren.

Drei Wochen später erhielt ich die folgende E-Mail von Rachel:

Liebe Nancy,

ich melde mich heute bei dir, um dir zu sagen, wie unglaublich wichtig die Liebende-Güte-Meditation in den letzten Wochen für uns gewesen ist. Einige Tage nach unserem Treffen hatte ich leichte Schmierblutungen und Krämpfe. Da war ich erst in der 26. Schwangerschaftswoche. Da die Ärzte eine Frühgeburt befürchteten, wiesen sie mich ins Krankenhaus ein. Ich glaube, dass mir die Liebende-Güte-Meditation das Leben – oder zumindest meinen Verstand – gerettet hat. Weißt du noch, wie wir uns bei deinem Hausbesuch über meine Angst vor dem Tod unterhalten haben? Es war gut, dass wir darüber gesprochen hatten und dass ich mit meiner Liebende-Güte-Meditation begonnen hatte, denn meine Angst war nun riesengroß! Ich hatte Angst um mein Baby und um mich selbst.

Eines Abends geschah dann etwas, was mich vollkommen überraschte, etwas Schönes eigentlich, das mir wirklich sehr geholfen hat. Es passierte, als mir eine der Krankenschwestern die Neugeborenen-Intensivstation zeigte. Sie erzählte mir, dass sie allen Frauen, die mit Frühgeburtsbestrebungen ins Krankenhaus kommen, diese Station zeigen, weil sie glauben, dass es besser ist, wenn die Frauen wissen, was passieren kann. Das würde den Frauen die Angst nehmen, sagte sie.

Leider bewirkte der Rundgang jedoch bei mir das genaue Gegenteil. Als ich all diese winzig kleinen Babys so verlassen in ihren Brutkästen liegen sah, in einem Gewirr aus Schläuchen und Kabeln und mit den Stofftieren, die ihre Eltern ihnen hineingelegt hatten, brach mir das Herz. Danach hatte ich noch mehr Angst vor all dem, was passieren konnte. Als ich wieder in meinem Zimmer war, habe ich sofort eine Liebende-Güte-Meditation für mein Baby und mich gemacht und uns beiden gewünscht, dass wir sicher und beschützt sein mögen. Es war so einfach und so real. Und dann habe ich all den winzigen, kranken Babys auf der Neugeborenen-Intensivstation und ihren Eltern liebende Güte geschickt.

Und danach habe ich einfach weitergemacht und Eric und Jessie und meiner Mutter, deren eigene Mutter so früh starb, liebende Güte geschenkt, und auch meiner verstorbenen Oma, die ich nie kennengelernt habe. Ich habe mich gefragt, ob sie wohl wusste, dass sie sterben und ihre vier Kinder und ihren Mann zurücklassen würde. Als ich an diesem Punkt der Meditation angekommen war, fing ich an zu weinen. Die Tränen rollten einfach meine Wangen hinunter, während ich allein in meinem dunklen Krankenhauszimmer lag und die Liebende-Güte-Meditation übte.

Nachdem ich meiner Mutter und meiner Oma liebende Güte geschickt hatte, fing ich an, allen Frauen auf der ganzen Welt liebende Güte zu schicken, die vielleicht genau in diesem Moment Wehen hatten, besonders den Frauen, die Angst hatten, und ihren Babys. Ich wünschte ihnen, dass sie sicher und beschützt und gesund sein mögen. Und dann habe ich meine guten Wünsche allen Patienten, Krankenschwestern und Ärzten des Krankenhauses gesandt und dem Personal in der Krankenhausküche, das das Essen für uns alle zubereitet, und den Menschen, die die Patientenzimmer dieses Krankenhauses und aller Krankenhäuser auf der Welt reinigen. Und ich habe immer mehr Menschen in meine Meditation einbezogen – all die Menschen, die es nicht bis ins Krankenhaus schaffen oder die kein Geld haben, um ins Krankenhaus zu gehen, und all die Eltern von kranken Kindern und all die Kinder, die krank sind und vielleicht im Sterben liegen, und alle ihre Angehörigen. Ich habe gefühlt, wie diese Liebe in meinem Herzen einfach immer größer wurde.

Dann habe ich beschlossen, einfach weiterzumachen, um zu sehen, was passieren würde. Bevor ich mit Eric zusammen war, bin ich viel gereist. Ich sah plötzlich vor meinem inneren Auge all die Menschen auf der ganzen Welt, die mir auf die eine oder andere Weise geholfen haben. Da war der Taxifahrer in Mexiko vor fünfzehn Jahren, der mir half, als mein Portemonnaie gestohlen wurde. Ich habe ihm liebende Güte geschickt. Und ich sah die Frau, die ich vor siebzehn Jahren in Malaysia am Strand kennengelernt hatte und die mich, als ich krank war, einige Tage bei sich zu Hause aufnahm. Ich habe auch ihr liebende Güte geschickt. Und dann habe ich ihren Familien liebende Güte geschickt.

Dann habe ich an den Krieg in Afghanistan gedacht und angefangen, den Menschen, die dort leben, liebende Güte zu schicken – und den Soldaten. Ich habe tief in meinem Inneren gespürt, dass jeder Soldat, auf beiden Seiten, einmal ein Baby war und immer noch das Kind von jemandem ist. Es kam mir völlig verrückt vor, dass sie sich gegenseitig umbringen. Zu diesem Zeitpunkt hatte ich keine Angst mehr, ich war einfach nur sehr traurig.

Jetzt bin ich wieder zu Hause und die Liebende-Güte-Meditation wirkt noch immer. Ich mache sie jeden Tag. Sie ist irgendwie selbstverständlich geworden. Ich habe zwar nach meinem Krankenhausaufenthalt kein so intensives Erlebnis mehr dabei gehabt, aber sie hat trotzdem weiterhin Einfluss auf mein Leben, vor allem, glaube ich, weil sie mir dabei hilft, mit meiner Angst vor dem Tod umzugehen. Dass ich das Wissen, dass wir alle sterben werden und dass unser Aufenthalt auf dieser Erde begrenzt ist, wirklich fühlen kann, hat dem Tod irgendwie den Schrecken genommen. Es hört sich wahrscheinlich verrückt an, aber ich bin tatsächlich nicht der einzige Mensch auf der Welt, der sterben wird oder der jemals gestorben ist. Sicher, ich will nicht sterben, aber irgendwie hat sich meine Wahrnehmung verändert. Und dadurch ist jeder Moment des Lebens so viel wertvoller geworden. Liebevoll und freundlich mit allen Menschen umzugehen ist wirklich das Einzige, was Sinn ergibt. Ich hoffe, du verstehst, was ich meine.

Es tut mir leid, dass diese E-Mail so lang geworden ist – das war nicht so geplant –, aber ich wollte dir einfach sagen, wie dankbar ich für alles bin, was ich von dir gelernt habe. Vielen, vielen Dank!

Jessie scheint gerade aus seinem Mittagsschläfchen im Nebenzimmer aufgewacht zu sein, ich muss also Schluss machen.

Ich schicke dir meine liebende Güte,

Rachel

P.S.: Eric lässt dich ganz herzlich grüßen.

15 Verlust, Trauer und Heilung durch Achtsamkeit

Anmerkung der Autorin: Dieses Kapitel ist ein besonderes Kapitel und wahrscheinlich in erster Linie hilfreich für Frauen, die eine Fehlgeburt, eine Totgeburt, einen Kindstod oder anderes Leid erfahren haben, das mit der Schwangerschaft und der Geburt eines Kindes verbunden sein kann. Solche Ereignisse sind in unserer modernen Industriegesellschaft verhältnismäßig selten, kommen aber dennoch vor. Sich dem zuzuwenden, was wahr ist, selbst dann, wenn es schmerzlich ist, ist, wie wir gesehen haben, ein wesentlicher Aspekt der Achtsamkeit und häufig auch ein wichtiger Teil des Heilungsprozesses. Wenn Sie jedoch zurzeit sehr empfindsam sind oder sich, aus welchen Gründen auch immer, nicht mit diesem Thema befassen wollen, dann überspringen Sie es bitte und gehen zum nächsten Kapitel über.

Bevor du weißt, was Freundlichkeit wirklich ist,
musst du Dinge verlieren,
fühlen, wie sich die Zukunft in einem Augenblick auflöst
wie Salz in einer dünnen Brühe.

NAOMI SHIHAB NYE

Wir haben im letzten Kapitel gesehen, wie sehr die Praxis der liebenden Güte Rachel half, als sie große Angst hatte – Angst, dass ihr Baby zu früh auf die Welt kommen würde, dass es leiden oder nicht überleben würde. Bei Rachel ist wie bei den meisten Geburten alles gut verlaufen. Sie hat einen gesunden Sohn zur Welt gebracht. Aber es hätte auch ganz anders kommen können.

Neues Leben in diese Welt zu bringen kann manchmal leider auch bedeuten, dass etwas geschieht, was tiefes Leid und den Schmerz des Verlusts nach sich zieht. Nicht immer wächst eine befruchtete Eizelle weiter, so dass es zu einer Fehlgeburt kommt. Manche Frauen haben sogar mehrere Fehlgeburten, was komplizierte Eingriffe und Untersuchungen zur Folge haben kann, ehe solche Frauen eine gesunde Schwangerschaft erleben und ein gesundes Baby zur Welt bringen. Manchmal werden Babys viel zu früh geboren, so früh, dass sie außerhalb des Körpers der Mutter nicht überleben können. Einige Babys kommen mit einer angeborenen Erkrankung auf die Welt, was den Verlust sämtlicher Zukunftsträume bedeuten kann. Und manchmal stirbt völlig unerwartet und aus ungeklärten Gründen ein scheinbar gesundes Baby im Mutterleib. Wenn Sie einen solchen oder ähnlichen Verlust erlebt haben und jetzt wieder schwanger sind, sind Sie durch Ihre Erfahrung gezeichnet. Sie wissen nur allzu gut, dass es im Leben keine Garantien gibt.

Achtsamkeit lässt nichts und niemanden außen vor. Sie umfasst auch die Frauen, deren Schwangerschaft mit einer Fehlgeburt, einem Abbruch oder einer Totgeburt endet, Babys, die während der Geburt sterben, Babys mit angeborenen Fehlbildungen, die nicht mit dem Leben vereinbar sind, und alle leidvollen Zustände und Erfahrungen. Wenn Sie einen solchen Verlust und die damit verbundene tiefe Trauer erlebt haben, ist Achtsamkeit vielleicht genau das, was Sie brauchen, um während Ihrer jetzigen Schwangerschaft emotional gefestigt und auf die bevorstehende Geburt vorbereitet zu sein.

Ich möchte Ihnen erzählen, wie sich Brooke und Todd fast zwei Jahre nach der Totgeburt ihres Sohnes Dylan in der 33. Schwangerschaftswoche mit Hilfe ihrer Achtsamkeitspraxis auf die Geburt ihrer Tochter Sydney vorbereitet haben. Wie Sie sich vorstellen können, war der Trauerprozess sehr schmerzlich, besonders für Brooke, die als Krankenschwester in der Abteilung für Fetalchirurgie am UCSF Medical Center arbeitete. Während sie anderen Frauen half, mit Ängsten und Verlusten umzugehen, wurde sie immer wieder an ihren eigenen Verlust erinnert. Ungefähr ein Jahr nach der Totgeburt ihres Sohnes Dylan waren Brooke und Todd so weit geheilt, dass sie es mit einer weiteren Schwangerschaft versuchen wollten, und wenige Monate später war Brooke erneut schwanger.

Da sie beide wussten, dass sie nun etwas brauchten, was sie emotional unterstützte, meldeten sie sich für den MBCP-Kurs an. Weil sie die Vorfreude der anderen werdenden Eltern nicht trüben wollten, waren sie unsicher, ob sie ihre Erfahrung mit Dylan den anderen mitteilen sollten. Ich bestärkte sie darin, den anderen Kursteilnehmern nur das mitzuteilen, was sie wirklich mitteilen wollten, was auch bedeuten konnte, gar nichts darüber zu erzählen.

Am zweiten Kursabend sprachen sie dann doch über ihren Verlust. Brookes absolute Ehrlichkeit ermöglichte es den anderen Teilnehmerinnen, über ihre eigenen Verlusterfahrungen zu sprechen. Ann, die wieder schwanger war, erzählte von ihren drei Fehlgeburten, und Kate berichtete von ihren jahrelangen Versuchen, schwanger zu werden, bis es endlich geklappt hatte. Viele waren sehr dankbar, dass Brooke und Todd einen Raum geschaffen hatten, um, so ein werdender Vater, „über das Unaussprechliche zu sprechen".

Brooke wollte diese Schwangerschaft genießen, so gut sie konnte, und ihre Tochter mit offenen Armen in dieser Welt willkommen heißen, anstatt ständig unter den Schatten von Erinnerungen, Trauer und Angst zu leben. Brooke und Todd machten beide gewissenhaft ihre Achtsamkeitsübungen. Wenn ein beängstigender Gedanke auftauchte, nahm Brooke ihn zur Kenntnis, ließ ihn dann wieder los und konzentrierte sich auf die kräftigen Bewegungen des Babys in ihrem Bauch. Sie formulierte das so: „Durch meine Achtsamkeitspraxis konnte ich wieder wirkliches Glück empfinden – und Dankbarkeit dafür, dass ich wieder schwanger war."

Als wir die Nachricht erhielten, dass die Geburt von Brookes und Todds Tochter Sydney gut verlaufen war, freuten wir uns alle sehr. Bei unserem Nachtreffen schilderte Brooke uns ihre Erfahrung: „Alles ist ziemlich schnell und glatt gegangen. Durch die Konzentration auf meinen Atem konnte ich mich in der Gegenwart verankern. Ohne diesen Anker hätte ich es nicht geschafft. Ich war in der Lage, meinen Geist so zu sammeln, dass ich nur einmal an Dylans Geburt gedacht habe. Das war, als ich in den Kreißsaal kam und mich fragte, ob dies wohl derselbe Raum war, in dem Dylan zur Welt kam. Das war nicht der Fall, aber, um ganz ehrlich zu sein, hätte ich es selbst dann geschafft, wenn es derselbe Raum gewesen wäre. Denn das war damals – und jetzt ist jetzt."

Als Hebamme weiß ich, dass eine der wichtigsten Lektionen, die uns die Geburt über das Leben lehren kann, lautet, dass es keine Garantie gibt und dass sich manchmal auch unsere schlimmsten Ängste bewahrheiten. Es gibt eine bekannte buddhistische Legende, die schon vor Tausenden von Jahren Menschen Trost gespendet hat, die sich mit der scheinbar bodenlosen Trauer um den Tod eines Babys, eines Kindes oder eines anderen geliebten Menschen auseinandersetzen mussten. Die Geschichte von Kisagotami und den Senfkörnern veranschaulicht die universelle Lehre von der Unbeständigkeit am Beispiel der Trauer einer Mutter, deren geliebtes Kind stirbt. Auch wenn diese Geschichte in der indischen Gesellschaft und Kultur verankert ist, ist die in ihr enthaltene Wahrheit zeitlos und ihre Weisheit universell.

Kisagotami und die Senfkörner

Vor langer Zeit lebte ein armes junges Mädchen namens Kisagotami in einem kleinen Dorf in Indien. Sie war dünn und schwach und oft nicht in der Lage, die harte Arbeit zu verrichten, die von den Mädchen zu jener Zeit erwartet wurde. Die Dorfbewohner waren davon überzeugt, dass die arme Kisagotami nie einen Ehemann finden würde, da sie so unattraktiv war.

Eines Tages kam ein reicher Mann in das Dorf. Er sah Kisagotami, sah ihre innere Schönheit und war sofort angetan. Zur Überraschung aller bat er sie, seine Frau zu werden. Kisagotami konnte ihr Glück kaum fassen und nahm seinen Antrag freudig an.

Kurz nach ihrer Hochzeit zogen Kisagotami und ihr Mann in ein anderes Dorf, um, wie es damals üblich war, bei seiner Familie zu leben. Die Familie ihres Mannes behandelte Kisagotami sehr schlecht, da sie arm war, aus einer niederen Kaste stammte, nicht sehr schön und körperlich nicht in der Lage war, die schwere Arbeit zu erledigen, die von einer Schwiegertochter erwartet wurde. Kisagotami litt verständlicherweise sehr darunter, zumal dies auch ihren geliebten Mann unglücklich machte, der sehr bestürzt darüber war, wie seine Familie seine neue Frau behandelte.

Dies änderte sich jedoch schlagartig, als Kisagotami einen außergewöhnlich schönen Jungen zur Welt brachte. Kisagotami liebte ihren Sohn sehr, die Familie ihres Mannes akzeptierte sie schließlich, und ihr Mann war nicht mehr unglücklich. Ihr Sohn war ihr Ein und Alles, und Kisagotami genoss es, sich um ihn zu kümmern. Es war so, als wäre eine große Last von ihr abgefallen. Zum ersten Mal in ihrem Leben war sie glücklich und zufrieden.

Als ihr Sohn anderthalb Jahre alt war, wurde er von einer giftigen Schlange gebissen. Er starb innerhalb von Stunden und die ganze Familie fiel in eine tiefe Trauer. Kisagotamis Trauer war so groß, dass ihr Geist sich weigerte, die Tatsache zu akzeptieren, dass ihr Sohn tot war. Besessen von der Wahnvorstellung, dass ihr geliebter Sohn nicht tot, sondern einfach nur krank war, irrte sie mit ihrem toten Kind in den Armen im Dorf umher und bat jeden inständig darum, ihr doch eine Medizin für ihr krankes Kind zu geben. Den Dorfbewohnern war dies nicht geheuer, und sie schlossen die Tür, wenn sie Kisagotami kommen sahen. „Geh weg. Es gibt keine Medizin, mit der man ein totes Kind wieder zum Leben erwecken könnte“, sagten sie.

Schließlich erbarmte sich ein weiser und mitfühlender alter Mann, der ein Schüler des Buddha war, und sagte zu ihr: „Liebe Kisagotami, es gibt jemanden, der dir möglicherweise die Medizin geben kann, die du suchst. Geh zum Buddha. Er unterweist gerade seine Schüler im Nachbardorf.“

Hocherfreut, dass sie nun endlich Hilfe für ihren Sohn finden würde, machte sich Kisagotami auf den Weg. Eine ganze Nacht lief sie, ihren toten

Jungen im Arm, durch den Wald. Gegen Mittag schließlich erreichte sie das Dorf, in dem der Buddha lehrte. Sie bahnte sich einen Weg durch die Menschenmenge, die sich zusammengefunden hatte, um die Lehren des Buddha zu hören, und legte ihr totes Kind dem Buddha zu Füßen. Es wurde still. „Herr", flehte Kisagotami, „ich bitte dich, gib mir die Medizin, die mein Kind wieder gesund machen wird."

Der Buddha erhob sich. Zur Überraschung aller sah er ihr sanft in die Augen und sagte freundlich: „Ich kenne eine Medizin, die dir helfen wird. Aber die Medizin ist nicht hier. Um sie zu bekommen, musst du zuerst ins Dorf gehen und mir einige Senfkörner aus einem Haus bringen, in dem noch niemand – weder ein Kind, noch Eltern, Großeltern, Verwandte oder Freunde – gestorben ist. Geh jetzt, ich warte hier auf dich."

Kisagotami war überglücklich. Endlich hatte sie jemanden gefunden, der ihr Kind heilen würde. Mit ihrem toten Sohn in den Armen ging sie von Haus zu Haus und klopfte an jede Tür. Wenn jemand öffnete, fragte sie: „Dürfte ich bitte einige Senfkörner haben?" „Selbstverständlich", antworteten die Hausbewohner, denn Senfkörner waren nicht teuer und in jedem indischen Haushalt zu finden.

Dann stellte Kisagotami die zweite Frage: „Und kannst du mir bitte sagen, ob in diesem Haus jemand – eine Mutter oder ein Vater, ein Sohn oder eine Tochter, ein Großvater oder eine Großmutter oder ein Verwandter oder Freund – gestorben ist?" Und dann brach eine Lawine von Geschichten über Verluste, Unfälle, Krankheit, Alter und Tod über sie herein. „Leider", antworteten die Dorfbewohner, „gibt es hier nur wenige Lebende, aber viele Tote. Es tut gut, unseren Schmerz mit dir zu teilen."

Als sich die Nacht schließlich über das Dorf senkte, kletterte eine müde und entmutigte Kisagotami auf einen Hügel und setzte sich mit ihrem Kind im Arm an den Straßenrand. Sie betrachtete die Häuser im Dorf und ihr Herz öffnete sich vor Mitgefühl weit. Endlich sah sie durch den Nebel ihrer Wahnvorstellungen. Sie rief aus: „Wie blind ich doch in meiner Trauer gewesen bin! Ich unterscheide mich nicht von den anderen. Der Tod betrifft alle Wesen und kann jeden von uns jederzeit besuchen."

Diese Einsicht in die Unbeständigkeit des Lebens und die Fähigkeit, ihre Trauer in den größeren Raum des Mitgefühls für alle Wesen auszudehnen, befreiten Kisagotamis Geist aus seinem Wahn und seinem Leiden. Sie kehrte zum Buddha zurück und setzte sich vor ihn hin. Keiner von beiden sprach, aber der Buddha sah, dass ihr Gesicht weicher geworden war und dass ihr Herz gelernt hatte, was Worte ihr niemals hätten vermitteln können. Der Buddha erhob sich und zusammen trugen sie den leblosen Körper von Kisagotamis Sohn zur Verbrennungsstätte.

16 Ursachen und Bedingungen: Sich in dem, was ist, zurechtfinden

Jede Erfahrung, jedes Ereignis oder Vorkommnis existiert nur aufgrund der Existenz anderer Phänomene, die sich in einem unglaublich komplexen Netz von Ursache und Wirkung zusammengefunden haben, welches die Vergangenheit, die Gegenwart und die Zukunft umfasst.

Samyuktāgama (alte buddhistische Textsammlung)

Frauen, deren Schwangerschaft vollkommen normal verläuft und deren Baby gesund zu sein scheint, wünschen sich häufig eine Krankenhausgeburt ohne größere medizinische Eingriffe. In den USA ist dies für Krankenhausgeburten allerdings nicht üblich. Eine Geburt in diesem Land (und in den Krankenhäusern vieler anderer Industrienationen) ist heute ein mit zahlreichen Interventionen und viel Technik verbundener Vorgang: So werden

CTG-Geräte (Herzton-Wehen-Schreiber) bei 85 Prozent aller Geburten eingesetzt; 40 Prozent der Geburten werden eingeleitet; bei 70 Prozent der Geburten wird Syntocinon (synthetisches Oxytozin) verabreicht, um die Wehen zu verstärken. In manchen Krankenhäusern bekommen bis zu 80 Prozent der Gebärenden eine Periduralanästhesie; und die Zahl der Kaiserschnitte erreichte mit *einer von drei Geburten* im Jahr 2009 ihren bisherigen Höchststand, was einem Anstieg von 46 Prozent seit 1996 entspricht. (Laut Empfehlung der Weltgesundheitsorganisation WHO sollte die Rate für Kaiserschnittgeburten bei ca. 15 Prozent liegen.)[30]

Trotz aller Interventionen, aller Medizintechnik und der höchsten Pro-Kopf-Ausgaben für den Gesundheitssektor weltweit sieht die Bilanz der USA im Bereich Mutter-Kind-Gesundheit nicht sehr gut aus – was eigentlich auch in Bezug auf die Gesundheit der Gesamtbevölkerung gilt. Die Frühgeburtenrate ist hierzulande weiterhin sehr hoch, ebenso wie die Zahl der Babys, die mit einem niedrigen Geburtsgewicht zur Welt kommen und zu Gesundheitsproblemen, insbesondere chronischen, neigen. Die USA verzeichnen die höchste Müttersterblichkeit aller Industrieländer (sie ist von 8 je 100.000 Lebendgeburten im Jahr 1996 auf 17 je 100.000 Lebendgeburten im Jahr 2008 angestiegen). Laut einer Studie der WHO aus dem Jahr 2010 haben in den USA geborene Babys ein höheres Risiko, im ersten Lebensmonat zu sterben, als Babys in vierzig anderen Ländern, darunter Kuba, Malaysia, Litauen und Polen.[31] All diese Fakten sind sehr ernüchternd und ein weiteres Symptom für ein nicht funktionierendes Gesundheitssystem.

Die Ursachen und Bedingungen für die Medikalisierung der normalen Geburt, die für normale, gesunde Mütter und ihre Babys *keinerlei gesundheitliche Vorteile* hat, aber viel Leiden verursacht, sind komplex. Die US-Regierung hat Kongresse gesponsert und Berichte zu diesem Thema veröffentlicht, Organisationen sind ins Leben gerufen worden, um diese Probleme bzw. bestimmte Aspekte dieser Problematik in Angriff zu nehmen, und zahlreiche wissenschaftliche sowie populärwissenschaftliche Artikel und Bücher befassen sich mit diesem Thema – all das, um Fachleute, die im Gesundheitswesen tätig sind, und die Öffentlichkeit verstärkt auf diese Situation aufmerksam zu machen. Das gelingt zwar, doch zu wirklichen Veränderungen kommt es nur sehr langsam.[32]

Für unsere Zwecke ist wichtig zu wissen, dass die Faktoren, die bei der Medikalisierung der Geburt eine Rolle spielen, ebenso zahlreich wie komplex sind. Dazu gehören: die Geschichte der Geburtshilfe in den USA im letzten Jahrhundert; das Krankenhaus als Institution und die Vorschriften, unter denen das Personal (Ärzte, Hebammen, Pflegekräfte und Angehörige verwandter Gesundheitsberufe) arbeitet; die Erfahrungen und die Kultur des medizinischen und pflegerischen Personals, dessen Vorstellungen, wie eine Geburt ablaufen sollte, nicht nur davon abhängen, wo, wann und wie die Einzelnen jeweils ausgebildet wurden, sondern auch von ihren Fähigkeiten, ihrer Berufserfahrung, ihrer individuellen Persönlichkeit sowie ihrer Bereitschaft, einen normalen Geburtsprozess (und nicht nur die Geburt im engeren Sinne) zu unterstützen; soziale und kulturelle Vorstellungen und Normen hinsichtlich der Definition einer gesunden Geburtserfahrung, vertretbarer Gesundheitsrisiken und der Gesundheitsversorgung im Allgemeinen; Vorstellungen hinsichtlich des angemessenen Einsatzes von Medizintechnik während der Geburt; die sehr reale und verständliche Angst von Ärzten und Hebammen vor Rechtsstreitigkeiten und das generelle Stressniveau der Hebammen, Ärztinnen und Ärzte (ihre Geistesverfassung, der Grad ihrer Müdigkeit und ihre Fähigkeit, präsent zu sein) während der Wehen und der Geburt selbst.

Wie Sie sehen, gibt es eine große Zahl von äußeren Ursachen und Bedingungen, die die Dynamik der Geburt beeinflussen können. Zu diesen äußeren Faktoren kommen dann noch die individuellen körperlichen und geistigen Bedingungen hinzu, die Sie mitbringen: etwa die Größe und Form Ihres Beckens; die Größe und Lage Ihres Babys; die – vorhandene oder fehlende – Stärke Ihrer Wehen; ob Sie in der Lage sind, herumzulaufen und sich zu bewegen, und welche Gebärpositionen möglich sind; die Menschen, die Sie während der Geburt begleiten; die körperlichen und geistigen Praktiken, die Sie erlernt haben, um mit den Wehenschmerzen umzugehen, sowie Ihre Vorstellungen, Intentionen, Haltungen und das Engagement, das Sie in den Geburtsprozess einbringen.

Aufgrund der Komplexität dieser und weiterer Faktoren müssen Sie, wenn Sie sich eine Geburt im Krankenhaus ohne größere medizinische Interven-

tionen wünschen, mehr Energie aufbringen, um die Ursachen und Bedingungen Ihrer Geburtserfahrung zu beeinflussen.

Auf der Grundlage aktueller Forschungsergebnisse und meiner langjährigen klinischen Erfahrung als Hebamme habe ich eine Liste evidenzbasierter Empfehlungen für Sie zusammengestellt, die einen normalen Geburtsvorgang erleichtern und fördern.[33] Einige dieser Empfehlungen sind für Sie bestimmt, andere können Sie gemeinsam mit Ihrer Hebamme und Ärztin umsetzen. Je mehr dieser Empfehlungen Sie umsetzen können und je besser es Ihnen gelingt, andere Beteiligte davon zu überzeugen, desto besser werden Sie in der Lage sein, die Ursachen und Bedingungen der Geburt zu beeinflussen und damit die Wahrscheinlichkeit für eine Geburt ohne größere medizinische Interventionen zu erhöhen.

Da alle vorgeschlagenen Schritte und Verhaltensweisen miteinander verbunden sind, ist es am besten, sie als Einheit zu betrachten, statt an einem einzelnen Aspekt festzuhalten. Betrachten Sie diese Schritte als Möglichkeiten, auf deren Realisierung Sie in Absprache mit Ihrer Hebamme und Ihrer Ärztin oder Ihrem Arzt hinarbeiten können, wenn Sie möchten bzw. dazu in der Lage sind. Eine der Teilnehmerinnen des MBCP-Kurses hat dies nach der Geburt ihres Kindes so ausgedrückt: „Du versuchst dich, so gut es geht, vorzubereiten und lässt dann alles los, während du dich bemühst, so präsent wie möglich zu sein, den Geburtsprozess ganz und gar zu erleben, wie immer er sich entwickeln mag, und an dem Ziel festzuhalten, dass du und dein Baby die Geburt sicher überstehen mögen. Viele Dinge passieren einfach zufällig, du kannst nicht alles beeinflussen."

Bitte machen Sie sich bewusst, dass weder eine bestimmte einzelne Verhaltensweise noch die Summe all dieser Empfehlungen garantieren können, dass Ihnen der Einsatz von Medizintechnik oder andere unterstützende Maßnahmen erspart bleiben. Weil eine Geburt ein Prozess ist, der ständigen und raschen Veränderungen unterliegt, kann auch ein Moment kommen, in dem Sie die Hilfen, die man Ihnen anbietet, begrüßen und nutzen. Manchmal ist das das Klügste, was Sie tun können.

Wenn Sie Ihr Kind ohne größere medizinische Interventionen zur Welt bringen möchten, kann die Tatsache tröstlich sein, dass die meisten Geburten gut und für Mutter und Kind sicher verlaufen. Jede Frau, jedes Elternpaar gibt sein Bestes, und auch Sie werden das tun – mit den Möglichkeiten des Menschen, der Sie sind, abhängig von Ihrem Gesundheitszustand und dem Ihres Babys, Ihren Bewältigungsstrategien und Zielen, den Wahlmöglichkeiten, die Sie bezüglich der Hebammen und Ärzte und des Geburtsortes haben, und von den besonderen Umständen zum Zeitpunkt der Geburt.

Krankenhäuser sind äußerst komplexe Institutionen mit Hunderten oder Tausenden von Angestellten, die meist sehr gut ausgebildet, kompetent und mitfühlend sind. Die Aufgabe eines Krankenhauses ist es, sich um Kranke zu kümmern und Behandlungsmöglichkeiten für akute Krankheiten und Beschwerdebilder anzubieten. Der Krankenhausbetrieb ist ähnlich organisiert wie eine Fabrik: Das Personal arbeitet im Schichtdienst und muss eine bestimmte Menge an Arbeit in einem bestimmten Zeitraum bewältigen. Ob Krankenhäuser von gemeinnützigen Körperschaften, Universitäten oder privatwirtschaftlichen Unternehmen getragen werden: Sie sind nicht nur Orte, an denen Ärzte und medizinisches Personal die Kunst und Wissenschaft der Medizin praktizieren, sondern auch gewinnorientierte Großunternehmen. Kurz gesagt: Krankenhäuser und ihre Angestellten arbeiten unter den Bedingungen der Industriezeit. Sie halten die „Fabrik" am Laufen, indem sie Patienten in den OP hinein- und wieder hinausschieben und von einem Behandlungszimmer und Krankenhausbett ins nächste transportieren. Für Krankenhäuser ist der Tun-Modus ganz sicher wichtiger als der Sein-Modus.

Und das bedeutet, dass das Krankenhausumfeld ein Problem darstellt, wenn es um eine normale, gesunde Schwangere und ein normales, gesundes Baby geht, die an einem normalen, gesunden Prozess des weiblichen Körpers beteiligt sind, der sich Geburt nennt. Sie und Ihr Baby leben in der Hortikulturzeit und durchlaufen den Geburtsprozess in einem institutionellen Umfeld, das auf Krankheiten ausgerichtet ist und in der Industriezeit agiert. Zuweilen können die Ausrichtung des Krankenhausumfelds und seiner Angestellten und die Natur des Geburtsvorgangs sehr weit auseinanderliegen.

Wie wir in Kapitel 6 erfahren haben, findet das individuelle Auf und Ab der Wehen und der Geburt in der Hortikulturzeit statt. So wie der japanische Landwirt, der sagte, dass er keinen Reis anbaue, sondern lediglich für einen fruchtbaren Boden sorge, auf dem der Reis dann von selbst wachse, braucht eine gesunde Gebärende mit einem offensichtlich gesunden Baby ein fruchtbares Umfeld, das im Einklang mit der Hortikulturzeit ist, um ihr Kind auf die Welt zu bringen.

Die Geburt ist ein weiteres Beispiel dafür, dass Menschen clever, aber nicht klug sind, wenn es um den Einsatz von Technik bei natürlichen Prozessen geht. Auch bei einer Geburt kann Technik, wenn sie geschickt, angemessen und klug eingesetzt wird, sehr eindrucksvoll und sogar lebensrettend sein. Aber wenn sie von Menschen eingesetzt wird, die im Autopilot-Modus fungieren oder glauben, Technik beinhalte nur Vorteile und keine Risiken und sei in allen Fällen das Mittel der Wahl, kann sie großen Schaden anrichten. Man braucht sehr viel Weisheit bzw. gesunden Menschenverstand, um den Mittelweg zwischen dem Tun-Modus der Krankenhausumgebung und dem Sein-Modus des normalen biologischen Prozesses der Geburt zu finden. Und auch hierbei kann Ihnen Achtsamkeit helfen.

VRANN anwenden

Menschen, die in Krankenhäusern arbeiten, handeln, so wie wir auch, oft im Autopilot-Modus. Das kann das Ergebnis von Gewohnheiten, bestimmten Glaubenssystemen, allgemeinem Stress oder dem der Industriezeit innewohnenden Druck sein. Die Menschen, die Ihnen während der Geburt helfen werden, wissen vielleicht noch nicht einmal, dass es einen Sein-Modus gibt. (Bevor Sie mit Ihrer Achtsamkeitspraxis begonnen haben, kannten Sie diesen Modus vielleicht auch nicht.) Wenn Sie sich jedoch die Abkürzung VRANN einprägen und sie anwenden, helfen Sie sich selbst dabei, achtsame und kluge Entscheidungen zu treffen, *und* Sie helfen Ihrer Hebamme und Ärztin, aus dem Autopilot-Modus herauszufinden und gegenwärtiger zu sein.[34]

Die Abkürzung VRANN steht für Folgendes: Was sind die *Vorteile* der vorgeschlagenen Vorgehensweise? Was sind die *Risiken?* Was sind die *Alternativen?* Was wäre, wenn man *nichts* täte? Und muss das, was getan werden muss (was auch immer es ist) *nun* getan werden? Es gibt *immer*

Alternativen, es sei denn, es handelt sich um einen sehr seltenen Notfall. Auch Ihrer Hebamme und Ihrem Arzt oder Ihrer Ärztin steht nicht nur eine einzige richtige Maßnahme zur Verfügung. Durch respektvolle Gespräche lernen Sie die Bedenken Ihrer Hebamme oder Ärztin sowie ihre Gründe für eine bestimmte Vorgehensweise besser kennen und bleiben so aktiv in den Entscheidungsprozess, der den weiteren Verlauf der Geburt beeinflusst, eingebunden. Im Idealfall werden Sie eine vertrauensvolle Beziehung zu Ihrer Hebamme und Ihrem Arzt oder Ihrer Ärztin aufbauen und aktiv und gleichberechtigt am Geburtsgeschehen beteiligt sein.

VRANN kann sich auch nach der Geburt Ihres Kindes bei jeder Art von ärztlichem Rat, bei Behandlungsempfehlungen oder medizinischen Maßnahmen sowie im Umgang mit dem Gesundheitswesen im Allgemeinen als sehr nützlich erweisen. Wenn Sie noch nie ein Kind zur Welt gebracht haben und bisher keine größeren Gesundheitsprobleme hatten, machen Sie jetzt wahrscheinlich zum ersten Mal Erfahrungen mit den komplexen Beziehungen zu medizinischem Fachpersonal und zum Gesundheitssystem. Da Sie sich gleich nach der Geburt mit allen Gesundheitsfragen, die Ihr Baby betreffen (zu Impfungen, Medikamenten und anderen Behandlungen), an eine Hebamme und einen Arzt oder eine Ärztin wenden werden, stehen Sie an der Schwelle zu einer wichtigen, dauerhaften Beziehung. Hinzu kommt, dass die Entscheidungen, die Sie bezüglich der Gesundheit Ihres Kindes treffen, einen maßgeblichen Einfluss darauf haben, welche Einstellung Ihr Kind zu seinem Körper und seiner Gesundheit entwickeln wird. Irgendwann möchten Sie Ihrem Kind vielleicht auch erklären, was VRANN bedeutet.

Während der Schwangerschaft

Wenn Sie sich eine Geburt ohne größere medizinische Interventionen und Technikeinsatz wünschen, wird die Wahl des Arztes bzw. der Ärztin und der Hebamme eine Ihrer wichtigsten Entscheidungen sein. Und wie Ihr Arzt und Ihre Hebamme das Geburtsgeschehen wahrnehmen, wird wiederum ihr Verhalten und die Ratschläge, die Sie von ihnen erhalten werden, bestimmen. (Und damit wären wir wieder beim Thema Wahrnehmung.)

Hebammen sind im Allgemeinen diejenigen, die die größte Kompetenz haben, wenn es darum geht, die normalen physiologischen Geburtsprozesse zu fördern und zu erhalten und medizintechnische Interventionen auf ein Mindestmaß zu beschränken. Der Schwerpunkt der Ausbildung und der Berufserfahrung von Hebammen liegt auf einer normalen Geburt. Hebammen verstehen sich als Partner der Frauen und ihrer Familien, denen sie ihre Dienste zur Verfügung stellen. Sie sorgen dafür, dass die individuellen Bedürfnisse und Wünsche der Frau im Einklang mit den Notwendigkeiten einer klinischen Versorgung stehen. Ihr Ansatz in Bezug auf die Geburt ist darauf ausgerichtet, in Übereinstimmung mit der Hortikulturzeit zu sein und, wann immer möglich, auf Geduld, aufmerksames Abwarten und Nichteingreifen in normale Vorgänge zu vertrauen.

In Krankenhäusern arbeiten Hebammen bei Bedarf mit Ärzten zusammen und greifen, falls erforderlich, angemessen und schrittweise auf medizinische Interventionsmaßnahmen und Technik zurück. Eine Hebamme zu wählen, deren Ansatz mit den eigenen Wünschen übereinstimmt, kann maßgeblich dazu beitragen, dass die Geburt ohne größere Interventionen verläuft. In den USA heißen Hebammen, die Geburten im Krankenhaus begleiten, Certified Nurse-Midwives (CNM; examinierte Hebammen/Krankenschwestern) oder Certified Midwives (CM; examinierte Hebammen). Diese Hebammen betreuen jedoch nur ungefähr 7 Prozent der Geburten in amerikanischen Krankenhäusern.[35]

Ich empfehle Ihnen, bereits in der Frühschwangerschaft an einem Informationsabend mit Kreißsaalführung in dem Krankenhaus teilzunehmen, in dem Sie Ihr Kind zur Welt bringen möchten. Finden Sie heraus, wie hoch die Rate der Geburtseinleitungen, der Periduralanästhesien und der Kaiserschnitte in diesem Krankenhaus ist. So gewinnen Sie Einblick in die Kultur der Geburtshilfestation und die Kultur, in der die Hebammen und Ärzte arbeiten, die Sie während der Geburt betreuen werden. Und sie erfahren viel über deren Fähigkeiten, normale Geburtsverläufe zu begleiten und zu fördern. Fragen Sie, welche Möglichkeiten Sie haben, ob es zum Beispiel erlaubt ist, während der Wehen aufzustehen und umherzugehen, ob Sie verschiedene Gebärhaltungen einnehmen können und wie es mit dem Essen und Trinken während der Geburt aussieht. Fragen

Sie, ob CTG-Geräte (Herzton-Wehenschreiber) routinemäßig eingesetzt werden. Finden Sie heraus, ob die Krankenhausregularien einen gewissen Spielraum zulassen. Wenn Sie nicht zufrieden sind, nutzen Sie VRANN: Wägen Sie die Vorteile und Risiken Ihrer derzeitigen Wahl ab, erkunden Sie mögliche Alternativen, und entscheiden Sie sich gegebenenfalls für eine andere Klinik. Oder konzentrieren Sie sich darauf, die Bedingungen in dem Krankenhaus, für das Sie sich entschieden haben, im Rahmen der Möglichkeiten optimal zu gestalten, und üben Sie sich darin, die Situation so, wie sie ist, zu akzeptieren. Das schließt auch Frustration, Ärger, Traurigkeit, Enttäuschung und Angst mit ein.

Wenn Sie gesund sind, Ihre Schwangerschaft normal verläuft und Ihr Baby gesund zu sein scheint, kann die Alternative auch ein Geburtshaus oder eine Hausgeburt sein. Große Bevölkerungsstudien, in denen Haus- und Krankenhausgeburten miteinander verglichen wurden, belegen, dass außerklinische Geburten für Frauen mit einem geringen geburtshilflichen Risiko sicher sind. Darüber hinaus weisen Hausgeburten eine geringere Rate an geburtshilflichen Maßnahmen, eine geringere mütterliche Morbidität bezüglich Kaiserschnitt, Dammverletzung und verstärkter Nachblutung sowie eine geringe kindliche Morbidität bezüglich Reanimation, Verlegung auf die Neugeborenen-Intensivstation und Sauerstofftherapie auf.[36] Weil keine Geburt, ob sie nun klinisch oder außerklinisch stattfindet, gänzlich risikofrei ist, bleibt Ihnen nichts anderes übrig, als die Risiken und Vorteile jedes Geburtsortes für sich selbst abzuwägen.

Von manchen Geburtsvorbereiterinnen, Doulas und anderen wird empfohlen, einen Geburtsplan zu schreiben und diesen dann dem Krankenhauspersonal zu geben. Vorlagen finden Sie im Internet. Sich mit Ihren Wünschen für die Geburt zu beschäftigen und sich das nötige Hintergrundwissen dafür anzueignen, kann Ihnen und Ihrem Partner oder Ihrer Partnerin dabei helfen, sich über die Kultur und die technische Ausstattung der klinischen Geburtshilfe zu informieren. Einen Geburtsplan zu haben bedeutet natürlich nicht, dass Sie wissen, wie sich das Geburtsgeschehen letztendlich entwickeln wird. Trotzdem ist eine Liste Ihrer *Wünsche für die Geburt* eine Möglichkeit, die Menschen, die Sie während der Geburt betreuen werden, über das zu informieren, was Ihnen wichtig ist.

Sollten Sie das Aufstellen einer solchen Liste für sinnvoll halten, nachdem Sie einen Einblick in die Krankenhauskultur gewonnen haben, dann drücken Sie sich freundlich und respektvoll aus, zeigen Sie sich flexibel, und fassen Sie sich kurz.

Im Großen und Ganzen arbeiten Menschen im Kreißsaal, weil sie ihre Arbeit lieben und möchten, dass die Gebärenden sich sicher fühlen und mit ihnen zufrieden sind. Wenn Sie das im Bewusstsein behalten, fällt es Ihnen vielleicht leichter, ein Vertrauensverhältnis zum Krankenhauspersonal aufzubauen, und das kann sich auf Ihre Situation in der Klinik nur günstig auswirken.

Frauen, die während der Geburt jemanden bei sich haben, der sie unterstützt, haben eine kürzere Geburtsdauer und weniger schmerzhafte Wehen, brauchen weniger Medikamente, weniger medizinische Eingriffe und seltener eine operative Entbindung (mit Hilfe einer geburtshilflichen Zange, einer Saugglocke oder per Kaiserschnitt), sie haben weniger Probleme mit dem Stillen und sind generell zufriedener mit ihrem Geburtserlebnis. All dies zeigen Forschungsergebnisse. Ihr Partner oder Ihre Partnerin kann diese Rolle übernehmen und Sie während der Geburt begleiten, aber er oder sie wird – machen wir uns nichts vor – trotz aller Kurse, die Sie gemeinsam besucht haben, und aller Bücher, die Sie gelesen haben, sehr wahrscheinlich nicht viel Erfahrung mit Krankenhäusern, Richtlinien und Routineabläufen haben. Noch wird er oder sie, und das ist der wichtigste Punkt, die Fähigkeiten besitzen, die nötig sind, um eine Frau durch ein normales Geburtsgeschehen zu leiten.

Ungeachtet der Bedeutung, die die Anwesenheit des Partners oder der Partnerin bei der Geburt hat, ist sie kein Ersatz für ein geschultes Auge, besonders dann, wenn Sie sich eine Krankenhausgeburt ohne größere Eingriffe wünschen. In der Vergangenheit war die Hebamme dieses geschulte Auge. Sie war der Frau vertraut und kümmerte sich während der Schwangerschaft, der Geburt und des Wochenbetts um sie und ihre Familie. Da es in den USA heute vergleichsweise wenige Hebammen gibt, liegt die Betreuung der schwangeren Frau, ihres Partners und ihrer Familie in dieser Zeit hierzulande in der Regel bei einem Geburtshelfer, einem qualifizierten Facharzt, der, was die Unterstützung normaler Geburtsverläufe angeht, wenig Erfahrung und Zeit mitbringt. Für manche Frauen ist der Hausarzt eine Möglichkeit, besonders auf dem Land. Während der letzten Jahrzehnte ist die Zahl der Allgemeinmediziner, die in der Geburtshilfe tätig sind, in den USA jedoch drastisch zurückgegangen.[37]

Doulas, die schwangere Frauen während der Geburt unterstützen und begleiten, schließen, zumindest teilweise, eine bedauerliche Lücke in der Betreuung gesunder schwangerer Frauen, die sich eine Geburt möglichst ohne Interventionen wünschen.[38] Auch wenn Sie in dem Krankenhaus, in dem Sie Ihr Kind zur Welt bringen möchten, von Hebammen[39] betreut werden, kann die Unterstützung durch eine Doula recht wertvoll sein.[40]

Überlegen Sie sich, ob Sie sich nicht von einer Doula durch Ihre Schwangerschaft begleiten lassen möchten. Doulas haben nicht nur einen geschulten Blick, sondern auch viele andere Fähigkeiten, die Ihnen und Ihrem Partner oder Ihrer Partnerin helfen können. Manche Doulas kommen auch zu Ihnen nach Hause, um Ihnen zu helfen, was wichtig sein kann, wenn Sie vorhaben, möglichst lange zu Hause zu bleiben. Ein Baby auf die Welt zu bringen, besonders wenn es das erste Kind ist, kann manchmal recht lange dauern. Dann jemanden zusätzlich zum Partner oder zur Partnerin an seiner Seite zu haben kann sehr hilfreich sein, ganz besonders dann, wenn der Partner oder die Partnerin sich ausruhen möchte, etwas zu essen holt oder das Zimmer für kurze Zeit verlassen muss.

Manche Krankenhäuser arbeiten mit Doulas zusammen und stellen deren Dienste auf ehrenamtlicher Basis zur Verfügung. Erkundigen Sie sich, ob das in Ihrem Krankenhaus auch der Fall ist. Angehende Doulas bieten ihre Geburtsbegleitungen meist sehr preisgünstig oder kostenlos an. Auch ein Familienmitglied oder eine Freundin, der sie vertrauen, kann einige der Aufgaben einer Doula übernehmen. Wenn Sie sich für ein Familienmitglied oder eine Freundin entscheiden, kann es sich anbieten, dieses Buch mit ihnen zu teilen, damit Ihre Begleiterin Ihre Einstellung und die Ihres Partners in Bezug auf die Geburt besser versteht.

Den Beginn der Geburt zu Hause erleben

Nehmen Sie sich vor, so achtsam und gegenwärtig wie möglich zu sein, wie immer diese Erfahrung, die auf Sie zukommt, aussehen mag. Wenn Sie die in diesem Buch vorgestellten Achtsamkeitsübungen gemacht haben, haben Sie viele Fähigkeiten erworben. Jetzt ist es an der Zeit, das Gelernte in die Praxis umzusetzen. Überlegen Sie sich, wie Sie die ersten Wehen erleben möchten. Setzen die Wehen während des Tages ein, könnten Sie zum Beispiel auf achtsame Weise einen Spaziergang machen, eine besondere Pflanze in Ihrem Garten anpflanzen oder für die Menschen, die Sie zur Geburt begleiten, und das Krankenhauspersonal Kekse oder einen Kuchen backen (Schokoladenkuchen kommt immer gut an). Sie könnten auch eine formale Meditationsübung, Yoga oder eine Liebende-Güte-Meditation machen. Gehmeditation eignet sich ebenfalls sehr gut. Beginnen die Wehen in der Nacht, sollten Sie versuchen, noch etwas zu schlafen, oder den Body-Scan machen, wenn Sie nicht schlafen können. Die Zeit wird vergehen und der Morgen anbrechen. Und wer weiß? Vielleicht werden Sie Ihr Baby noch vor Sonnenaufgang in den Armen halten.

Nehmen Sie zur Stärkung leicht verdauliche Gerichte wie Haferflocken- oder Grießbrei, Kartoffelpüree oder Ofenkartoffeln, Bananen, Reis oder eine leichte Suppe zu sich.

Trinken Sie jede Stunde ungefähr ein Glas Saft, Wasser oder ein isotonisches Getränk.

Wenn die Wehen stärker werden, ist es normalerweise besser, zu stehen und sich zu bewegen, statt im Bett zu liegen. Es ist natürlich in Ordnung, sich hinzulegen und auszuruhen, wenn Sie müde sind, doch wenn Sie sich ausgeruht haben, sollten Sie wieder aufstehen und umhergehen. Ihr Atem und die Schmerzübungen, die Sie erlernt haben, helfen Ihnen bei Ihren Wehen. Und denken Sie daran, den wandernden Geist loszulassen und zum Atem zurückzukommen, besonders in den Wehenpausen. Das ist eines der wichtigsten Dinge, die Sie zu einem normalen physiologischen Geburtsprozess beitragen können.

Werden die Wehen stärker, machen Sie mit dem, was Sie bisher gemacht haben, weiter, und wenn Sie sich ausruhen wollen, legen Sie sich hin.

Hören Sie auf Ihren Körper. Er lässt Sie normalerweise wissen, was zu tun ist. Und denken Sie daran, dass es nicht nur einen richtigen Weg gibt.

Warten Sie, bis die Wehen stark sind und regelmäßig kommen, bevor Sie sich auf den Weg ins Krankenhaus machen. Und warten Sie dann noch etwas länger. Woran merken Sie, wann es so weit ist? Es ist so weit, wenn Ihre Wehen regelmäßig und in kurzen Abständen (alle drei bis fünf Minuten) kommen, wenn Sie dabei nicht mehr gehen oder sprechen können und wenn Sie denken „Das tut jetzt aber *wirklich* weh" oder „Ich weiß nicht, wie ich das schaffen soll" oder „Jetzt ist es Zeit, ins Krankenhaus zu fahren". Wenn Sie denken „Jetzt ist es Zeit, loszufahren", dann machen Sie sich auf den Weg, auch wenn die Menschen um Sie herum Ihnen etwas anderes sagen. Eine Doula (falls Sie sich für eine solche Geburtsbegleitung entschieden haben) kann Ihnen bei diesem Entscheidungsprozess helfen. Es kann sehr gut sein, dass Sie den Großteil Ihrer Wehen in aller Ruhe in den eigenen vier Wänden verbringen werden. Vielleicht sind Ihre Wehen aber auch von Anfang an stark und regelmäßig. Man weiß es einfach nicht.

Wenn Sie das Krankenhaus anrufen, um Bescheid zu geben, dass Sie auf dem Weg sind, oder wenn Sie zuvor schon wegen Vorwehen mit dem Krankenhaus telefoniert haben oder schon einmal zur Untersuchung dorthin gefahren sind, sagen Sie dem Krankenhauspersonal, dass Sie sich eine Geburt ohne größere medizinische Interventionen wünschen, wenn das Ihre Absicht ist. Bitten Sie darum, dass eine Hebamme Ihre Betreuung übernimmt, die gerne mit Frauen zusammenarbeitet, die sich eine möglichst normale Geburt wünschen. Eine Frau bei der Geburt ohne Technik zu unterstützen ist arbeitsintensiv und manche Hebammen haben mehr Erfahrung und mehr Fähigkeiten in dieser Hinsicht als andere. Die Betreuung durch eine geeignete Hebamme und möglicherweise eine Doula stellt sicher, dass Ihnen solche Fähigkeiten zur Verfügung stehen.

Die Geburt kann so schnell voranschreiten, dass keine Zeit bleibt, die oben beschriebenen Empfehlungen in die Tat umzusetzen. Sollte das der Fall sein, lassen Sie alle Empfehlungen los und konzentrieren Sie sich auf Ihren Körper und Ihren Geist im gegenwärtigen Moment. Tun Sie das, was Ihnen angemessen erscheint.

Eröffnungswehen können lange anhalten, sehr lange sogar, zum Beispiel einen Tag oder noch länger. Manchmal ist es klug, zur Untersuchung ins Krankenhaus zu fahren, um sicher zu gehen, dass mit einem selbst und dem Baby alles in Ordnung ist. Falls Sie ins Krankenhaus fahren, kann es sein, dass man Ihnen Medikamente geben möchte, damit Sie sich ausruhen oder schlafen können. Das ist oft sehr nützlich. Es kann auch sein, dass man Ihnen Medikamente gibt, „damit es schneller geht". Und auch das kann hilfreich sein – oder auch nicht. Auch hier kommt es ganz auf die jeweiligen Umstände an. Wenden Sie VRANN an. Wenn Sie sich entscheiden, Medikamente zu nehmen, um sich ausruhen zu können, schauen Sie, ob Sie sie nicht zu Hause einnehmen können, weit weg von dem Tun-Modus, der im Krankenhausumfeld so verbreitet ist. Vielleicht ist es auch sinnvoll, im Krankenhaus zu bleiben und etwas zu „tun". Noch einmal: Es gibt nicht nur *einen* richtigen Weg. Bleiben Sie präsent, und denken Sie daran, dass jeder sein Bestes tut – das gilt auch und ganz besonders für Sie selbst.

Im Krankenhaus

Sobald Sie sich im Kreißsaal, Ihrem Geburtszimmer, befinden, hängen Sie ein großes Schild über die Uhr, auf dem „Jetzt" steht, um sich während Ihres Aufenthalts in diesem Raum daran zu erinnern, im gegenwärtigen Moment zu sein. Durch Ihre Achtsamkeitsübungen wissen Sie und Ihr Partner, wie viel Konzentration erforderlich ist, um im gegenwärtigen Moment zu sein, und wie Sie mit den intensiven Empfindungen, die kommen und wieder gehen, umgehen können. Ein ruhiges und friedliches Umfeld hilft Ihnen zu Hause und im Kursraum und kann Sie auch bei Ihrer Achtsamkeitspraxis während der Wehen unterstützen. Dimmen Sie zum Beispiel das Licht und ziehen Sie die Vorhänge zu. Ihr Partner, Ihre Doula oder andere Begleitpersonen können für eine Umgebung mit minimalen Reizen und Ablenkungen sorgen.

Vielleicht sind Sie aber auch eine Frau, die sich während des Geburtsprozesses eher lautstark und energisch verhält. Möglicherweise kommen Sie im Krankenhaus an, und die Wehen sind so stark, dass es Ihnen egal ist, ob es im Kreißsaal ruhig und friedlich ist. Sollte das der Fall sein, dann bleiben Sie im gegenwärtigen Moment, konzentrieren Sie sich, so gut Sie können, auf den Atem und lassen Sie alle Vorstellungen los, die Sie von der Geburt hatten. Das, was Sie tun, um durch diesen Prozess zu kommen, ist alles, was Sie tun müssen. Denken Sie daran, eine nichtwertende Haltung, Akzeptanz und Loslassen zu praktizieren.

Die Hebammen im Kreißsaal sind oft die unbesungenen Heldinnen des Geburtsgeschehens. Wenn Sie von einer Hebamme betreut werden, die die Fähigkeit besitzt, den normalen Geburtsvorgang zu unterstützen, dann bedanken Sie sich mit einem Lächeln bei ihr. Und dann danken Sie ihr noch einmal. Dankbarkeit ist ein gesunder Geisteszustand, und Menschen reagieren positiv, wenn ihre Bemühungen anerkannt und geschätzt werden. Wenn Sie und die Hebamme, die Sie betreut, nicht harmonieren, dann ist es absolut in Ordnung, höflich und freundlich um eine andere Hebamme zu bitten. Greifen Sie hier auf Ihre Achtsamkeitspraxis zurück. Auch eine Doula kann bei einem gewünschten Hebammenwechsel helfen.

In Ihrem Geburtszimmer wird ein Bett sein. Wenn Sie ins Bett hineinkommen, kommen Sie auch wieder heraus. Denken Sie daran, dass die Wehen Forschungsergebnissen zufolge wahrscheinlich kürzer und weniger schmerzhaft sein werden, wenn Sie stehen oder umhergehen. Im Stehen arbeiten Sie mit statt gegen die Schwerkraft. Die Gebärmutter arbeitet ebenfalls am besten, wenn Sie stehen, denn dabei bekommen die Gebärmutter und das Baby mehr Blut und damit mehr Sauerstoff und Oxytozin. Stehen Sie auf und bewegen Sie sich so viel wie möglich während der Wehen. Gehen Sie umher, schaukeln oder wiegen Sie sich hin und her, lehnen Sie sich an, machen Sie Yoga- oder Dehnübungen, kreisen Sie mit den Hüften, gehen Sie in die Hocke, oder setzen Sie sich auf einen Geburtsball. Ruhen Sie sich dann ein bisschen aus. Und dann fangen Sie wieder von vorne an. Der Vierfüßlerstand kann dabei helfen, das Baby in eine für die Geburt optimale Lage zu bringen, und ist auch wohltuend, wenn Sie Rückenschmerzen oder Wehen haben, die in den Rücken ziehen. Die Embryohaltung (die Sie in der Yogasequenz geübt haben) kann ebenfalls sehr angenehm sein, besonders dann, wenn Sie die Wehen stark im Rücken spüren.

Es ist ausreichend dokumentiert, dass die intravenöse Gabe von Flüssigkeit während der Wehen den Geburtsvorgang bei einer gesunden Frau nicht positiv beeinflusst. An einen Tropf angeschlossen zu sein kann lästig sein, wenn Sie nicht im Bett liegen, sondern auf den Beinen sind und sich viel bewegen. Ihre Hebamme und Ihr Arzt oder Ihre Ärztin kennen diese Forschungsergebnisse vielleicht nicht und können daher nervös werden, wenn Sie keine Infusion möchten. Ein venöser Zugang (ein dünner, biegsamer Katheter, der in den Arm eingeführt wird, um darüber bei Bedarf Medikamente zu verabreichen) wäre ein guter Mittelweg. Sprechen Sie vor der Geburt mit Ihrer Hebamme und Ihrem Arzt oder Ihrer Ärztin darüber. Möglicherweise wird der venöse Zugang, je nach Verlauf der Geburt, gar nicht gebraucht. Vielleicht aber doch. In jedem Fall sollten Sie während der Geburt jede Stunde ein Glas klare Flüssigkeit in kleinen Schlucken zu sich nehmen.

Es kann sein, dass Essen während der Wehen in dem Krankenhaus, das Sie sich ausgesucht haben, nicht erlaubt ist. Forschungsergebnisse zeigen eindeutig, dass das Essen und Trinken während der Wehen in Ordnung ist. Die meisten Frauen denken, wenn sie kräftige Wehen haben, ohnehin nicht ans Essen, besonders, wenn sie vor der Fahrt ins Krankenhaus zu Hause noch etwas gegessen und getrunken haben. Wenn Sie jedoch während der Wehen im Krankenhaus Hunger bekommen sollten, bieten sich leicht verdauliche Nahrungsmittel an. Sollten Sie in diesem Punkt irgendwelche Bedenken haben, besprechen Sie diese am besten vorab mit Ihrer Hebamme oder Ärztin.

Sie können gerne Ihr eigenes Essen und Energieriegel mit ins Krankenhaus bringen. Selbst wenn Sie selber keinen Hunger haben sollten, könnten die Menschen, die Sie begleiten, hungrig werden. Es kann auch sein, dass Sie kurz nach der Geburt richtig Hunger bekommen und dann schmeckt selbst zubereitetes Essen gewöhnlich besser als Krankenhausessen.

Ein CTG-Gerät (Herzton-Wehenschreiber, Kardiotokograph) ist ein Gerät zur Überwachung der Herzfrequenz Ihres Babys und Ihrer Wehen. Sie werden mit zwei Kabeln an das CTG-Gerät angeschlossen.[41] Die Kabel sind mit zwei Gurten verbunden, die um Ihren Bauch gelegt werden (damit werden die Wehen und die Herzfrequenz des Babys aufgenommen). Wie schon erwähnt, gehört eine kontinuierliche Überwachung durch ein CTG-Gerät in den meisten Krankenhäusern der USA (85 Prozent) zur Routine. Sie ist jedoch nicht notwendig, wenn es sich um ein Baby handelt, dessen Mutter eine gesunde Schwangerschaft hatte. Zahlreiche Studien zeigen sogar, dass eine kontinuierliche fetale Überwachung mit vermehrten operativen Geburtsbeendigungen (mit Zange, Saugglocke oder per Kaiserschnitt) in Zusammenhang steht. Wenn eine Frau an ein CTG-Gerät angeschlossen wird, bedeutet das oft, dass sie mehr Zeit im Bett verbringt. (Habe ich schon erwähnt, dass es wichtig ist, während der Wehen aufzustehen und sich zu bewegen?) Zudem ist es weitaus angenehmer, während der Wehen keine Gurte um den Bauch zu haben.

Die Alternative zur elektronischen Überwachung ist die so genannte intermittierende Auskultation der Herzfrequenz. Hierbei hört die Hebamme vor, während und nach einer Wehe die Herztöne mit einem Dopton-Gerät (Hand-Doppler) ab – normalerweise alle halbe Stunde während der kräftigen Wehentätigkeit in der Eröffnungsphase und häufiger während der Austreibungsphase. Das ist laut dem American College of Obstetrics and Gynecology (ACOG) und dem American College of Nurse-Midwives (ACNM) eine völlig akzeptable Methode zur Überwachung des Babys.[42]

Für die Menschen, die Sie im Kreißsaal betreuen, kann intermittierende Auskultation bedeuten, dass sie von ihren Gewohnheiten und ihrer Routine abweichen und damit auch ihre Komfortzone verlassen müssen. Bitte besprechen Sie auch diesen Punkt vor der Geburt mit Ihrer Hebamme und Ihrem Arzt oder Ihrer Ärztin. Erkundigen Sie sich während des Informationsabends oder der Kreißsaalführung nach den Richtlinien des Krankenhauses. Sind diese verhandelbar? Vielleicht können Sie auch während der Geburt selbst noch Kompromisse aushandeln, besonders dann, wenn mit Ihrem Baby alles in Ordnung zu sein scheint. Das hängt von den Umständen ab. Denken Sie daran, dass all dies letztendlich nicht entscheidend ist. Stehen Sie auf, bewegen Sie sich, wenn Sie können, bleiben Sie im gegenwärtigen Moment, wenden Sie VRANN an, und tun Sie das, was Sie im jeweiligen Moment für richtig halten.

Während der Geburt kann eine Situation entstehen, die eine elektronische Überwachung Ihres Babys notwendig macht. Auch dann sollten

Sie nicht vergessen, wie wichtig es ist, dass Sie sich während der Wehen bewegen. Sie müssen nicht im Bett bleiben, nur weil Sie an eine Maschine angeschlossen sind. Im Grunde genommen ist es sogar noch wichtiger, zu stehen oder umherzugehen, wenn es Bedenken geben sollte, ob es Ihrem Baby gutgeht. Denken Sie daran, dass Sie durch eine aufrechte Haltung für eine bessere Durchblutung, mehr Sauerstoff und mehr Oxytozin sorgen und die Vorteile der Schwerkraft für sich und Ihr Baby nutzen können.

In manchen Krankenhäusern gehört es – insbesondere wenn das Personal im Autopilot-Modus arbeitet – zur Routine, die Fruchtblase zu eröffnen. Dazu wird mit einem kleinen Instrument, das in die Scheide eingeführt wird, ein winziges Loch in die Fruchtblase geritzt. Dieses einfache und schmerzlose Verfahren wird als künstliche Eröffnung der Fruchtblase (Amniotomie) bezeichnet. Der Grund für dieses Routineverfahren ist die irrige Annahme, dass eine künstliche Eröffnung der Fruchtblase die Geburt beschleunigt. Die Forschung hat jedoch gezeigt, dass dieses Verfahren weder die Geburtsdauer verkürzt noch die Kaiserschnittrate senkt. Die Fruchtblase springt normalerweise von selbst – gegen Ende der Eröffnungsphase, während der Übergangsphase oder wenn der Muttermund 7 bis 10 cm weit ist.

Es gibt Situationen, in denen eine künstliche Eröffnung der Fruchtblase völlig angemessen und hilfreich sein kann, weil der Kopf Ihres Babys dadurch weiter nach unten ins Becken rutschen und von innen gegen den Muttermund drücken kann. Sie könnten sich in einer solchen Situation wiederfinden. Denken Sie an VRANN. Wenn man Ihnen als Grund für die Eröffnung der Fruchtblase eine „Beschleunigung der Geburt" nennt, dann sollten Sie vielleicht Nein sagen. Wird ein anderer Grund genannt, dann sollten Sie diese Maßnahme vielleicht in Erwägung ziehen. Ihr Partner oder Ihre Partnerin und Sie werden zuhören, lernen und gemeinsam mit Ihrer Hebamme und Ihrer Ärztin oder Ihrem Arzt entscheiden, welche Vorgehensweise für Sie und Ihr Baby in diesem Moment der Geburt am besten ist.

Wenn Sie kräftige Wehen haben, hat warmes Wasser eine unterstützende Wirkung auf den normalen physiologischen Geburtsprozess. Es wirkt entspannend und verringert den Bedarf an Schmerzmitteln. Es ist erwiesen, dass der Aufenthalt in einer Wanne mit warmem Wasser während der Wehen sicher ist. Wasser ist oft vor allem dann eine große Hilfe, wenn die Wehen am stärksten sind. Wenn Sie denken: „Ich glaube, ich schaffe das nicht“, erinnern Sie sich daran, dass das nur ein Gedanke ist. Wenn Sie diesen Gedanken aussprechen, könnten Ihre Begleitpersonen dies als Signal dafür werten, dass Sie mehr Unterstützung brauchen, um mit den intensiven Empfindungen der Wehen zurechtzukommen. Jetzt ist vielleicht genau der richtige Zeitpunkt, sich ins warme Wasser zu begeben.

Eine warme Dusche während der Wehen kann genauso wirksam sein. Vielleicht haben Sie nach der Dusche oder dem Bad wieder mehr Energie, Entschlossenheit und Mut. Oder Sie bitten darum, dass man Ihnen Schmerzmittel über den venösen Zugang verabreicht. Oder aber Sie überraschen sich selbst und entscheiden sich doch für eine Periduralanästhesie, obwohl Sie vor der Geburt eigentlich keine wollten. Bevor Sie eine Periduralanästhesie bekommen, ist eine vaginale Untersuchung angebracht, denn es ist möglich, dass Ihr Muttermund zu diesem Zeitpunkt bereits fast vollständig eröffnet ist und die Austreibungsphase unmittelbar bevorsteht, was sich ganz anders anfühlt als das, was Sie in diesem Moment fühlen. Die Wehen lassen vielleicht bald nach. Da wir das einfach nicht wissen, entscheiden Sie im jeweiligen Moment. Sie werden wissen, was zu tun ist.

Lesen Sie ein Buch über die heute übliche Geburtsmedizin, Interventionen und Medikamente und in welchen Situationen diese zu empfehlen sind. Erinnern Sie sich daran, dass 85 bis 90 Prozent aller Geburten normal verlaufen. Sie müssen nicht zur Expertin für alle möglichen Komplikationen werden. Das ist die Aufgabe der Fachleute, die Sie betreuen. Darum haben sie eine langjährige berufliche Ausbildung durchlaufen. Darum sind sie für Sie da. Wenn Sie aber ein VRANN-Gespräch führen müssen, kann es ratsam sein, etwas Hintergrundwissen über Medikamente und Interventionen während des Geburtsvorgangs zu haben. Eine fundierte, ausgewogene und evidenzbasierte Behandlung der Themen Medizintechnik, Interventionen, Medikamente und nichtmedikamentöse Alternativen finden Sie in dem Buch *Unser Körper, unser Leben – ein Handbuch von Frauen für Frauen* des Boston Women's Health Collective. Weitere Hinweise auf Bücher und Onlineressourcen mit nützlichen Informationen finden Sie in Anhang B.

In der Austreibungsphase

Wenn der Muttermund vollständig eröffnet ist, kann es sein, dass die Wehen abnehmen, bevor Sie den Drang verspüren, mitzudrücken. Die Wehen hören nicht auf, nur die Pausen dazwischen werden länger. Das ist normal. Auf diese Weise schenkt Ihr Körper Ihnen und Ihrem Baby eine kleine Ruhepause, bevor die nächste Phase der Geburt, die Austreibungsphase, beginnt. Eine solche Ruhepause kann beim ersten Kind bis zu zwei Stunden und bei jedem weiteren Kind bis zu einer Stunde dauern. Genießen Sie diese Zeit der Ruhe, und benutzen Sie Ihre Achtsamkeitspraxis, um im gegenwärtigen Moment zu bleiben. Ihr Baby genießt die Ruhezeit wahrscheinlich auch.

Wenn diese Ruhepause respektiert wird, kommt es zu weniger Zangengeburten und weniger Dammverletzungen, seltener zu besorgniserregenden Veränderungen der Herztöne der Babys, und die Frauen sind weniger erschöpft. Das wird durch Forschungsergebnisse eindeutig belegt. Trotzdem sagen wohlmeinende Hebammen und Ärztinnen, die vielleicht nicht wissen, was diese Ruhepause bedeutet, manchmal etwas wie: „Ihr Muttermund ist ganz auf. Sie können jetzt mitdrücken" oder „Es ist so weit. Bitte drücken Sie jetzt". Wenn Sie das Bedürfnis haben, mitzudrücken, dann tun Sie das auf jeden Fall. Wenn Sie diesen Drang noch nicht spüren, können Sie folgende Antwort geben: „Danke, aber ich warte, bis mein Körper mir sagt, dass es Zeit zum Drücken ist. Es tut gut, eine kleine Pause zu haben." Machen Sie danach einen Body-Scan. Schlafen Sie in den Wehenpausen. Die Arbeit ist noch nicht zu Ende.

Es kann etwas dauern, bis Sie gelernt haben mitzudrücken. Indem Sie auf Ihren Körper hören und ihm folgen, werden Sie es lernen. Wenn Sie die Übung zum achtsamen Stuhlgang gemacht haben, werden Sie vielleicht schneller wissen, wie Sie drücken müssen. Ohne diese Übung kann es etwas länger dauern. Probieren Sie während dieser Phase viele verschiedene Stellungen aus. Setzen Sie sich beispielsweise auf einen Geburtshocker oder auf die Toilette. Die Forschung hat gezeigt, dass eine Frau weniger Zeit braucht, ihr Baby hinauszuschieben, wenn sie sich in einer aufrechten Haltung befindet. Wenn Sie beim Drücken durch eine erfahrene Hebamme, Ärztin oder Doula angeleitet werden, kann das sehr hilfreich sein.

Halten Sie vor, während und nach der Geburt nach dem wertenden Geist Ausschau. Sollte er in Erscheinung treten, versuchen Sie ihn einfach loszulassen. Schicken Sie allen, die an der Geburt Ihres Kindes teilnehmen, und vor allem sich selbst liebende Güte. Ihr Körper, Ihr Geist und Ihr Herz sind gerade dabei, etwas ganz Bemerkenswertes zu leisten, wie auch immer der Geburtsvorgang sich entwickelt. Sie stehen kurz davor, Ihre lebenslange Reise als Mutter anzutreten. Am Anfang dieser Reise vollkommen gegenwärtig zu sein ist wichtig. (Und es ist auch wichtig, in der Mitte und am Ende gegenwärtig zu sein.)

VRANN bei Schmerzen: ein Beispiel

Bei einer Geburt im Krankenhaus stehen Ihnen neben Ihrer Achtsamkeitspraxis zahlreiche Möglichkeiten der Schmerzlinderung zur Verfügung, sollten die Umstände eine Schmerztherapie angemessen und ratsam erscheinen lassen. Durch Ihre Lektüre und die Anwendung von VRANN sollten Sie über ausreichend Hintergrundwissen über Eingriffe und Medikamente verfügen, um sich mit Ihrer Hebamme, Ihrem Arzt oder Anästhesisten während der Wehenpausen darüber unterhalten zu können, wenn Sie dies möchten.

Eine Periduralanästhesie (PDA) ist nur eine von vielen Möglichkeiten der Schmerztherapie. Sie ist außerdem die am höchsten entwickelte Hightech-Option. Um sie sicher und effektiv einzusetzen, ist sehr viel Technik erforderlich. Da die PDA in Krankenhäusern heute die gebräuchlichste Therapie bei Wehenschmerzen ist, werden andere, einfachere Möglichkeiten wie kurz wirkende Betäubungsmittel (Narkotika) häufig nicht in Betracht gezogen (der bekannte Autopilot-Modus …). Weil solche Alternativen der Schmerzlinderung in Ihrem Fall angemessen sein könnten, werden wir uns hier etwas näher damit beschäftigen.

Wenn Sie eine PDA erhalten, wird Ihnen ein Anästhesist oder eine Fachpflegekraft ein lokales Betäubungsmittel (zum Beispiel Novocain) spritzen, um die Wirbelsäulenregion zu betäuben. Dann wird eine lange Nadel in den Periduralraum eingeführt, der das Rückenmark umgibt.

Im Anschluss wird ein kleiner, dünner Plastikschlauch oder Katheter durch die Nadel eingeführt. Danach wird die Nadel entfernt, so dass nur der Katheter im Rücken verbleibt. An den Katheter wird nun eine Pumpe angeschlossen, mit deren Hilfe das Anästhetikum injiziert wird. Das Anästhetikum blockiert vorübergehend die Schmerzsignale des Rückenmarks an das Gehirn. Aus diesem Grund produziert das Gehirn als Antwort auf die Wehenschmerzen weitaus weniger Endorphine als normalerweise.

Wenn Sie eine PDA erhalten, werden Sie nicht nur an die Pumpe angeschlossen sein, sondern auch eine Infusion erhalten, zwei Gurte um Ihren Bauch haben, damit die Herzfrequenz Ihres Babys und Ihre Wehen mit Hilfe eines CTG-Geräts überwacht werden können, und eine Blutdruckmanschette um den Arm tragen, die alle fünfzehn Minuten Ihren Blutdruck misst. Weil Sie nun auch keinen Harndrang mehr verspüren, muss in regelmäßigen Abständen ein dünner Kunststoffkatheter in die Blase eingeführt werden, um sie zu entleeren. Besteht Anlass zur Sorge um Ihr Baby, wird ein dünnes Kabel mit einer winzigen Schraubelektrode am Kopf Ihres Babys befestigt. Dieses Kabel führt aus der Scheide heraus, wird am Oberschenkel befestigt und dann mit dem CTG-Gerät verbunden. Es ist auch möglich, dass die Stärke Ihrer Wehen mit Hilfe eines dünnen, in Ihre Gebärmutter eingeführten Kunststoffkatheters überwacht wird. Das wären dann fünf bis sieben Schläuche und Kabel auf und in Ihrem Körper, die zu all den Geräten führen, an die Sie angeschlossen sind. Eine Periduralanästhesie ist etwas Fabelhaftes, wenn sie nötig ist, und sie ist normalerweise sehr wirksam. Manchmal lässt sich damit auch ein Kaiserschnitt vermeiden. Doch eine PDA ist nicht so einfach und auch nicht ohne Risiken.

Im Folgenden finden Sie ein Beispiel für die Anwendung von VRANN bei der Entscheidung für oder gegen eine PDA.

*Was sind die **Vorteile** einer Periduralanästhesie?*

- Wenn eine PDA wirksam ist, spüren Sie die Wehenschmerzen ca. fünfzehn bis zwanzig Minuten nach Legen der PDA nicht mehr. In der Regel wird die Schmerzempfindung in einem Bereich abgeschaltet, der von unterhalb der Brust abwärts bis zu den Zehen reicht. Ob eine PDA wirksam ist, weiß man erst, nachdem sie gelegt worden ist. Meist wirkt eine Periduralanästhesie sehr gut.

- Keine Wehenschmerzen zu haben bedeutet, dass Sie sich ausruhen und wieder Kraft sammeln können. Das ist besonders dann hilfreich, wenn die Geburt sehr lange dauert. Wenn Sie eine PDA bekommen haben, können Sie oft mehrere Stunden schlafen.
- Wenn die Geburt nicht voranschreitet, das heißt, wenn sich der Muttermund nicht weiter öffnet, kann die von der PDA hervorgerufene Entspannung dazu führen, dass sich der Muttermund vollständig öffnet, die nächste Phase der Geburt beginnt und Sie nach unten drücken und Ihr Baby hinausschieben können.
- Wenn ein Kaiserschnitt durchgeführt werden muss, können Sie während der Operation bei Bewusstsein bleiben und Ihr Baby sofort nach der Geburt sehen.

*Was sind die **Risiken** einer Periduralanästhesie?*

- Trotz aller Vorsichtsmaßnahmen besteht ein geringes Risiko, dass sich die Stelle, an der die Nadel in den Wirbelkanal eingeführt wurde, entzündet. Eine schwere Infektion kann zu Lähmungen führen oder sogar tödlich enden. Das Risiko einer schweren Infektion ist sehr gering.
- In seltenen Fällen kann die Nadel, durch die der Kunststoffkatheter eingeführt wird, einen Nerv treffen und ihn schädigen oder Lähmungen verursachen.
- Wenn der Katheter zu hoch platziert ist oder das Anästhetikum versehentlich in die Rückenmarksflüssigkeit (Liquor) gelangt, kann es zu einer Behinderung der Atemfunktion kommen. Dann muss die gebärende Frau an ein Beatmungsgerät angeschlossen werden. Auch dieser Fall ist sehr selten.
- Durch eine Periduralanästhesie erhöht sich das Risiko, während der Geburt Fieber zu bekommen. Das Auftreten von Fieber ist dann normalerweise eine Folge der PDA, kann aber auch in seltenen Fällen auf eine Infektion der Mutter oder des Kindes hindeuten. Weil Ihr Arzt

oder Ihre Ärztin nicht wissen kann, ob das Fieber durch die PDA oder durch eine Infektion ausgelöst worden ist, muss Ihr Baby dann untersucht und beobachtet werden. Das kann einen einzelnen Bluttest oder mehrfache Untersuchungen durch die Kinderkrankenpflegekräfte innerhalb der ersten vierundzwanzig Stunden bedeuten, aber auch eine Verlegung für mehrere Tage auf die neonatale Intensivstation mit intravenösen Infusionen und zahlreichen Bluttests. Das heißt auch, dass Ihr Baby durch die Nadelstiche und die Trennung von Ihnen körperliche und emotionale Schmerzen leiden wird. Je nachdem, wie offensiv das Vorgehen des jeweiligen Arztes und die Kultur des Krankenhauses ist, ist es möglich, dass bei Ihrem Baby eine Lumbalpunktion durchgeführt wird, um die Rückenmarksflüssigkeit auf eine Infektion zu untersuchen.

- Manchmal kann eine PDA die Wehen beträchtlich verringern oder ganz zum Erliegen bringen. Sollte das bei Ihnen der Fall sein, wird man Ihnen über einen Tropf das Hormon Syntocinon verabreichen, um die Wehentätigkeit wieder in Gang zu bringen oder so zu verstärken, dass die Wehen stark genug sind, den Muttermund weiter aufzudehnen.
- Ihre Beine werden sich taub anfühlen. Sie werden daher während der Wehen weder aufstehen noch umhergehen können. Es kann auch schwierig sein, im Bett die Position zu wechseln. (Anästhesisten können eine PDA auch so anlegen, dass man nicht das gesamte Gefühl in den Beinen verliert, aber Sie sollten sich nicht darauf verlassen, dass dies auch in Ihrem Fall so sein wird. Am besten erkundigen Sie sich beim Informationsabend in Ihrer Geburtsklinik nach dieser Methode.)
- Liegt das Baby nicht optimal, kann die durch die PDA hervorgerufene komplette Entspannung der Beckenmuskeln bedeuten, dass es seinen Kopf nicht in die optimale Position drehen wird. Und das heißt, dass Ihr Baby in einer bestimmten Position festsitzen könnte und Sie ihm nicht durch Bewegung und Umhergehen dabei helfen können, sich daraus zu befreien. Das kann eine Zangen- oder Saugglockenentbindung wahrscheinlicher machen.
- Da das Empfindungsvermögen in der unteren Körperhälfte bei einer PDA eingeschränkt ist, kann es länger dauern, das Baby nach unten zu

schieben. Vielleicht ist es möglich, die Anästhetikumgabe zu reduzieren, damit Sie mehr Gefühl in den unteren Extremitäten haben und sich in der Austreibungsphase bewegen können. Trotzdem werden Sie weiterhin an alle Geräte angeschlossen bleiben müssen und das Bett nicht verlassen können.

- Die Wahrscheinlichkeit, nach einer Geburt mit PDA postpunktionelle Kopfschmerzen zu entwickeln, liegt bei 1 bis 2 Prozent. Postpunktionelle Kopfschmerzen sind sehr starke Kopfschmerzen, die ein oder zwei Tage nach einer Periduralanästhesie auftreten. Sind Sie zu diesem Zeitpunkt schon wieder zu Hause, müssen Sie eventuell erneut ins Krankenhaus, wo ein sogenannter epiduraler Blutpatch durchgeführt wird. Damit werden die Kopfschmerzen in der Regel sofort gestoppt.
- Die genaue Ursache ist nicht bekannt, aber Babys von Müttern, die eine Geburt mit PDA hatten, scheint das Saugen während der ersten Tage nach der Geburt schwerer zu fallen.
- Manchen Frauen ist das Taubheitsgefühl in der unteren Körperhälfte sehr unangenehm. Wieder andere Frauen sind dagegen sehr froh, von der Geburt nichts oder fast nichts zu spüren.

Auch wenn die Liste der Risiken einer PDA sehr lang ist, kann eine PDA, wenn sie erforderlich ist, ein wahrer Segen sein.

Was sind die Alternativen?

Wenn Sie alle nichtmedikamentösen, einen normalen Geburtsverlauf unterstützenden Schritte unternommen haben (Achtsamkeitsübungen, aufrechte Position, warmes Wasser, Unterstützung während des gesamten Geburtsvorgangs usw.), dann gibt es immer noch andere Möglichkeiten, etwa kurz wirkende Betäubungsmittel, um Ihnen durch eine kurze intensive Phase hindurchzuhelfen. Lachgas (Distickstoffmonoxid), das eingeatmet wird (und häufig in Zahnarztpraxen Anwendung findet), kann beispielsweise eine Option sein. Fragen Sie nach, ob es in dem Krankenhaus, das Sie sich ausgesucht haben, zur Verfügung steht.

*Was wäre, wenn man jetzt **nichts** täte?*

Vielleicht brauchen Sie einfach nur etwas mehr Zeit, um das, was Sie bereits tun, noch etwas länger zu tun, und die Situation ändert sich von alleine. Oder Sie müssen etwas, das Sie bisher getan haben, *noch einmal* tun, um die schwierige Phase zu meistern. (Die meisten Frauen durchleben während der Geburt eine schwierige Phase.) Sie entscheiden sich vielleicht dafür, *nun nichts* zu tun. Warten Sie etwas länger – vielleicht eine Stunde – und bewerten Sie die Situation dann noch einmal. Möglicherweise haben Sie die Grenzen Ihrer Belastbarkeit erreicht und eine Periduralanästhesie ist die klügste und mitfühlendste Vorgehensweise. Nichts im Leben ist ohne Risiko, nicht einmal das morgendliche Aufstehen. Wenn Sie wirklich Hilfe benötigen (und das können nur Sie, in Absprache mit Ihrer Hebamme und Ihrem Arzt oder Ihrer Ärztin, entscheiden), dann nehmen Sie die angebotenen Möglichkeiten der modernen Medizin dankbar an, und arbeiten Sie mit den Ärzten und Hebammen zusammen, damit diese das tun können, wozu sie bestens ausgebildet sind. Nutzen Sie Ihre Achtsamkeitspraxis, um mit dem wertenden Geist umzugehen und negative Gefühle wie Angst, Traurigkeit, Enttäuschung, Frustration, Wut oder Schuldzuweisungen zu verarbeiten. Umfangen Sie diese Emotionen mit Freundlichkeit und Selbstmitgefühl.

Die Versorgung des Babys während der Geburt

Denken Sie daran, dass alles sich ändert – auch die von Ärzten und Hebammen während der Geburt angewendeten Methoden. In den 1950er- und 1960er-Jahren war es noch Routine, Gebärenden einen Einlauf zu verabreichen, den Damm zu rasieren, die Geburt im Liegen stattfinden zu lassen, Gebärende anzuweisen, das Bett nicht zu verlassen, und einen Dammschnitt durchzuführen. Zurzeit erleben wir zwei weitere Veränderungen bei bislang üblichen Praktiken: die erste betrifft den Zeitpunkt des Abnabelns nach der Geburt, die zweite das Absaugen von Nase und Mund des Babys während und unmittelbar nach der Geburt.

Es gibt mehr und mehr Beweise dafür, dass das Abnabeln nach Auspulsieren der Nabelschnur (auch als „Spätabnabelung“ bezeichnet) Säuglinge bis zu vier Monate nach der Geburt vor Eisenmangelanämie schützt.[43] Das gründliche Absaugen von Mund und Nase des Babys, um „die Atemwege frei zu machen“, unmittelbar nachdem Kopf und Körper des Babys geboren wurden, wird mittlerweile ebenfalls als unnötig – und als möglicherweise sogar nachteilig – angesehen. Durch das Absaugen kann das empfindliche Gewebe im Mund- und Rachenraum des Babys verletzt werden. Das Gewebe schwillt an und macht das Saugen, Schlucken und Stillen für das Baby schwierig oder schmerzhaft.[44] Die Ärztin oder der Arzt, der Sie während der Geburt betreut (Hebammen warten in der Regel, bis die Nabelschnur auspulsiert hat, und saugen nur sehr selten die Atemwege des Babys ab), betreut sehr wahrscheinlich seit vielen Jahren Frauen bei der Geburt und hat deswegen tief verwurzelte Gewohnheiten und Vorstellungen davon entwickelt, wie „man Frauen richtig entbindet“. Wie Sie selbst sehen werden, ist es nicht leicht, Gewohnheiten zu ändern. Reden Sie mit Ihrer Hebamme und Ihrem Arzt oder Ihrer Ärztin über Ihre Wünsche in Bezug auf die Versorgung Ihres Babys während und unmittelbar nach der Geburt, und denken Sie daran, dass dies *Ihr* Baby ist, für dessen Schutz und Sicherheit *Sie* von Anfang an zuständig sind.[45]

Die Versorgung des Babys nach der Geburt

Was mit Ihrem Baby unmittelbar nach der Geburt geschieht, wo es hingebracht und wie es versorgt wird, kann für Sie zu einer der schwierigsten Situationen im Krankenhaus führen. Der Routineablauf in den meisten Krankenhäusern sieht vor, dass Sie Ihr Baby einige Minuten lang in den Armen halten können, bevor man es zu einem Untersuchungstisch trägt, um unter einer Wärmelampe und hellem Licht die Erstuntersuchung durchzuführen. Dort wird Ihr Baby gut abgetrocknet, gewogen und gemessen und bekommt ein kleines Plastiknamensbändchen um Hand- oder Fußgelenk gebunden. Man gibt rasch eine antibiotische Salbe in seine Augen und spritzt ihm

Vitamin K in den Oberschenkel.[46] Danach wird Ihr Baby gewickelt, angezogen, fest in eine Decke eingepackt (gepuckt) und Ihnen zurückgegeben.

Vielleicht werden Sie vom Bett aus alles, was mit Ihrem Baby geschieht, sehen können – vielleicht aber auch nicht. Es kann auch sein, dass zu dieser Zeit die Plazenta geboren wird. Ihr Baby wird wahrscheinlich während dieser Prozeduren schreien, um so sein Missfallen auszudrücken.

Dieses Standardvorgehen ist für Ihr Baby das erste Erlebnis außerhalb Ihres Körpers. Es gibt jedoch auch eine freundlichere, sanftere und achtsamere Möglichkeit des Vorgehens, die nicht nur diese ersten kostbaren Lebensmomente eines atmenden kleinen Menschen in dieser Welt und die ersten Momente Ihres eigenen Lebens als frischgebackene Eltern anerkennt und wertschätzt, sondern auch gesünder ist und mit den Millionen Jahre alten Instinkten und der physiologischen Programmierung in Ihrem Inneren und im Inneren Ihres Babys in Einklang steht.

Wenn kein Anlass zur Sorge um Ihr Baby besteht, das heißt, wenn Ihr Baby eine gesunde Hautfarbe hat, sich kräftig bewegt und wenige Minuten nach der Geburt regelmäßig atmet, können Sie Ihr warmes, wunderbar nasses und schlüpfriges Baby direkt auf Ihrer nackten Brust oder Ihrem nackten Bauch ruhen lassen. Der Rücken Ihres Babys kann sanft abgetrocknet werden, während es auf Ihrem warmen Körper liegt und Ihre vertraute Stimme und die Ihres Partners oder Ihrer Partnerin hört und Sie es zum ersten Mal ansehen, berühren, ihm zuhören und an ihm schnuppern. Sie können Ihr Baby so halten, dass Sie einander in die Augen sehen können. Sie können sein Gesicht bewundern und seine kleinen Hände und Füße untersuchen. Sie können sich am Wunder Ihres neugeborenen Sohnes oder Ihrer neugeborenen Tochter erfreuen. So können Sie und Ihr Baby einander außerhalb des Mutterleibes zum ersten Mal kennenlernen.

Zahlreiche Studien haben gezeigt, dass Babys, die nach der Geburt Hautkontakt zu ihren Müttern haben, in der ersten Stunde nach der Geburt weniger schreien, leichter zu saugen beginnen, besser schlafen und ihre Körpertemperatur besser halten können als Babys, die routinemäßig vom Krankenhauspersonal versorgt werden. Diese Studien belegen ebenso, dass Mütter ruhiger sind und eine stärkere Bindung zu ihren Babys entwickeln, wenn sie unmittelbar nach der Geburt Hautkontakt zu ihnen haben.

Deshalb ist es eine gute Idee, sich bereits vor der Geburt in der gewählten Klinik nach dem üblichen Vorgehen bei der Erstversorgung Neugeborener zu erkundigen. Sie erhalten diese Informationen auf dem Informationsabend Ihrer Klinik oder von Ihrer Hebamme oder Ärztin. Wenden Sie VRANN an, und denken Sie darüber nach, was Sie sich für Ihr Baby wünschen. Es ist absolut in Ordnung, das Krankenhauspersonal zu bitten, mit der Routineversorgung (Augenprophylaxe, Vitamin K, Baden und Anziehen) bis einige Stunden nach der Geburt zu warten. Das wird sehr wahrscheinlich lästig für die Hebamme sein, die Sie versorgt, weil dadurch ihre der Industriezeit folgende Arbeitsroutine durcheinandergebracht wird. Das können Sie freundlich anerkennen. Trotzdem ist keine dieser Maßnahmen für das Neugeborene dringend. Sie und Ihr Baby leben immer noch hauptsächlich in der Hortikulturzeit und haben eine sehr wichtige Aufgabe zu erledigen: zum ersten Mal zu stillen. Die Krankenhausroutinen und -maßnahmen können warten.

Stillen

Die meisten Fachleute und Organisationen, die sich mit der perinatalen Versorgung beschäftigen und sich für eine optimale Mutter-Kind-Gesundheit einsetzen, einschließlich der Weltgesundheitsorganisation, ermutigen Mütter dazu, ihre Babys, wenn möglich, innerhalb der ersten Stunde nach der Geburt zum ersten Mal zu stillen. Für ein gesundes Neugeborenes und eine gesunde Mutter sollte dies ohne Probleme möglich sein. Nach der Geburt, insbesondere wenn Sie keine Medikamente gebraucht haben, wird Ihr Baby normalerweise wach und ruhig sein. Ein solcher Zustand ist ideal für sein erstes Stillerlebnis. Kolostrum, die Vormilch, die äußerst wichtige schützende Antikörper enthält, ist auch wichtig für das Verdauungssystem Ihres Babys, weil sie die Ausscheidung des Mekoniums (Kindspech) fördert, des dicken, teerartigen, grün-schwarzen ersten Stuhls Ihres Babys. Der Hautkontakt und sein Geruchssinn helfen Ihrem Baby, Sie zu erkennen, Ihre Brust zu finden und sich anzusaugen. So lernen Sie beide das Stillen von Anfang an. Dies ist ein weiterer Grund, warum Ihr Baby Ihnen nicht sofort zum Abtrocknen, Waschen und Anziehen weggenommen werden sollte. Aber auch wenn es optimal für Ihr Baby ist, direkt nach der Geburt nackt auf Ihrem Bauch zu liegen, muss Ihr Baby trinken und wird auch dann das Saugen lernen, wenn es nicht sofort auf Ihren Bauch gelegt, sondern nach der Geburt für kurze Zeit von Ihnen getrennt wird.

Das Hormon Oxytozin ist nicht nur für das Geburtsgeschehen von grundlegender Bedeutung, sondern auch für das Stillen. Durch das Saugen des Babys wird Oxytozin ausgeschüttet und sorgt dafür, dass sich die Gebärmutter unmittelbar nach der Geburt zusammenzieht, was den Blutverlust verringert. Oxytozin spielt außerdem eine bedeutende Rolle in diesem wunderbar komplexen Tanz, der Ihnen, Ihrem Partner oder Ihrer Partnerin und Ihrem Baby dabei hilft, eine Bindung zueinander aufzubauen. Es wird aus gutem Grund auch als „Kuschel"- oder „Liebeshormon" bezeichnet. Das Stillen unterstützt Sie, wie die Meditation, dabei, einen offenen, empfänglichen Zustand aufrechtzuerhalten. Durch das Stillen stellen Sie eine neue, innige Verbindung zwischen Ihrem Körper und dem Körper Ihres Babys her, eine Beziehung, von der Sie beide in den nächsten Tagen, Wochen, Monaten und Jahren zehren werden. (Übrigens steigt auch bei Männern der Oxytozinspiegel nach der Geburt an.) Kurz: Suchen Sie den Hautkontakt zu Ihrem Baby, und stillen Sie es, wenn möglich, innerhalb der ersten Stunde nach der Geburt. Mehr zum Thema Stillen erfahren Sie in Kapitel 18.

Auch wenn Stillen direkt nach der Geburt sicher ideal ist und wir den Idealzustand anstreben, bekommen wir im Leben nicht immer das, was wir uns wünschen. Die Wirklichkeit sieht manchmal so aus, dass ein Baby unmittelbar nach der Geburt Hilfe benötigt. Ihr Baby mag diese Hilfe in Ihrem Geburtszimmer erhalten, aber manchmal entscheiden die Kinderärzte auch, dass es besser ist, ein Baby zur Beobachtung oder Behandlung auf die Neugeborenenstation zu bringen. Das bedeutet, dass Sie und Ihr Baby direkt nach der Geburt voneinander getrennt werden. Sollte dies der Fall sein, kann Ihr Partner oder Ihre Partnerin Ihr Kind auf die Neugeborenenstation begleiten. Auch wenn Sie selbst nicht dabei sein können, kann das Wissen, dass Ihr Partner oder Ihre Partnerin bei Ihrem Kind ist, tröstlich sein. Wenn Sie können, besuchen Sie Ihr Baby so bald wie möglich auf der Neugeborenenstation, oder lassen Sie es sich so schnell wie möglich zurückbringen. Das kann in einem betriebsamen Krankenhausumfeld Hartnäckigkeit erfordern. Seien Sie also hartnäckig, wenn es sein muss! Auch hierbei können Ihnen eine Doula oder eine Hebamme helfen.

Ihr Baby wird aus einem sterilen Umfeld, Ihrer Gebärmutter, herausgeboren. Auf seinem Weg durch den Geburtskanal wird es von Ihren Mikroorganismen besiedelt. Dieser Prozess setzt sich nach der Geburt fort und trägt dazu bei, dass Ihr Baby Teil der Mikroökologie Ihrer Familie wird. Es ist gesünder für Ihr Baby, wenn es von den Mikroorganismen besiedelt wird, die auf Ihrer Haut und in Ihrem Körper und in dem Ihres Partners oder Ihrer Partnerin leben, statt von den Mikroorganismen, die auf der Neugeborenenstation zu finden sind. Und denken Sie daran, dass Sie dankend ablehnen können, wenn das wohlmeinende Krankenhauspersonal Ihnen anbietet, Ihr Baby auf die Neugeborenenstation zu bringen, „damit Sie sich ausruhen können". Es wird wahrscheinlich nicht immer möglich sein, aber wenn Sie können, wäre es gut, wenn Sie Ihr Baby während Ihres Krankenhausaufenthalts immer in Ihrer Nähe behielten.

Zum erfolgreichen Stillen gehört nicht nur, dass Sie Ihr Baby innerhalb der ersten Stunde nach der Geburt anlegen und ihm nahe sind, sondern auch, dass Sie Ihrem Baby nur Muttermilch geben, es sei denn, es muss aus medizinischen Gründen andere Flüssigkeit zu sich nehmen. Laut einem Bericht des Center for Disease Control and Prevention (CDC) aus dem Jahr 2011 geben fast 80 Prozent der Krankenhäuser in den USA gesunden Neugeborenen, die gestillt werden, künstlich hergestellte Milchnahrung, selbst dann, wenn aus medizinischer Sicht kein Anlass dazu besteht. Halten Sie Ihr Baby also, wenn möglich, eng bei sich. Wenn es von Ihnen getrennt werden muss, bitten Sie Ihren Partner oder Ihre Partnerin, Ihr Baby zu begleiten, und befestigen Sie ein großes Schild am Bettchen Ihres Babys, auf dem „Bitte nur Muttermilch!" steht.

Krankenhäuser, insbesondere sehr große, können hektisch und laut sein. Pflegekräfte schauen häufig nach Ihnen, Kinderkrankenpflegekräfte kümmern sich um Ihr Baby. Die Hebamme oder der Arzt, die Sie bei Ihrer Geburt betreut haben, werden vorbeikommen und Sie untersuchen. Der Kinderarzt wird Ihr Baby untersuchen, und vielleicht bekommen Sie auch

Besuch von einer Still- und Laktationsberaterin, wenn das Krankenhaus eine derartige Beratung anbietet. Der Krankenhausmitarbeiter, der die routinemäßigen Hörtests bei Neugeborenen durchführt, muss den Test vor Ihrer Entlassung aus dem Krankenhaus machen, und die Mitarbeiterin, die für die Meldung der Geburt und für die Ausstellung der Geburtsurkunde zuständig ist, wird Sie wahrscheinlich auch besuchen. Und dann sind da noch die Menschen, die Ihnen das Essen bringen und das Zimmer reinigen, und Ihre Angehörigen und Freunde, die Ihr Baby kennenlernen und ihre Glückwünsche überbringen möchten.

Dieses stete Kommen und Gehen trägt weder dazu bei, dass Sie oder Ihr Baby sich ausruhen oder schlafen können, noch dazu, dass Sie das Stillen lernen oder sich erholen können, besonders, wenn die Geburt lang und schwierig war. Es ist nicht leicht, Informationen aufzunehmen, wenn man müde ist, und in der ersten Zeit nach der Geburt machen Ihr Körper und Ihr Geist große Veränderungen durch. Es ist daher durchaus in Ordnung, ein Schild an der Tür zu befestigen, auf dem „Mutter und Baby schlafen gerade, bitte nicht stören" steht. Trotzdem kann der Besuch einer Stillberaterin sehr hilfreich sein.

Vielleicht planen Sie, nur eine sehr kurze Zeit im Krankenhaus zu verbringen, besonders wenn Sie zu Hause Unterstützung erhalten. Einige Doulas machen Hausbesuche und können Ihnen auch bei Ihren ersten Stillversuchen helfen. Vielleicht gibt es auch private Stillberaterinnen an Ihrem Wohnort, die Sie während der ersten Tage nach der Geburt zu Hause besuchen. In den USA haben manche Krankenhäuser Hausbesuchsprogramme eingerichtet, bei denen eine Pflegekraft Sie drei bis fünf Tage nach der Geburt zu Hause besucht.[47]

Ihre Hauptaufgaben bestehen jetzt darin, aufmerksam zu sein, den neuen kleinen Menschen in Ihrem Leben näher kennenzulernen, stillen zu lernen, sich auszuruhen und sich zu erholen. Vielleicht möchten Sie deshalb möglichst bald nach Hause zurück, wo Sie in Ruhe Kräfte sammeln und mit Ihrem Baby, Ihrem Partner oder Ihrer Partnerin (und gegebenenfalls Ihren anderen Kindern) zusammen sein können, während Sie diese neue Phase Ihres Lebens beginnen.

Den Fallschirm nutzen: Eine Geburtsgeschichte

Als ich dieses Kapitel beendete, erreichte mich die folgende E-Mail von Sarah und Steve, die an meinem letzten MBCP-Kurs teilgenommen hatten. Die Geschichte von der Geburt ihres Sohnes Gus zeigt auf wunderbare Weise, wie unterstützend Achtsamkeitspraxis während des Geburtsprozesses sein kann. Lesen Sie selbst.

Liebe Achtsamkeitskurs-Kameraden und -Kameradinnen,

überglücklich geben Sarah und ich euch die Geburt unseres Sohnes Gus bekannt! Unser kleiner Champion mit dem stolzen Gewicht von 3.460 g hatte am Sonntag kurz nach 19:00 Uhr seinen ersten Auftritt. Mutter und Kind sind wohlauf!

Sarahs Fruchtblase sprang am Donnerstagabend, ohne dass sie es bemerkte. Am Freitag dachte sie: „Das ist aber ziemlich viel Pipi." Leider bestand ihr Frauenarzt darauf, sie ins Krankenhaus einzuweisen, und das war's dann mit unserem „Wunsch", die Wehen in den eigenen vier Wänden zu erleben.

Wir waren also von Freitag bis Sonntag im Krankenhaus, wo wir verschiedene Methoden zur Geburtseinleitung ausprobierten. Alle ohne Erfolg. Dass wir dann darauf bestanden, Sarah von den ganzen Infusionen und Monitoren loszumachen, war vermutlich unsere beste Idee. Wir nutzten die Gelegenheit, um etwas Richtiges zu essen und ein bisschen Schlaf am Stück zu bekommen. Am Sonntag war Sarahs Muttermund verstrichen und leicht geöffnet. Sarah bekam noch einmal Syntocinon und hatte danach von 15:00 Uhr bis ungefähr 19:00 Uhr Wehen. Und dann drückte sie mit, und ruckzuck war Gus auch schon da!

Unsere Achtsamkeitsübungen waren in vielerlei Hinsicht eine Riesenhilfe. Zum einen haben wir unsere Kurs-CDs mit aufs Zimmer genommen und während der langen Wartezeit zwischen der Aufnahme im Krankenhaus und dem Einsetzen der Wehen einige geführte Meditationen gemacht. Während der Wehen haben wir mit achtsamem Streicheln angefangen, dann mehr Druck ausgeübt, sind dann zur Liebende-Güte-Meditation übergegangen und schließlich zum Tönen. (Die Töne sind einfach so „entstanden" – super!) Sarah fand es besonders hilfreich, zwischen den Wehen bei ihrem Atem zu verweilen – und die Liebende-Güte-Meditation zu praktizieren, um sich selbst daran zu erinnern, um was es wirklich ging. Während der Wehen hat sie die Embryohaltung und den Vierfüßlerstand eingenommen, auf dem Geburtsball gesessen, sich an mich und gegen das Bett gelehnt und schließlich in der Dusche auf dem Geburtsball gesessen. Warmes Wasser war ganz wichtig für sie.

Wir haben zwei weitere Lektionen gelernt, die wir auch erwähnen sollten. Erstens haben wir die ganze Zeit über VRANN angewandt, um die Diskussion über mögliche Interventionen zu bremsen. Das gesamte Krankenhauspersonal war wirklich sehr herzlich, hilfsbereit und voll guter Absichten, aber sie präsentierten uns ihre Interventionen praktisch als unumgängliche Tatsachen. Ohne VRANN wäre es schwierig gewesen, uns in diesen Gesprächen zu behaupten. Und zweitens hat uns unsere Doula auf jede erdenkliche Weise unterstützt. Wir fanden es beide ungemein beruhigend, sie durchgehend an unserer Seite zu haben, während sich die Besetzung der übrigen Rollen in diesem Stück ständig änderte.

Gus ist ein ziemlich tolles Kerlchen. Wir können es kaum erwarten, ihn euch zu zeigen!

Alles Liebe,
Sarah und Steve mit Gus

Zusammenfassung: Achtsamkeit und kluges Handeln

Während der Schwangerschaft

- Lernen Sie die formalen und informellen Achtsamkeitsübungen und machen Sie sie regelmäßig. Dadurch verringern Sie Ihr Stress- und Angstniveau, stärken das System der Ruhe und Bindung und bereiten sich auf die Transformationsschmerzen der bevorstehenden Geburt vor.
- Entscheiden Sie sich für eine Hebamme und eine Ärztin oder einen Arzt, denen Sie vertrauen und die im Einklang mit Ihren Wünschen für die Geburt und die Versorgung Ihres Babys sind. Hebamme und Arzt oder Ärztin sollten Sie allgemein und bei bestimmten Anliegen (zum Beispiel Spätabnabelung, Hautkontakt, minimales oder kein Absaugen des Babys) bei oder unmittelbar nach der Geburt unterstützen. Vertrauen ist auch wichtig, wenn Sie sich für eine Kinderärztin oder einen Kinderarzt für Ihr Baby entscheiden.
- Suchen Sie sich ein Geburtsumfeld aus, das Ihnen ein Gefühl von Sicherheit gibt.
- Besuchen Sie in der Frühschwangerschaft einen Informationsabend in der Klinik oder dem Geburtsort, die bzw. den Sie sich ausgesucht haben, damit Sie die dort herrschende Kultur und das voraussichtliche Maß an Unterstützung für einen normalen, physiologischen Geburtsprozess einschätzen können. Wenn Sie mit dem, was Sie vorfinden, nicht zufrieden sind, recherchieren Sie Alternativen, entscheiden Sie sich für einen anderen Geburtsort oder akzeptieren Sie die Dinge so, wie sie sind.

- Ziehen Sie in Erwägung, die Hilfe einer Doula in Anspruch zu nehmen.
- Lesen Sie ein Buch, um sich über übliche medizinische Techniken und Interventionen zu informieren, die während der Geburt eingesetzt werden. Wenn Sie feststellen, dass die Lektüre Ihnen Angst macht, nutzen Sie Ihre Achtsamkeitspraxis, um mit dieser Angst umzugehen. Stellen Sie sich auch die folgende Frage: Beruht das, was ich lese, auf nachgewiesenen Fakten und Ergebnissen? Wenn ja, schenken Sie dem Gelesenen Beachtung. Wenn nicht, sollten Sie die Informationen mit Vorsicht behandeln. Dasselbe gilt für Geburtsvideos und Informationen, die Sie im Internet finden.
- Lesen Sie ein Buch zum Thema Stillen. Gehen Sie dabei vor wie im letzten Punkt beschrieben.
- Lesen Sie andere Bücher über Schwangerschaft und Geburt nur, weil Sie neugierig sind, nicht weil Sie glauben, Sie müssten so viele Informationen wie möglich verarbeiten. Sie haben keine Abschlussprüfung vor sich, Sie bekommen ein Baby.
- Fragen Sie Ihre Hebamme, wann sie benachrichtigt werden möchte, dass bei Ihnen die Wehen eingesetzt haben.
- Besuchen Sie in der zweiten Schwangerschaftshälfte eine Stillgruppe oder ein Treffen der La Leche Liga.
- Vergewissern Sie sich vor der Geburt, dass Sie den Namen und die Telefonnummer einer Still- und Laktationsberaterin oder einer Stillgruppe an Ihrem Wohnort notiert haben.
- Ernähren Sie sich gesund, nehmen Sie Ihre Schwangerschaftsvitamine, schlafen Sie viel, bewegen Sie sich regelmäßig, und machen Sie Ihre formalen und informellen Achtsamkeitsübungen.
- Verlangsamen Sie Ihr Tempo, seien Sie präsent, aufmerksam und glücklich – oder so glücklich wie möglich.

Während der Wehen zu Hause

- Wenn die mit den Wehen verbundenen Empfindungen Ihre Aufmerksamkeit in Anspruch nehmen, dann wenden Sie Ihre Achtsamkeitsübungen an. **Denken Sie daran, Ihr Gewahrsein auf die Momente der Leichtigkeit und des Friedens in den Pausen zwischen den Empfindungen zu lenken.** Tönen Sie, wenn Sie möchten.
- Wechseln Sie zwischen aktiven Phasen mit Bewegung in aufrechter Haltung und Ruhephasen ab.
- Wenn die Wehen nachts einsetzen, sollten Sie versuchen zu schlafen. Machen Sie den Body-Scan, wenn Sie nicht schlafen können.
- Folgen Sie den Anweisungen Ihrer Hebamme und informieren Sie sie, dass bei Ihnen die Wehen eingesetzt haben.
- Rufen Sie Ihre Doula an, wenn Sie eine haben.
- Wenn Sie in der Klinik anrufen, sollten Sie für den Fall, dass Sie sich eine Geburt ohne größere medizinische Interventionen wünschen, gleich darum bitten, eine Hebamme zu bekommen, die einen solchen Geburtsverlauf unterstützen kann.
- Wenn Sie Hunger haben, essen Sie etwas Leichtes.
- Trinken Sie jede Stunde ein Glas Wasser, auch dann, wenn Sie keinen Durst haben.
- Führen Sie all dies auf achtsame Weise aus.
- Denken Sie an das Halblächeln. Seien Sie glücklich. Sie werden Ihr Baby sehr bald zum ersten Mal sehen.

Während der Wehen im Krankenhaus

- Nutzen Sie Ihre Achtsamkeitspraxis, um mit den starken Von-Moment-zu-Moment-Empfindungen der Wehen und mit den Pausen dazwischen umzugehen. Und denken Sie daran, dass es in Ordnung ist, Laute von sich zu geben.
- Wenn Sie eine Liste mit Ihren Wünschen für die Geburt erstellt haben, geben Sie sie der Hebamme im Kreißsaal.
- Sobald Sie in Ihrem Geburtszimmer sind, hängen Sie ein großes Schild über die Uhr, auf dem „Jetzt" steht. Versuchen Sie, Ihren eigenen Anweisungen so gut wie möglich zu folgen.
- Sprechen Sie mit Ihrer Hebamme und Ihrem Arzt oder Ihrer Ärztin über eine intermittierende fetale Überwachung und das Legen eines venösen Zugangs.
- Halten Sie sich so wenig wie möglich im Bett auf.
- Legen Sie sich hin, und ruhen Sie sich aus, wenn Sie das Bedürfnis danach verspüren.
- Bitten Sie um ein ruhiges Geburtsumfeld, und beschränken Sie Gespräche auf das Nötigste, damit Sie Ihre Aufmerksamkeit nach innen wenden und die Reize für den denkenden Geist so gering wie möglich halten können.
- Probieren Sie aus, ob warmes Wasser Ihnen hilft, sich zu entspannen, besonders dann, wenn die Empfindungen der Wehen sehr intensiv werden.
- Schenken Sie sich und Ihrem Baby liebende Güte. Vielleicht möchten Sie auch Ihrem Partner und Ihrer Doula liebende Güte schicken, der Hebamme und der Ärztin, die Ihnen helfen, der gebärenden

Frau im Nachbarzimmer und den dreihunderttausend anderen Frauen auf der Erde, die an genau demselben Tag (oder in genau derselben Nacht) ebenfalls ein Kind auf die Welt bringen.

- Drücken Sie erst dann, wenn Sie den Drang danach verspüren. Probieren Sie viele verschiedene Gebärhaltungen aus, besonders dann, wenn die Geburt nur langsam voranschreitet.
- Wenden Sie bei allen vorgeschlagenen Interventionen VRANN an.
- Seien Sie so präsent für Ihr Erleben, wie Sie nur können, Atemzug für Atemzug.
- Üben Sie sich darin, nicht an Hoffnungen und Ängsten festzuhalten.
- Traurigkeit und Enttäuschung sind Gefühle, die während einer Geburt entstehen können. Versuchen Sie, eine nichtwertende Haltung einzunehmen und liebende Güte zu üben, insbesondere wenn Gedanken des „Versagens" oder der Selbstverurteilung auftauchen.
- Denken Sie daran: Die starken Empfindungen, die Sie erleben, sind ein Zeichen dafür, dass Sie Teil eines lebensverändernden Prozesses sind, dank dem Sie schon bald Ihr Baby im Arm halten werden. Er wird nicht ewig dauern. Versprochen!

Nach der Geburt

- Nehmen Sie, wenn möglich, Ihr Baby direkt nach der Geburt auf Ihre nackte Haut.
- Halten Sie diesen Hautkontakt zu Ihrem Baby möglichst lange – mindestens während der ersten Stunde oder der ersten beiden Stunden nach der Geburt.

- Stillen Sie Ihr Baby, wenn möglich, innerhalb der ersten dreißig bis sechzig Minuten nach der Geburt.
- Verschieben Sie, wenn möglich, alle Routinemaßnahmen für Ihr Baby wie Injektionen, Augenprophylaxe und Baden auf mindestens eine bis zwei Stunden nach der Geburt.
- Auch wenn Sie einen Kaiserschnitt hatten, ist der direkte Hautkontakt wichtig. Nehmen Sie Ihr Baby so früh und so lange wie möglich zu sich und an Ihren Körper. Stillen Sie Ihr Baby so früh wie möglich.
- Im Krankenhaus sollte Ihr Baby immer bei Ihnen sein, es sei denn, dies ist aus medizinischen Gründen nicht möglich.
- Wenn Sie beschlossen haben, dass Ihr Baby nur Muttermilch erhalten soll, und es auf die Neugeborenenstation gebracht werden muss, befestigen Sie ein Schild an seinem Bettchen, auf dem „Bitte nur Muttermilch!" steht. Das **Bitte** ist wichtig.
- Während Sie noch im Krankenhaus sind, kann ein Besuch von einer Still- und Laktationsberaterin sehr hilfreich sein.
- Wenn in Ihrem Zimmer auf der Wochenstation zu viel Kommen und Gehen ist, dann befestigen Sie ein Schild an der Tür, auf dem „Mutter und Baby schlafen gerade, bitte nicht stören" steht. Das ist vollkommen in Ordnung.
- Ziehen Sie in Erwägung, das Krankenhaus so bald wie möglich zu verlassen, sofern Sie zu Hause ausreichend Hilfe haben.
- Essen Sie. Schlafen Sie. Stillen Sie (wenn Sie sich entschieden haben zu stillen). Seien Sie aufmerksam und gegenwärtig. Geben Sie sich selbst Zeit, sich in Ihr Baby zu verlieben. Partner und Partnerinnen werden ermuntert, dasselbe zu tun (mit Ausnahme des Stillens).

- Leben Sie so lange wie möglich innerhalb des Oxytozin-gesteuerten Systems der Ruhe und Bindung, jetzt und für den Rest Ihres Lebens. Ihr Freund, der Atem, wird immer für Sie da sein und Ihnen dabei helfen.

17 Ihr Baby, Ihr Achtsamkeitslehrer

„So etwas wie ein Baby gibt es nicht“ – damit meine ich, dass man, wenn man ein Baby beschreiben will, immer ein Baby und jemand anderen beschreibt.

DONALD W. WINNICOTT

Wieder haben sich die Paare versammelt, erzählen, lachen und essen ein paar Kleinigkeiten. Obwohl sich der Kurs noch zweimal treffen wird, ist den Teilnehmerinnen und Teilnehmern sichtlich bewusst, dass unsere wöchentlichen Treffen, die zu einem Bestandteil ihres Lebens geworden sind, bald nicht mehr stattfinden werden. In den zurückliegenden Wochen haben sie alle formalen Achtsamkeitsübungen erlernt und verstanden, wie wichtig Achtsamkeit für die Verminderung von Stress im Alltag und zur Unterstützung der normalen Physiologie der Geburt ist. Sie wissen, wie sie mit den schwierigen Empfindungen während der Geburt und mit Angst oder anderen Gefühlen umgehen und sie sogar willkommen heißen können. Sie haben die Erfahrung gemacht, dass sich alles fortwährend verändert, dass es keine Garantie bezüglich der Zukunft gibt – weder, was die Geburt, noch, was alles andere betrifft –, dass es einen Unterschied zwischen Reagieren und Antworten gibt und dass Achtsamkeit uns die Möglichkeit eröffnet, zu wählen, wie wir uns auf das Geburtsgeschehen und auch auf alles andere in unserem Leben beziehen wollen.

An diesem Abend gehen wir im Kurs – und entsprechend auch in diesem Buch – einen Schritt weiter. Es ist Zeit, über das Leben nach der Geburt zu sprechen, denn was auch immer geschehen mag, die Momente der Geburt werden für diese Paare und auch für Sie kommen – und gehen. Und dann werden Sie die nächsten Momente Ihres Lebens erleben. Jack Kornfield, ein sehr kluger Meditationslehrer, hat einem seiner Bücher den Titel *After the Ecstasy, the Laundry* (dt.: *Nach der Erleuchtung Wäsche waschen und Kartoffeln schälen*) gegeben. In unserem Fall müsste es wohl „Nach der Geburt Wäsche waschen" heißen.

Und so wenden wir unsere Aufmerksamkeit jetzt der Frage zu, wie Sie Ihre Achtsamkeitspraxis anwenden können, um dieses neue Leben, in das Sie hineingeboren wurden, unbeschwerter zu leben. Vielleicht wird es jetzt keine Überraschung mehr für Sie sein, dass sich die Achtsamkeitsanleitungen für die Zeit nach der Geburt im Grunde nicht von den Achtsamkeitsanleitungen für die Zeit vor der Geburt unterscheiden: Schulen Sie sich darin, so wach und gegenwärtig wie nur möglich zu sein und dabei zu lernen, zu wachsen und sich Augenblick für Augenblick zu verändern.

„Was habt ihr über das Leben nach der Geburt gehört?", frage ich meine Gruppe.

Maya hebt die Hand. „Ich habe gehört, dass es sehr anstrengend ist. Dass man nie genug Schlaf bekommt."

„Nun", antworte ich, „es stimmt schon, dass es schlaflose Nächte geben wird und Müdigkeit ziemlich alltäglich ist. Und müde zu sein ist ein unangenehmer Zustand. Viele werdende Eltern machen sich Sorgen, dass sie nicht genug Schlaf bekommen werden, finden dann aber zu ihrer eigenen Überraschung heraus, dass es doch viel besser klappt, als sie gedacht haben. Sich um ein Neugeborenes zu kümmern ist viel Arbeit, und jedes Baby hat seinen eigenen Schlafrhythmus, so wie ihr auch. Ihr werdet daher einfach abwarten müssen, wie es sich bei euch entwickelt. Wie es ist, Eltern zu sein, hängt stark von dem jeweiligen Baby ab, davon, was es für eine Persönlichkeit hat und welche Bedürfnisse es hat.

Eine Faustregel für frischgebackene Mütter lautet, dann zu schlafen, wenn das Baby schläft. Das kann schwierig sein, wenn ihr nicht an kurze Schlafphasen und Nickerchen gewöhnt seid. Der Body-Scan oder die Atemmeditation können euch dabei helfen. Wenn euer Baby schläft, könntet ihr versucht sein, wieder in den Tun-Modus zu schalten, anstatt zu schlafen. Gesünder und klüger wäre es aber, sich klar zu machen, dass ihr und euer Baby in den ersten Wochen hauptsächlich in der Hortikulturzeit lebt. Hier findet die Heilung von der Geburt statt, hier wachst ihr mit eurem Partner in die Elternrolle hinein. Gut für sich selbst zu sorgen – und dazu zählen auch kleine Schläfchen zwischendurch – ist wichtiger als alle anderen Aufgaben, die ihr vielleicht dringend erledigen zu müssen glaubt.

Manchmal höre ich Frauen sagen: ‚Niemand hat mir gesagt, wie viel Zeit mein Körper braucht, um sich von der Geburt zu erholen.' Schauen wir uns diesen Punkt einmal genauer an: Euer Körper hat fast ein Jahr gebraucht, um ein Baby in seinem Inneren heranwachsen zu lassen und es dann auf die Welt zu bringen. Und manchmal kann es etwas dauern, vier bis sechs Wochen oder auch länger, bis ihr euch körperlich von diesem Prozess erholt habt. Wie schnell das geht, hängt von vielen Faktoren ab: eurem Alter, eurem allgemeinen Gesundheitszustand, von der Geburt selbst und davon, wie schwierig sie war, wie gut oder schlecht es mit dem Stillen klappt, ob ihr oder euer Baby nach der Geburt unerwartete Gesundheitsprobleme habt und wie viel Fürsorge und Unterstützung ihr und euer Partner oder eure Partnerin in der Anpassungsphase nach der Geburt erhaltet, und natürlich vom Temperament und Allgemeinzustand eures Babys. So wie schon bei der Geburt selbst gibt es auch in der Zeit danach viel Neues und Unbekanntes, mit dem ihr euch Augenblick für Augenblick auseinandersetzen müsst. Was habt ihr noch über die Zeit nach der Geburt gehört?"

„Ich habe gehört, dass man ziemlich einsam werden kann", sagt Heather. „Meine Freundin hat mir erzählt, dass sie manchmal den ganzen Tag allein zu Hause ist, seit ihr Mann wieder zu arbeiten begonnen hat. An manchen Tagen hat sie es noch nicht einmal geschafft, den Schlafanzug auszuziehen und zu duschen. Und am Abend hat sie dann auf den Tag zurückgeblickt und gedacht: ‚Was habe ich eigentlich den ganzen Tag über getan? Ich habe überhaupt nichts geschafft.'"

„Deiner Freundin täte es vermutlich sehr gut, mehr über den nichtwertenden Geist und den Sein-Modus zu erfahren. Vielleicht können wir etwas aus unserem Achtsamkeitstag in Stille lernen, das uns dabei hilft, mit diesem neuen Leben zurechtzukommen. Vielleicht findet ihr eine Möglichkeit, nur mit eurem Baby zu sein, den Tun-Modus abzulegen und dem Tag einfach zu erlauben, sich euch und eurem Baby Augenblick für Augenblick zu offenbaren. Das Wissen, dass ihr nach der Geburt in einer besonderen Jahreszeit, der Babyzeit, leben werdet, könnte dabei helfen. Und wie bei allen Jahreszeiten wird auch die Babyzeit vorübergehen – und vielleicht sogar viel zu schnell.

Während der Babyzeit werdet ihr immer noch eine Form der Kontraktion erleben, zum Beispiel, wenn euer Baby schreit und ihr es nicht beruhigen könnt oder wenn ihr sehr müde seid, weil die Nacht schwierig war, und euch am nächsten Tag nicht ausruhen könnt. Aber selbst an einem schwierigen Tag könnt ihr, wenn ihr bei eurer Achtsamkeitspraxis bleibt, wunderbar friedliche und ruhige Momente finden, Momente der Liebe und Verbundenheit mit eurem Baby. Vielleicht findet ihr solche Momente während des Stillens oder wenn ihr euch zusammen mit eurem Baby ausruht. Wenn ihr den Tag, an dem ihr euch um euer Baby kümmert, als einen Achtsamkeitstag im Alltag sehen könntet, wäre eure Erfahrung wahrscheinlich eine ganz andere. Schließlich haltet ihr euer Baby am Leben, zeigt ihm eure Liebe und kümmert euch um seine Bedürfnisse. Kann man all das wirklich als Nichtstun bezeichnen?"

„Wenn du das so ausdrückst, dann vermutlich nicht."

„Wir haben diese sehr sonderbare Vorstellung in unserer Kultur, dass es keine wichtige Arbeit ist, sich um ein Baby zu kümmern, obwohl wir wissen, wie entscheidend diese ersten Jahre als Fundament für die geistige und körperliche Gesundheit und das Wohlbefinden des Kindes sind. Durch die vielen fein aufeinander abgestimmten Interaktionen zwischen euch und eurem Baby und zwischen eurem Baby und anderen nahestehenden Menschen entstehen im Gehirn eures Kindes neuronale Pfade, die dafür sorgen, dass es stabile soziale Bindungen eingehen kann, dass es weiß, dass es anderen vertrauen kann und dass die Welt grundsätzlich sicher – und ziemlich interessant – ist. Diese erste gemeinsame Zeit ist richtungsweisend für das gesamte Leben eures Babys. Das hört sich für mich nicht nach Nichtstun an.

Was habt ihr noch über die Zeit nach der Geburt gehört?"

Sam meldet sich zu Wort: „Wir haben Freunde, die uns gesagt haben, dass sie gar nicht glauben können, wie viel Spaß sie haben, seit ihre Tochter auf der Welt ist. Sie sagen, dass sie sich jetzt jeden Morgen darauf freuen, dass ihre Tochter aufwacht, und dass sie nie gedacht hätten, dass sie jemanden so sehr lieben könnten."

„Wenn die Bedingungen gut sind, dann verlieben wir uns bis über beide Ohren in unsere Babys. Und unsere Babys tragen ihren Teil dazu bei: Sie lächeln uns an und sind so wahnsinnig süß! Mein Mann Kenji sagt immer, dass ‚Süßsein' ihr Beruf sei. Und den machen sie wirklich gut. Sie müssen es, denn ihr Überleben hängt davon ab, dass wir sie lieben. Eine Möglichkeit, diesen Prozess zu fördern, ist, dass ihr euch die Zeit nehmt, gegenwärtig zu sein und aufmerksam wahrzunehmen, wer euer Baby wirklich ist und was es euch mitteilen will, besonders in den ersten Wochen, Monaten und Jahren nach seiner Geburt."

Wer ist dieses Baby und welche Bedürfnisse hat es?

Im Laufe der vergangenen dreißig Jahre haben sich Experten aller Fachrichtungen – Kinderärzte, Psychologen, Neurowissenschaftler, Forscher auf dem Gebiet der kindlichen Entwicklung und sogar Anthropologen – mit der Frage beschäftigt, welche Voraussetzungen gegeben sein müssen, um gesunde, glückliche Menschen großzuziehen. Obwohl wir heute sehr viel mehr über Babys und ihre Bedürfnisse wissen, wissen die meisten frischgebackenen Mütter und Väter immer noch sehr wenig darüber, wie sich normale Babys im Laufe der Zeit entwickeln. So sehr wir als Eltern um das Wohlergehen unserer Babys besorgt sind, so wenig wissen die meisten von uns, was mit diesem entzückend süßen und dennoch rätselhaften Wesen, das in unser Leben katapultiert worden ist, zu tun ist.

Jeremy beschreibt diesen Augenblick der Erkenntnis in einer E-Mail an den MBCP-Kurs kurz nach der Geburt seines Sohnes Tobias: „Wir sind unendlich dankbar, dass die Geburt so unkompliziert verlaufen ist und Toby und Laura beide wohlauf und gesund sind! Ich erinnere mich noch genau an diesen einen intensiven Moment, an dem wir recht ungeschickt zum ersten Mal versuchten, Toby in den Autobabysitz zu setzen. Eine Krankenschwester half uns dabei, und in diesem Moment wurde mir erst wirklich bewusst, dass man uns mit diesem, *unserem*, Baby *allein* nach Hause schickte. Man nahm an, dass wir in der Lage wären, uns um ihn zu kümmern, dabei hatten wir überhaupt keine Ahnung! Natürlich hatten wir viele Bücher gelesen und uns mit dem Thema befasst, und wir hatten etwas Zeit im Krankenhaus, wo man uns einige Sachen beigebracht hat, aber im Grunde waren wir jetzt völlig auf uns allein gestellt. Wir haben uns gleichzeitig riesig gefreut und große Angst gehabt.

Und dann habe ich mich an etwas erinnert, was Nancy gesagt hat: ‚Ihr bringt euren Achtsamkeitslehrer zur Welt.' Da wusste ich, dass wir Toby nur mit Aufmerksamkeit begegnen mussten, dann würde er uns schon zeigen, was er brauchte. Gott sei Dank ist uns das wieder eingefallen! Wir haben darauf vertraut und genau das getan, seit wir wieder zu Hause sind – wir achten auf unseren Achtsamkeitslehrer. Und wir freuen uns, euch mitteilen zu können, dass alles ziemlich glatt läuft. Es gibt viele Momente, in denen wir uns auf den Atem konzentrieren, besonders dann, wenn er schreit, und viele Momente, die wir im ‚Weiß-nicht'-Geist verbringen, weil jeder Tag anders ist. Wir finden alles Moment für Moment heraus und wissen inzwischen meistens ziemlich gut, was er braucht. Und wenn wir uns darum kümmern, ist er ziemlich zufrieden. Achtsamkeit ist einfach klasse!"

Kevin Nugent, Direktor des berühmten Brazelton Institute am Children's Hospital in Boston, beschreibt dies in seiner Einleitung zu seinem hervorragenden Buch *Your Baby Is Speaking to You:* „Eltern und Betreuungspersonen klagen – häufig mit einem gewissen, hart erkämpften Humor – darüber, dass Babys ohne Bedienungsanleitung geliefert werden. Ihr Kind kommt aber in

Wirklichkeit zusammen mit einer Pflegeanleitung, die in seinem Verhalten zu finden ist und Ihnen sagen kann, was es zum Überleben und Gedeihen braucht. Diese Anleitung muss jedoch entschlüsselt werden. Und weil jedes Kind anders ist und einen ganz eigenen Charakter und eigene Gefühle hat, sieht die Anleitung auch bei jedem Kind anders aus. Während Sie lernen, das Verhalten Ihres Babys zu entschlüsseln, liefert es Ihnen wertvolle Informationen über seine Vorlieben, Bedürfnisse und Erwartungen – also über die Person, die es ist."[48]

Obwohl es Ihnen nicht immer gelingen wird, das Verhalten Ihres Babys zu entschlüsseln – das gelingt keinem Elternpaar –, wird Ihre Achtsamkeitspraxis Ihnen dabei helfen, all die faszinierenden, sich von Augenblick zu Augenblick verändernden Nuancen im Verhalten Ihres Babys zu erkennen und sich an ihnen zu erfreuen, und Sie dabei unterstützen, sich auf diesen neuen, winzigen Menschen in Ihrem Leben einzustellen und sich einfühlsam um ihn zu kümmern.

Ein Teil der Herausforderung bei der Versorgung Ihres Babys besteht darin, zu lernen, wie Sie mit den fortlaufend entstehenden und wieder vorübergehenden Zuständen dieses kleinen Menschen in Beziehung treten und auf seine Bedürfnisse angemessen antworten können. Wenn Sie auf Autopilot schalten und Ihr Kind automatisch, ohne wirklich präsent zu sein, wickeln, dann werden Ihnen die Botschaften, die Ihnen Ihr Kind schickt, wahrscheinlich entgehen. Mit Achtsamkeit wird es Ihnen vielleicht häufiger gelingen, im gegenwärtigen Moment anzukommen und Ihr Baby und sich selbst wirklich wahrzunehmen – bei *diesem* Wickeln, *diesem* Stillen, *diesem* Wiegen und Schmusen und *dieser* Erschöpfung oder Frustration oder Verwirrung.

Sich einfühlsam um ein Neugeborenes zu kümmern erfordert einen Schnellkurs in nonverbaler Kommunikation. Sie können Ihre Achtsamkeitspraxis dazu verwenden, sowohl auf die Geräusche, Schreie, die Mimik und die Körpersprache Ihres Babys als auch auf Ihre eigenen Körperempfindungen, Gedanken und Gefühle in dieser faszinierenden und manchmal stressigen Rolle als Mutter oder Vater zu achten. Sich das Konzept der Unbeständigkeit ins Gedächtnis zu rufen, die unausweichliche Wahrheit, dass sich alles verändert, kann Ihnen helfen, in schwierigen Zeiten nicht die Perspektive zu verlieren und die freudigen Momente des Elternseins wirklich auszukosten. Wenn Sie erschöpft oder frustriert sind, können Sie sich daran erinnern, dass diese Tage, die so kostbar sind, selbst wenn sie schwierige Momente enthalten, viel zu schnell vorübergehen werden. Die Säuglingszeit ist kurz. Die Kindheit ist kurz. Das Leben ist kurz. Verpassen Sie es nicht.

Jeff, einer der Väter, die am MBCP-Kurs teilgenommen haben, beschreibt es so: „Babys sind die wahre Bewährungsprobe für deine Achtsamkeitspraxis, besonders wenn es um das urteilsfreie Beobachten geht. Wenn Kira müde und quengelig ist, dann ist sie einfach nur müde und quengelig. Sie will mich damit nicht auf die Palme bringen. Babys sind eben manchmal einfach müde und quengelig. Meine Aufgabe ist es, meine Achtsamkeit so einzusetzen, dass ich ein solches Verhalten nicht persönlich nehme, dass ich meine Reaktivität, meine Gewohnheiten, meine Widerstände gegenüber dem, was ist, wahrnehme und mich dann trotzdem wie ein Vater verhalte. Ich gehe mit ihr spazieren, ich wiege sie in meinen Armen, ich schaue nach, ob ich die Windel wechseln muss, oder finde heraus, ob sie Hunger hat. Manchmal drehe ich eine Runde im Auto mit ihr, falls sie das braucht“, sagt er und lacht. „Es geht einfach darum, die Dinge zu akzeptieren, wie sie sind. Je mehr ich gegen das, was ist, ankämpfe, desto stressiger wird es – für sie und für mich!“

Grundzustände von Neugeborenen

Genauso wie wir im Laufe des Tages verschiedene Seinszustände durchlaufen – wach sind und schlafen, hungrig werden, uns wohlfühlen, mal mehr und mal weniger Energie haben, Interesse oder Langeweile verspüren –, so erlebt auch Ihr neugeborenes Baby verschiedene Zustandsphasen. Weil sich deren Muster sehr von den Mustern bei einem Erwachsenen unterscheidet, kann es hilfreich sein, sich eingehender damit zu beschäftigen. Die Grundzustände eines Neugeborenen sind: ruhiger Schlaf, aktiver Schlaf, ruhiger Wachzustand, aktiver Wachzustand, Unruhe[49] und Schreien.[50]

Jeder Zustand hat seine eigenen Merkmale, und während Ihr Baby diese Zustände durchlebt, versuchen Sie seine Signale, so gut es geht, zu deuten und Ihre Antwort darauf abzustimmen – von Moment zu Moment in einem sich ständig wandelnden Tanz der Fürsorge. Die Reihenfolge dieser Zustände ist nicht festgelegt, und es kann vorkommen, dass Ihr Baby ein oder zwei Zustände überspringt. Es kann zum Beispiel vom aktiven Wachzustand in den ruhigen Schlaf übergehen, ohne dazwischen den Zustand der Unruhe zu durchlaufen. So wie es hilft, über die verschiedenen Phasen der Geburt Bescheid zu wissen, kann das Wissen, was Sie bei Ihrem neugeborenen Baby erwartet (ohne daran festzuhalten oder zu denken, dass es so sein *sollte*), Ihnen dabei helfen, sich in der Babyzeit zurechtzufinden.

Der ruhige Schlaf

Ein Neugeborenes schläft zwischen 16 und 20 Stunden am Tag, aber selten, zumindest am Anfang, mehr als vier bis viereinhalb Stunden am Stück. Bei Babys, die gestillt werden, dauern die Schlafphasen gewöhnlich zwei bis drei Stunden. Es gibt zwei Schlafzustände: den ruhigen (oder tiefen) Schlaf und den leichten Schlaf. Der ruhige Schlaf ist erholsam und mit einem geringeren Sauerstoffverbrauch und der Freisetzung von Wachstumshormonen verbunden. Im Tiefschlaf kann Ihr Baby Geräusche ausblenden, was bedeutet, dass es nur schwer erweckbar ist.

Der Zustand des ruhigen Schlafs tritt häufig direkt nach dem Stillen auf. Prolaktin und Oxytozin in der Muttermilch haben zwar auch eine einschläfernde Wirkung, doch dieser Zustand wird hauptsächlich durch den Prozess der Nahrungsaufnahme und Verdauung ausgelöst und tritt daher auch dann auf, wenn Sie Ihrem Baby das Fläschchen geben. Ich bezeichne den Zustand des ruhigen Schlafs gerne als „trunkene Glückseligkeit". Um herauszufinden, ob sich Ihr Baby in diesem Zustand befindet, brauchen Sie nur seinen Arm etwas anzuheben und wieder fallen zu lassen. Fällt er schlaff und ohne ein Muskelzucken zurück, dann ist Ihr Baby im Zustand der trunkenen Glückseligkeit angekommen.

Der aktive Schlaf

Der aktive Schlaf ist der REM-Schlaf, eine Schlafphase, die durch schnelle Augenbewegungen (engl. *rapid eye movement*) gekennzeichnet ist. Ihr Baby wird Ihnen verraten, wann es sich im Zustand des aktiven Schlafs befindet: Seine Augen bewegen sich unter den Lidern, es reckt sich und kneift seine Augen zu oder es bewegt wie beim Stillen Mund und Zunge. Ich bezeichne diese Phase als den „Von-Mama-träumen“-Zustand, obwohl wir nicht mit Sicherheit wissen, dass Babys träumen. Wenn Ihr Baby schläft, verbringt es etwa die Hälfte der Zeit in dieser Schlafphase. Viele Forscher, die sich mit den Schlafphasen von Babys befassen, vermuten, dass das Gehirn in dieser Phase stimuliert wird und aktiver Schlaf mit der Verarbeitung und Speicherung von Informationen in Zusammenhang steht.

Irgendwann in dieser Schlafphase wird das Baby aufwachen. Das Aufwachen kann ein Prozess sein, bei dem Ihr Baby von einem Zustand der Schläfrigkeit in einen Wachzustand übergeht, oder aber Ihr Baby wacht auf, ist unruhig und schreit, um zum Ausdruck zu bringen, dass es ihm nicht gutgeht. Ein solches Aufwachen wird durch die inneren Empfindungen des Hungers ausgelöst. Der Körper des Babys weiß, dass er zum Überleben Nahrung braucht, und die Empfindungen des Hungers sind für ein Baby ausgesprochen unangenehm, überwältigend und mit großem Stress verbunden. Der Mundbereich weist die größte Dichte an parasympathischen Nervenfasern auf. Wenn Sie Ihr Baby stillen, findet es aus dem Unruhezustand, der durch die Stressreaktion des sympathischen Nervensystems entstanden ist, wieder in das Gleichgewicht des durch Oxytozin gestützten Systems von Ruhe und Bindung zurück. Wenn Sie Ihr Baby direkt nach dem Aufwachen stillen oder ihm das Fläschchen geben, wird es normalerweise hellwach sein und sich hoch konzentriert der Nahrungsaufnahme widmen.

Der ruhige Wachzustand

Der ruhige Wachzustand ist eine wunderbare Zeit der Ruhe und Bindung: Ihr Baby ist entspannt, vollkommen präsent und ausgeglichen. Dieser

Zustand tritt häufig ein, wenn ein Neugeborenes satt, ausgeruht, warm und trocken ist und sich rundum wohlfühlt. Im ruhigen Wachzustand nimmt Ihr Baby die Welt um sich herum wahr. In dieser Zeit lernt es und kommuniziert mit Ihnen und anderen wichtigen Menschen in seinem Leben. In diesem Zustand wird es – wahrscheinlich zwischen der ersten und dritten oder vierten Lebenswoche – zum ersten Mal lächeln. Dieses Lächeln unterscheidet sich von dem flüchtigen Lächeln des REM-Schlafes oder dem sozialen Lächeln, das ein Baby im Alter von ein bis zwei Monaten zu zeigen beginnt. Trotzdem ist dieses Lächeln ein zufriedenes Lächeln. Ihr Baby zeigt Ihnen auf diese Weise zum ersten Mal, dass es *Sie* erkennt.

Bei einigen Neugeborenen hält dieser ruhige Wachzustand nur ungefähr fünf Minuten lang an. Bei anderen kann er zwanzig Minuten dauern. Egal, wie lange er anhält: Kosten Sie diese wertvollen Momente mit Ihrem Baby aus, schauen Sie ihm in die Augen, sprechen Sie leise mit ihm, oder singen Sie ihm etwas vor. Wenn Sie Ihr Baby stillen, erhöht sich Ihre Freude an diesen Momenten der friedlichen Kommunikation und Verbundenheit durch das von Ihrem Gehirn freigesetzte Prolaktin und Oxytozin. Und wenn Sie die Babymassage ausprobieren möchten, die eine ausgezeichnete Achtsamkeitsübung für Sie und Ihr Baby sein kann, ist der ruhige Wachzustand der beste Zeitpunkt dafür.

Der aktive Wachzustand

Früher oder später wird Ihr Baby vom ruhigen Wachzustand in den aktiven Wachzustand wechseln. Für mich ist der aktive Wachzustand die „Zeit des Babyyoga". Ihr Baby hat viel zu tun, um die Muskeln in seinem Körper zu stärken. Es muss die Nackenmuskeln kräftigen, damit es den Kopf besser aufrecht halten und bewegen kann (der Kopf macht ein Drittel des gesamten Körpergewichts aus). Dann sind da noch die Rückenmuskeln, die kräftiger werden müssen, damit es auf den Bauch rollen und sich später aufsetzen kann, und die Muskeln in Armen und Händen, damit es nach Gegenständen greifen und sie festhalten kann. Ihr Baby muss auch seine Beinmuskeln stärken, damit es sich auf die andere Seite rollen, kriechen, aufstehen und gehen kann. Und all das erledigt Ihr

Baby in einem Zeitraum von ein bis anderthalb Jahren. Das ist sehr viel Arbeit in sehr kurzer Zeit! Das Erstaunliche daran ist, dass sein Körper es einfach *macht*. So wie niemand Ihrem Körper beibringen musste, ein Kind auf die Welt zu bringen, müssen Sie Ihrem Baby nicht beibringen, sich auf die Seite zu rollen, sich aufzusetzen, zu kriechen, zu stehen oder zu gehen. Aber Ihre liebevolle Aufmerksamkeit und Wertschätzung für diese Prozesse wird die Freude Ihres Babys und Ihre Freude am Mutter- oder Vatersein mit Sicherheit steigern.

Wenn sich Ihr Baby im aktiven Wachzustand befindet, werden Sie die verschiedensten lebhaften Bewegungen sehen: Es wird zum Beispiel mit den Armen rudern, strampeln und auf und ab hopsen, während Sie es auf dem Schoß halten. Ihr Baby wird auch versuchen, Geräusche zu erzeugen und Sie zu rufen. Nach einiger Zeit wird es dann müde. Oder hungrig. Oder beides. Halten Sie einen Augenblick inne, und denken Sie darüber nach, wie *Sie* sich fühlen, wenn Sie wirklich hart gearbeitet haben und müde und hungrig sind. Man nehme harte Arbeit, Hunger und Müdigkeit – und hat ein Grundrezept für ein ganz normales, quengeliges und unruhiges Baby.

Unruhe

Aus irgendeinem Grund – aus Hunger, Müdigkeit oder weil es ihm aus anderen Gründen nicht gut geht – ist Ihr Baby zum nächsten Verhaltenszustand gewechselt: in den Unruhezustand. Vielleicht ist es erschöpft von seinem „Training" im aktiven Wachzustand oder hat wieder Hunger oder beides. Oder es liegt oder sitzt unbequem und möchte gerne auf den Arm genommen werden oder eine frische Windel haben. Oder vielleicht fühlt es sich einsam und braucht etwas körperliche Zuwendung. Oder sein Umfeld war zu aufregend und sein Nervensystem ist jetzt ein wenig strapaziert. Oder es langweilt sich und würde gerne noch kurz etwas Neues, Interessantes erleben.

Was auch immer der Grund für seine Unruhe ist: Ihre Aufgabe in solchen Momenten ist es herauszufinden, was dieser kleinen, von Ihnen abhängigen Person jetzt Frieden und Wohlbefinden schenken wird. Ihr

Baby ist vor etwa einer Stunde aufgewacht und seitdem sehr aktiv gewesen. Es hat gegessen, vielleicht ein Bäuerchen gemacht, Sie haben es sicher gewickelt oder komplett neu angezogen oder es massiert oder gebadet und ihm vielleicht auch die Haare gewaschen. Vielleicht war es eine Zeit lang im Tragetuch oder draußen an der frischen Luft. Es hat sich womöglich richtig angestrengt und war zahlreichen Reizen aus der Außenwelt ausgesetzt und hat jetzt schlicht und einfach genug. Es hat genug vom Wachsein! Was Ihr Baby jetzt wahrscheinlich braucht, ist ein Übergang aus dem aktiven Wachzustand oder dem Zustand der Unruhe oder des Schreiens in den Schlafzustand. Und genau hier kommen Ihnen Ihre Intuition, Ihre Kreativität und Ihre Fähigkeit, die Signale Ihres Babys zu entschlüsseln, wirklich gelegen.

Schreien

Unter allen Herausforderungen, die das Dasein als frischgebackene Eltern mit sich bringt, stellt ein schreiendes Baby vermutlich die größte dar. Wir haben aus dem Geburtsprozess gelernt, dass Übergänge schwierig sein können. Manche Babys wechseln leichter von einem Zustand in den nächsten als andere und der Übergang in den Schlafzustand kann für manche Babys und ihre Eltern zu den schwierigsten Momenten des Tages oder der Nacht gehören. Auch hier kann sich Ihre Achtsamkeitspraxis wieder als wahre Rettung erweisen.

Babys sind gewissermaßen so programmiert, dass sie durch Schreien kundtun, wenn es ihnen nicht gutgeht, und wir Erwachsenen sind so programmiert, dass wir es schlecht aushalten, ein Baby schreien zu hören, besonders wenn dieses Baby unser eigenes ist. Aus der Perspektive der Achtsamkeit ist Schreien das Ergebnis eines Ungleichgewichts, das innere oder äußere Ursachen haben kann. Ihr Baby schreit, um die Menschen in Hörweite auf eine für es schmerzhafte Erfahrung aufmerksam zu machen.

Wir mögen so programmiert sein, dass wir das Schreien eines Babys wahrnehmen, aber wie – und sogar ob – wir auf das Schreien antworten, ist weitgehend von kulturellen Gegebenheiten abhängig. In westlichen Industrienationen wird das Schreien eines Babys im Allgemeinen durch die reaktive Linse des Urteilens betrachtet. Ein Baby, das sich leicht beruhigen lässt oder ein heiteres Temperament hat, ist ein „liebes" Baby, während ein Baby mit einem empfindlicheren Nervensystem, das mehr Fürsorge und Aufmerksamkeit benötigt, um in einen Zustand der Ruhe und Ausgeglichenheit zu finden, ein „schwieriges" Baby ist. Bei Eltern, deren Baby sich nicht leicht beruhigen lässt, können dadurch unangenehme Gefühle wie Angst, Frustration, Müdigkeit, Wut, Verwirrung und Hilflosigkeit ausgelöst werden. Negative Gedanken wie „Ich bin eine schlechte Mutter" oder „ein schlechter Vater", „Mein Baby liebt mich nicht", „In was bin ich da bloß hineingeraten?" können hinzukommen.

Wenn Babys lange und häufig schreien, kann der dadurch ausgelöste Stress Eltern in die Verzweiflung treiben. Es hat sich gezeigt, dass einem Schütteltrauma bei Babys (einer durch kräftiges Schütteln ausgelösten Hirnschädigung) fast immer eine lange Phase des Schreiens vorausgeht. Wenn müde und gestresste Eltern nicht über die inneren Fähigkeiten verfügen, die nötig sind, um die eigene Reaktivität zu steuern, kann ihr Verhalten im Extremfall dauerhaften Schaden anrichten.

Vielleicht sind die Eigenschaften, die Sie durch Ihre Achtsamkeitspraxis kultivieren, insbesondere Geduld und Freundlichkeit, in den Momenten, in denen Ihr Baby schreit, am allerwichtigsten – wichtiger als in allen anderen Momenten im Leben Ihres Neugeborenen und in Ihrem eigenen Leben. Unsere Fähigkeit, uns selbst zu kontrollieren und mit dem unangenehmen emotionalen Zustand, den *wir* gerade erleben, zu verweilen und mit Geduld und Freundlichkeit für uns selbst und für unser Baby auf den Wellen dieser emotionalen Wehen zu reiten, kann den alles entscheidenden Unterschied ausmachen.

Mark fällt mir ein, ein lebhafter, humorvoller und liebevoller Mann, der vor vielen Jahren mit seiner Frau Geneen am MBCP-Kurs teilnahm. Er beschäftigte sich intensiv mit Achtsamkeit und freute sich sehr auf sein zukünftiges Leben als Vater. Als Geneen und Mark mit ihrer kleinen Tochter Stacia zum Nachtreffen kamen, konnte jeder sehen, wie sehr sie Stacia liebten. Bei unseren Nachtreffen erzählen immer alle reihum, was ihnen Freude macht und was schwierig ist. Als Mark an der Reihe war, sagte er: „Ich wusste, dass Babys schreien, aber ich wusste nicht, dass es so schwierig für mich sein würde, das auszuhalten. Manchmal, wenn ich Stacia nicht beruhigen kann, fühle ich mich so hilflos, dass ich richtig wütend werde. Und einmal war ich fast blind vor Wut. Zum Glück fiel mir in diesem Moment der Atem wieder ein. Ich habe eine Zeit lang meinen Atem beobachtet und dann Geneen gebeten, Stacia zu nehmen. Selbst heute macht mir der Gedanke an das, was hätte passieren können, noch Angst. Zum ersten Mal in meinem Leben kann ich nachvollziehen, wie es zu Kindesmisshandlungen kommt. Ich kann nur sagen, dass ich heilfroh bin, dass ich damals meine Achtsamkeitspraxis hatte!"

Nach Marks zutiefst ehrlichem Bekenntnis war es ganz still im Raum. Es war, als müssten alle erst einmal tief Luft holen. Als ich seinem Bericht lauschte, dachte ich, wie schwer es doch manchmal ist, ein Vater oder eine Mutter zu sein, und wie schwer es doch manchmal ist, ein Baby zu sein. Elternsein ist eine ständige Praxis des Mitgefühls – Mitgefühl für uns selbst als Eltern, die wir so, wie wir sind, unser Bestes geben, und Mitgefühl für unsere Babys, die so, wie sie sind, auch ihr Bestes geben. Menschsein kann in jeder Phase des Lebens ganz schön anstrengend sein.

Immer im Kreis herum

Im MBCP-Kurs benutze ich das Bild eines Kreises (Schaubild E), um werdenden Eltern diese frühen Verhaltenszustände des Neugeborenen besser zu erklären. Dann male ich mit einem Filzstift einen weiteren Kreis über diesen Kreis. Und dann noch einen und noch einen, bis ich acht, neun, zehn, elf, zwölf Kreise habe. Ein solcher Schlaf-Wach-Zyklus ist typisch für ein gestilltes Baby, und Sie, Ihr Baby und Ihr Partner bzw. Ihre Partnerin werden in einem Zeitraum von vierundzwanzig Stunden acht bis zwölf dieser Schlaf-Wach Zyklen durchlaufen.

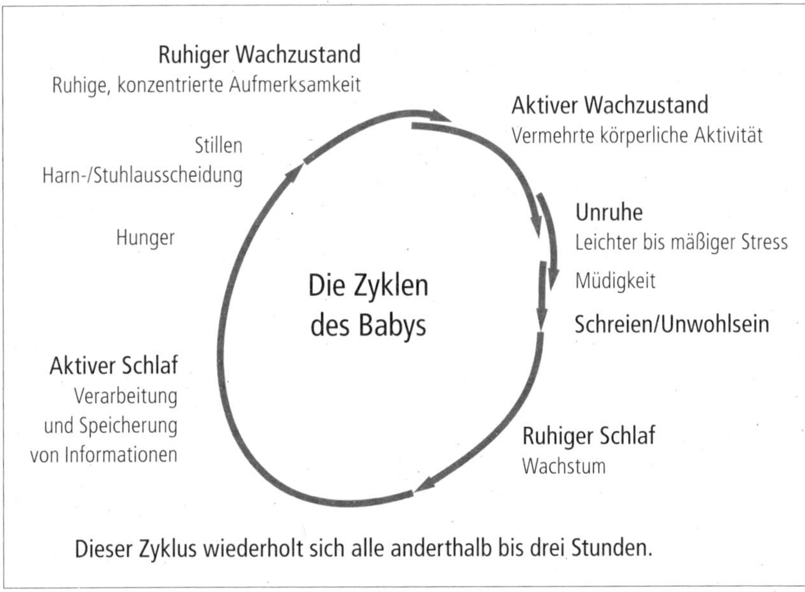

Schaubild E: Grundzustände des Neugeborenen

So sehen ein Tag und eine Nacht in Ihrem Leben und in dem Ihres Babys aus – von Moment zu Moment: stillen, Bäuerchen machen lassen, wickeln, spielen, miteinander kommunizieren, sprechen, singen, da sein, wiegen, beruhigen, in eine Decke einwickeln (pucken), mit Ihrem Baby auf dem Arm oder im Tragetuch umhergehen, es beruhigen, wenn es schreit, stillen, Bäuerchen machen lassen, wickeln, Ihrem Baby beim Übergang in die Schlafphase helfen – und Momente der Freude, Liebe, Erschöpfung, Frustration, Ehrfurcht, Langeweile, Verwirrung, Angst, Verwunderung, Ruhe, Verbundenheit, Verärgerung, Leichtigkeit und des Staunens erleben. Und manchmal versuchen Sie innerhalb dieses oder des nächsten Zyklus, irgendwie zu duschen, etwas zu essen und zu trinken, zu schlafen, ein Sitzbad zu nehmen, damit, wenn nötig, der Dammbereich besser heilen kann, eine Runde um den Block zu drehen. Oder Sie drehen tatsächlich eine Runde um den Block, rufen den Kinderarzt an oder überlegen sich, einen Blick auf Ihre E-Mails oder Ihr Smartphone zu werfen, was Sie dann aber doch nicht tun. Und so geht es immer wieder im Kreis herum, Tag und Nacht, Nacht und Tag, während Sie sich in Achtsamkeit üben und sich Moment für Moment um Ihr wachsendes, sich ständig veränderndes Baby kümmern.

Und das ist der zentrale Punkt und der Grund, warum Sie sich überhaupt um das Erlernen von Achtsamkeit bemüht haben, denn das Elternsein liegt in der Qualität der Aufmerksamkeit und der einfühlsamen Fürsorge, die Sie diesen Von-Moment-zu-Moment-Interaktionen entgegenbringen. In diesen Momenten wird das eigentliche neuronale Fundament für Widerstandsfähigkeit, Glück und Gesundheit im Gehirn Ihres Babys gelegt. Wenn dieses so abhängige kleine Wesen beständig von der Ruhe und Bindungsbereitschaft seiner Mutter und anderer Bezugspersonen umhüllt wird, kann es seine eigenen inneren Ressourcen zum Wachsen und Gedeihen langsam aufbauen und entwickeln. Wenn Sie Ihrem Baby immer wieder liebevolle Aufmerksamkeit schenken, wird es durch Ihr achtsames Elternsein die inneren Grundlagen für einen glücklichen und gesunden Körper und Geist entwickeln.

Die Geburt dreier Babys

In dem Augenblick, in dem Ihr Baby in diese Welt hineingeboren wird, werden drei Babys geboren: zwei Baby-Eltern und ein Baby-Junge oder ein Baby-Mädchen. Und auch wenn Sie ein zweites oder drittes Kind oder weitere Kinder auf die Welt bringen, schenken Sie immer einer größeren Familie mit einem einzigartigen Kind neues Leben. So wie Neugeborene ernährt, einfühlsam versorgt und beschützt werden müssen, muss auch Ihre Baby-Familie ernährt, einfühlsam versorgt und beschützt werden. Wenn Sie an die Zeit nach der Geburt denken, stellen sich Ihnen und Ihrem Partner oder Ihrer Partnerin die folgenden Fragen: Von wem werden Sie diese Fürsorge, diesen Schutz erhalten? Mit wem werden Sie sich am wohlsten fühlen in der von Zartheit und Verletzlichkeit geprägten Zeit nach der Geburt Ihres Babys, wenn Sie sich von dem körperlich und emotional intensiven Geburtserlebnis erholen und sich dem gewaltigen Lernprozess des Stillens und der Versorgung eines Neugeborenen stellen?

Auch wenn wir bei Schwangerschaft und Geburt meist an Ausdehnung und Wachstum denken, kann es hilfreich sein, sich diese Zeit als ein Ende vorzustellen, als die Auflösung einer alten Ordnung, die mit der Geburt abgeschlossen ist. In der ersten Zeit nach der Geburt, die manchmal auch als viertes Schwangerschaftsdrittel bezeichnet wird, fügen Sie und Ihr Partner schrittweise die Teile Ihres Lebens zu einer neuen Ordnung zusammen. Der Mensch, der Sie zu sein glaubten, befindet sich in einem Prozess des tiefen Wandels. Jemand anderer ist mit diesem Baby geboren worden.

Sie und Ihr Partner brauchen beide Zeit und den nötigen Freiraum, um diesen kleinen Menschen kennenzulernen und sich mit ihrer Rolle als Eltern dieses Babys vertraut zu machen. Ihr Partner, dem die direkte körperliche Erfahrung der Schwangerschaft und Geburt fehlt, braucht vielleicht besonders viel Zeit, um eine Verbindung zu seinem Kind aufzubauen. Ich ermutige Väter immer dazu, nach der Geburt ihres Kindes so lange wie möglich zu Hause zu bleiben, damit sie die Zeit und den Raum für diese Phase des Wiederaufbauens und Wiederherstellens haben. Zwei Wochen zu Hause zu sein ist gut. Einen Monat oder noch länger ist besser.

Da es für Sie beide am besten ist, wenn Sie mit Ihrem Baby gemeinsam in der Babyzeit leben, wäre es wunderbar, ein paar Menschen um sich zu haben, die Ihnen helfen. Weil unsere Gesellschaft so viel Wert auf Unabhängigkeit legt, statt zu akzeptieren, dass wir alle voneinander abhängig sind, kann schon die Bitte um Hilfe und das Annehmen dieser Hilfe nach der Geburt eine Übung in Achtsamkeit und eine zugleich schwierige und das Herz öffnende Erfahrung sein. Wenn es einen Zeitpunkt gibt, an dem man Familienmitglieder und Freunde um Hilfe bitten und diese dann auch annehmen sollte, dann ist es dieser.

Was Sie jetzt brauchen, ist im Grunde recht einfach: nahrhafte Mahlzeiten, Hilfe bei der Hausarbeit und jemanden, der ab und zu eine Maschine Wäsche für Sie wäscht oder Ihnen ein paar Dinge aus dem Supermarkt mitbringt. Wenn Ihre Eltern oder Schwiegereltern einspringen, haben Sie Glück, vorausgesetzt, Sie haben ein gutes Verhältnis zu ihnen. Das ist Ihre Zeit. Sie sollten daher Ihre Bedürfnisse und Erwartungen klar zum Ausdruck bringen – dass es Ihr Wunsch ist, dass sich Ihre Verwandten hauptsächlich ums Kochen, Putzen und um Sie und Ihren Partner kümmern, damit Sie beide sich auf Ihr Baby konzentrieren und lernen können, wie man sich um ein Neugeborenes kümmert.

Vermutlich wäre es auch eine gute Idee, sich vorher nach der Einstellung Ihrer Eltern oder Schwiegereltern zum Stillen zu erkundigen. In dieser intimen Zeit des Lernens hilft es nicht sehr und stärkt auch nicht gerade Ihr Selbstvertrauen, wenn Sie Besuch von einer Mutter oder Schwiegermutter haben, die beide nicht gestillt haben und Sie jetzt skeptisch beobachten und sich laut fragen, ob Sie auch genug Milch haben oder Ihr Baby nicht vielleicht zu oft stillen.

Wichtig ist vor allem die Versorgung mit Mahlzeiten. Vielleicht ergibt sich schon während der Schwangerschaft eine Gelegenheit, ein paar Freunde und Nachbarn zusammenzutrommeln, die Ihnen nach der Geburt Essen vorbeibringen. Wenn in meiner Nachbarschaft eine Frau kurz vor der Geburt steht, wird eine Rundmail mit einer Essensliste zum Eintragen verschickt. Auf diese Weise stellen wir sicher, dass die frischgebackene Familie mindestens in den ersten vier Wochen nach der Geburt mehrmals pro Woche eine Mahlzeit erhält. Die Nachbarn stellen den Eltern die vorbereiteten Mahlzeiten zwischen 17:00 und 18:00 Uhr in einer Kühltasche auf die Veranda oder vor die Tür.

Entscheidend für die Unterstützung im Wochenbett ist eine klare Einschätzung der Lage: Wen können Sie um Hilfe bitten, und was ist Ihrer Meinung nach am besten für Ihre neugeborene Familie in Anbetracht der Person, die Sie sind, der Person, die Ihnen ihre Hilfe anbietet, und der Gefühle, die die Anwesenheit dieser Person bei Ihnen auslöst? Wenn Sie sich angespannt fühlen und sich Sorgen machen, dass man Ihr Verhalten bewerten oder alte unglückliche Familienmuster wieder an die Oberfläche kommen könnten, dann ist es wahrscheinlich klüger, am Anfang die Hilfe von Freunden oder einer Doula, die nach der Geburt ins Haus kommt, in Anspruch zu nehmen. Entscheiden Sie sich erst dann für einen Familienbesuch, wenn Sie sich mit mehr Selbstvertrauen um Ihr Baby kümmern können. Auf der anderen Seite kann die Geburt eines Babys, besonders wenn es das erste Enkelkind ist, eine wunderbare Möglichkeit des Wachstums und der Heilung sein. Ein neues Baby kann die Familiendynamik auf radikale Weise verändern, denn jedes Familienmitglied beginnt eine neue Phase seines Lebens und übernimmt eine neue Rolle.

Leslie, eine Teilnehmerin des MBCP-Kurses, hatte zwiespältige Gefühle, was den Besuch ihrer Mutter direkt nach der Geburt ihres Babys betraf. Obwohl ihr Verhältnis zu ihrer Mutter zu dieser Zeit in Ordnung war, war es früher eher angespannt gewesen, und Leslie wollte keine Probleme heraufbeschwören. „Ich glaube, ich möchte nicht, dass meine Mutter direkt nach der Geburt kommt“, teilte sie dem Kurs mit. „Sie hat meine Geschwister und mich nicht gestillt und sie neigt zu sehr strikten Auffassungen. Dave und ich haben daher abgemacht, dass sie uns erst sechs Wochen nach der Geburt besucht. Dann haben wir hoffentlich ein besseres Gefühl für das, was wir da tun.“

So war es zumindest geplant. Leslies Mutter sah dies jedoch anders und besuchte Leslies neue Familie zur Überraschung aller direkt nach der Geburt des Babys. Leslie hatte eine lange und schwierige Geburt hinter sich und am Anfang Probleme mit dem Stillen. Beim Nachtreffen erzählte sie uns Folgendes: „Ich konnte es erst gar nicht glauben, als meine Mutter vor mir stand. Dave und ich wollten uns ja zuerst allein um unser Baby kümmern. Wenn ich jedoch ehrlich bin, waren wir ziemlich überwältigt. Meine Mutter war wirklich toll. Sie hat sich um uns gekümmert und mit dem Baby geholfen. Sie hat gekocht und mir mitten in der Nacht beigestanden, als es mit dem Stillen nicht klappte und Dave schlafen musste, damit er am nächsten Tag arbeiten konnte. Und sie ist so lieb mit Miriam umgegangen. Es war wirklich eine ganz besondere Zeit für meine Mutter und mich, und ich glaube, dass sich etwas Wichtiges in unserem Verhältnis geändert hat. Jetzt geht es nicht mehr nur um sie und mich. Jetzt teilen wir uns Miriam und sind uns deswegen viel näher als vorher. Man kann eben nie wissen.“

Wochenbettdepression: der wertende Geist außer Kontrolle

Manchmal geraten wir nach der Geburt so sehr aus dem Gleichgewicht, dass wir uns in einer emotionalen Abwärtsspirale befinden. In diesem Zustand, im Allgemeinen als „Wochenbettdepression" oder „postpartale Depression" bekannt, hat der wertende Geist Hochkonjunktur. Eine Depression in der Zeit nach der Geburt ist im Wesentlichen wie jede andere schwere depressive Episode, nur in diesem Fall setzt sie im Wochenbett ein. (Manchmal kann die Depression auch schon während der Schwangerschaft einsetzen.) Die Wochenbettdepression ist eine sehr belastende Erkrankung, die die Fähigkeit der Mutter, Glück zu empfinden, für ihr Kind zu sorgen und eine Bindung zu ihm – und anderen Menschen – aufzubauen, beeinträchtigt. Durchschnittlich 10 bis 15 Prozent der Frauen sind im ersten Jahr nach der Geburt anfällig für eine Depression. Eine derartige Erkrankung kann langfristige Folgen haben, sowohl für die gesunde emotionale Entwicklung des Babys als auch in Bezug auf die Gefühle, die die betroffene Mutter sich selbst entgegenbringt.

Wissenschaftler haben zwar eine Reihe von Risikofaktoren für eine Wochenbettdepression identifiziert, können aber trotzdem nicht mit Sicherheit sagen, warum eine bestimmte Frau eine Wochenbettdepression entwickelt und eine andere nicht. Wir wissen jedoch, dass Frauen, die in der Vergangenheit bereits an Depressionen gelitten haben, eine schwierige oder traumatische Geburt hatten, nicht die nötige soziale Unterstützung haben oder in der Schwangerschaft oder nach der Geburt sehr viel Stress hatten, ein höheres Risiko haben, an einer Wochenbettdepression zu erkranken. Depressionen nach der Geburt eines Kindes sehen bei Männern zwar anders aus, betreffen aber dennoch eine überraschend hohe Anzahl frischgebackener Väter.[51]

Zum Glück sind Wochenbettdepressionen leicht behandelbar. Wenn Sie also die meiste Zeit über traurig und teilnahmslos sind, keine Freude mehr an Aktivitäten haben, die Ihnen früher Vergnügen bereitet haben (wenn Sie denn die Zeit haben, diesen nachzugehen), keine Beziehung zu Ihrem Baby aufbauen können und dieser Zustand länger als zwei Wochen anhält, dann sollten Sie unbedingt professionelle Hilfe in Anspruch nehmen. Es ist gut zu wissen, dass Achtsamkeit auch in diesem Zusammenhang eine wichtige Rolle spielen kann. Auf der Basis des MBSR-Programms haben Zindel Segal, John Teasdale und Mark Williams ein sehr erfolgreiches achtwöchiges Programm zur achtsamkeitsbasierten Therapie von Depressionen entwickelt: die Achtsamkeitsbasierte Kognitive Therapie (Mindfulness-Based Cognitive Therapy, MBCT). In diesem Programm lernen Menschen, die bereits mehrere depressive Episoden hatten, einem Rückfall mit Hilfe von Achtsamkeitsübungen vorzubeugen. Im britischen Gesundheitssystem ist MBCT inzwischen der bevorzugte therapeutische Ansatz zur Rückfallprävention bei Depressionen. Er hat sich als ebenso wirksam erwiesen wie die medikamentöse Behandlung der Depression.[52]

Zurzeit entwickeln Sona Dimidjian von der University of Colorado und Sherryl Goodman von der Emory University außerdem ein innovatives, ebenfalls auf dem MBCT-Kurs basierendes Programm, das speziell für Frauen mit einem erhöhten Risiko für Wochenbettdepression gedacht ist (und auch einige Übungen aus dem MBCP-Programm enthält). Dieser Ansatz zeigt bereits die ersten vielversprechenden Ergebnisse. Vielleicht werden Achtsamkeitskurse in nicht allzu ferner Zukunft zu den wichtigen Präventivmaßnahmen gegen Wochenbettdepressionen gehören und eine Alternative zu medikamentösen Therapien und traditionellen psychologischen Einzeltherapien bei dieser Form der Depression darstellen.[53] Indem Sie schon jetzt Achtsamkeitspraktiken erlernen, beugen Sie einer postpartalen Depression vor und schützen Ihre psychische Gesundheit und Ihr Wohlbefinden im Wochenbett und in der Zeit danach.

18 Stillen
Ein Tanz der Verbundenheit

Ich bleibe dabei (...), dass wir mit einem Gefühl der Zuneigung füreinander geboren werden und aufwachsen und dass dies genetisch festgelegt ist. (...) Gesellschaften sind laut. Sie übertönen unsere eigenen Geräusche und unsere Verbundenheit. Schwerhörig ziehen wir in den Krieg.

Lewis Thomas

Im Sommer 1962 in Patzicia (Guatemala) sah ich zum ersten Mal eine stillende Frau. Patzicia war ein kleiner Marktflecken einige Stunden nördlich von Guatemala-Stadt. Ich lebte dort zusammen mit elf anderen Amerikanerinnen und Amerikanern, um die örtlichen Sitten und Gebräuche kennenzulernen und mein Spanisch zu verbessern. Die Arbeit war nach Geschlechtern aufgeteilt: Die jungen Männer aus unserer Gruppe stellten zusammen mit den Männern des Ortes Ziegelsteine für den Bau einer Schule her, während wir Frauen im Dorf blieben, Lebensmittel auf dem Markt einkauften, die Zubereitung regionaltypischer Gerichte erlernten und versuchten, Freundschaft mit den Frauen und Kindern im Dorf zu schließen. Ich war neunzehn Jahre alt und wusste nicht, dass Milch aus einer weiblichen Brust kommen konnte.

An jenem Morgen nahm ich einen großen Strohkorb vom Haken hinter der Tür und machte mich zu Fuß auf den Weg zum nahe gelegenen Markt. Die Bauern aus den Nachbarstädten waren sehr früh mit dem Bus gekommen, und als ich den Marktplatz erreichte, hatten die Verkäufer bereits ihre Waren auf gewebten Matten vor sich ausgebreitet. Ich ging auf eine Frau zu, die hinter Obst- und Gemüsebergen saß. Ihr schwarzes Haar war in der Mitte gescheitelt und zu komplizierten Zöpfen geflochten. Wie die anderen Frauen im Dorf trug sie den traditionellen *huipil* (eine Art ärmellose, kunstvoll bestickte Bluse). Sie hatte einen leuchtend grün, blau und purpurrot gestreiften Umhang diagonal über die Brust gebunden, der so ausgebeult war, dass sich nur ein Baby darin befinden konnte.

Nachdem wir uns über den Preis einiger Apfelsinen geeinigt hatten, beugte sie sich zum Abzählen nach vorne. In dem Augenblick konnte ich ihr Baby sehen. Es hielt sich an der Brust der Mutter fest, so wie ein amerikanisches Baby ein Fläschchen halten würde, und drehte seinen Kopf, um besser sehen zu können, was sich da gerade abspielte. Und die ganze Zeit über hatte es die weiche Brustwarze seiner Mutter im Mund. Seine klaren, schwarzen Augen blickten in meine und ich lächelte vor Überraschung und Freude. Das Baby, das etwa sieben Monate alt war, saugte weiter und wandte seinen intensiven Blick nicht von mir ab, während seine Mutter, die unsere Interaktion gar nicht wahrnahm, die Apfelsinen in meinen Korb legte.

All das schien so natürlich zu sein, und doch war dieser Anblick bemerkenswert für eine junge Amerikanerin, die nach dem Zweiten Weltkrieg in den Vororten von Los Angeles aufgewachsen war, wo es als modern galt, seinem Baby in einem strengen Vier-Stunden-Rhythmus das Fläschchen zu geben. Jahre später las ich in einer Studie über die Stillhäufigkeit in Guatemala, dass guatemaltekische Babys täglich rund vierundsechzigmal gestillt werden! Die Autoren argumentierten, dass menschliche Babys wie viele andere Säugetiere ständig saugen, wenn ihnen die Brust immer zur Verfügung steht.

Spulen wir ein halbes Jahrhundert vor, zum achten Treffen unseres MBCP-Kurses, bei dem wir das Thema Stillen behandeln. Zu diesem Zeitpunkt weiß ich, dass alle Frauen im Kurs stillen möchten. Ich weiß auch, dass diese elementare Fütterungsmethode der Säugetiere sich manchmal als sehr schwierig erweisen kann.

„Stillen ist ein großes Thema", beginne ich. „So groß, dass es unmöglich innerhalb einer Kursstunde abgehandelt werden kann. Daher werden wir uns heute Abend auf die Physiologie des Stillens aus einer Geist-Körper-Perspektive konzentrieren und darauf, wie eure Achtsamkeitspraxis euch helfen kann, die normale Physiologie des Stillens zu fördern, so wie wir es auch beim Thema Wehen gemacht haben. Ich werde euch auch ein paar Tipps geben, damit euer Einstieg in die Erfahrung des Stillens möglichst unkompliziert verläuft. Hört sich das gut an?"

Alle strahlen, also fahre ich fort: „Was wisst ihr schon über das Stillen? Was habt ihr gelesen oder gehört?"

„Also, ich habe gehört, dass Babys, die gestillt werden, gesünder sind", sagt Marissa. „Sie müssen nicht so häufig ins Krankenhaus und werden seltener krank. Und sie bekommen später nicht so viele Allergien wie Kinder, die nicht gestillt wurden. Ich habe auch gehört, dass der IQ von gestillten Babys höher ist."

„Das ist alles richtig", antworte ich. „Und ihr könnt zu dieser Liste noch hinzufügen, dass gestillte Kinder ein geringeres Risiko haben, an Diabetes oder Asthma zu erkranken, am plötzlichen Kindstod zu sterben, Übergewicht zu entwickeln und vieles mehr. Der amerikanische Berufsverband der Fachärzte für Kinder- und Jugendmedizin empfiehlt, Babys während der ersten sechs Lebensmonate ausschließlich zu stillen und dann noch ein Jahr oder länger weiterzustillen.[54] Muttermilch ist als erste Nahrung für ein Baby sehr gesund."

„Ich habe gehört, dass Stillen auch sehr gut für die Mutter sein soll", meint Louise. „Dass sich dadurch die Gebärmutter schneller zurückbildet und dass Stillen beim Abnehmen nach der Geburt hilft."

„Stimmt", meldet sich Patricia zu Wort. „Meine Freundin sagt, dass Stillen die einzige Tätigkeit ist, bei der du im Sitzen Kalorien verbrennst!" Alle lachen.

„Und Mütter, die stillen, haben ein geringeres Risiko, an Brustkrebs, chronischer Polyarthritis, Herzkrankheiten und Diabetes zu erkranken oder eine Wochenbettdepression zu entwickeln", füge ich hinzu.

„Ich habe gehört, dass Stillen billiger ist", wirft Jason ein. „Und dass Muttermilch immer die richtige Temperatur hat. Stillen ist schon eine erstaunliche Sache."

„Ich bin froh, dass du das so siehst, Jason, denn Forschungsergebnisse belegen, dass das Stillen bei Frauen, die von ihren Partnern unterstützt werden, besser klappt als bei Frauen, deren Partner das Stillen nicht befürworten."

„Ich habe auch gehört, dass man leichter eine Beziehung zum Baby aufbaut, wenn man stillt", meint Anna. „Dass es gut für deine emotionale Beziehung zu deinem Kind ist."

„Auch das ist richtig. Könnt ihr euch noch an das System der Ruhe und Bindung erinnern, in dem Oxytozin eine so wichtige Rolle spielt? Auch beim Stillen steht Oxytozin im Vordergrund, denn es regt die Milchbildung und den Milchfluss an. Und es trägt zu Gefühlen der Liebe, Ruhe und Verbundenheit zwischen euch und euren Babys bei.

Aber wir sollten hier ein bisschen vorsichtig sein. Fest steht, dass Stillen eine der gesündesten Entscheidungen ist, die ihr treffen könnt. Das heißt aber nicht, dass ihr, wenn ihr nicht stillen könnt, keine Liebe zu eurem Kind entwickeln und ihm keine wunderbare, einfühlsame Mama sein könntet. Berührungen, Hautkontakt und achtsames Gewahrsein können Wunder wirken. Was letztlich zählt, ist, dass ihr eine Verbindung zu eurem Baby habt, euch auf das Baby einstellt und euch um euer Baby kümmert. Und all das geht auch ohne Stillen.

Wenn wir uns diesen lebenserhaltenden Prozess aus einer Geist-Körper-Perspektive ansehen, können wir sehr viel lernen. Beginnen wir am Anfang, sprich: bei eurem Zuhause und dem eures Babys, also bei eurem Körper, genauer gesagt, den Organen, die wir als Brustdrüsen oder Brüste bezeichnen. Wir haben uns angeschaut, wie Gebärmutter und Gehirn beim Geburtsprozess zusammenarbeiten, und erfahren, wie wir die normalen physiologischen Abläufe einer Geburt durch unsere Achtsamkeitspraxis unterstützen können. Dasselbe können wir auch in Bezug auf das Stillen tun. Brust und Gehirn sind während des Stillens nämlich genauso eng miteinander verbunden wie Gebärmutter und Gehirn während der Geburt."

An dem Punkt rolle ich, sehr zur Belustigung der technisch versierten Kursteilnehmer, einen Wagen mit einem Overheadprojektor herbei und richte den Projektor auf die leere Wand aus. „Ich werde sicher irgendwann herausfinden, wie ich eine PowerPoint-Präsentation daraus machen kann", sage ich fröhlich, während ich einige Folien auf dem Wagen ablege, „aber das wird, wie ihr seht, nicht heute sein. Overheadprojektoren und Folien sind vielleicht altmodisch, erfüllen aber trotzdem ihren Zweck. So wie die weibliche Brust."

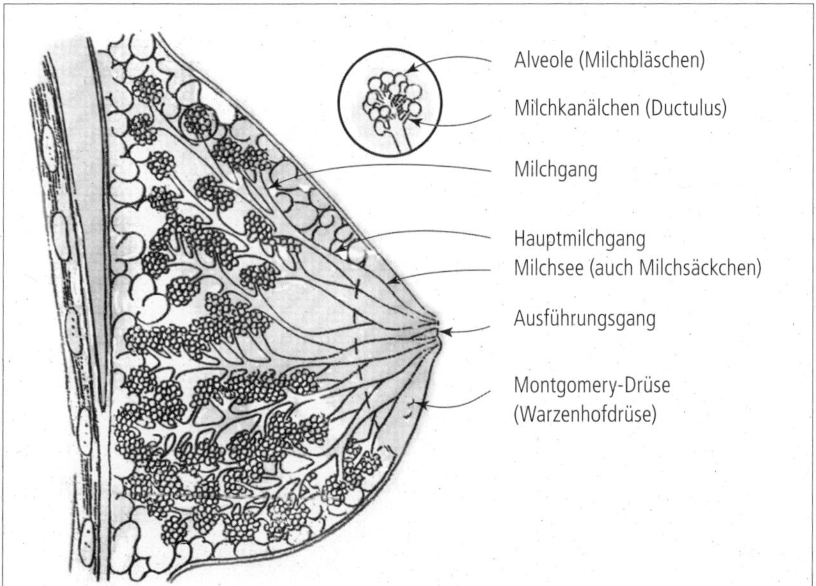

Schaubild F: Anatomie der weiblichen Brust

Anatomie und Physiologie des Stillens

Die Grafik (Schaubild F) zeigt die Anatomie der weiblichen Brust. Man kann die Rippen, die Muskeln zwischen den Rippen, die Muskeln der Brustwand und die mit diesen Muskeln verbundene Brust erkennen. Alle weiblichen Säugetiere besitzen die angeborene Fähigkeit, ihre Jungen zu säugen, und beim Menschen ist das genauso. Die Strukturen, die für ein späteres Stillen zuständig sind, haben sich bereits entwickelt, als Sie selbst noch im Mutterleib waren. Wenn Sie mit einem Mädchen schwanger sind, bilden sich die Strukturen, die Ihrer Tochter später, sofern sie Kinder haben wird, das Stillen ihrer eigenen Kinder (Ihrer Enkel) ermöglichen, jetzt gerade heraus.

In der Pubertät sind die Strukturen in Ihren Brüsten unter dem Einfluss der Hormone Östrogen und Progesteron gewachsen, aber erst jetzt, wenn Sie besonders viel Östrogen und Progesteron in Ihrem Blut haben (diese Hormone sorgen dafür, dass die Schwangerschaft erhalten bleibt), reifen diese Stillstrukturen voll aus. Aus diesem Grund sind Ihre Brüste auch seit Beginn Ihrer Schwangerschaft größer geworden und werden, wenn Sie Ihr Kind auf die Welt bringen, Milch zu produzieren beginnen. Tatsächlich können Ihre Brüste sogar bereits in der 20. Schwangerschaftswoche Milch produzieren. Diese Tatsache gehört zu den bemerkenswerteren Aspekten des Stillens. Nehmen wir an, Ihr Kind würde in der 34. Schwangerschaftswoche geboren. Sie wären dann in der Lage, Milch zu produzieren, die genau die richtige Nährstoffzusammensetzung für die Ernährung eines 34 Wochen alten Babys hat.

Die Fähigkeit, Milch zu produzieren, hat übrigens rein gar nichts mit der Größe der Brust zu tun. Wie Sie im Schaubild sehen können, hängt die Größe einer Brust von der Anzahl der Fettläppchen ab, die wiederum genetisch festgelegt ist. Die Milch wird aber von den anderen Strukturen in der Brust produziert. Wenn Sie Ihr Kind auf die Welt bringen – und das werden Sie –, dann werden Ihre Brüste auch Milch produzieren. Punktum! Natürlich muss Ihr Baby Ihre Brust durch Saugen zur Milchbildung anregen und auch weiterhin häufig an Ihrer Brust saugen, damit Ihre Brüste weiter Milch produzieren. Wir werden uns gleich genauer mit diesem Punkt beschäftigen.

Die Muttermilch fließt wie ein Strom durch die Milchgänge, kleine Verästelungen, zu größeren Milchgängen, die hinter dem Warzenhof (Areola), dem dunklen Bereich um die Brustwarze herum, zu den Milchseen führen. Das erektile Gewebe in der Brustwarze richtet sich auf, damit das Baby die Warze mit dem Mund fassen kann. Danach wird durch eine komplizierte Bewegung der Zunge des Babys der Milchspendereflex (auch Milchflussreflex oder Let-down-Reflex genannt) ausgelöst, das heißt, die Milch aus den milchproduzierenden Milchbläschen wird hinunter in die Hauptmilchgänge gepresst und von dort aus durch die zehn bis zwölf Öffnungen in der Brustwarze wie mit einer kleinen Dusche in den Mund des Babys gespritzt. Dieser Milchspendereflex wird bei jeder Stillmahlzeit mehrere Male ausgelöst.

Lassen Sie uns jetzt einen genaueren Blick auf den Warzenhof und die Brustwarze werfen. Sie haben sicher gesehen, dass es auf der Oberfläche des Warzenhofs kleine Wölbungen gibt. Diese bemerkenswerten Wölbungen heißen Montgomery-Drüsen (oder Warzenhofdrüsen) und sondern ein Sekret ab, das die Brustwarze weich und geschmeidig macht. Deshalb ist die Brustwarze auch nicht aus dem Mund des guatemaltekischen Babys geglitten, als es beim Stillen abrupt seinen Kopf zu mir drehte. Die antibakteriellen Eigenschaften dieses Sekrets verhindern, dass Bakterien durch die Öffnungen in der Brustwarze in die Milchgänge eindringen. Das Risiko einer Brustentzündung (Mastitis) wird auf diese Weise verringert. Trotzdem ist es sehr wichtig, dass Sie beim Stillen auf ausreichende Hygiene achten. Waschen Sie sich nach jedem Toilettengang und jedem Windelwechsel die Hände.

Wenn Sie bemerken, dass Ihr Baby Hunger hat oder dass es Zeit zum Stillen ist, warten Sie mit dem Anlegen nicht zu lange, denn anderenfalls wird Ihr Baby vor Hunger so außer sich sein, dass es schreit, statt zu saugen. Schreien ist ein spätes Zeichen von Hunger. Frühe Zeichen von Hunger sind: Ihr Baby wird unruhig, saugt an seinen Fäustchen oder sucht mit geöffnetem Mund nach Ihrer Brust.

Innerhalb von drei Wochen nach der Geburt wird Ihr außergewöhnlicher Körper in vierundzwanzig Stunden einen knappen Liter Muttermilch produzieren. Und das bedeutet, dass Sie sich nach der Geburt Ihres Kindes gut ernähren müssen. Tatsächlich benötigen Sie während der Stillzeit ungefähr 500 Kilokalorien mehr pro Tag als in der Schwangerschaft.

Wie bereits im letzten Kapitel angesprochen, sollten Sie in den ersten Wochen nach der Geburt so lange wie möglich im System der Ruhe und Bindung verweilen und sich ausruhen, sich erholen, wachsen und genesen. Beschränken Sie Telefonate auf ein Mindestmaß. Lassen Sie Ihre E-Mails links liegen. Kümmern Sie sich nicht ums Einkaufen und Putzen. Halten Sie Ihr Stressniveau so gering wie möglich. Nehmen Sie Hilfe in Anspruch. Stillen Sie Ihr Baby oft und genießen Sie den Körperkontakt. So stehen die Chancen gut, dass Sie viel Oxytozin – und viel Muttermilch – produzieren werden. Brauchen Sie noch ein gutes Mantra für die erste Zeit nach der Geburt? Essen. Schlafen. Stillen. Lieben.

Achtsamkeit und Stillen

Betrachten wir jetzt das Stillen aus einer Geist-Körper-Perspektive genauer. Das Schaubild G veranschaulicht diese Verbindung.

Stillen hat zwei grundlegende Komponenten: die Milchbildung und den Milchfluss (oder Milchspendereflex). Um beide besser zu verstehen, müssen wir uns noch einmal an unsere alten Freunde wenden, die wir schon vom Geburtsprozess kennen, Hypothalamus und Hypophyse. Vereinfacht ausgedrückt, braucht der Hypothalamus das Signal, die Hormone Prolaktin und Oxytozin zu produzieren (Prolaktin für die Milchbildung und Oxytozin für den Milchfluss) und an die Hypophyse weiterzuleiten (Oxytozin wird an den Hypophysenhinterlappen und Prolaktin an den Hypophysenvorderlappen geschickt), damit diese Hormone ins Blut ausgeschüttet werden können. So weit, so gut. Aber wie erhält der Hypothalamus diese Nachricht? Diese Nachricht kommt, ob Sie es glauben oder nicht, von Ihrem Baby. Und so funktioniert das Ganze:

Wenn das Baby an der Brustwarze saugt (und damit eine elementare körperliche und emotionale Verbindung herstellt), schickt der vierte Interkostalnerv, der Hauptnerv, der die Brustwarze versorgt, die Aufforderung an den Hypothalamus, Oxytozin zu produzieren. Durch dieses Oxytozin wird die Produktion von Prolaktin angeregt, das wiederum den ganzen Milchproduktionsprozess in Gang setzt und in Gang hält. Es ist auch maßgeblich am Milchfluss beteiligt. Was daran wichtig ist und was Sie sich unbedingt merken sollten, ist, dass *durch das Saugen Ihres Babys Milch produziert wird.* Je mehr Ihr Baby an Ihrer Brust saugt, desto stärker wird der vierte Interkostalnerv angeregt, desto mehr Signale zur Oxytozin-Produktion erhält der Hypothalamus, und desto mehr Prolaktin produziert Ihr Körper. Und je mehr Prolaktin Sie produzieren, desto mehr Muttermilch wird gebildet. Sie und Ihr Baby sind voneinander abhängig, in einem System, das auf bestechend einfache Weise funktioniert, *solange Sie Ihr Baby nicht davon abhalten, zu saugen.*

Denken Sie einmal darüber nach. Eine Katzenmutter füttert ihre Jungen weder nach Plan noch führt sie Buch darüber, wie oft sie sie säugt, noch werden Sie ein solches Verhalten bei einer Eisbärin oder einem Streifenhörnchen

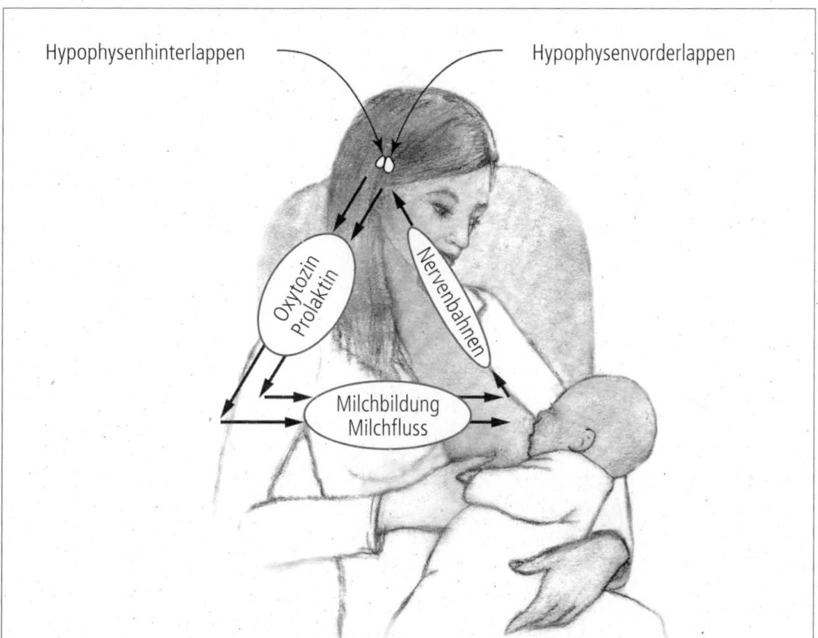

Schaubild G: Die Physiologie des Stillens

sehen. Und bei der Mutter in Patzicia war es auch nicht so. Wenn Sie Ihr Baby häufig anlegen und lange saugen lassen – das können am Anfang, wenn Ihre Milchbildung in Gang kommt, zwanzig bis dreißig Minuten sein –, dann werden Sie viel Muttermilch produzieren. Normalerweise. Es sei denn, Sie gehören zu der sehr kleinen Gruppe von Frauen, die aus den verschiedensten Gründen nicht genug Milch produzieren.

So wie beim Geburtsprozess sind auch hier viele Faktoren im Spiel, zum Beispiel Ihre individuelle Physiologie, die Art der Geburt, die Sie hatten (dazu gehört auch, ob Sie Medikamente bekommen haben oder nicht), das Geburtsgewicht Ihres Babys, die Milchmenge, die es am Anfang braucht, die Beschaffenheit seines Mundes und seiner Zunge und Ihr allgemeines Stressniveau, womit natürlich Ihr Geisteszustand gemeint ist. Wir können nicht wissen, welche Zusammenhänge und Bedingungen sich nach Ihrem gemeinsamen, ganz individuellen Geburtserlebnis zeigen werden.

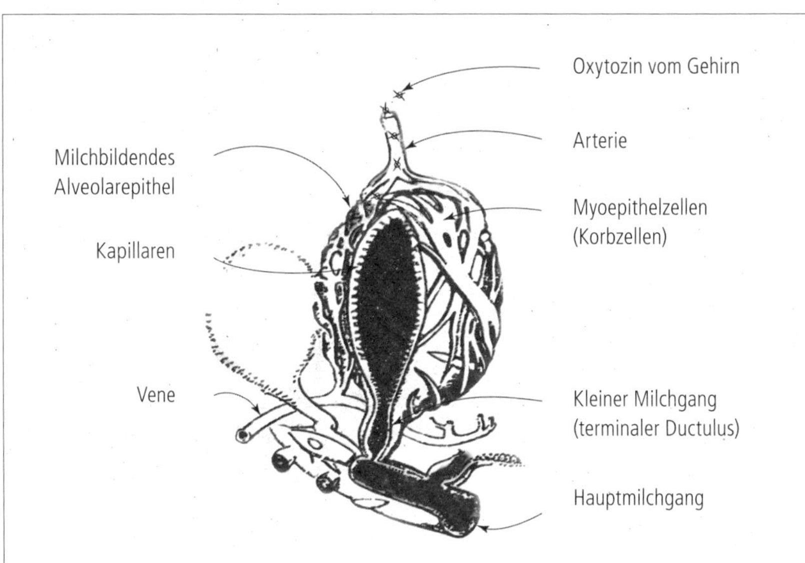

Schaubild H: Ein Milch produzierendes Milchbläschen (Alveole)

Das wäre also die Seite der Milchbildung. An der zweiten Komponente des Stillens, dem Milchfluss, der dafür sorgt, dass die Milch aus Ihrer Brust in den Mund Ihres Babys gelangt, ist das Gehirn ebenfalls beteiligt. Schaubild H zeigt ein *Milchbläschen* (Alveole), ein kleines, traubenförmiges Gebilde. Die Milchbläschen, die innen mit *Alveolarepithel* – besonderen milchbildenden Zellen – ausgekleidet sind, sind der Ort, an dem die Muttermilch produziert wird, nachdem die Zellen durch Prolaktin dazu angeregt worden sind.
In Schaubild H können Sie ein Flechtwerk von Zellen um jedes einzelne Milchbläschen erkennen. Diese Zellen heißen *Myoepithelzellen (Korbzellen)*. Und jetzt kommt der Teil, den ich wirklich phantastisch finde. Wissen Sie, in welchem anderen Organ es noch solche Zellen gibt? In der Gebärmutter! Und auf was reagieren die Myoepithelzellen in der Gebärmutter und auf den Milchbläschen empfindlich? Genau: auf Oxytozin.

Wenn Sie sich die Abbildung genau ansehen, erkennen Sie ein weiteres Geflecht auf der Außenseite des Milchbläschens. Dies sind die Kapillaren des Milchbläschens. Sie versorgen die milchbildenden Zellen *und* die die Milchbläschen umgebenden Myoepithelzellen mit Blut, das das von der Hypophyse ausgeschüttete Prolaktin und Oxytozin enthält. Dadurch können sich die Milchbläschen zusammenziehen und die Milch auspressen. Ist die Milchbildung gut in Gang gekommen, spüren Sie zehn bis fünfzehn Sekunden nach dem ersten Saugen Ihres Babys diese Kontraktion der Milchbläschen als Kribbeln.

Ziehen sich die Milchbläschen zusammen, wird die Milch aus den milchbildenden Zellen des Alveolarepithels in die kleinen Milchkanälchen und dann in die größeren Milchgänge gedrückt, die zu den Milchseen hinter dem Warzenhof führen. Und wenn dann das Baby seine Zunge und seinen Mund um die Brustwarze bewegt, gelangt die Milch auch schon in seinen Mund. Dehnung und Kontraktion – kommt Ihnen das nicht bekannt vor? Beim Stillen füllt sich die Brust mit Milch und dehnt sich aus, und die Kontraktion der Milchbläschen sorgt dafür, dass Ihr Baby Ihre Milch erhält.

Und wie passt Achtsamkeit in dieses Konzept? Schaubild I zeigt, wie wichtig ein ruhiger und stressfreier Geisteszustand beim Stillen ist.

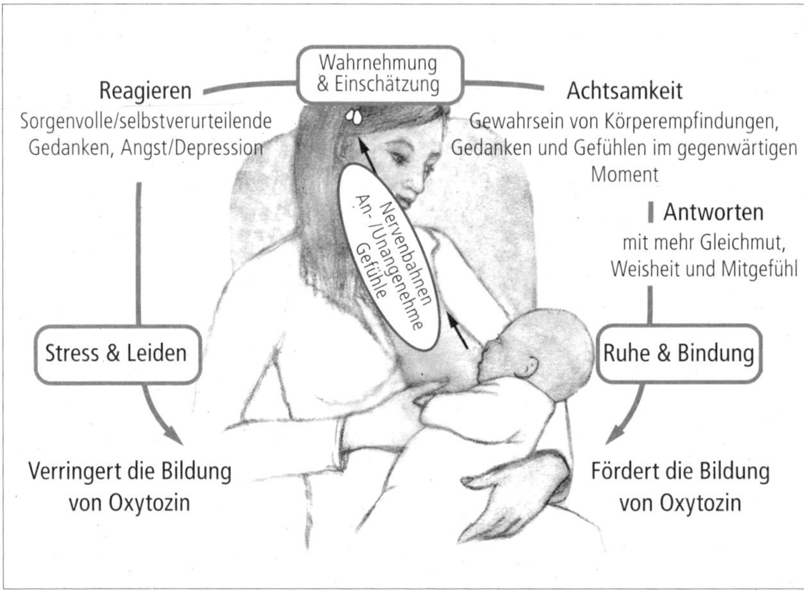

Schaubild I: Achtsamkeit und die normale Physiologie des Stillens

Wenn Sie beim Stillen gestresst sind – ganz besonders in der anfänglichen Lernphase –, wenn Ihr Geist mit sorgenvollen Gedanken an die Zukunft oder negativen Gedanken über die Vergangenheit beschäftigt ist, wenn Sie sich um das Stillen Sorgen machen oder Schmerzen dabei haben (darüber erzähle ich Ihnen gleich mehr), wird sich das Kampf-oder-Flucht-System an die Arbeit machen. So wie bei der Geburt nimmt dann die Bildung von Oxytozin ab, und der Blutfluss verändert sich. Nur diesmal wird das Blut aus der Brust weg- und in die großen Muskeln umgeleitet, um den Körper auf Kampf oder Flucht vorzubereiten. Noch einmal: Stresserzeugende Gedanken arbeiten gegen die normale Physiologie des Körpers, in diesem Fall des Stillens. Das Ergebnis ist, dass weniger Milch gebildet wird und weniger Milch fließt.

Wenn wir dagegen aus dem Stillen eine Achtsamkeitsübung machen, wenn wir uns bemühen, uns im gegenwärtigen Moment zu verankern, wenn wir beschließen, auf unseren neuen Achtsamkeitslehrer, unser Baby, zu achten, können wir Stress abbauen und beim Stillen Momente der tiefen Freude erleben, so wie bei der Geburt. In den stillen Momenten der Ruhe und Bindung, die durch Oxytozin gefördert werden, empfinden wir möglicherweise einige der schönsten Gefühle, zu denen wir Menschen fähig sind: Freude, Ehrfurcht, Dankbarkeit, Glückseligkeit, Zufriedenheit, Leichtigkeit, Frieden, Verbundenheit, Offenheit – und Liebe.

Katrina, die vor der Geburt ihres zweiten Kindes Elise zusammen mit ihrem Mann Thomas am MBCP-Kurs teilnahm, schilderte, wie das Stillen für sie zu einer Achtsamkeitspraxis wurde: „Ich war mit Elise viel mehr im Einklang als mit meinem Sohn Nick. Vor Nicks Geburt hatten wir keinen Achtsamkeitskurs gemacht, und ich war so durcheinander, dass ich gar nicht auf seine Signale geachtet habe. Ich habe ihn gestillt und irgendwann hinuntergeschaut und gemerkt, dass er eingeschlafen war. Aber bei Elise ist das ganz anders. Stillen ist eine Zeit, die ich nur mit ihr verbringe. Ich nehme sie sehr oft mit ins Schlafzimmer, schließe die Tür, lege mich mit ihr hin und sage ihr, wie sehr ich sie liebe. Ab und zu mache ich auch eine kleine Meditation – einen Body-Scan oder eine Atemmeditation –, und dann bin ich ganz für sie da, während sie trinkt. Diese Momente sind so friedlich und so besonders. Sie nähren uns beide."

Schmerzen und andere Herausforderungen beim Stillen

Achtsamkeit bedeutet, die Dinge beim Namen zu nennen. Und das gilt auch fürs Stillen. Nicht jede körperliche Empfindung beim Stillen ist angenehm, nicht jedes Gefühl, das man beim Stillen hat, ist positiv. Und manchmal, besonders am Anfang, tut es richtig weh. Da Stillen eine menschliche Erfahrung ist, können auch andere Gefühle auftauchen.

Wenn Sie in der Anfangsphase beim Stillen Schmerzen oder andere Schwierigkeiten haben, kann Ihre Achtsamkeitspraxis Ihnen dabei helfen, eine solche emotionale Achterbahnfahrt zu überstehen. Wenn Sie Ihr Kind (aus all den bereits genannten Gründen) auf jeden Fall stillen wollen und es dann nicht richtig klappt, kann das ein ganz schöner Rückschlag sein.

Ob es sich um Schmerzen beim Stillen handelt oder um wunde Brustwarzen, eine Brustentzündung, zu wenig oder zu viel Milch, ein Baby, das beim Stillen unzufrieden zu sein scheint oder nicht gut saugt oder nicht an Gewicht zunimmt – all diese und ähnliche Situationen können sehr schnell eine Flut von Gedanken und Gefühlen auslösen, die Leiden nach sich ziehen. Der Geist kann in solchen Fällen unglaublich negative Geschichten der Selbstverurteilung erfinden. Er macht uns Angst vor der Zukunft und untergräbt unser Selbstvertrauen als Mutter. Die möglichen Schwierigkeiten beim Stillen sind so zahlreich wie die möglichen Schwierigkeiten bei der Geburt, aber sie alle können durch die Praxis der Achtsamkeit bis zu einem gewissen Grad gelindert werden.

Wenn Sie nach der Geburt Probleme mit dem Stillen haben, gibt es zwei Möglichkeiten: Sie können sich für eine problemorientierte Bewältigungsstrategie entscheiden oder einen gefühlsorientierten Ansatz wählen. Bei der problemorientierten Strategie suchen Sie sich Hilfe – und das möglichst schnell. Sie können dabei auf eine Fülle von Informationsquellen, auf hoch qualifizierte Still- und Laktationsberaterinnen, die ausgezeichneten Stillberaterinnen der La Leche Liga und auf Stillgruppen zurückgreifen.[55] Was den Stress von Moment zu Moment betrifft, hilft der gefühlsorientierte Ansatz der Achtsamkeitspraxis allerdings besser. So wie für die Geburt besitzen Sie auch für die Schwierigkeiten des Stillens bereits einen inneren Fallschirm. Jetzt ist es an der Zeit, ihn zu benutzen. Atmen Sie mit den körperlichen und emotionalen Schmerzen, beobachten Sie die Leiden erzeugenden Gedanken und Gefühle und kommen Sie in den gegenwärtigen Moment zurück. Dieser Moment mag schwierig, vielleicht sogar sehr schwierig sein, aber Sie wissen, dass er vergehen wird. Das haben Sie durch die Erfahrung der Geburt gelernt. Nehmen Sie sich einen Atemzug nach dem anderen vor, ein Saugen nach dem anderen, ein Stillen nach dem anderen.

Und bitte seien Sie freundlich zu sich selbst. Sie lernen, Sie geben Ihr Bestes – genauso wie Ihr Baby. Denken Sie an Ihre Liebende-Güte-Praxis. Schicken Sie sich und Ihrem Baby liebende Güte, immer wieder aufs Neue. Die Situation, so schwierig sie auch sein mag, ist so, wie sie ist. Pema Chödrön sagt: „Lasst uns den gegenwärtigen Moment willkommen heißen, so als hätten wir ihn eingeladen. Er ist alles, was wir haben. Wir können daher genauso gut mit ihm zusammenarbeiten, anstatt gegen ihn anzukämpfen. Wir können ihn daher genauso gut zu unserem Freund und Lehrer anstatt zu unserem Feind machen."

Wer stillt eigentlich wen?

Seit dem Morgen, an dem ich in Guatemala Apfelsinen kaufte, sind fünf Jahrzehnte vergangen, und in diesem Zeitraum haben sich sehr viele sehr intelligente, engagierte und mitfühlende Menschen – Wissenschaftler, Ärzte, Pflegekräfte, Hebammen, Still- und Laktationsberaterinnen und La-Leche-Liga-Gruppen, um nur einige zu nennen – mit dem Thema Stillen befasst und Mütter unterstützt und ermutigt, ihre Babys um ihrer eigenen gegenwärtigen und zukünftigen Gesundheit und der Gesundheit ihrer Kinder willen zu stillen.

Allen, die frischgebackenen Müttern und ihren Babys beim Stillen helfen, gibt jedoch eine Frage Rätsel auf: Warum kann ein so lebensnotwendiger Prozess wie das Stillen eines Babys manchmal so schwierig und schmerzhaft sein? Rein mechanisch gesehen, liegen die Gründe häufig beim Anlegen, das heißt bei der Verbindung zwischen der Brust der Mutter und dem Mund des Babys. Es ist schwer, darin nicht auch eine Metapher für unsere Gesellschaft zu sehen, in der menschliche Verbindungen so viel Verwirrung zu verursachen scheinen.

Zurzeit jedoch findet im Denken einiger fachkundiger Menschen, die mit stillenden Müttern und ihren Babys arbeiten, eine bemerkenswerte Entwicklung statt: Sie nehmen Abstand von der Vorstellung, dass Stillen eine Fertigkeit ist, die Fachleute einer frischgebackenen Mutter „beibringen" müssten (damit diese ihr Baby „richtig anlegt" bzw. in einer bestimmten Stillposition hält), denn ein solcher Ansatz impliziert, dass es eine richtige und eine falsche Art des Stillens gibt.

Diese neue Sichtweise basiert auf der Forschungsarbeit und fünfunddreißig Jahren praktischer Erfahrung der britischen Hebamme Suzanne

Colson, die das Stillen *als ein einzigartiges Verhältnis zwischen Mutter und Baby* beschreibt. Diese ganzheitliche Sicht wird als „babygeleitetes Stillen" oder auch als „intuitives Stillen" *(Biological Nurturing)*[56] bezeichnet und fußt auf der Annahme, dass es angeborene, intuitive Verhaltensweisen bei Müttern und Neugeborenen gibt, die durch verschiedene Bedingungen angeregt und gefördert werden. Dazu gehören der Hautkontakt unmittelbar nach der Geburt und während der ersten Tage sowie entspannte, für Mutter und Kind bequeme Stillpositionen, die zu ihren körperlichen Gegebenheiten passen, ihren Vorlieben entsprechen und die Schwerkraft berücksichtigen. Außerdem sollte das Baby die Möglichkeit bekommen, seine angeborenen Reflexe zu nutzen, um die Brustwarze zu „finden", wobei die Mutter ihm bei Bedarf instinktiv hilft. Beim babygeleiteten Stillen „werden durch die positionsbedingten Mutter-Kind-Interaktionen ungefähr 20 angeborene Reflexe ausgelöst sowie das Entstehen mütterlicher Instinktmuster gefördert".[57]

Das babygeleitete Stillen, bei dem Mutter und Kind als Experten in eigener Sache angesehen werden, die gemeinsam ihre individuelle Art des Stillens kreieren, und Stillberaterinnen und andere Fachleute bei Bedarf Unterstützung und Informationen bereitstellen, bietet einen vielversprechenden Geist-Körper-Ansatz zur Lösung einiger der häufigsten Schwierigkeiten beim Stillen. Wenn Sie Probleme mit dem Stillen haben sollten, empfehle ich Ihnen, diesen Ansatz in Betracht zu ziehen.

❋

Betsy hatte ständig Schmerzen, wenn sie ihren Sohn Milo stillte. Nachdem sie eine Expertin nach der anderen um Rat gefragt und damit keinen Erfolg gehabt hatte, wurde ihr schließlich bewusst, dass sie vergessen hatte, die beiden Menschen hinzuziehen, die in dieser Situation die größten Experten sind: sich selbst und ihr Baby. „Nachdem mir eine weitere Person noch eine weitere Theorie präsentiert und weitere Ratschläge gegeben hatte, die nicht funktionierten, gab ich schließlich auf. Ich beschloss, nicht mehr von einem Experten zum nächsten zu rennen, in der Hoffnung, jemanden zu finden, der mein Problem für mich löste. Ich bin mit Milo nach Hause gefahren, habe die Tür zugemacht und darauf vertraut, dass wir das gemeinsam hinbekommen würden – oder auch nicht. Ich habe mir gesagt, dass es keine Katastrophe wäre, wenn ich ihn nicht stillen könnte. Ich glaube, in diesem Moment habe ich alles *wirklich* losgelassen.

Was dann passierte, war wirklich interessant. Nachdem ich Milo zwei, drei Tage lang wirklich aufmerksam beobachtet hatte, wenn ich ihm die Brust gab, und durch die Schmerzen hindurchgeatmet und alles Mögliche ausprobiert hatte – ich habe sehr viel von all den Menschen, die mir helfen wollten, gelernt –, hat es auf einmal Klick gemacht, und die Schmerzen an den Brustwarzen waren weg. Im Grunde waren nicht die Schmerzen das Schlimmste, sondern die schrecklichen Geschichten, die ich mir einredete: dass ich als Mutter versagt hätte, dass mir eine wunderbare Erfahrung mit meinem Kind entginge, dass er bestimmt sein ganzes Leben lang darunter leiden würde und dass sein Immunsystem nicht mehr richtig funktionieren könne. Und am Ende lief alles auf meine Achtsamkeitspraxis hinaus – aufmerksam zu sein und mir selbst und ihm zu vertrauen."

19 Ende und Anfang
Der letzte Kursabend

Was wir Anfang nennen, ist häufig ein Ende. Und ein Ende zu setzen heißt, einen Anfang zu machen. Das Ende ist es, von dem aus wir beginnen.

T. S. Eliot

Wie Sie sehen, gibt es nicht mehr viele Seiten zu lesen. Wir nähern uns dem Ende, und ich hoffe, dass einiges von dem, was Sie gelesen haben, Anklang bei Ihnen gefunden und Sie möglicherweise dazu motiviert hat, mit einer regelmäßigen Achtsamkeitspraxis zu beginnen (oder wiederzubeginnen). Denn die Samenkörner der Praxis, die Sie während des Lesens vielleicht ausgesät haben, können nur durch eigenes Erleben und Praktizieren Wurzeln schlagen und wachsen. Ganz im Sinne von T. S. Eliot kann das Ende dieses Buchs auch ein Anfang sein – Sie können anfangen, die Praxis der Achtsamkeit zu Ihrer eigenen Praxis zu machen und sie nicht nur für die Zeit der Geburt, sondern auch für die Zeit danach wach und lebendig zu halten.

Auch der MBCP-Kurs, an dem Sie als Leserin oder Leser teilgenommen haben, kommt nun an sein Ende. Am letzten Kursabend zeigen sich viele der werdenden Mütter und Väter überrascht und auch traurig darüber, dass unsere gemeinsamen neun Wochen schon zu Ende sind. Auf diesem Weg des Lernens, den wir zurückgelegt haben, sind manche Beziehungen entstanden, und unsere letzten Abende sind von gegenseitiger Anteilnahme und guter Stimmung geprägt. Wir haben zusammen gelacht, als Katrina uns erzählte, dass ihre Hündin Pepper aufmerksamer und anhänglicher geworden sei, so als wisse sie, dass ihre Tage als „Einzelkind" nun gezählt seien. Wir haben Cindys und Joes Traurigkeit geteilt, als sie uns eröffneten, dass Cindys geliebte Großmutter in ein Hospiz eingewiesen worden war und ihren Urenkel wahrscheinlich nicht mehr kennenlernen würde. Wir haben uns mit Lydia gefreut, als sie uns berichtete, dass ihre Achtsamkeitspraxis ihr bei einem echten Durchbruch in der Beziehung zu ihren Schwiegereltern geholfen habe, und wir haben an Shaunas und Todds Enttäuschung darüber teilgehabt, dass es nicht geglückt ist, ihr Baby aus einer Steißlage zu drehen, was bedeutet, dass Shauna jetzt sehr wahrscheinlich per Kaiserschnitt entbinden muss. Wie auch immer die Umstände im Leben dieser werdenden Eltern aussehen mögen, sie haben eine tiefe, gemeinschaftliche Lernerfahrung geteilt, getragen von der Absicht, in ihrem Leben gegenwärtiger und wacher zu sein. Mit einem Wort – wir fühlen uns einander verbunden.

An diesem Abend habe ich die Stühle etwas anders als sonst aufgestellt. Ich habe meinen eigenen Stuhl an die Seite gerückt und vier Stühle an die Stelle gestellt, an der ich normalerweise sitze, denn wir werden Besuch von zwei Paaren aus einem früheren MBCP-Kurs und ihren Babys bekommen. Diese frischgebackenen Eltern und ihre Babys werden heute Abend unsere Achtsamkeitslehrer sein.

Vor der Ankunft unserer Gäste sitzen wir in Meditation. An diesem Abend jedoch meditieren wir ohne meine Anleitung, denn inzwischen wissen alle, wie sie allein meditieren können. Man hört weder das Rascheln von Kleidung noch das Quietschen von Stühlen, und diese tiefe Stille ist ein

Zeugnis der Absicht, der Selbstverpflichtung und des großen Engagements der Teilnehmerinnen und Teilnehmer in den zurückliegenden gemeinsamen Wochen. Ich merke, wie sich mein Herz voller Dankbarkeit und Freude öffnet.

Ich habe die Tür angelehnt gelassen, und gegen Ende unserer Sitzmeditation vernehmen wir unverkennbare Babylaute, die die Ankunft unserer Lehrer ankündigen. Ich schlage die Zimbeln an, um unsere Meditation zu beenden, und wir öffnen die Augen. Judy und Marc stehen mit ihrem Sohn Luke, Amanda und David mit ihrer Tochter Stella am Rand unseres Kreises. Ich bitte sie, auf den Stühlen der Lehrer Platz zu nehmen. Stella quengelt ein wenig, und David wickelt sie aus dem Tragetuch, das er sich umgebunden hat, während Amanda unter ihr T-Shirt greift, um den Still-BH zu öffnen. David reicht Stella mit den Worten: „Tut mir leid, Kleines, dafür habe ich einfach nicht die richtige Ausstattung" an Amanda weiter.

„Ich hoffe, es macht euch nichts aus, wenn ich stille, während wir miteinander reden", fügt Amanda unbekümmert hinzu.

„Nicht, wenn es dir nichts ausmacht", antworte ich.

„Überhaupt nicht. Eines der Dinge, die seit Stellas Geburt komplett verschwunden sind, sind Schamgefühle. Wer kümmert sich nach einer Geburt noch um Schamgefühle?", sagt Amanda lachend, und wir stimmen in ihr Lachen ein.

Ich stelle der Gruppe unsere Lehrer vor und bitte sie, uns von ihrer Geburtserfahrung und ihrer Achtsamkeitspraxis zu erzählen. Aber bevor sie beginnen, wende ich mich mit den folgenden Worten an die werdenden Eltern:

„Wenn wir jetzt erfahren, wie diese beiden Babys geboren wurden, möchte ich euch bitten, Judy und Marc und Amanda und David auf achtsame Weise zuzuhören, das heißt, euch eurer Gedanken und Gefühle, so gut es geht, bewusst zu werden. Denkt daran – diese Geburtsgeschichten sind *ihre* Erfahrungen und damit einzigartig. Euer Geburtserlebnis wird anders sein: nicht besser, nicht schlechter, einfach anders. Also achtet bitte darauf, was euer Geist euch beim Zuhören sagen will. Hört ihr Gedanken wie ‚Ich hoffe, bei uns wird es auch so sein' oder ‚Ich hoffe, dass uns *das* nicht passiert' oder vielleicht ,Ich würde das *nie* tun'? Hoffnung und Angst, haben wollen und nicht haben wollen, werten und vergleichen: Die Zutaten für Leiden können jederzeit, jeden Augenblick, auftauchen. Während ihr zuhört, achtet auf die Art und Weise, wie Judy und Marc und Amanda und David ihre Achtsamkeitspraxis eingesetzt haben und was sie – und ihr – daraus lernen könnt."

Ich drehe mich einladend zu unseren vier wartenden Lehrern um. Amanda sagt: „Judy, warum fängst du nicht an? Ich stille Stella immer noch." Und so fängt Judy an.

„Ich sollte euch vielleicht zuerst sagen, dass Luke mein drittes Kind ist. Ich habe also schon etwas Erfahrung. Und vielleicht sollte ich euch auch sagen, dass ich Frauenärztin bin – was es für mich nicht gerade leicht gemacht hat, im Anfängergeist zu bleiben und nicht dem, was ich ,wusste', zu erlauben, Ängste in mir auszulösen, die mich behindern würden.

In der Woche vor der Geburt hatte ich ziemliche Angst. Das war bei meinen anderen Kindern auch schon so gewesen. Ich stellte mir die schlimmsten Dinge vor, die Luke oder mir passieren könnten. Ich erinnerte Marc sogar vorsichtshalber daran, dass ich Organspenderin bin." Judy lacht. „Achtsamkeit war daher in dieser Zeit extrem wichtig. Einfach nur zu beobachten, wie die Angst entstand, und sie dann zu begrüßen.

In Wirklichkeit dauerte die Geburt dann nicht lange und war ziemlich unkompliziert. Um 15:00 Uhr hatte ich noch ein paar Runden im Schwimmbecken gedreht und vier Stunden später hielt ich Luke schon im Arm. Meine Wehen begannen nach dem Schwimmen. Ich rief Marc an und bat ihn, nach Hause zu kommen. Ich wollte lieber früher als später im Krankenhaus sein, obwohl ich wusste, dass man mich eventuell wieder nach Hause schicken würde. Die Fahrt zum Krankenhaus dauerte ungefähr eine Stunde. Bei meinen ersten beiden Kindern hatte ich unterwegs starke Wehen gehabt. Das wollte ich dieses Mal vermeiden.

Marcs Mutter wohnt ungefähr anderthalb Kilometer von uns weg. Sie war also ziemlich schnell bei uns und nahm unsere Töchter – Clare ist vier und Vivian ist zwei – mit zu sich. Marc und ich setzten uns so gegen 17:30 Uhr ins Auto. Ich war so damit beschäftigt, alles für die Mädchen fertig zu machen und mich von ihnen zu verabschieden, dass ich erst im

Auto mit meinen Achtsamkeitsübungen für die Schmerzen begann. Zuerst zählte ich die Atemzüge während der Wehen – ‚eins' beim Einatmen, ‚zwei' beim Ausatmen. Das hat wirklich geholfen, denn ich wusste, dass die Wehe etwa bei ‚zwanzig' vorbei sein würde. Jede Wehe dauerte ungefähr zehn volle Atemzüge. In den Wehenpausen machte ich einen Body-Scan. Ich erinnere mich noch genau daran, wie überrascht ich war, dass ich mich in dieser Zeit so wohlgefühlt habe. Als die Wehen dann heftiger wurden, bin ich direkt in die Schmerzen hineingegangen und habe die eigentlichen Schmerzempfindungen bewusst wahrgenommen, ganz besonders das brennende Gefühl unten im Becken. Das ist schon interessant, denn bei den Eis-Übungen im Kurs hatte ich diese Variante nie gemocht. Ich fand, dass dadurch die Empfindungen intensiver wurden. Aber diesmal half es, einfach anzuerkennen, dass ich nur ein brennendes Gefühl hatte und keine anderen – schrecklicheren – Empfindungen.

Als wir dann im Krankenhaus ankamen, untersuchte mich die Hebamme – wirklich eine tolle Frau –, und mein Muttermund war schon 8 cm weit. Ich war ziemlich überrascht – und erleichtert! Ich wurde etwa zwanzig Minuten lang an ein CTG-Gerät angeschlossen. Luke ging es gut, und als sie mir das CTG wieder abmachten, spürte ich zum ersten Mal den Drang, mitzudrücken. Der Zeitpunkt war genau richtig, da das Krankenhaus Wassergeburten anbietet und ich so schnell wie möglich in die Geburtswanne wollte. Sie ließen dann ganz schnell Wasser in die Wanne laufen und ich war gerade noch rechtzeitig zur Geburt im Wasser. Was für ein Segen!

Bei den anderen beiden Geburten musste ich nach dem achtsamen Wahrnehmen der Wehen in der Eröffnungsphase beim Übergang zum aktiven Drücken sehr zielgerichtet und koordiniert sein. Ich weiß, dass ich dazu neige, mich aus Angst vor den Schmerzen zurückzuhalten, doch bei dieser Geburt dachte ich sofort an den achtsamen Stuhlgang. Und das hat mir wirklich geholfen, von Anfang an in die richtige Richtung zu drücken. Weil ich in der Wanne kniete, konnte ich Lukes Köpfchen mit der Hand aus meinem Körper leiten. Es war schon ein tolles Gefühl, meine Hand am Kopf meines Kindes zu haben. Ich habe gedrückt und spürte innerlich und äußerlich ganz genau, wie stark ich drücken konnte, ohne dass es reißt. Es war wirklich sehr schön, sich in diesen letzten Momenten, als es beim Durchtritt des Köpfchens heftig brannte, so gegenwärtig zu fühlen.

Luke kam sehr schnell. Ich habe Glück, denn meine Babys sind alle klein, und kleine Babys kommen einfach leichter raus. Er wog 3.260 g. Das ist in meinem Fall ziemlich viel. Unsere beiden Mädchen hatten ungefähr 2.940 g gewogen. Ich saß mit ihm dann noch ziemlich lange in der warmen Wanne und staunte einfach nur über ihn und das Wunder der Geburt. Und ich muss zugeben, dass alles – die Geburt und das Stillen – beim dritten Kind einfacher ist. Man hat es irgendwie gelernt.

Und Marc war einfach wunderbar. Er war die ganze Zeit an meiner Seite. Er war mein Fels in der Brandung. Einen besseren Geburtspartner gibt es nicht." Judy dreht sich zu Marc um und lächelt ihn voller Zuneigung an.

„Ob das stimmt, weiß ich nicht", sagt Marc und wird ein bisschen rot. „Judy war selbst ziemlich beeindruckend. Ich habe auch auf meine Achtsamkeitspraxis zurückgegriffen. Einfach nur da zu sein und das zu tun, worum Judy mich bat – was, ehrlich gesagt, nicht sehr viel war, abgesehen vom Fotografieren. Darauf hat sie bestanden, denn bei der Geburt unserer letzten Tochter ging alles so schnell, dass wir keine Fotos machen konnten. Es ist schon eindrucksvoll, wie alles andere in den Momenten der Geburt von dir abfällt."

„Danke, dass ihr uns von euren Erfahrungen erzählt habt. Und was ist mit euch beiden?", frage ich Amanda und David, „wie war es bei euch?"

„Meine Erfahrung war ganz anders als Judys", beginnt Amanda. „Ich erinnere mich noch an die E-Mail, in der sie unserer Gruppe von ihrer Geburtserfahrung erzählt hat. Damals dachte ich: ‚Wie gut zu wissen, dass es leichter wird!', denn wir möchten auf jeden Fall noch ein Kind. Meine Wehen waren ganz anders, als ich sie mir vorgestellt hatte. Trotzdem war es in Ordnung so. Ich hatte zu Hause etwa sechsunddreißig Stunden lang immer wieder Wehen und habe nur sehr wenig geschlafen. Meine Achtsamkeitspraxis war in dieser Phase sehr wichtig. Sie half mir, bei mir und auf dem Boden der Realität zu bleiben und mit den Schmerzen umzugehen. David hat sich ganz auf mich eingestellt und die Doula war toll. Ich war sehr froh, diese beiden Menschen ganz für mich zu haben. Die Erfahrung, dass sich jemand so um mich kümmert, war ganz neu.

Als die Wehen endlich stärker und regelmäßiger wurden, sind wir ins Krankenhaus gefahren. Und bei der Untersuchung stellte sich heraus, dass mein Muttermund erst 3 cm weit war. Das war ein herber emotionaler Rückschlag für mich. Ich war sehr enttäuscht, dass die Geburt nach all der Zeit nicht weiter vorangeschritten war. Aber ich habe mich selbst daran erinnert, alles immer nur einen Atemzug nach dem anderen zu nehmen. Das hat geholfen. Ich habe versucht, so wie Judy, Atemzüge zu zählen, aber das hat bei mir nicht so gut geklappt wie das Wahrnehmen meines Atems im Bauch. Ich habe mir auch das Wehen-Wellen-Schaubild bildlich vorgestellt, das du damals an die Weißwandtafel gezeichnet hast, als du uns von den Momenten der Leichtigkeit und des Wohlfühlens in den Wehenpausen erzählt hast. Ich glaube, dass ich dadurch in den Wehenpausen bei mir bleiben und diese Augenblicke des Friedens wirklich erleben konnte.

Als die Wehen sehr stark wurden, habe ich immer wieder innerlich ‚Transformationsschmerzen, Transformationsschmerzen' gesagt. Ich erinnere mich noch daran, wie mich die Idee der Transformationsschmerzen beeindruckt hat, und das Wort tauchte einfach wieder auf, als ich Wehen hatte. Ich wusste, dass mich die Schmerzen in mein neues Leben als Mutter bringen würden.

Nach etwa sechs weiteren Stunden Wehen, in denen ich immer wieder unter die Dusche ging, stand, schaukelte, über einem Stuhl lehnte, in Embryohaltung auf dem Bett kniete, viel tönte und von David und der Doula massiert wurde, war mein Muttermund immer noch erst 4 Zentimenter weit. An diesem Punkt kam die Ärztin, die wirklich großartig war, ins Zimmer, setzte sich aufs Bett und sprach mit mir über meine Möglichkeiten. Sie war der Meinung, dass ich etwas Syntocinon brauchte, damit es weiterging."

„Ich habe während des Gesprächs VRANN angewendet", wirft David ein. „Und das hat uns bei unserer Entscheidung geholfen."

Amanda nimmt den Faden wieder auf und fährt fort: „Ich war so erschöpft. Ich wusste, dass ich meine Grenzen erreicht hatte und etwas brauchte. Also habe ich mich für eine PDA entschieden. Was ich in diesem Kurs gelernt habe, hat mir die Kraft gegeben, lange Zeit durchzuhalten und dann, als ich mich entscheiden musste, auch eine klare Entscheidung zu treffen. Es gab einige Probleme nach dem Legen der PDA – mein

Blutdruck fiel ab und die Herzfrequenz des Babys sah während der Wehen nicht so gut aus. Und dann hatte ich keine Wehen mehr und man hatte Angst, mir Syntocinon zu geben, was aber wahrscheinlich im Nachhinein gar nicht so schlecht war, denn so konnte ich zumindest einige Stunden schlafen. Und ich hatte den Schlaf wirklich nötig. Die Wehen begannen dann nach einiger Zeit wieder von selbst, und ungefähr fünf Stunden später hatte ich das Gefühl, drücken zu müssen. Als ich David beschrieb, wie sich das anfühlte, scherzte er: ‚Ein Hoch auf den achtsamen Stuhlgang!'

Ich habe etwa anderthalb Stunden lang mitgedrückt und dabei in die Empfindungen hineingedrückt. Ich konnte mich mit der PDA mehr bewegen, als ich gedacht hatte. Als das Baby kam, war ich gerade in der Geburtshocke in Seitenlage aus der Yogasequenz. Die Geburt war einfach nur toll – und man hat mir Stella direkt auf den Bauch gelegt. Sie war viel größer, als alle gedacht hatten. Sie wog 4.140 g."

„Das hört sich so an, als hättest du deine Achtsamkeitspraxis gut eingesetzt", sage ich.

„Auf jeden Fall", erwidert Amanda. „Selbst als es nicht so lief, wie wir es gerne gehabt hätten, habe ich es, den Umständen entsprechend, wirklich gut hingekriegt. Was mir auch geholfen hat, waren die E-Mails, in denen die anderen aus unserer Gruppe ihre Geburtserfahrungen beschrieben. Es gab so viele verschiedene Erlebnisse in der Gruppe, und trotzdem war es ganz offensichtlich, dass jede Frau sich ihrer jeweiligen Herausforderung gestellt, auf ihre Achtsamkeitsübungen zurückgegriffen, aktiv am Geburtsprozess teilgenommen und das getan hat, was sie tun musste, um ihr Baby auf die Welt zu bringen. Die nichtwertende Unterstützung der Gruppe ist so positiv gewesen."

„Wie war es bei dir, David? Hast du während der Geburt deine Übungen brauchen können?"

„Auf jeden Fall. Sie haben mir geholfen, die ganze Zeit über gegenwärtig zu sein, was einen großen Einfluss auf mich hatte. Ich glaube, ich konnte dadurch meine Ruhe bewahren." Er sieht Amanda an, die zustimmend nickt. „Ich habe mich nicht in Ängsten vor dem verfangen, was alles passieren könnte, als es so lange dauerte. Und besonders hilfreich war meine Achtsamkeitspraxis nach dem Legen der PDA, als es Probleme gab und sich alle Sorgen um unser Baby machten. Ich frage mich auch, ob meine Praxis vielleicht etwas mit der tiefen und ganz besonderen Liebe, die ich vom ersten Augenblick an für Stella empfunden habe, zu tun hat – einer Liebe, die einfach nur wächst und wächst."

„Vielleicht", sage ich lächelnd. „Wisst ihr noch, wie sich bei einigen von euch das Herz geöffnet hat, als wir die Rosinenübung gemacht haben? Es ist schon beeindruckend, was gezielte Aufmerksamkeit alles vermag. Und wie habt ihr beide eure Praxis nach der Geburt von Stella eingesetzt?"

Amanda antwortet: „Stella fordert uns auf, die ganze Zeit über im gegenwärtigen Moment zu sein. Sie ist ganz eindeutig unsere Achtsamkeitslehrerin. Wir sind jetzt nicht mehr so in unsere eigenen kleinen Probleme verwickelt wie früher. Wir müssen für sie da sein.

Sie bringt uns auch das Loslassen bei. Sie verändert sich ständig, also müssen wir uns auch ständig verändern. Wenn wir zu sehr an der Vorstellung festhalten, wie etwas sein sollte, oder an dem Wunsch, etwas möge anders sein, als es ist, machen wir uns nur selbst Stress. Wenn wir flexibel und aufmerksam sind, gelingt es uns meistens, herauszufinden, was sie braucht. Nicht immer, aber sehr oft. Stella ist ein sehr pflegeleichtes Baby.

Ich habe während der Schwangerschaft oft Kontakt zu ihr aufgenommen, wenn ich im Laufe des Tages innegehalten und achtsame Momente mit ihr und ihren kleinen Tritten und Bewegungen verbracht habe. Ich habe mich so darauf gefreut, endlich diesen kleinen Menschen kennenzulernen, der die ganze Zeit über in meinem Bauch gewesen ist. Jetzt kann ich ihre kleinen Tritte und Bewegungen außerhalb meines Körpers beobachten und noch mehr über meine Tochter erfahren. Es ist schon unglaublich."

„Ich mache meine Achtsamkeitspraxis meist dann, wenn Stella schreit", sagt David. „Wenn sie schreit, ist das wirklich schwierig für mich. Ich lege sie dann meist ins Tragetuch und mache eine Gehmeditation mit ihr. Ich glaube, die langsamen Bewegungen, das Gefühl meines Atems und meine Ruhe beruhigen auch sie."

„Und was ist mit euch?" Ich drehe mich zu Judy und Marc um. „Wie wendet ihr eure Achtsamkeitsübungen an, seit Luke auf der Welt ist?"

„Ich glaube, ich spreche für uns beide, wenn ich sage, dass die Praxis der Achtsamkeit von enormem Wert für uns ist. Ich kann mich nicht so lange ausschließlich mit Luke beschäftigen, wie ich es damals bei den Mädchen konnte, als sie Babys waren, denn jetzt beanspruchen die beiden einen Großteil unserer Aufmerksamkeit. In diesen wertvollen Momenten, wenn es nur Luke und mich gibt, zum Beispiel mitten in der Nacht, bin ich sehr froh, meine Achtsamkeitspraxis zu haben. Die Bedürfnisse von drei Kindern unter einen Hut zu bekommen fühlt sich manchmal an wie ein Ding der Unmöglichkeit." Judy und Marc lachen beide. „Aber wir versuchen es, ein Kind nach dem anderen, einen Augenblick nach dem anderen."

Es ist spät geworden, und mir ist bewusst, dass unsere Gäste bald nach Hause müssen. Die Nacht steht ihnen bevor, und wer weiß, wie viel oder wie wenig Schlaf sie bekommen werden. Nach einigen letzten Fragen der werdenden Eltern bedanke ich mich bei unseren Gästen für ihren Besuch und lade sie ein, noch eine Kleinigkeit mit uns zu essen und zu trinken. In der Pause bildet sich eine kleine Traube um die frischgebackenen Eltern. Allerletzte Fragen müssen gestellt, letzte Blicke auf ein echtes Neugeborenes geworfen werden. Zweifellos hat der Besuch der vier das, was auf die werdenden Eltern zukommt, sehr real werden lassen.

Während der Pause hole ich die Gegenstände für unsere kleine Abschiedszeremonie, die sich im Laufe der Jahre als Abschluss des Kurses eingebürgert hat. Ich lege einen großen runden Spiegel in die Mitte des Kreises – als Symbol für die reflexive Qualität der Achtsamkeit, die wir gemeinsam kultiviert haben. In die Mitte des Spiegels lege ich ein paar glatte schwarze Steine. Sie repräsentieren unsere Verankerung im gegenwärtigen Moment und unsere Fähigkeit, unsere eigenen rauen Ränder durch unsere Praxis zu glätten. Ich stelle auch einige Teelichter auf, die für die Einsicht stehen, die sich entwickelt, wenn wir unsere Fähigkeit, den Blick nach innen zu wenden, stärken.

Heute Abend wird jeder in der Gruppe über das sprechen, was er oder sie während dieser neun gemeinsamen Wochen gelernt hat, und dann sein kleines Teelicht gegen einen der Steine aus der Mitte des Spiegels tauschen. Die Teilnehmer dürfen ihre Steine mit nach Hause nehmen. Sie sind ein Andenken an die Praxis der Achtsamkeit und an unsere gemeinsame Zeit. Sie sind ihr Abschlusszeugnis.

Ich bitte alle, noch ein letztes Mal vor der Geburt ihrer Kinder in den Kreis zu kommen, und beginne: „Niemand von uns weiß, wie sich die Situation in den bevorstehenden Wochen entwickeln wird, aber ich weiß, dass wir einander in unseren Gedanken und in unseren Herzen behalten werden. Der Kreis schließt sich für uns, und ich möchte euch bitten, an der geführten Betrachtung teilzunehmen, die wir vor acht Wochen zum ersten Mal gemacht haben."

Mir fällt auf, wie leicht diese werdenden Eltern jetzt in die Ruhe und Stille finden. Ich bitte alle, sich noch einmal einen Brunnen vorzustellen, und sage dann: „Nehmt euch einen Stein und lasst ihn zu einer Frage werden. Was habe ich gelernt? Was werde ich aus unserer gemeinsamen Zeit in die bevorstehenden Momente, Tage und Wochen mitnehmen? Lasst eine erste Antwort aufspritzen und wartet dann einfach ab. Schaut, ob noch eine Antwort aufsteigt, vielleicht aus einer tieferen Schicht, während der Stein auf den Grund des Brunnens sinkt und dort liegen bleibt."

Ich warte ebenfalls auf eine Antwort, während mein Stein nach unten sinkt. Obwohl ich diese Betrachtung viele Male gemacht habe, lerne ich in jedem Kurs etwas Neues und bin immer sehr neugierig auf die Antwort, die an die Oberfläche steigen wird. Heute Abend erhalte ich folgende Antwort: „Die Kraft und das Geschenk, den gegenwärtigen Moment mit anderen Menschen zu teilen".

Nach einer Weile schlage ich die Zimbeln an und alle öffnen die Augen.

„Nun lade ich euch ein, mit uns zu teilen, welche Antworten während der Betrachtung aufgetaucht sind."

Unser Austausch dauert eine Dreiviertelstunde. Viele erwähnen die Freude, die sie erleben, seit sie ihren Alltag entschleunigen und gegenwärtiger sind. Andere sagen, die Praxis sei für sie wie ein Ankommen bei sich selbst. Wieder andere sagen, dass sie einen neuen inneren Frieden gefunden und das Bedürfnis entwickelt hätten, ihren Alltag neu zu bewerten, um mehr von dieser Ruhe hineinzubringen. Kelly sagt: „Ich bin so dankbar für diese Praxis. Vor diesem Kurs wusste ich nicht, was es heißt, ohne Angst zu leben. Zum ersten Mal in meinem Leben fühle ich mich wie ein normaler Mensch."

Catherine erklärt: „Ich habe gelernt, dass ich nicht lernen muss, wie man ein Baby bekommt. Mein Körper weiß, wie das geht, auch wenn ich es nicht weiß." Viele danken der Gruppe für ihre Offenheit und Anteilnahme, und einige der Partner äußern, sie hätten nie gedacht, dass sie selbst so viel lernen würden. Andere sind dankbar dafür, eine gemeinsame Sprache und Perspektive mit ihren Partnerinnen gefunden zu haben. Jack bemerkt: „Ich dachte immer, unsere Beziehung sei gut – wir sind seit sieben Jahren zusammen. Aber die Praxis der Achtsamkeit hat unserer Beziehung noch mehr Tiefe gegeben."

Will meldet sich als Letzter zu Wort: „Anfangs dachte ich, der MBCP-Kurs sei ein Geburtsvorbereitungskurs, bei dem ich vielleicht auch noch etwas anderes lernen würde. Dann hat sich herausgestellt, dass dies ein Kurs ist, der die Lebensperspektive verändert und bei der Geburt helfen wird. Jetzt, am Kursende, ist es komplett umgekehrt: Es geht nicht mehr um die Geburt. Was wir gelernt haben, wird uns zwar bei der Geburt helfen, aber es geht nicht mehr um die Geburt. Es geht um unser Leben."

Im Raum wird es wieder still. Alles ist gesagt. Es ist spät geworden, und ich weiß, dass unser Abschied sich in die Länge ziehen wird. Daher sage ich: „Ich möchte euch allen für eure harte Arbeit während der vergangenen Wochen danken. Es war eine Freude, diese Zeit mit euch zu verbringen, eine Zeit, in der ihr euch selbst und die anderen in der Gruppe kennengelernt und eine Art des Seins erkundet habt, die durch die Kultivierung von Achtsamkeit möglich ist. Weniger reaktiv zu sein bedeutet zu lernen, wie wir eine klügere Beziehung zu uns selbst und unseren Mitmenschen aufbauen können. Letzten Endes geht es bei der Praxis der Achtsamkeit um Freundlichkeit, Mitgefühl – ganz besonders Selbstmitgefühl –, Weisheit und Frieden. Durch eure Praxis in den vergangenen neun Wochen ist die Welt etwas friedvoller geworden, weil ihr etwas friedvoller geworden seid. Ich wünsche euch von ganzem Herzen, dass ihr alle eure Babys gesund und mit Leichtigkeit auf die Welt bringen und dass ihr und eure Babys sicher, beschützt, gesund und glücklich sein werdet. Ich hoffe, dass ihr mit eurer Praxis bis zur Geburt und für den Rest eures Lebens fortfahren werdet. Möge eure Praxis euch dienlich sein."

Und Ihnen, liebe Leserin und lieber Leser, wünsche ich das Gleiche. Ich bitte Sie deshalb, sich genau hier und genau jetzt einen Moment Zeit zu nehmen und über das Gelesene nachzudenken, so wie es die werdenden

Eltern an ihrem letzten Kursabend getan haben. Stellen Sie sich folgende Fragen: Was habe ich aus diesem Buch gelernt? Was habe ich aus meiner Praxis – wie oft oder wie selten ich Achtsamkeit auch praktiziert haben mag – gelernt? Was werde ich davon mit in mein Leben nehmen? Wozu werde ich mich in den Momenten, Tagen und Wochen, die vor mir liegen, verpflichten, damit ich wacher und lebendiger sein kann – für mich selbst, meinen Partner, mein Baby, meine Familie und für alle Menschen, denen ich im täglichen Leben begegne?

Nach einigen Momenten der stillen Betrachtung, vielleicht nach zwei oder drei Minuten, öffnen Sie die Augen wieder. Teilen Sie Ihre Reflexionen mit Ihrem Partner oder Ihrer Partnerin, wenn Sie beide gemeinsam Achtsamkeit lernen und praktizieren.

Vielleicht möchten Sie einander dann das folgende Gedicht vorlesen. Ich trage es oft zum Abschluss des MBCP-Kurses vor und verwende es auch hier, um Sie in Frieden auf Ihren Weg zu schicken.

Für die Kinder

Die Hügel, die Berghänge
der Statistik
liegen vor uns,
der steile Anstieg,
wo es mit allem aufwärts geht,
aufwärts, während es mit uns allen
abwärts geht.

Im nächsten Jahrhundert
oder in dem danach,
sagen sie,
wird es Täler geben, Wiesen,
wir können uns dort in Frieden treffen
falls wir es schaffen.

Für den Anstieg auf diese kommenden Gipfel
ein Wort an euch, an
euch und eure Kinder:

bleibt zusammen
lernt die Blumen
seid genügsam

GARY SNYDER, SCHILDKRÖTENINSEL

20 Das Leben nach der Geburt
Ein Wiedersehen

Der Neumond lehrt uns achtsame, bedächtige Entwicklung und sanfte Geburt unserer selbst. Geduld mit kleinen Einzelheiten macht ein großes Werk wie das Universum erst vollkommen.

Was neun Monate der Aufmerksamkeit für einen Embryo tun, tun vierzig Morgenstunden für deine allmählich wachsende Ganzheit.

Rumi

Drei Monate nach dem MBCP-Kurs findet unser Nachtreffen statt, das ich auf 13:00 Uhr angesetzt habe. Aus Erfahrung weiß ich jedoch, dass frischgebackene Eltern und ihr Nachwuchs nur sehr selten pünktlich kommen. Diese neugeborenen Familien leben jetzt in der Babyzeit, und das bedeutet, dass es nicht absehbar ist, welche Abenteuer ihnen begegnen, bis sie tatsächlich hier ankommen. Die Zeiten, in denen man sich einfach Handtasche oder Portemonnaie schnappen und sich auf den Weg machen konnte, sind vorbei. Die Wohnung oder das Haus zu verlassen erfordert jetzt Planung, Absprachen, zahlreiche Entscheidungen und ein perfekt eingespieltes Team.

Nach und nach trudeln alle ein. Was für eine Freude es ist, sie wohlbehalten in ihrem neuen Leben angekommen zu sehen! Ich bin jedes Mal aufs Neue überrascht, wie drastisch die körperlichen Veränderungen nach der Geburt sind. Die Frauen, deren Kinder bereits vor vielen Wochen geboren wurden, haben ihre Umstandskleidung und ein paar Extrapfunde abgelegt. Andere Frauen haben sich eine Kurzhaarfrisur zugelegt, passend zu ihrem Leben als frischgebackene, hart arbeitende Mutter, die kaum Zeit hat zum Duschen und Haarefönen. Was mich aber am meisten überrascht, ist das gewisse Etwas in den Augen, etwas, das ich nur als Reife bezeichnen kann – ein inneres Wissen, das vorher nicht da war. Sie haben eine gewaltige Aufgabe, die mit großen Veränderungen einhergeht, angenommen, sie voll und ganz durchlebt und sind darüber hinausgewachsen.

Als der richtige Augenblick gekommen scheint, schlage ich die Zimbeln an, um meinen Besuchern auf gewohnte Weise zu signalisieren, dass es Zeit ist, Platz zu nehmen. „Ich freue mich so, euch alle wiederzusehen – mitsamt euren wunderbaren Babys, die jetzt da sind. Euer Leben hat sich sicher sehr verändert, seit wir das letzte Mal hier in diesem Raum zusammen waren, oder etwa nicht?“ Zustimmendes Gelächter folgt meiner Erwähnung des Offensichtlichen. „Ihr hattet keine Wahl, ihr musstet da durch, und jetzt seid ihr auf der anderen Seite angekommen“, fahre ich fort. „Herzlichen Glückwunsch! Ich würde heute gerne so anfangen, wie wir immer angefangen haben – mit einer Übung.“

Manche scheinen überrascht darüber, dass sie mit den Babys zusammen üben sollen.

„Vieles hat sich geändert, aber der gegenwärtige Moment ist immer noch genau hier, genau jetzt. Und wir können immer noch in den Sein-Modus eintauchen, indem wir innehalten, unsere Körperempfindungen, Gedanken und Gefühle beobachten, den Atem spüren und alles im Gewahrsein des gegenwärtigen Moments halten. Einige von euch werden die Übung

‚Mit dem Baby sein‘ machen. Ihr werdet mit eurem Baby sein und euch um euer Baby kümmern, wenn es etwas braucht. Wir anderen werden einfach in Meditation sitzen."

Außer den Lauten der Babys – einem gelegentlichen Seufzer oder einem kleinen Schrei, einem Bäuerchen oder einem Schluckauf – ist nichts zu hören. Die Babys scheinen in diesem ruhigen Raum zufrieden zu sein, und ich frage mich, ob sie die Kraft der Meditation nicht schon vor ihrer Geburt kennengelernt haben. Und mit diesem Gedanken steigt eine Erinnerung auf. Vor etwa zwanzig Jahren nahm ich zusammen mit einigen Hundert anderen Menschen an einer Veranstaltung des bekannten Meditationslehrers S. N. Goenka in der Aula der Berkeley High School teil. Nach seinem Vortrag gab es eine Frage-Antwort-Runde. Ein Mann in einer der hinteren Reihen hob die Hand, stand auf, als er dazu aufgefordert wurde, und fragte: „Ab welchem Alter sollte man Kindern das Meditieren beibringen?" Ohne auch nur eine Sekunde zu zögern, lächelte Goenka und sagte: „Schon im Mutterleib."

Etwas später schlage ich die Zimbeln an. „Bewegt langsam eure Finger und Zehen, reckt euch, und wenn ihr so weit seid, lasst ihr eure Augen wieder aufgehen", sage ich und beende damit die Meditation.

Auf einmal sagt Jerry, dessen Baby fünf Wochen alt ist: „Klasse! Das war toll. Wir hatten in den letzten Wochen so viel zu tun, dass ich schon vergessen hatte, wie gut es tut, einfach nur zu sitzen und zu meditieren. Vielen Dank!"

„Gern geschehen. Ich vermute, dass ihr zurzeit hauptsächlich informelle Achtsamkeitsübungen macht. Es kann daher gut sein, daran erinnert zu werden, wie wohltuend eine formale Praxis sein kann, selbst wenn sie nur kurz ist.

Ich würde euch jetzt gerne bitten, uns allen ein wenig von eurem Leben zu erzählen, wie es jetzt ist. Lasst uns mit den Babys anfangen, damit, wann und wo sie geboren sind. Und erzählt uns anderen dann von eurem neuen Leben. Sagt uns, was euch Freude bereitet, was schwierig ist, was ihr an eurem Partner und eurer Partnerin schätzt, was ihr an euch selbst schätzt und welche Rolle eure Achtsamkeitspraxis in diesem neuen Leben und in eurer Beziehung zueinander spielt."

Die Freuden

Die bei Weitem am häufigsten genannte Freude der Eltern ist das Lächeln ihrer Babys. Carin sagt: „Mein Herz öffnet sich dann ganz weit." Und Nathan fügt hinzu: „Es gibt nichts Schöneres, als abends nach einem langen Arbeitstag nach Hause zu kommen und von meiner Tochter angelächelt zu werden." Andere berichten, sie hätten viel Freude daran, dass das Baby jetzt auf sie reagiere und dass sie miteinander kommunizieren könnten: „Das ist sozusagen die Belohnung für die ersten Wochen, in der sie noch nicht ganz hier war." Und Jamie merkt an: „Ich liebe unsere Zeit miteinander, wenn wir alle drei morgens im Bett liegen, und dass wir jetzt eine richtige kleine Familie sind."

Manche Frauen freuen sich, dass sich ihre alte Angst vor der Mutterrolle jetzt aufgelöst hat. „Ich war mir nicht sicher, ob mir das Muttersein gefallen würde, aber es gefällt mir. Ich bin sehr gerne mit meinem Sohn zusammen." Andere erzählen, wie befriedigend das Stillen für sie sei, auch wenn manchmal ein Nachsatz hinzugefügt wird wie: „Aber am Anfang war es sehr schwierig. Da habe ich meine Achtsamkeitspraxis gut brauchen können."

Die Männer berichten, dass die Ankunft ihrer Babys ihnen eine neue Lebensperspektive geschenkt habe. Viele dieser Erzählungen sind voll Humor – eine Wirkung des Anfängergeists in diesem neuen Leben. „Ich kann nicht glauben, wie viel ein Baby in die Windeln macht", sagt Nathan. „Als Tamara das erste Mal so richtig losgelegt hat, war ich von den Socken." Ted ergreift das Wort: „Und ich hatte nicht damit gerechnet, mein Haus mit einer barbusigen Frau zu teilen. Meine Frau scheint jetzt nichts mehr von T-Shirts und Blusen zu halten." Elena sagt: „Ich hätte nie gedacht, dass ich so viele Dinge mit nur einer Hand erledigen kann. Zur Toilette gehen, die Hose runterziehen, Toilettenpapier benutzen, Hose wieder hochziehen, Hände waschen. Wenn das keine Achtsamkeit im Alltag ist!"

Die Herausforderungen

Weil das Leben so ist, wie es ist, und weil es harte Arbeit ist, sich um ein Baby zu kümmern, gibt es natürlich auch Herausforderungen und Schwierigkeiten. Am häufigsten wird Schlafmangel erwähnt und der schwierige Prozess, herauszufinden, wie man dem Baby beim Einschlafen helfen kann. Übermüdung ist sicherlich eine der unangenehmeren Empfindungen frischgebackener Eltern und sollte ernst genommen werden, denn Schlafmangel beeinträchtigt das Wohlbefinden und kann zu einem geschwächten Immunsystem und Depressionen führen. Leah meint: „Der Body-Scan hat sich als Lebensretter erwiesen. Ich konnte tagsüber nie schlafen, und er hilft mir jetzt, dann einzuschlafen, wenn ich Schlaf brauche."

Andere Herausforderungen des Elternseins werden ebenfalls zur Sprache gebracht, beispielsweise die Situation, dass das Baby schreit und sich nicht beruhigen lässt, und wie schwierig es für Eltern ist, dabei ihren eigenen Gefühlen der Unruhe mit Achtsamkeit zu begegnen, um die Situation nicht zu verschlimmern. „Wenn wir unsere Basis-Checkliste abgearbeitet haben – wenn die Windel frisch ist, das Baby gestillt ist und Bäuerchen gemacht hat und wir uns vergewissert haben, dass ihm weder zu warm noch zu kalt ist und dass es kein Fieber und keine anderen Anzeichen einer Krankheit hat –, dann brauchen Jim und ich nur noch gegenwärtig zu sein", meint Ellie. „Mit liebevoller Aufmerksamkeit, so gut ihr könnt", ergänze ich. „Ja, so sieht unsere Praxis aus. Jim und ich wissen, dass eine Schreiphase, selbst wenn sie eine Stunde oder länger dauert, auch irgendwann wieder aufhört. Manchmal konzentrieren wir uns sehr lange auf den Atem. Aber eine solche Phase geht zum Glück vorüber."

Lucy erzählt uns eine besonders berührende Geschichte: „Einmal stand ich mit Katie im Arm genau vor einem Supermarkt. Und Katie hat nicht aufgehört zu schreien. Ich hatte alles versucht und konnte sie einfach nicht beruhigen. Ich war außer mir und hatte mich vollständig im wertenden und sich sorgenden Geist verfangen. Ich warf mir vor, als Mutter komplett versagt zu haben, und machte mir Sorgen, dass irgendetwas mit Katie nicht in Ordnung war. Ich war so aufgeregt, dass ich nicht mehr klar denken konnte. Schließlich begann ich selbst zu weinen. Also rief ich Tom an. Er sagte: ‚Wie wäre es, wenn du sie ins Tragetuch packst und mit ihr einen Spaziergang machst?‘ Ich hatte schon alles andere versucht, warum also nicht? Da war ich nun und ging weinend mit einem schreienden Baby im Tragetuch die Straße entlang, als ein Auto neben mir anhielt. Der Fahrer drehte die Scheibe herunter, sah mich an und sagte dann ganz freundlich: ‚Atmen Sie einfach. Alles wird gut.‘ Das hat mich sehr berührt. In dem Moment beschloss ich, das nächste Mal, wenn ich eine Mutter oder einen Vater mit einem schreienden Baby im Supermarkt sehen würde, das Gleiche zu tun. Ihnen zu sagen, dass ich weiß, wie schwer es ist, und dass alles gut werden wird."

Stacey, die konkrete Pläne gehabt hatte, bald wieder in ihren Beruf zurückzukehren, erzählt uns, dass sie jetzt ihr ganzes Leben neu bewerte. „Ich kann es selbst kaum glauben, dass ich erwäge, Hausfrau und Mutter zu sein, zumindest viel länger als anfänglich geplant." So wie die Geburt kann sich auch das Leben nach der Geburt unserer Kinder sehr von unseren anfänglichen Vorstellungen unterscheiden. Nicht festzuhalten, im Anfängergeist zu bleiben und loszulassen kann uns die nötige Flexibilität geben, um unseren eigenen Weg zu finden.

Michael merkt an, dass seine größte Herausforderung mit seinem Beruf zu tun habe: „Um ehrlich zu sein, würde ich lieber zu Hause bei Trish und Aiden sein, als arbeiten zu gehen." Andrew pflichtet ihm bei: „Ich auch. Vor Sophias Geburt war ich oft auf Geschäftsreise. Jetzt fällt mir das schwer. Ich habe mit meinem Chef gesprochen, und wir überlegen gerade, wie wir das ändern können." Daniel sagt daraufhin: „Manchmal muss ich morgens ziemlich früh los, bevor Jackson wach wird, und bin erst wieder zu Hause, wenn er schon schläft. Das macht mich sehr traurig, und mir ist klar geworden, dass ich genauso aufgewachsen bin: Mein Vater war nie zu Hause. Ich weiß nicht, was wir machen werden, aber das Mindeste, was ich tun kann, ist, wirklich präsent zu sein, wenn ich Zeit mit ihm verbringe."

Wertschätzung für die Partnerin und den Partner

Wenn frischgebackene Eltern die Gelegenheit haben, ihre Wertschätzung für ihre Partnerinnen und Partner zum Ausdruck zu bringen, fließen oft Tränen. Es kommt nicht häufig vor, dass unsere Partner und Partnerinnen uns vor Publikum mitteilen, wie viel wir ihnen bedeuten. Ich empfinde es daher immer als Privileg, wenn ich solche zu Herzen gehenden Momente miterleben darf. Mit am häufigsten äußern frischgebackene Väter Ehrfurcht vor der enormen Stärke, die ihre Frauen während der Geburt an den Tag gelegt haben. Sam sagt: „Ich wusste ja, dass Julie stark ist, aber erst nach der Geburt wusste ich, wie stark sie in Wirklichkeit ist." Andere äußerten ihre Dankbarkeit für die „unglaubliche Geduld" ihrer Partnerinnen im Umgang mit dem Baby. „Kari hat viel mehr Geduld als ich", meint Jonathan.

Julie ergreift das Wort: „Ich wusste vorher schon, dass Sam ein toller Vater sein würde, und das hat sich auch bewahrheitet. Ich bin so dankbar, wie einfühlsam er mit Sprache umgeht. Wenn James schreit, dann sage ich vielleicht: ‚Es ist schon in Ordnung. Alles in Ordnung mit dir.' Aber in Wirklichkeit stimmt das nicht. In dem Moment ist er komplett unglücklich. Ich sage das im Grunde nur, um mich selbst zu beruhigen. Wir versuchen jetzt, gemeinsam mit James im Moment zu sein und mit unserer eigenen inneren Unruhe zu atmen, wenn er unruhig ist. Und das zu benennen, was er in dem Moment empfinden mag. Wir fragen uns dann: ‚Können wir ihm seine unglücklichen Momente lassen und ihm trotzdem zeigen, dass wir für ihn da sind?'"

Wertschätzung für sich selbst

So viel Freude es auch bereitet, Kinder zu haben, und so sehr sie unser Herz öffnen: Ein glückliches, gesundes Kind großzuziehen erfordert sehr viel Zeit, Energie, Aufmerksamkeit, Einfühlsamkeit und harte Arbeit. Jon und Myla Kabat-Zinn sagen in ihrem Buch *Mit Kindern wachsen: Die Praxis der Achtsamkeit in der Familie* Folgendes über die Elternrolle:

„Eltern erfüllen eine der anstrengendsten, schwierigsten und stressreichsten Aufgaben auf der Welt. Gleichzeitig ist es auch eine der wichtigsten, denn wie sie sie erfüllen, wirkt sich entscheidend auf Herz, Seele und Bewusstsein der nächsten Generation aus (...).“[58]

Manchmal müssen frischgebackene Mütter und Väter ein wenig dazu ermutigt werden, Wertschätzung für sich selbst zu zeigen. Aber mit ein wenig Ermutigung gelingt es meist. Mütter schätzen besonders, dass ihr Körper die Fähigkeit besitzt, ein Kind heranwachsen zu lassen und zur Welt zu bringen. Sie sind dankbar, dass ihr Baby gesund ist und dass die Erfahrung, ein Kind zu gebären und Mutter zu werden, ihnen ein neues und tieferes Verständnis dafür geschenkt hat, wie zerbrechlich und kostbar das Leben ist. Andere Eltern nennen und schätzen, oft zu ihrer eigenen Überraschung, ihre Geduld, Ausdauer und Freude – Fähigkeiten, die durch ihre Achtsamkeitspraxis und ihre tiefer werdende Bindung zu ihrem Baby genährt worden sind.Manchmal müssen frischgebackene Mütter und Väter ein wenig dazu ermutigt werden, Wertschätzung für sich selbst zu zeigen. Aber mit ein wenig Ermutigung gelingt es meist. Mütter schätzen besonders, dass ihr Körper die Fähigkeit besitzt, ein Kind heranwachsen zu lassen und zur Welt zu bringen. Sie sind dankbar, dass ihr Baby gesund ist und dass die Erfahrung, ein Kind zu gebären und Mutter zu werden, ihnen ein neues und tieferes Verständnis dafür geschenkt hat, wie zerbrechlich und kostbar das Leben ist. Andere Eltern nennen und schätzen, oft zu ihrer eigenen Überraschung, ihre Geduld, Ausdauer und Freude – Fähigkeiten, die durch ihre Achtsamkeitspraxis und ihre tiefer werdende Bindung zu ihrem Baby genährt worden sind.

Gemeinsame Achtsamkeitspraxis in diesem neuen Leben

Wenn frischgebackene Eltern beschreiben sollen, wie sie ihre Achtsamkeitspraxis in ihrer Beziehung zueinander einsetzen, dann sprechen sie oft über den unschätzbaren Wert, den diese Praxis für sie bekommen hat. Robert und Jessica nutzen ihre Praxis dazu, einige Probleme in ihrer

Beziehung anzugehen: „Ich muss Robert mehr Freiraum geben, damit er seinen eigenen Umgang mit Jared finden kann", erzählt Jessica. „Ich kann ziemlich rechthaberisch sein und meine oft, dass nur ich weiß, was am besten für Jared ist, weil ich die meiste Zeit mit ihm verbringe. Dadurch fühlt sich Robert unsicher und das ist nicht gut für seine Beziehung zu Jared und für unsere Beziehung. Daher versuche ich, zum Atem zurückzukommen, anstatt reaktiv zu sein und Robert zu sagen, was er tun soll. Es fällt mir nicht leicht, besonders wenn Jared schreit, aber meist halte ich mich zurück und atme einfach. Und gewöhnlich weiß Robert innerhalb von fünf Atemzügen von selbst, was er tun kann. Es ist so wie beim Atmen während einer Wehe." Alle lachen.

Amy meldet sich zu Wort: „Ich finde, dass die Praxis uns beiden hilft, uns gegenseitig zu unterstützen. Wir fühlen uns manchmal so überfordert, wenn wir versuchen, mit allem Schritt zu halten. Wenn sich einer von uns so fühlt, dann liegt das meist daran, dass wir einfach nur erschöpft sind. Also versuchen wir, uns selbst und einander liebende Güte zu schenken. Und wir versuchen uns abzuwechseln. Letzte Woche hat Jerry Violet den ganzen Morgen gehabt, damit ich zum Yoga gehen konnte. Es ist schon schön, wie man in so kurzer Zeit ohne Kind wieder auftanken kann. Selbst ein zehn- oder fünfzehnminütiger Spaziergang macht schon einen großen Unterschied."

Trish sagt: „Wir haben die Praxis benutzt, um mit dem Stress umzugehen, als ich wieder zur Arbeit gegangen bin. Ich wollte eigentlich nicht wieder anfangen zu arbeiten, aber wir sind finanziell darauf angewiesen. Aiden ist in einer tollen Kindertagesstätte, doch letzte Woche hatte er seine erste Erkältung. Wir haben uns schuldig gefühlt, weil er in der Kita war, aber uns dann gegenseitig daran erinnert, uns auf den Atem zu konzentrieren und darauf, im Hier und Jetzt zu sein. Es ist schließlich nur eine laufende Nase und nicht das Ende der Welt."

Stacey ist an der Reihe: „Wenn ich zu Hause bin, scheint der Tag aus lauter kleinen Zeitintervallen zu bestehen. Wenn ich denke ‚Ich werde ständig unterbrochen', fange ich an, mich zu ärgern und wütend zu werden, aber wenn ich im Fluss des Augenblicks bleibe, ist alles viel leichter. Letzte Woche war ich mit Marcus zu Hause, als er sein Morgenschläfchen machte. Ich habe Tee getrunken und aus dem Fenster auf den Baum geschaut, den ich so gerne mag. Und dann dachte ich: ‚Das wird nicht lange so bleiben. Bestimmt passiert gleich wieder irgendetwas.' Dann wurde mir bewusst, dass ich mir Sorgen über die Zukunft machte, anstatt meine Tasse Tee jetzt und hier zu genießen. Also habe ich damit aufgehört und den Moment einfach genossen. Und im Endeffekt saß ich fast zehn Minuten dort. Na ja, vielleicht eher sieben Minuten. Aber es war *so* schön."

Der Nachmittag vergeht schnell, und es wird Zeit, sich einer der grundlegendsten menschlichen Aktivitäten zu widmen – dem Essen. Wir machen eine kleine Pause.

Die Geburt: ein Lernprozess

Ich schlage die Zimbeln an und fordere damit alle auf, in unseren Kreis zurückzukehren. Wir müssen uns heute noch mit etwas anderem beschäftigen, das sehr wichtig ist: Wir müssen über das nachdenken, was uns unsere Geburtserfahrung gelehrt hat.

„Obwohl so viel von dem, was wir gemeinsam gelernt haben, damit zu tun hat, gegenwärtig zu sein, kann uns das Nachdenken über Vergangenes helfen, besser zu verstehen, wer wir selbst sind und was es bedeutet, ein Mensch zu sein. Wir sollten nicht vergessen, dass wir uns, wenn wir an die Vergangenheit denken, immer nur bestimmte Momente heraussuchen und viele andere Momente zwangsläufig nicht berücksichtigen. Geschichten können, im Guten wie im Schlechten, sehr viel Einfluss auf uns haben, aber sie sind in unserer Erinnerung. Sie gehören nicht der Wirklichkeit des Jetzt an, in der wir leben. Bei der Praxis der Achtsamkeit geht es darum, aus diesen Geschichten unseres Geistes herauszutreten und über die Vergangenheit nachzudenken – nicht indem wir Geschichten erfinden, sondern indem wir sie *als eine Erfahrung betrachten, aus der wir lernen können.* Tief über die Vergangenheit nachzudenken ist eine Möglichkeit, Weisheit aus der Erfahrung zu gewinnen.

„Lasst uns dazu eine kurze geführte Betrachtung machen." Ich warte einen Moment, bis die einen eine bequeme Stillposition gefunden haben und die anderen mit dem Wickeln fertig sind. Wir sitzen auf Stühlen oder auf Kissen auf dem Boden. Die Stille im Raum wird nur von Babylauten unterbrochen. „Ich lade euch nun ein, in diese Stille und Ruhe eine Frage einfließen zu lassen. Und diese Frage lautet: ‚Was habe ich aus meiner Erfahrung, ein Kind auf die Welt zu bringen oder meiner Partnerin dabei zu helfen, gelernt?' Oder lasst die Frage diese Form annehmen: ‚Was habe ich über das Leben selbst gelernt? Bin ich für irgendetwas aus meiner Geburtserfahrung dankbar? Kann ich mehr aus dieser Erfahrung lernen?'"

Nach einer Weile schlage ich die Zimbeln wieder an.

„Möchtet ihr mit den anderen teilen, welche Gedanken euch dazu gekommen sind? Wir wollen versuchen, eure Erfahrung im offenen Raum der liebenden Güte und in der Weisheit, die aus dem Nachdenken entsteht, zu betrachten. Darum empfehle ich euch, sparsam mit den Einzelheiten, aber großzügig mit der Weisheit zu sein."

Nicht das, was geschieht, zählt, sondern die Beziehung, die man dazu hat

Trish atmet tief ein und beginnt: „Das Wichtigste, was ich gelernt habe, ist, wie stark ich in Wirklichkeit bin. Meine Angst vor der Geburt ist zwar durch die Übungen sehr zurückgegangen, trotzdem hatte ich immer dieses unterschwellige Gefühl, andere Frauen könnten vielleicht Kinder auf die Welt bringen, ich aber nicht. Und es gab auch Momente des Zweifels, als ich zum Beispiel im Krankenhaus ankam und die Wehen auf einmal nachließen. Aber ich habe weitergemacht und auf meine Praxis zurückgegriffen. Alles in allem ist die Geburt ziemlich glatt verlaufen. Ich habe, glaube ich, in erster Linie mehr Vertrauen zu mir selbst gewonnen. Wenn ich es schaffe, ein Kind zu bekommen, kann ich alles andere auch schaffen!"

Michael sagt: „Wisst ihr, genau das kann ich auch sagen. Ich wusste, dass Trish eine starke Frau ist, aber ich habe unterschätzt, wie stark sie wirklich ist. Ich war so beeindruckt von ihr und von dem, was ein weiblicher Körper alles schafft. Und wenn man sich vorstellt, dass wir alle auf die gleiche Weise in diese Welt gekommen sind! Es war einfach überwältigend. In den ersten Tagen nach der Geburt habe ich sie und alles andere mit ganz anderen Augen gesehen."

Julie ist an der Reihe: „Ich denke, der wichtigste Punkt, der mir durch diese Erfahrung bewusst geworden ist, ist, wie sehr ich Sam liebe. Er war die ganze Zeit über für mich da. Und meine Mutter war auch da. Das war schon etwas Besonderes. Wir haben sie gebeten, die Nabelschnur durchzuschneiden. Sie empfand das als große Ehre."

Stacey meldet sich noch einmal zu Wort: „Meinen Freundinnen sage ich jetzt Folgendes zur Geburt: Übt euch vor allem in Achtsamkeit, damit ihr bei diesem Prozess und auch bei allem anderen, was passiert, vollkommen gegenwärtig sein könnt. Und dass man sich im Grunde für sich selbst und sein Kind nur wünscht, dass alles gutgeht – und dass die Menschen, die dich betreuen, dich freundlich und respektvoll behandeln. Und all das haben wir bekommen. Ich habe sicherlich nicht die Geburtserfahrung gehabt, die ich mir zu wünschen glaubte, aber ich habe dafür weitaus mehr bekommen … ein gesundes Baby, mich als gesunde Mutter und vielleicht auch ein klein wenig Weisheit. Ich bin sehr dankbar und im Einklang mit allem, was geschehen ist."

Gemeinschaft: ein Grundbedürfnis

Viel zu schnell geht unser Nachtreffen zu Ende, und wir unterhalten uns darüber, ob wir uns nicht in einem Monat wieder treffen sollten. Julie sagt zu mir: „Es ist so eine Erleichterung, mit einer Gruppe von Menschen zusammenzusitzen und ehrlich über all das zu sprechen, was wirklich in unserem Leben vorgeht. Und besonders schön finde ich, dass unsere Partner mit von der Partie sind."

Wir stellen uns für Gruppenfotos mit den Babys auf. Bald werden wir einander zum Abschied umarmen. Und mit diesen Umarmungen kommen die bittersüßen Momente, die fast jede Hebamme erlebt, nachdem sie eine Frau und ihren Partner auf ihrer intimen Reise durch Schwangerschaft und Geburt begleitet hat: Meine Arbeit ist getan, und es ist Zeit, loszulassen. Das Wissen, dass diese frischgebackenen Eltern Fähigkeiten erlernt haben, die ihnen für den Rest ihres Lebens zur Verfügung stehen, macht mir Mut.

Ich blicke durch das Kameraobjektiv auf diese Gruppe von neugeborenen Eltern und ihren Kindern, atme ein und sage in Gedanken: „Mögen die Wehen eures Lebens selten und erträglich sein." Während ich den Auslöser betätige, atme ich aus und sage still: „Möget ihr und eure Kinder sicher, gesund und glücklich sein. Möget ihr unbeschwert und in Frieden leben."

21 Eine Achtsamkeitspraxis zur Welt bringen

Eine halbe Stunde Meditation ist unerlässlich, außer, wenn man sehr beschäftigt ist. Dann braucht man eine ganze Stunde.

Hl. Franz von Sales

Auf den folgenden Seiten finden Sie grundsätzliche Hinweise zum Aufbau einer Achtsamkeitspraxis sowie eine nach Wochen geordnete Übersicht über das neunwöchige MBCP-Programm, so wie es sich im Laufe der letzten vierzehn Jahre entwickelt hat. Ich stelle Ihnen diese Übersicht zur Verfügung, damit Sie, wenn Sie möchten, Ihre eigene Achtsamkeitspraxis auf die gleiche strukturierte Weise aufbauen können wie die werdenden Eltern in meinen MBCP-Kursen. Ich verneige mich voller Dankbarkeit vor Jon Kabat-Zinn, der diese Form der Vermittlung von Achtsamkeit in einem säkularen Kontext ins Leben gerufen hat, und lege Ihnen sehr ans Herz, die Übungen in der angegebenen Reihenfolge zu machen. Die Struktur des Kurses enthält eine tiefe Weisheit und auch eine gewisse Genialität. Die Inhalte jeder Woche bauen auf dem bereits Gelernten auf und entwickeln es weiter. Diese Lernstruktur wird Ihnen dabei helfen, mit Ihrer eigenen Achtsamkeitspraxis zu beginnen und sie im Laufe der Zeit zu vertiefen.

Dieses Buch enthält alle Informationen, die Sie benötigen, um eine formale Achtsamkeitspraxis aufzubauen und mehr Gewahrsein und Gegenwärtigkeit in Ihren Alltag zu bringen. Wenn Sie glauben, dass Audio-CDs mit geführten Meditationen Ihnen bei diesem Lernprozess helfen können, finden Sie Informationen hierzu in Anhang B. Es handelt sich um die gleichen Audio-CDs, die auch die werdenden Eltern im MBCP-Kurs benutzen.

Derzeit werden in Deutschland noch wenige MBCP-Kurse angeboten. Doch Sie können ebenso an einem MBSR-Kurs oder an einem anderen achtsamkeitsbasierten Kurs teilnehmen, falls ein solcher an Ihrem Wohnort angeboten wird, und die Informationen und Übungen in diesem Buch benutzen, um das Gelernte auf die Schwangerschaft und die bevorstehende Geburt zu übertragen. Vielleicht überlegen Sie sich ja auch, gemeinsam mit anderen werdenden Eltern selbst einen MBCP-Kurs ins Leben zu rufen. Sie könnten sich einmal wöchentlich treffen und sich Woche für Woche durch die in diesem Buch beschriebenen Übungen arbeiten, sich gegenseitig unterstützen und sich über Ihre Achtsamkeitserfahrungen während der Schwangerschaft und der ersten Zeit nach der Geburt austauschen.

Selbstverpflichtung

Der Schritt vom Lesen über Achtsamkeit bis zur Selbstverpflichtung zu einer formalen Achtsamkeitspraxis ist keine Kleinigkeit. Ein solcher Schritt erfordert den festen Entschluss, mit dieser inneren Arbeit zu beginnen, gepaart mit einer gewissen Disziplin und der Geduld, die nötig ist, um die Praxis fortzusetzen. Die Anziehungskraft alter Gewohnheiten, Muster und Geschichten, die wir uns selbst erzählen, kann sehr groß sein. Deshalb brauchen wir eine gewisse Absicht und auch Energie, um mit den Hindernissen auf diesem Weg umzugehen.

Der Schlüssel zu dieser Art des Lernens ist eine konsequente, regelmäßige, tägliche Praxis, unabhängig davon, ob Ihnen gerade danach ist oder nicht. Wie Sie wissen, verpflichten sich die Teilnehmerinnen und Teilnehmer des MBCP-Kurses zu einer halbstündigen formalen Meditationspraxis an sechs Tagen der Woche. Wenn Sie sich auf diese Weise auf die Geburt und die Elternschaft vorbereiten möchten, sollten Sie (oder Sie und Ihr Partner oder Ihre Partnerin) sich idealerweise ebenfalls dazu verpflichten. Zusätzlich zu Ihrer täglichen formalen Praxis können Sie einige informelle Übungen in Ihren Alltag einbauen. Später werden Sie diese Unterscheidung vielleicht als willkürlich empfinden, denn bei der Praxis der Achtsamkeit geht es letztlich weder um eine formale noch um eine informelle Meditationspraxis, sondern um eine bestimmte Art des Seins in *jedem* Moment des Lebens.

Trotzdem kann schon eine fünfminütige formale Praxis pro Tag einen großen Unterschied machen. Durch eine solche Praxis halten Sie an Ihrer Absicht fest, wacher und gegenwärtiger zu sein, und können leichter in einen Zustand ruhigen Verweilens in einer Situation, die so ist, wie sie ist, eintauchen – ein Modus, der uns immer dann zur Verfügung steht, wenn wir uns daran erinnern, dass es ihn gibt. Natürlich wird Ihre Fähigkeit, achtsam zu sein, beständiger, je mehr Sie üben. Und je mehr Sie üben, desto leichter werden Sie auch während der Geburt in diese Art des Seins eintauchen können.

Zu welchem Zeitpunkt der Schwangerschaft sollte ich mit meiner Praxis anfangen?

Unter dem Aspekt der Geburtsvorbereitung betrachtet, fügt sich das MBCP-Programm in den Zeitrahmen ein, innerhalb dessen die meisten Frauen und ihre Partner an einem Geburtsvorbereitungskurs teilnehmen: die zweite Schwangerschaftshälfte. Man kann jedoch nie früh genug damit anfangen, Stress zu verringern und für ein gesünderes Geist-Körper-Gleichgewicht im Leben zu sorgen. Vor allem wenn Sie sehr große Angst vor der Geburt haben und mehr Zeit benötigen, sich emotional auf diese Erfahrung vorzubereiten, oder wenn Ihre Schwangerschaft schwierig ist, weil Sie oder Ihr Baby gesundheitliche Probleme haben, oder wenn Sie und Ihr Partner bereits eine schwierige, vielleicht sogar traumatische Geburt erlebt haben, dann werden Sie wahrscheinlich davon profitieren, wenn Sie bereits in der Frühschwangerschaft mit der Achtsamkeitspraxis beginnen, möglicherweise begleitend zu anderen Therapien.

Wenn wir Achtsamkeitsmeditation als etwas ansehen, das wir zur Kultivierung eines gesunden Geist-Körper-Gleichgewichts praktizieren, dann eignet sich jeder Zeitpunkt der Schwangerschaft, um damit zu beginnen. Zum Beispiel heute. Zum Beispiel genau jetzt.

Die beste Zeit für die Praxis

Nach einer ersten Experimentierphase finden die meisten, dass der frühe Morgen sich hervorragend zum Üben eignet. Der Geist ist wach, der Körper normalerweise ruhig, und die Betriebsamkeit des Tages hat noch nicht angefangen. Manche stellen sich den Wecker und stehen etwas früher auf, um Zeit für ihre Achtsamkeitsmeditation zu haben. Und das kann eventuell bedeuten, abends früher schlafen zu gehen und die Art, wie man normalerweise seine Abende verbringt, mit neuem Blick zu betrachten. Eine derartige Neubewertung kann in dieser Zeit des Übergangs, in der sich viele Prioritäten ändern, ohnehin hilfreich sein. Eine Schwangerschaft ist gleichzeitig auch eine Gelegenheit, darüber nachzudenken, was in unserem Leben jetzt wirklich wichtig ist.

Es ist nicht nötig und wahrscheinlich auch nicht machbar, dass Sie und Ihr Partner immer gemeinsam meditieren. Jeder ist selbst dafür verantwortlich, Zeit zum Meditieren zu finden. Dennoch kann das gemeinsame Meditieren etwas zutiefst Befriedigendes sein, und vielleicht finden Sie und Ihr Partner ja häufiger Zeit – vielleicht am Wochenende –, um zusammen zu praktizieren. Es kann ein wahrer Segen sein, in den eigenen vier Wänden Unterstützung und Ermutigung zu finden, wenn die Motivation bei einem von Ihnen beiden nachlässt.

Ich persönlich finde, dass das Meditieren am Morgen den Ton für den Rest des Tages angibt. Für mich ist der frühe Morgen, wenn es im Haus und draußen noch ruhig ist, eine ganz besondere Zeit. Vielleicht ruft sie die Erinnerung an all die Morgenstunden wach, die ich mit gebärenden Frauen verbracht habe. Die Augen zu schließen, wenn es draußen noch dunkel ist, und sie eine halbe Stunde später wieder zu öffnen und zu sehen, wie der Himmel sich bei Sonnenaufgang in helles Blau verwandelt, erinnert mich an das Wunder dieses anbrechenden neuen Tages und lässt mich ihm mit Neugier entgegentreten. Ich bin dankbar, am Leben zu sein, und nehme mir vor, diesen Tag so gegenwärtig wie nur möglich zu leben.

Der beste Ort für die Praxis

Es kann hilfreich sein, einen festen Platz für die regelmäßige Meditationspraxis zu haben. Die meisten von uns verfügen nicht über den Luxus eines separaten Meditationszimmers, doch indem Sie einen bestimmten Platz in Ihrem Haus oder Ihrer Wohnung aussuchen, zeigen Sie sich selbst und Ihrem Partner, dass Sie sich zu etwas verpflichtet haben, dass die Meditation, das Finden Ihres inneren Zuhauses, so wichtig für Sie ist, dass Sie dafür einen eigenen Platz reservieren, zumindest für die nächsten neun Wochen.

Suchen Sie sich einen Ort, der warm und behaglich ist und an dem Sie nicht gestört werden (idealerweise in einem Zimmer mit Tür). Dort platzieren Sie Ihr Meditationskissen oder einen bequemen Stuhl, breiten Ihre Yogamatte aus und legen Kissen und Decken bereit, damit Sie es sich bequem machen können, wenn Sie sich hinlegen. Wenn Sie Audio-CDs mit geführten Meditationen benutzen, stellen Sie die dazu nötigen Abspielgeräte bereit. Wenn es Zeit für Ihre Meditation ist, schalten Sie Ihr Mobiltelefon aus und bringen, wenn möglich, Ihr Festnetztelefon in ein anderes Zimmer.

Wie lange Sie üben sollten

Die nach Wochen geordnete Kursübersicht auf den folgenden Seiten basiert auf der Verpflichtung, dass Sie, wie die Teilnehmerinnen und Teilnehmer des MBCP-Kurses, an sechs Tagen der Woche täglich eine halbe Stunde praktizieren. Das wäre optimal, aber da das Leben so ist, wie es ist, können sich Situationen ergeben, die es schwierig und sogar unmöglich machen, an einem bestimmten Tag zu meditieren. Versuchen Sie einfach, Ihrer formalen Praxis nachzugehen, so gut es geht, denn das, was Sie durch diese Praxis lernen werden, kann durch nichts ersetzt werden. Und wenn Sie gerne *länger* als eine halbe Stunde meditieren möchten, steht dem selbstverständlich nichts im Weg!

Erinnern Sie sich daran, dass jeder Moment in Ihrem Leben ein Moment ist, in dem Sie wach und vollkommen gegenwärtig sein können. Selbst ein einziger achtsamer Atemzug kann die eine Stimmung, ein Gespräch, ja sogar den Ablauf eines ganzen Tages verändern. Die informelle Praxis, die im MBCP-Kurs in der zweiten Woche eingeführt wird und hier in Kapitel 11 behandelt wurde, hat einen sehr hohen Stellenwert, besonders, wenn das Baby da ist. Jon Kabat-Zinn sagt: „Die wirkliche Praxis ist dein Leben selbst."

Jede der in diesem Buch vorgestellten formalen Übungen hat ihre schönen Seiten und ihre Schwierigkeiten. Und jede einzelne Übung ist wichtig. Sie werden vielleicht feststellen, dass Sie bestimmte Übungen zunächst nicht mögen. Machen Sie sie trotzdem. Ob Sie eine Übung mögen oder nicht, spielt keine Rolle, denn es wird während der Geburt und im Leben mit Ihrem Kind ganz sicher Momente geben, die Sie auch nicht mögen werden. Teilnehmer von Achtsamkeitskursen hören von ihrem Kursleiter oder ihrer Kursleiterin oft den Satz: „Ihr braucht es nicht zu mögen, ihr braucht es nur zu machen." Und das trifft ganz sicher auch auf die Geburt zu! Eine schwierige Übung trotzdem beizubehalten, anstatt sie nach ein- oder zweimaligem Probieren wegzulassen oder gleich zur nächsten Übung überzugehen, kann eines der größten Geschenke sein, zumal wir ja mit der Absicht üben, unsere Fähigkeit, in schwierigen Situationen zu verweilen, zu erweitern.

Keine Übung ist besser als eine andere, und jede Übung ist eine Ressource, auf die Sie zurückgreifen können. Vielleicht machen Sie die Yogaübungen lieber als den Body-Scan. Es kann jedoch Situationen geben, in denen Yoga einfach nicht möglich ist, zum Beispiel, weil Sie nicht aufstehen können oder dürfen. Dann steht Ihnen eine andere Übung aus Ihrem „Werkzeugkoffer“ zur Verfügung. Am Ende des neunwöchigen Programms werden Sie viele Übungen erlernt haben und in der Lage sein, sich für die Übung oder die Kombination von Übungen zu entscheiden, die Ihnen in der jeweiligen Situation am besten hilft.

Sich Zeit für sich selbst nehmen

Ein schwangerer Körper bittet oft darum, ja verlangt geradezu von uns, ein langsameres Tempo anzuschlagen. Machen Sie sich bewusst, dass es auf keinen Fall egoistisch ist, wenn Sie sich die Zeit nehmen, die inneren Fähigkeiten zu entwickeln, die Sie brauchen, um Ihre Mitte und Ihr Gleichgewicht zu finden, Stress abzubauen und im Einklang mit der Hortikulturzeit zu leben. Vielleicht werden Sie erkennen, wie wir während der Liebende-Güte-Meditation, dass Sie nicht nur für sich selbst praktizieren, sondern für das Wohl Ihres Babys, Ihres Partners und aller anderen Menschen in Ihrem Leben, im Kleinen wie im Großen.

Übersicht über das MBCP-Programm

1. Woche

Formale Praxis

Fangen Sie in der ersten Woche mit der Atemmeditation im Sitzen an. Diese Übung wird in Kapitel 4 beschrieben. Sitzen Sie täglich fünf bis fünfzehn Minuten. *Jede* Meditationssitzung, egal, wie lang oder kurz sie ist, wird Ihnen zugutekommen.

Informelle Praxis

Beginnen Sie mit der Übung „Mit dem Baby sein". Diese Übung wird ebenfalls in Kapitel 4 vorgestellt. Machen Sie diese informelle Übung von der ersten Kurswoche an bis zur Geburt Ihres Babys. Wenn Ihr Partner auch Achtsamkeitsübungen erlernt, kann er diese Übung mindestens einmal täglich einige Minuten lang gemeinsam mit Ihnen machen, zum Beispiel wenn Sie abends schlafen gehen oder morgens vor dem Aufstehen. Sie können diese Übung jederzeit machen, auch ohne dass Ihr Baby sich gerade bewegt.

Wenn Sie die Rosinenübung aus Kapitel 3 zwar gelesen, aber noch nicht gemacht haben, dann nehmen Sie sich bitte beide Teile der Übung für diese Woche vor.

Lesen Sie noch einmal Kapitel 2, um sich wieder mit den acht Grundhaltungen des Geistes vertraut zu machen, die Sie in den kommenden Wochen kultivieren werden. Vielleicht möchten Sie eine Liste dieser geistigen Qualitäten zu Hause aufhängen, zum Beispiel am Kühlschrank oder an der Pinnwand in der Küche, die Sie immer wieder daran erinnert, Ihr Leben gegenwärtiger und bewusster zu leben.

2. Woche

Formale Praxis

Die formale Übung der zweiten Woche ist der Body-Scan. Bitte machen Sie ihn sechs Tage die Woche täglich eine halbe Stunde lang. Lesen Sie dazu noch einmal Kapitel 5; dort finden Sie die Anleitung sowie Antworten auf Fragen, die sich während des Übens ergeben können.

Informelle Praxis

Die informelle Übung in dieser Woche besteht darin, eine Mahlzeit auf achtsame Weise zu essen, so wie Sie die Rosine gegessen haben. Nehmen Sie das, was Sie essen, wirklich wahr, riechen und schmecken Sie es, Augenblick für Augenblick, Bissen für Bissen. Denken Sie beim Essen über die Verbundenheit aller Dinge nach. Treffen Sie Entscheidungen, die das Essen betreffen, in dieser Woche ganz bewusst. Vielleicht können Sie sich ab und zu folgende Frage stellen: „Habe ich heute alle Vitamine und Nährstoffe bekommen, die mein Baby und ich benötigen?"

- Setzen Sie sich auch in dieser Woche täglich für fünf bis fünfzehn Minuten auf Ihr Kissen oder Ihren Stuhl und üben Sie die Atemmeditation.

- Machen Sie während des Tages die Übung „Mit dem Baby sein", wenn Sie die Bewegungen Ihres Babys spüren.

3. Woche

Formale Praxis

Üben Sie an sechs Tagen dieser Woche weiter den Body-Scan.

Informelle Praxis

Lesen Sie noch einmal Kapitel 11 über Achtsamkeit im Alltag. Suchen Sie sich eine oder mehrere der dort aufgeführten Tätigkeiten aus, zum Beispiel Zähneputzen, Duschen, Rasieren, Abwaschen, Kochen oder Autofahren, und verpflichten Sie sich dazu, diese Tätigkeit(en) jeden Tag auf achtsame Weise auszuführen.

- Setzen Sie sich auch in dieser Woche täglich für fünf bis fünfzehn Minuten auf Ihr Kissen oder Ihren Stuhl und üben Sie die Atemmeditation.

- Machen Sie weiterhin die Übung „Mit dem Baby sein".

Tagebuch „Angenehme Ereignisse"

In der dritten Woche nehmen Sie sich vor, jeden Tag ein angenehmes Ruhe-und-Bindung-Erlebnis bewusst wahrzunehmen, *während es passiert.* Beobachten Sie Ihre Körperempfindungen und welche Gedanken und Gefühle Sie in diesen Momenten haben. Um sich die Übung zu erleichtern, können Sie das in Anhang C abgedruckte Tagebuchblatt „Angenehme Ereignisse" ausfüllen (ein Eintrag pro Tag). Sehen Sie sich am Ende der Woche das Blatt an und stellen Sie sich folgende Fragen: Nehme ich angenehme Erlebnisse in meinem Leben bewusster wahr, während sie passieren? Wo nehme ich diese angenehmen Empfindungen oder Gefühle in meinem Körper wahr? Verlangsame ich mein Tempo genügend, um diese Momente des Glücks, der Ruhe und Bindung, diese Momente der Leichtigkeit und des Friedens ganz auf mich wirken zu lassen? Weiß ich die

Schönheit meiner Umgebung (besonders der Natur) jeden Tag zu schätzen? Schätze ich wirklich das Wunder meines Körpers und seine Fähigkeit, einen anderen Menschen heranwachsen zu lassen?

Lesen Sie noch einmal Kapitel 6 zum Thema Schmerzen und Angst, um sich die Verbindung von Körper und Geist wieder ins Gedächtnis zu rufen und sich daran zu erinnern, warum Sie sich für den Aufbau einer Achtsamkeitspraxis als Vorbereitung auf die Geburt und das Leben mit Ihrem Kind entschieden haben.

4. Woche

Formale Praxis

Üben Sie abwechselnd die Yogasequenz aus Kapitel 8 und den Body-Scan. Machen Sie eine der beiden Übungen am ersten Tag, die andere am nächsten Tag, und das sechs Tage die Woche. Versuchen Sie während der Yogaübungen in den jeweiligen Empfindungen zu verweilen, selbst wenn diese unangenehm oder schwierig sind. Sie können versuchen, in die Empfindungen hineinzuatmen und sich beim Ausatmen tiefer in die Stellung hineinsinken zu lassen. Jedes Mal, wenn der Geist abschweift, bringen Sie Ihr Gewahrsein wieder zu den Empfindungen im Körper oder zum Atem zurück. Benutzen Sie Ihren Atem in den Pausen *zwischen den Stellungen* als Anker, der Sie im gegenwärtigen Moment hält, so wie Sie es auch während der Geburt in den Wehenpausen tun werden. Vielleicht lesen Sie zuvor noch einmal Kapitel 8.

Üben Sie auch in dieser Woche die Atemmeditation täglich fünf bis fünfzehn Minuten lang. Konzentrieren Sie sich dabei zunächst auf den Atem, bevor Sie Ihr Gewahrsein Schritt für Schritt auf die Empfindungen in Ihrem Körper und auf Ihren Körper als Ganzes ausdehnen, so wie in Kapitel 9 beschrieben.

Alternativ oder zusätzlich können Sie mindestens zweimal täglich mit dem Drei-Minuten-Atemraum experimentieren. Diese Übung wird in

Kapitel 4 beschrieben. Sie heißt zwar Drei-Minuten-Atemraum, kann aber auch kürzer geübt werden. Schon eine halbe Minute mehrmals täglich kann Wunder wirken, besonders an stressreichen Tagen.

Formale Schmerzübungen

Gehen Sie noch einmal Kapitel 7 zu den Achtsamkeitsübungen bei Schmerzen durch. Machen Sie die Schmerzübungen aus diesem Kapitel mindestens einmal in dieser Woche, am besten mit Ihrem Partner, Ihrer Partnerin oder einem anderen Menschen, der Sie während der Geburt begleiten wird. (In der nächsten Woche werden Sie die Berührungsübungen mit Partner sowie das Tönen in Ihr Programm aufnehmen.)

Informelle Praxis

Fangen Sie in dieser Woche damit an, Ihr Bewusstsein direkt auf Ihre Stressreaktionen – die „Lebenswehen“ – zu richten. Können Sie im gegenwärtigen Moment in Ihrer Erfahrung bleiben, auch wenn diese schmerzlich ist, und beobachten, wie sie entsteht und wieder verschwindet, ohne dass Sie versuchen, sie auf irgendeine Weise zu verändern? Können Sie mit Widerstand, Missfallen oder dem wertenden Geist sein, wenn solche Gefühle und Gedanken auftauchen? Erkunden Sie die Gefühle des Abblockens, Abstumpfens, Abschaltens und den Impuls, vor dem, was gerade passiert, wegzurennen.

Informelle Schmerzübungen

Bringen Sie Ihre Aufmerksamkeit zu den unangenehmen körperlichen Empfindungen, die Sie vielleicht im Laufe des Tages verspüren, wie Rückenschmerzen, Ischiasschmerzen, Kurzatmigkeit oder Sodbrennen. Versuchen Sie, in den Empfindungen, die gerade präsent sind, zu verweilen, auch wenn sie unangenehm oder schwierig sind, so wie Sie es beim Body-Scan, den Yogaübungen und den formalen Schmerzübungen gelernt haben. Beobachten Sie, was Ihr Geist während solcher unangenehmen körperlichen Empfindungen sagt. Achten Sie besonders auf Geschichten, die Sie sich über sich selbst erzählen.

- Machen Sie weiterhin die Übung „Mit dem Baby sein".
- Fahren Sie damit fort, Achtsamkeit bei Alltagstätigkeiten zu kultivieren.

Tagebuch „Unangenehme Ereignisse"

Nehmen Sie sich in dieser Woche vor, pro Tag *ein unangenehmes, stressiges oder einengendes Ereignis in Ihrem Leben bewusst wahrzunehmen, während es passiert.* Bei dieser Übung geht es darum, den schwierigen Momenten des Alltags mit Gewahrsein zu begegnen. Um sich diese Übung einfacher zu machen, können Sie das in Anhang C abgedruckte Tagebuchblatt „Unangenehme Ereignisse" ausfüllen (ein Eintrag pro Tag). Versuchen Sie zu spüren, wie Erlebnisse, die Sie als unangenehm oder stressig wahrnehmen, dazu führen, dass sich Ihr Körper anspannt und zusammenzieht, dass ein negatives oder unangenehmes Gefühl wie Angst oder Wut entsteht, dass Ihre Aufmerksamkeit sich verengt oder der Geist sich zusammenzieht und dass negative Gedanken auftauchen, die sich mit der Vergangenheit oder der Zukunft beschäftigen.

Können Sie während derartiger unangenehmer Momente von Stress und Enge den ganzen erlebten Schmerz – Ihre Gedanken, Gefühle und Körperempfindungen – in einem achtsamen Gewahrsein halten? Können Sie Ihren Atem als Anker benutzen, um im gegenwärtigen Moment zu bleiben, und auf den Wellen aller Elemente einer unangenehmen Erfahrung reiten? Können Sie sich in solchen Momenten die Frage stellen: „Wer oder was zieht sich da zusammen?" Wir lernen so, die Wehen des Lebens so wie die Geburtswehen in achtsamem Gewahrsein zu halten.

5. Woche

Formale Praxis

Machen Sie abwechselnd die Yogaübungen und den Body-Scan an sechs Tagen dieser Woche. Wenn Sie an einem Yogakurs für Schwangere teilnehmen, nutzen Sie dies als weitere Gelegenheit, achtsames Gewahrsein zu kultivieren. Wenn Sie sich anderweitig körperlich betätigen und zum Beispiel spazieren gehen oder schwimmen, dann versuchen Sie, auch dies achtsam zu tun, Ihre Aufmerksamkeit ganz auf den Atem zu lenken und bewusst wahrzunehmen, wie durch die Bewegungen Körperempfindungen entstehen und wieder vergehen.

Wenn Ihre tägliche Sitzmeditationszeit bislang kürzer als fünfzehn Minuten war, dann machen Sie die Atemmeditation ab jetzt fünfzehn Minuten lang. Konzentrieren Sie sich, wie in Kapitel 9 beschrieben, zunächst auf die Beobachtung des Atems, bevor Sie Ihr Gewahrsein langsam auf die Körperempfindungen, den Körper als Ganzes (wie beim Body-Scan) und schließlich auf Geräusche auszudehnen. Nehmen Sie wahr, wie die Geräusche entstehen und wieder vergehen.

Formale Schmerzübungen

Suchen Sie sich die Schmerzübungen aus, die Ihnen bisher geholfen haben, oder andere Übungen aus Kapitel 7, mit denen Sie gerne experimentieren würden. Üben Sie sie mindestens einmal in dieser Woche eine halbe Stunde lang. Machen Sie zusätzlich die Berührungsübungen mit Partner und das Tönen. Und achten Sie darauf, sich bei den Schmerzübungen abzuwechseln, damit Sie beide die Gelegenheit haben, diese wichtigen Lebenskompetenzen zu erwerben.

Informelle Praxis

Begegnen Sie den reaktiven Momenten in Ihrem Alltag bewusst, und erkunden Sie Möglichkeiten, mit mehr Achtsamkeit und Kreativität im gegenwärtigen Moment auf Situationen zu antworten. Schulen Sie sich darin, Raum für eine Pause zu schaffen, in der Sie antworten können, statt automatisch zu reagieren. Nutzen Sie den Atem, um die Situation zu entschleunigen.

- Machen Sie weiterhin die Übung „Mit dem Baby sein".

- Fahren Sie damit fort, Achtsamkeit in Alltagstätigkeiten zu kultivieren. Nehmen Sie in der fünften Woche die Übung zum achtsamen Stuhlgang (in Kapitel 7 beschrieben) in Ihre informelle tägliche Achtsamkeitspraxis auf.

- Integrieren Sie auch in dieser Woche den Drei-Minuten-Atemraum in Ihren Alltag. Machen Sie diese Übung einmal pro Stunde, dreimal am Tag oder immer dann, wenn Sie Ihnen einfällt.

- Greifen Sie auch weiterhin auf Ihre Achtsamkeitspraxis zurück, wenn unangenehme Körperempfindungen im Alltag aufkommen.

6. Woche

Formale Praxis

Machen Sie in dieser Woche abwechselnd eine halbstündige Sitzmeditation, wie in Kapitel 9 beschrieben, und entweder den Body-Scan oder die Yogaübungen. Nehmen Sie Ihre Gedanken und Gefühle als Objekte des Gewahrseins hinzu und gehen Sie dann zur Übung des offenen Gewahrseins über, indem Sie alle Objekte (Atem, Körperempfindungen, den Körper als Ganzes, Geräusche, Gedanken und Gefühle) loslassen, im offenen Gewahrsein verweilen und Ihre Aufmerksamkeit dem zuwenden, was in Ihrer Erfahrung von Moment zu Moment vorrangig ist. Wenn Sie dabei den Faden und die Orientierung verlieren, kehren Sie einfach zum Atemgewahrsein zurück.

Formale Schmerzübungen

Sie sind jetzt so weit, zu den fortgeschritteneren der in Kapitel 7 vorgestellten Schmerzübungen überzugehen. Machen Sie in dieser Woche eine (oder mehrere) formale Schmerzübung(en) mit Ihrem Partner oder einem Menschen, der Sie während der Geburt begleitet. Nutzen Sie die Atemmeditation, Berührungen, Tönen, Bewegungen, verschiedene Positionen – alles, was Ihnen bisher bei Ihren Schmerzübungen geholfen hat –, und tauchen Sie zuerst eine Hand und dann beide Hände in eine Schale mit Eiswasser. Nutzen Sie Ihre Kreativität, um auszuprobieren, was für Sie in diesen Momenten intensiver Körperempfindungen am besten funktioniert. Benutzen Sie in den Pausen zwischen den intensiven Körperempfindungen Ihren Atem als Anker. Fragen Sie sich während Ihrer Schmerzübung: „Hat das, was die Schmerzen beobachtet, Schmerzen?" Lautet die Antwort „Nein", dann verweilen Sie, so gut Sie können, dort, wo keine Schmerzen sind.

Informelle Praxis

Fahren Sie damit fort, sowohl angenehme Erlebnisse als auch die „Wehen des Lebens", das heißt die Stressreaktionen, die in dieser Woche aufkommen, bewusst wahrzunehmen. Entdecken Sie, welche Möglichkeiten Ihnen zur Verfügung stehen, um mit mehr Achtsamkeit und Kreativität im gegenwärtigen Moment auf solche Situationen zu antworten, so wie wir es bisher gelernt haben. Bringen Sie jedem Muster beängstigender oder negativer Gedanken über die Zukunft Achtsamkeit entgegen. Gibt es einen bestimmten Kontext oder Situationen, durch die derartige Gedanken oder Gefühle hervorgerufen werden? Auf welche Weise tragen Ihre Gedanken zu dem Stress bei, den Sie erleben? Zur Angst? Zur Wut? Können Sie lange genug innehalten, um Ihren Atem wiederzufinden und eine achtsame Pause inmitten dieses Sturms an Reaktivität entstehen zu lassen?

- Machen Sie weiterhin die Übung „Mit dem Baby sein“.

- Fahren Sie damit fort, Achtsamkeit in Alltagstätigkeiten zu kultivieren, einschließlich des achtsamen Stuhlgangs.

- Üben Sie auch in dieser Woche den Drei-Minuten-Atemraum, um auf diese Weise formale und informelle Übungen in Ihren Alltag zu integrieren. Der Drei-Minuten-Atemraum hilft besonders dann, wenn Ihnen bewusst wird, dass Sie zu schnell handeln oder besonders viel Stress erleben.

- Machen Sie weiterhin Ihre informellen Schmerzübungen. Nutzen Sie körperliche Beschwerden als Gelegenheiten, Ihre stetig wachsende Fähigkeit zur Achtsamkeit anzuwenden, um mit dem, was ist, zu sein.

- Wenn Sie keine Möglichkeit zu einem „Tag der Achtsamkeit“ haben, wie er weiter unten beschrieben wird, machen Sie in dieser Woche die Frage-Antwort-Meditation zu Angst und Glück.

Lesen Sie Kapitel 16 noch einmal. Nehmen Sie an einem Informationsabend Ihrer Geburtsklinik teil, wenn Sie das nicht schon getan haben, und stellen Sie dort alle notwendigen Fragen. Sprechen Sie mit Doulas, wenn Sie vorhaben, die Dienste einer Doula in Anspruch zu nehmen, und fangen Sie an, mit den Menschen, die Sie während der Geburt bei sich haben wollen, achtsam über Ihre Vorstellungen und Erwartungen in Bezug auf die Geburt zu sprechen. Es wäre sicher gut, wenn die Menschen, die Sie begleiten werden, ebenfalls Kapitel 6 über Schmerzen und Angst sowie Kapitel 16 lesen.

Suchen Sie sich eine Kinderärztin bzw. einen Kinderarzt, zu dem Sie Vertrauen haben und der Sie bei allen Entscheidungen, die die Gesundheit Ihres Kindes betreffen, als Partnerin sieht.

Lesen Sie ein Buch über die Maßnahmen, Interventionen und Medikamente, die bei Geburten im Krankenhaus üblich sind, wenn Sie das nicht schon getan haben. (In Anhang B finden Sie Literaturempfehlungen.) Lesen Sie achtsam und beobachten Sie, welche Gedanken und Gefühle beim Lesen aufsteigen. Stellen Sie sich folgende Frage: „Muss ich noch mehr über das Was, Wo und Wie der Geburt und über die beteiligten Personen herausfinden?“

Zwischen 6. und 7. Woche: Tag der Achtsamkeit

An einem Samstag oder Sonntag zwischen dem 6. und 7. Kursabend kommen die werdenden Eltern aus dem MBCP-Kurs zu einem Übungstag in Stille zusammen, wie er in Kapitel 12 beschrieben wurde. Idealerweise sollten Sie und Ihr Partner oder Ihre Partnerin (und die anderen Paare, wenn Sie als Gruppe üben) sich ebenfalls einen Tag oder zumindest einen Vormittag (bis nach dem Mittagessen) der stillen Meditation schenken, um Ihre Praxis zu vertiefen. An diesem Tag oder Vormittag machen Sie alle bisher gelernten formalen Meditationsübungen, und zwar ohne Pausen. Schließlich werden Sie sich auch, wenn Sie Wehen haben, über Stunden – und wie viele das sein werden, wissen Sie nicht – auf Ihre Von-Moment-zu-Moment-Erfahrung konzentrieren. Über einen längeren Zeitraum zu üben ist daher eine ausgezeichnete Vorbereitung auf die Geburt.

Wenn Sie sich entscheiden, einen Vormittag oder einen ganzen Tag in stiller Meditation zu verbringen, lesen Sie noch einmal Kapitel 12, und üben Sie vorher mindestens einmal die formale Gehmeditation, die in Kapitel 10 beschrieben wurde. Sie können auch die Frage-Antwort-Meditation über Angst und Glück in Ihren Tag der Achtsamkeit integrieren.

Ein Achtsamkeitstag in Stille kann ganz unterschiedlich ablaufen. Als Beispiel ist hier der Ablaufplan unseres MBCP-Achtsamkeitstags wiedergegeben. Vielleicht möchten Sie Ihren Meditationstag ja ähnlich gestalten. Legen Sie in jedem Fall vorab fest, wie dieser Tag aussehen soll. Bereiten Sie das Mittagessen vor, oder stellen Sie die Zutaten dafür bereit, um es dann achtsam zuzubereiten. Schalten Sie alle elektronischen Geräte aus, die sich ausschalten lassen (Mobiltelefone zum Beispiel).

- 9:00 – 9:05 Uhr Tauschen Sie sich mit den anderen darüber aus, wie es für Sie ist, diesen Übungstag (oder Vormittag) gemeinsam in Stille zu verbringen. Mit welcher Absicht gehen Sie in diesen Tag?
- 9:05 – 9:30 Uhr Sitzmeditation
- 9:30 Uhr Yogaübungen
- 10:00 Uhr Body-Scan
- 10:30 Uhr Gehmeditation (drinnen oder draußen)
- 11:00 Uhr Sitzmeditation
- 11:30 Uhr Yoga oder Gehmeditation
- 12:00 – 13:15 Uhr Achtsames Mittagessen
- Essen Sie, falls möglich, draußen. Nehmen Sie die Bäume und den Himmel wahr. Spüren Sie die Sonne oder den Wind auf der Haut.
- 13:15 – 14:00 Uhr Ruhepause. Schlafen Sie oder machen Sie eine Geh- oder Sitzmeditation.
- Wenn Sie sich für einen halben Achtsamkeitstag entschieden haben, könnten Sie an dieser Stelle Ihren Praxistag beenden. Wenn Sie beschlossen haben, einen ganzen Tag in stiller Meditation zu verbringen, könnten Sie den Tag wie folgt fortsetzen:
- 14:00 Uhr Gehmeditation
- 14:30 Uhr Frage-Antwort-Meditation über Angst und Glück (diese Übung wird in Kapitel 6, Teil 2 erklärt)
- 15:30 Uhr Gehmeditation
- 15:50 Uhr Austausch
- 16:00 Uhr Abschluss

Wann auch immer Sie diesen Tag beenden, nehmen Sie sich Zeit, Ihre Erfahrungen auszutauschen. Sie könnten beispielsweise eine oder mehrere der folgenden Fragen beantworten, mit denen sich die werdenden Eltern in meinen MBCP-Kursen auch beschäftigen: Was hat Sie berührt? Was ist Ihnen schwergefallen? Gab es etwas, das Sie besonders inspiriert hat? Was war der Höhepunkt des Tages? Haben Sie neue Erkenntnisse gewonnen, und wenn ja, welche? Zum Abschluss Ihres Achtsamkeitstags können Sie zum Beispiel ein Gedicht oder einen selbst verfassten Text vorlesen.

7. Woche

Formale Praxis

Machen Sie in dieser Woche abwechselnd eine halbstündige Sitzmeditation – üben Sie besonders das Verweilen im offenen Gewahrsein – und entweder den Body-Scan oder die Yogasequenz. Lassen Sie während der Meditation nach und nach alle Objekte Ihrer Aufmerksamkeit los (Atem, Körperempfindungen, den Körper als Ganzes, Geräusche, Gedanken und Gefühle), sitzen Sie einfach im offenen Gewahrsein und wenden Sie Ihre Aufmerksamkeit dem zu, was in Ihrer Erfahrung von Moment zu Moment vorrangig ist. Wenn Sie den Faden oder die Orientierung verlieren, kehren Sie einfach zu Ihrem Atem zurück.

Auch wenn dies das offizielle Programm für die siebte Woche ist, kann es sein, dass Sie die Praxis inzwischen zu Ihrer eigenen gemacht haben und Ihre Meditationszeit gerne so gestalten möchten, dass sie auf Ihren Körper und Ihren Geist am jeweiligen Tag zugeschnitten ist. Vielleicht kombinieren Sie verschiedene Übungen miteinander, zum Beispiel, indem Sie mit einer zehnminütigen Yogasequenz beginnen, auf die dann eine zwanzigminütige Sitzmeditation folgt. An einem anderen Tag brauchen Sie vielleicht die belebende Energie einer halbstündigen Yogasequenz oder die zentrierende Qualität und den Frieden, den eine halbstündige formale Sitzmeditation Ihnen schenken kann. Tun Sie, was immer Ihnen hilft, aber halten Sie sich an Ihre Selbstverpflichtung zu einer täglichen halbstündigen formalen Praxis.

Lesen Sie in dieser Woche noch einmal Kapitel 14, und beginnen Sie damit, die Liebende-Güte-Meditation in Ihre formale Praxis einzubeziehen. Sie könnten zum Beispiel Ihre Meditationssitzungen eröffnen und/oder beschließen, indem Sie Ihrem Baby, sich selbst und den Menschen, die Ihnen nahestehen, Ihre guten Wünsche schicken. Sie können an diesem Punkt aufhören oder aber den Kreis der liebenden Güte ausdehnen, so dass er alle Kinder, alle Eltern und alle Menschen, die jemals Babys und Kinder gewesen sind, umfasst – und das sind, wie wir wissen, wir alle. Sie könnten die Liebende-Güte-Meditation auch zu Ihrer formalen halbstündigen Praxis machen. Wie bei der Geburt gibt es auch hier nicht nur einen einzigen richtigen Weg – und Sie sind gerade dabei, Ihren eigenen Weg zu finden.

Achtsame Frage-Antwort-Meditation

Benutzen Sie die Struktur, die Sie aus der Frage-Antwort-Meditation zu Angst und Glück kennen, für die Frage-Antwort-Meditation über Ihre Herkunftsfamilie. Machen Sie diese Übung wenigstens einmal in dieser Woche (eine Beschreibung finden Sie am Ende von Kapitel 13).

Informelle Praxis

- Machen Sie weiterhin die Übung „Mit dem Baby sein". Ergänzen Sie sie eventuell durch einige Sätze der liebenden Güte in den Momenten, in denen Sie Ihre Aufmerksamkeit auf die Bewegungen Ihres Babys richten.
- Fahren Sie damit fort, Achtsamkeit in die Routinetätigkeiten Ihres Alltags zu bringen – dies ist eine gute Vorbereitung auf Ihre Praxis nach der Geburt Ihres Babys.

- Üben Sie auch in dieser Woche den Drei-Minuten-Atemraum im Alltag, besonders dann, wenn Sie gestresst sind.
- Das Gleiche gilt für Ihre informellen Schmerzübungen. Wenn Sie körperliche Beschwerden haben, nutzen Sie diese als eine Gelegenheit, sich auf die Geburt vorzubereiten.

Lesen Sie noch einmal Kapitel 17. Werden Sie sich Ihrer Gedanken über die ersten Wochen nach der Geburt bewusst. Haben Sie schon über Möglichkeiten nachgedacht, die sicherstellen, dass Ihre neugeborene Familie in der Zeit nach der Geburt gut versorgt ist?

Lesen Sie ein Buch zum Thema Stillen oder informieren Sie sich auf anderen Wegen darüber. (In Anhang B finden Sie entsprechende Empfehlungen.)

8. Woche

Formale Praxis

Wenn Sie bisher für Ihre formale Praxis Audio-CDs mit geführten Meditationen benutzt haben, versuchen Sie, in dieser Woche auf die CDs zu verzichten. Entscheiden Sie sich für eine formale Übung, die Ihnen guttut, und machen Sie sie an sechs Tagen dieser Woche jeweils eine halbe Stunde lang. Zusätzlich zu Ihrer formalen Praxis könnten Sie sich selbst liebende Güte schenken, besonders dann, wenn Sie sich in einem schmerzlichen Geisteszustand oder in einem negativen Gefühl wiederfinden. Es ist gut, solch eine gesunde geistige Gewohnheit bereits vor der Geburt zu kultivieren, denn nach der Geburt warten all die freudigen und herausfordernden Momente auf Sie, die mit dem Umsorgen eines Neugeborenen verbunden sind.

Informelle Praxis

Achten Sie bewusst auf das, was Sie durch Ihre Sinne in Ihren Körper aufnehmen – wenn Sie essen, lesen, fernsehen, im Internet surfen oder Radio hören. Wie lange beschäftigen Sie sich mit Ihrem Mobiltelefon, wie oft simsen Sie oder hinterlassen Nachrichten auf Facebook? Und was hat das mit Stress zu tun? Und mit Ihrer Fähigkeit, zu Hause gegenwärtig zu sein – in dem Zuhause, das Sie und Ihr Partner oder Ihre Partnerin für sich selbst und Ihr Baby schaffen? Wie wäre es, wenn Sie sich einmal in der Woche zu einem „Tag ohne Technik" verpflichteten?

- Fahren Sie damit fort, Achtsamkeit in die Routinetätigkeiten Ihres Alltags zu bringen. Dies ist eine gute Vorbereitung auf Ihre Praxis nach dem MBCP-Programm – und auf die Zeit nach der Geburt Ihres Babys.

- Machen Sie weiterhin die Übung „Mit dem Baby sein". Ergänzen Sie sie eventuell durch einige Sätze der liebenden Güte in den Momenten, in denen Sie Ihre Aufmerksamkeit auf die Bewegungen Ihres Babys richten.

- Üben Sie auch in dieser Woche über den Tag verteilt den Drei-Minuten-Atemraum und vielleicht die Liebende-Güte-Meditation.

- Fahren Sie mit Ihren informellen Schmerzübungen fort. Nutzen Sie körperliche Beschwerden als eine Gelegenheit, sich auf Ihre Geburtserfahrung vorzubereiten.

- Wenn Sie oder Sie und Ihr Partner bzw. Ihre Partnerin das Bedürfnis nach mehr formalen Schmerzübungen haben, dann weiten Sie diese Übungen aus.

Lesen Sie noch einmal Kapitel 18 über das Stillen. Wenn Sie sich noch kein Buch über das Stillen gekauft bzw. noch nicht begonnen haben, es zu lesen, dann holen Sie dies am besten in dieser Woche nach. Überlegen Sie sich, an einem Treffen der La Leche Liga oder einer Stillgruppe teilzunehmen, solange Sie noch schwanger sind. Suchen Sie sich eine Still- und Laktationsberaterin in Ihrer Nähe. Notieren Sie sich vor der Geburt ihre Telefonnummer, damit Sie sie anrufen können, wenn Sie nach der Geburt Ihres Kindes Hilfe benötigen sollten.[59]

9. Woche

Formale Praxis

Sie haben den neunwöchigen Kurs beendet. Die Herausforderung besteht jetzt darin, Ihre tägliche Praxis in den Tagen und Wochen vor der Geburt, während der Geburt und in den Tagen, Wochen, Monaten und Jahren Ihres zukünftigen Lebens mit Ihrem Kind und, ja, in allen kommenden Momenten Ihres Lebens fortzuführen. Wählen Sie in der neunten Woche die Übung oder die Übungen aus, die Ihnen besonders gut tun, und machen Sie sie zu Ihrer persönlichen Praxis. Denken Sie darüber nach, wie Sie und Ihr Partner sich gegenseitig bei Ihrer regelmäßigen formalen Meditationspraxis unterstützen können.

Lesen Sie noch einmal Kapitel 19, und stellen Sie sich wie die Teilnehmerinnen und Teilnehmer des MBCP-Kurses in einer meditativen Betrachtung vor, einen Stein in einen Brunnen fallen zu lassen. Tauschen Sie sich mit Ihrem Partner über die Gedanken aus, die dabei auftauchen.

Formale Schmerzübungen

Führen Sie einige der formalen Schmerzübungen bis zur Geburt fort. Achten Sie auf mögliche Widerstände oder eine Tendenz, diese Übungen zu meiden. Sollte dies der Fall sein, nehmen Sie es einfach wahr, und machen Sie die Übungen dann trotzdem. Ich vermute, Sie werden später froh sein, dass Sie sie gemacht haben.

Informelle Praxis

Kultivieren Sie auch weiterhin Achtsamkeit in allen Momenten des Alltags. Führen Sie Routinetätigkeiten achtsam aus (und denken Sie an die Übung zum achtsamen Stuhlgang). Mit diesen Übungen bereiten Sie sich bestens auf die vielen Routinetätigkeiten vor, die nach der Geburt auf Sie warten, wie Stillen, Wickeln, An- und Ausziehen. In Wirklichkeit sind all diese Tätigkeiten keineswegs Routine – sie sind Ihr Leben und das Ihres Babys!

- Machen Sie auch in dieser Woche die Übung „Mit dem Baby sein". Fügen Sie einige Sätze der liebenden Güte hinzu, wenn Sie möchten.

- Praktizieren Sie mehrmals täglich den Drei-Minuten-Atemraum und die Liebende-Güte-Meditation, wenn Sie möchten.

Lesen Sie noch einmal die Passagen in diesem Buch, die Sie nützlich oder hilfreich gefunden haben.

Schauen Sie sich die Literatur- und Websiteempfehlungen in Anhang B an. Sehr zu empfehlen ist das Buch *Mit Kindern wachsen: Die Praxis der Achtsamkeit in der Familie* von Myla und Jon Kabat-Zinn.

Erkundigen Sie sich nach Meditationsgruppen in Ihrer Nähe.

Wir können nie oft genug geboren werden. Wir sind Menschen, für die die Geburt ein höchst willkommenes Mysterium ist, ein Mysterium des Wachsens, das nur dann geschieht, wenn wir uns selbst treu sind.

E.E. CUMMINGS

Nachwort

Es ist halb sieben und der Morgennebel draußen vor dem Fenster scheint alle Geräusche im Haus zu dämpfen. Mein zweijähriger Enkel Ry und ich sitzen zufrieden auf dem Fußboden und legen die letzten Teile eines Bauernhof-Puzzles an ihren Platz. Die anderen – mein Sohn Ted, meine Schwiegertochter Naomi und Rys älterer Bruder Niko – schlafen noch. Ich freue mich, dass Ry und ich diese besondere Zeit miteinander verbringen und Ted und Naomi an diesem Morgen ausschlafen können. Sie haben die Extraportion Schlaf ganz sicher nötig. Ry ist in bester Laune. Als er das letzte Puzzlestück, das den Kopf einer Kuh vervollständigt, an seinen Platz drückt, wirft er die Arme in die Luft und verkündet voller Zufriedenheit: „Fertig! Ich hab's geschafft!"

„Hurra!", antworte ich. „Ja, du hast es geschafft."

„Ich habe Hunger", sagt Ry plötzlich.

„Möchtest du gerne frühstücken?", frage ich.

„Ja", sagt er, begibt sich auf wackligen Beinen zu seinem Kinderhochstuhl und klettert hinein. Nach einer kurzen Diskussion über die

Zusammensetzung seines Frühstücks – an diesem Morgen möchte er eine Mischung aus Cheerios und Müsli – macht er sich zufrieden ans Essen. Nach einigen Minuten sagt er: „Oma, ich möchte Orangensaft.“

Unter normalen Umständen wäre ich dieser einfachen Bitte gerne nachgekommen, aber heute geht das leider nicht. Ry hatte gestern Durchfall, und als es Zeit zum Schlafengehen war, war sein Po ganz wund. Wir wussten, dass er nicht krank war, sondern wahrscheinlich einfach nur zu viel Obst gegessen hatte. Wir hatten ihm daher einstimmig einen obst- und gemüsefreien Tag verordnet. (Milch war auch gestrichen.) Das Dilemma des gegenwärtigen Moments lautet also: Wie antwortet Oma Nancy auf Rys Bitte um Orangensaft?

Ich atme tief ein und sage: „Ry, weißt du noch, wie oft du gestern Aa gemacht hast? Und wie weh dir dein Po getan hat? Wir wollen auf keinen Fall, dass dein Po heute auch wieder wund wird. Und deswegen darfst du jetzt keinen Orangensaft trinken. Ich kann dir aber gerne etwas Wasser geben …“

Im selben Augenblick wird mir zweierlei klar: Erstens, dass Wasser nur ein unzulänglicher Ersatz für Orangensaft ist, und zweitens, dass kein Zweijähriger in der Lage ist, eine Beziehung zwischen Orangensaft, Aa und einem wunden Po herzustellen. Jeder Neurowissenschaftler, der sein Geld wert ist, würde Ihnen sagen, dass der präfrontale Kortex in diesem Alter noch nicht ausreichend myelinisiert ist, um das, was ich gesagt habe, zu verstehen. Ry weiß nur, dass er Durst hat, dass er diese unangenehme Körperempfindung namens Durst gerne loswerden und durch eine angenehme Erfahrung (leckeren Orangensaft) ersetzen würde und dass ich, seine Oma, der er vertraut und die über die notwendigen Mittel verfügt, ihm seinen Wunsch zu erfüllen, nicht kooperiere.

Ry fängt sofort an zu weinen.

„Ich will Orangensaft“, heult er.

Eine völlig normale menschliche Reaktion, denke ich. Verlangen entsteht, Verlangen wird nicht erfüllt, Traurigkeit entsteht.

Und dann kommt der „Ich-will-meine-Mama“-Schrei. Wie klug mein Enkelsohn doch ist! Oma hat seinen Wunsch torpediert, also probiert er eine andere Möglichkeit aus, der Erfüllung seines Wunsches ein Stück näher zu kommen – es gibt ja noch seine Mutter, die, so weiß er aus Erfahrung, ihn nicht nur tröstet, wenn er traurig ist, sondern ihm vielleicht sogar Orangensaft geben wird!

Ich merke, wie durch sein Schreien die Anspannung in meinem Bauch wächst. Ich spüre eine Enge in meinem Brustkorb. Ich weiß, dass ich dieses Problem einfach lösen könnte, indem ich ihm etwas Orangensaft gebe. Er würde sicher aufhören zu weinen, und ich wäre, so wie Ry auch, in der Lage, mich von diesem sehr unangenehmen Gefühl in meinem Körper zu befreien. Aber man erwartet von mir, dass ich mich wie eine Erwachsene verhalte und seine Gesundheit und sein Wohlbefinden trotz meiner eigenen Gefühle der Unruhe, des Unbehagens und der Enttäuschung umfassend im Blick behalte.

Ich konzentriere mich auf meinen Atem, während ich beobachte, wie die Gedanken durch meinen Kopf rasen. Bitte nicht, denke ich, ich möchte nicht, dass er ins Schlafzimmer läuft und Ted und Naomi aufweckt. Ich möchte, dass sie sich ausschlafen. Und ich möchte nicht als Versagerin dastehen, als Großmutter, die eine derartige Situation nicht im Griff hat. Das Schreien wird lauter, und wieder kommt der Gedanke hoch: Ein bisschen Orangensaft wird ihm sicher nicht schaden.

„Ich will zu Mama!", heult er und hört nicht auf. Und ich hole tief Luft.

„Wie wäre es mit etwas Wasser und einem Spritzer Orangensaft?", biete ich ihm an, zufrieden mit meinem Vorschlag, der, finde ich zumindest, ein schöner Kompromiss ist. Ich gieße etwas Wasser in seinen Plastikbecher und gebe einen kleinen Spritzer Orangensaft hinzu, gerade so viel, dass sich das Wasser leicht gelb färbt.

„Neiiiin!", schreit er. „Ich will kein Wasser mit Orangensaft! Ich will Orangensaft!"

Tränen rollen ohne Unterlass seine Wangen hinunter. Weil er sich so an seinen Wunsch nach Orangensaft klammert, wird er vollständig von Leiden überschwemmt. Und ich leide mit ihm. Die Anspannung, die hauptsächlich in meinem Bauch spürbar ist, wird stärker. Ich habe jetzt eine richtige Wehe, er darf jetzt keinen Orangensaft trinken, und ich möchte jetzt nicht, dass Ted und Naomi aufwachen.

Ich rücke meinen Stuhl ganz nah an seinen und setze mich neben ihn. Ich schaue ihm sanft in die Augen, die voller Tränen sind, und beginne zu sprechen. Ich habe keine Ahnung, was ich sagen werde. Die Worte strömen aus mir heraus.

„Ry, es tut mir so leid, dass ich dir keinen Orangensaft geben kann und du deswegen so traurig bist. Es macht mich auch ganz traurig. Was gerade im Moment passiert, ist, dass du unbedingt diesen leckeren Orangensaft haben möchtest und daran festhältst." Ich kann nicht glauben, dass ich hier sitze und dabei bin, einem Zweijährigen Achtsamkeit zu erklären, aber genau das tue ich. Ich weiß nicht, was ich sonst tun soll.

„Ich fühle mich manchmal genau wie du, wenn ich mir etwas von ganzem Herzen wünsche, es aber nicht bekommen kann. Aber dann greife ich auf meine Achtsamkeitspraxis zurück, um das Habenwollen loszulassen. Aber du bist ja erst zwei Jahre alt und dein Gehirn hat noch nicht richtig gelernt, wie man loslässt. Ich wünschte, ich könnte dir erklären, dass du dich nur auf deinen Atem zu konzentrieren brauchst, und dann versuchst du, mit dem Gefühl der Traurigkeit zu sein, und machst die Erfahrung, dass die Traurigkeit vorübergeht. Aber das würde dir jetzt wahrscheinlich nicht viel helfen. Du hast wirklich Durst und willst einfach nur etwas trinken. Eine Lösung deines Durstproblems befindet sich in diesem Becher mit Wasser und einem Spritzer Orangensaft" – ich zeige auf den Becher –, „aber du erkennst das nicht, denn du hältst so sehr an der Nur-Orangensaft-Lösung fest, dass du nicht loslassen kannst. Dein Geist, dein Festhalten an dem, was du jetzt, in diesem Moment, haben möchtest, aber nicht haben kannst, sorgt dafür, dass du jetzt leidest." Er weint immer noch, beobachtet mich aber aufmerksam. Er hört mir zu.

„Es ist so wie in der Geschichte mit dem Affen und der Banane." Ich bin eindeutig in Fahrt gekommen und frage mich, wo uns das Ganze wohl hinführen wird.

„Kennst du die Geschichte vom Affen und der Banane? Wenn Jäger einen Affen fangen wollen, legen sie eine Banane in eine ausgehöhlte Kokosnuss und binden die Kokosnuss an einen Baum. Die Nuss hat ein Loch, in das der Affe seine Hand hineinstecken und wieder herausziehen kann, aber nur, wenn er die Banane nicht festhält, denn dann ist seine Hand zu groß und passt nicht mehr durch das Loch. Wenn der Affe dann weg will, muss er nur die Banane loslassen und wegrennen. Aber der Affe will die Banane unbedingt haben und lässt sie nicht los. Und damit steckt er fest. Richtig fest. So wie du jetzt. Ich weiß, wie sehr du den Orangensaft haben willst und wie sehr du leidest, und das tut mir wirklich leid."

Und mit diesen Sätzen hebe ich ihn vorsichtig aus seinem Kinderhochstuhl. Dieser Gefühlssturm muss erst vorüberziehen, bevor wir wieder an Rys Frühstück denken können. Ich trage Ry zum Sofa, wo zum Glück seine Kuscheldecke liegt. Ry greift nach der Decke und steckt gleichzeitig den Daumen in den Mund. Er hat aufgehört zu weinen und die Anspannung in meinem Bauch lässt nach. Ich halte ihn auf meinem Schoß und zusammen sitzen wir schweigend auf dem Sofa. Ich spüre, wie sein warmer Körper sich entspannt. Ich atme den süßen Duft seiner Haare ein, die ich am Abend zuvor gewaschen habe. Ein Gefühl, das ich nur als Liebe bezeichnen kann, strömt durch meinen Körper. Bei näherer Betrachtung scheint es seinen Ursprung tief in meiner Brust zu haben. In meiner Herzgegend.

„Soll ich dir eine Geschichte vorlesen?", frage ich und greife nach dem Buch *Hand, Hand, Fingers, Thumb*, das auf dem Sofa liegt. Er nickt und ich fange an:

„Hand, Hand, Finger, Daumen,
Ein Daumen, ein Daumen, der trommelt auf der Trommel …"

Als ich mit dem Vorlesen fertig bin, verkündet Ry, dass er Hunger hat.

„Möchtest du dein Frühstück weiteressen?", frage ich.

„Ja", antwortet er.

„In Ordnung", sage ich.

„Und ich will Wasser mit einem Spritzer Orangensaft", fügt er hinzu.

„Sehr gerne, sollst du haben", erwidere ich voller Verblüffung.

Erstaunlich, wirklich erstaunlich, denke ich. Er hat es geschafft. Er hat losgelassen. Es war nicht einfach, aber er hat es geschafft. In diesem Moment ist er frei. Und ich bin es auch.

A MBCP und integrative Medizin
Etwas mehr Hintergrund

Es ist das Frühjahr 2006, und ich sitze an einem dieser großen, runden Familienesstische, wie man sie in chinesischen Restaurants findet. Mittagspause im Crowne Plaza Hotel in Worcester, Massachusetts, wo die vierte jährliche wissenschaftliche Konferenz des Center for Mindfulness am Klinikum der University of Massachusetts stattfindet. Thema der Konferenz ist die Untersuchung und Integration von Achtsamkeit in der Medizin, im Gesundheitswesen und in der Gesellschaft. Eine Frau mit einem sympathischen Lächeln und ähnlich kurzen grauen Haaren, wie ich sie habe, nimmt am Nachbartisch Platz.

Nach kürzester Zeit unterhalten wir uns angeregt über unsere Kinder (sie hat vier, so wie ich auch) und Enkelkinder (sie hat sechs und ich habe zwei) und biegen uns vor Lachen, als wir uns über die Fallstricke und Freuden im Leben aller Mütter von Kindern, die selbst Kinder haben, austauschen. „Das Elternsein nimmt nie ein Ende, egal, wie alt sie sind", sagt meine Gesprächspartnerin lachend und schüttelt den Kopf. „Und egal, wie alt *wir* sind!", füge ich hinzu.

Als wir nach dem Mittagessen zum Konferenzraum hinübergehen, wo der Hauptvortrag stattfinden soll (ich werde kurze Zeit später feststellen, dass *sie* ihn halten wird), fragt sie: „Was machen Sie beruflich?"

„Ich gebe einen Kurs, der sich ‚Achtsamkeitsbasierte Geburt und Elternschaft' nennt. Es handelt sich um einen Geburtsvorbereitungskurs für werdende Eltern, der auf dem traditionellen MBSR-Kurs basiert", lautet meine schlichte Antwort.

„Oh, das klingt interessant. So ein Kurs wäre vielleicht etwas für uns. Warum melden Sie sich nicht bei mir, wenn Sie wieder zu Hause sind?" Mit diesen Worten reicht sie mir ihre Visitenkarte, auf der „Dr. Susan Folkman, Direktorin, Osher Center for Integrative Medicine, UC San Francisco Medical Center" steht.

Und so begann eine neue und bemerkenswerte Phase in der Entwicklung des MBCP-Kurses. Als ich Susan etwa eine Woche später kontaktierte, wusste ich bereits, dass sie zu den weltweit führenden Wissenschaftlern auf dem Gebiet der Erforschung von Stress und Stressbewältigungsstrategien zählte. Sie brachte mich in Kontakt mit Dr. Kevin Barrows, einem begabten Familienmediziner und Spezialisten für integrative Medizin. Dr. Barrows hatte das MBSR-Programm am Osher Center kurz nach dessen Gründung ins Leben gerufen und war jetzt klinischer Direktor und Leiter der Gruppenprogramme am Osher Center. Er erwies sich als perfekter Geburtshelfer, um mein MBCP-Programm aus meinem Wohnzimmer herauszuholen und ihm einen Rahmen zu geben, der über den Kursraum hinaus in die berufliche Bildung und Forschung reichte.

Innerhalb eines Jahres gehörte ich zum Lehrpersonal des Osher Center und meine MBCP-Kurse fanden dort statt. Dadurch wurde das Osher Center zum ersten Zentrum für integrative Medizin in den USA, das sich mit der Gesundheit und dem Wohlbefinden von werdenden Familien befasste. Einige Monate später folgte mir meine Kollegin und Freundin Dr. Larissa Duncan ans Osher Center. Larissa ist eine brillante Entwicklungspsychologin mit einem großen, mitfühlenden Herzen und einem außergewöhnlich gut geschulten Geist. Ihre Aufgabe bestand darin, ein Forschungsprogramm aufzubauen, das die Auswirkungen von Achtsamkeit auf die Gesundheit und das Wohlbefinden von Familien während dieser Transformationsphase untersucht. Anderthalb Jahre später, im Jahr 2009, wurde das MBCP Professional Development and Teacher Training Program (PDTT) aus der Taufe gehoben. Dieses Programm zur Aus- und Weiterbildung von MBCP-Lehrerinnen und -Lehrern richtet sich an Menschen, die in der Perinatalmedizin tätig sind und MBCP-Lehrerinnen bzw. -Lehrer werden oder auf andere Weise Achtsamkeit in ihr eigenes Leben und das der Paare und Familien, die sie betreuen, einbringen wollen.

Für mich war der Beginn meiner Arbeit am Osher Center wie eine Heimkehr. Das Zentrum befindet sich gegenüber von der Klinik, in dessen alternativem Geburtshaus ich vor mehr als drei Jahrzehnten zum ersten Mal schwangere Frauen und ihre Familien betreut hatte. Seit damals haben sich in der Medizin bemerkenswerte Veränderungen vollzogen, die sich auch in der Umgebung widerspiegeln. Der öde, betonierte Hof, in den ich damals die von mir betreuten Frauen und ihre Partner auf einen Spaziergang zu Beginn der Eröffnungsphase geschickt hatte, hat sich in eine Gartenoase verwandelt. Kieswege schlängeln sich jetzt an rosaroten Rosen, üppigen Farnen und Bäumen mit tief herabhängenden Ästen vorbei. Bänke laden die Besucher zum Sitzen in der warmen Sonne oder zu einem ruhigen Mittagessen im Schatten ein. Dieser Garten ist zu einem Ort geworden, an dem kranke Menschen spazieren gehen, sich hinsetzen, nachdenken und die Selbstheilungskräfte ihres Körpers fördern können. Und hier findet auch das Krankenhauspersonal inmitten der Hektik des Arbeitstages ein paar Momente der Ruhe. Die Existenz dieses Gartens gibt mir Hoffnung, dass wir vielleicht langsam anfangen zu verstehen, dass die medizinische Gesundheitsfürsorge den ganzen Menschen einbeziehen und unterstützen kann – nein, *muss* –, indem sie sich die natürliche und angeborene Weisheit des Geistes, des Körpers und des Herzens zunutze macht.

Integrative Medizin

Integrative Medizin ist ein verhältnismäßig neuer Zweig der Medizin, der im Laufe der Jahre unter verschiedenen Namen bekannt geworden ist: als Geist-Körper-Medizin (Mind-Body-Medizin), als Komplementär- und alternative Medizin, Verhaltensmedizin und Ganzheitsmedizin. Er basiert auf Forschungsergebnissen, die belegen, dass unsere Denkweise, unsere Gefühle und unser Verhalten sowohl unsere körperliche als auch unsere geistige Gesundheit und unser Wohlbefinden beeinflussen. Während der letzten zwei Jahrzehnte ist dieser Bereich der Medizin exponentiell gewachsen. Heute gibt es ein akademisches Konsortium für integrative Medizin, dem Vertreter von über vierzig medizinischen Fakultäten namhafter Universitäten in den USA und Kanada angehören. Viele dieser Einrichtungen verfügen über Zentren für integrative Medizin, in denen Patienten eine breite Palette an Heilmethoden zur Verfügung steht, darunter Akupunktur, Massagen, Ayurvedische Medizin, Yoga, Tai-Chi und Qigong. Derartige Heilmethoden in namhaften universitätsmedizinischen Zentren anzubieten wäre noch vor wenigen Jahrzehnten undenkbar gewesen. Angesichts der gut dokumentierten Vorteile der Achtsamkeitsmeditation, insbesondere des MBSR-Programms, gehören MBSR-Kurse heute zum Grundangebot jedes Programms für integrative Medizin.

Die bloße Existenz der integrativen Medizin zeugt von den einschneidenden Veränderungen, die zurzeit in der Schulmedizin stattfinden. Die westliche Schulmedizin basiert größtenteils auf dem einige Hundert Jahre alten Denkansatz der Trennung von Körper und Geist. Diese konventionelle Perspektive sieht den Körper als abgeschlossene Einheit, die „repariert" werden muss, oder als Träger einer Krankheit, die „bekämpft" und „besiegt" werden muss, und verlässt sich auf eine Vielzahl von Medikamenten, Maßnahmen, Geräten und chirurgischen Eingriffen.

Ein solcher „Reparaturansatz" kann durchaus beeindruckende, ja sogar wunderbare Ergebnisse haben, wie jeder weiß, der je von ihm profitiert hat, sei es in Form von künstlichem Ersatz für Körperteile oder in Form eines Medikaments, das zum Beispiel eine Infektion gestoppt oder die psychische Ausgeglichenheit wiederhergestellt hat. Dass dieser Ansatz Wunderbares zu leisten vermag, zeigt sich gerade auch im Bereich der Perinatalmedizin, etwa wenn Paaren durch eine Fertilitätsbehandlung geholfen werden kann, wenn Frauen trotz bestehender gesundheitlicher Probleme wie einer schweren Diabeteserkrankung ein gesundes Baby zur Welt bringen, wenn Schwangere, deren Baby zu groß für eine vaginale Geburt ist, einen Kaiserschnitt bekommen, wenn eine verstärkte Nachblutung durch Medikamente oder eine Operation oder beides erfolgreich behandelt werden kann oder wenn viel zu früh geborene Babys zu gesunden und glücklichen Kindern heranwachsen. Es steht außer Frage, dass viele Menschen, die vor gerade einmal fünfzig Jahren nicht überlebt hätten, heute dank diesem Reparaturansatz der Medizin am Leben sind.

Allerdings wird heute auch mehr und mehr erkannt, dass dieser Ansatz seine Grenzen hat. Es gibt ganze Bereiche der Gesundheit und des Wohlbefindens, in denen die westliche Schulmedizin nicht greift, insbesondere weil viele unserer heutigen Leiden auf unsere Lebensweise zurückzuführen sind, beispielsweise ungesunde Ernährungsgewohnheiten, Bewegungsmangel und die Art und Weise, wie wir mit Stress umgehen bzw. nicht umgehen. Ebenso wenig nützt der schulmedizinische Ansatz einer gesunden Frau, die mit einem offenbar gesunden Baby schwanger ist.

Die integrative Medizin bietet einen anderen, die Schulmedizin ergänzenden Ansatz. Sie *sieht den Patienten als Ganzes, als einen Menschen mit enormen inneren Ressourcen für seine eigene Gesundheit und sein eigenes Wohlbefinden, der in einer auf gegenseitigem Vertrauen und Respekt beruhenden Zusammenarbeit mit medizinischen Fachleuten gleichberechtigt an seiner Gesundheitsversorgung beteiligt werden kann und muss.* Ein solcher Ansatz stellt einen dringend erforderlichen Ausgleich zur Schulmedizin dar, die Patienten nur allzu oft in derselben schlechten – oder einer noch schlechteren – Verfassung zurücklässt als vor der Behandlung. Integrative Medizin beinhaltet Prävention und Gesundheitsförderung während der gesamten Lebensspanne.

Integrative Medizin, Schwangerschaft, Geburt und das Hineinwachsen in die Elternschaft

Das Gebiet der integrativen Medizin bietet einen passenden Rahmen für das MBCP-Programm. Wenn man bedenkt, dass eine Schwangerschaft im Wesentlichen ein normaler, gesunder Zustand des weiblichen Körpers ist und dass eine Achtsamkeitsschulung die Entwicklung von Fähigkeiten fördert, die für unsere Gesundheit und unser Wohlbefinden während unseres ganzen Lebens von unschätzbarem Wert sind, dann ist es nur logisch, sich für einen integrativen Ansatz zu entscheiden, um Familien zu begleiten, die diese normale, gesunde Übergangsphase durchlaufen. Die Autorinnen und Autoren einer britischen Studie im Auftrag des staatlichen Gesundheitswesens schreiben dazu Folgendes: „Jedem Kind den besten Start ins Leben zu geben ist von entscheidender Bedeutung, um gesundheitliche Ungleichheit im gesamten Lebensverlauf zu reduzieren. Die Grundlagen nahezu jeden Aspekts der körperlichen, intellektuellen und emotionalen Entwicklung werden in der frühen Kindheit gelegt. Was in diesen ersten Jahren *(angefangen im Mutterleib)* [Hervorhebung N. B.], hat einen lebenslangen Einfluss auf viele Faktoren der Gesundheit und des Wohlbefindens – von Übergewicht und Herzerkrankungen über die psychische Gesundheit bis hin zum Bildungsniveau und zum ökonomischem Status.“[60]

Einen Ort zu haben, an dem in dieser prägenden Phase des Familienlebens Achtsamkeitsfähigkeiten erlernt werden können, die die Gesundheit und das Wohlbefinden der werdenden Eltern und ihres ungeborenen Kindes fördern, ist zweifelsohne ein Lichtblick in einem Bereich der Gesundheitsversorgung, der es dringend nötig hat, wieder ins Gleichgewicht gebracht zu werden. Wie in Kapitel 16 zu lesen war, weisen die Daten darauf hin, dass wir trotz der immensen Summen, die wir für die Gesundheit von Mutter und Kind ausgeben, im Ergebnis als Gesellschaft nicht sonderlich gut dastehen. Wenn wir die riesige Zunahme an Kaiserschnittgeburten als Beispiel nehmen, müssen wir uns fragen, ob wir nicht einen für die meisten Mütter und Babys sehr einfachen Prozess für alle Beteiligten schrecklich kompliziert machen. Fortpflanzung und Geburt *sind* für uns Menschen relativ einfache Vorgänge, vorausgesetzt, alles ist in Ordnung – und das ist es normalerweise –, und ein integrativer Ansatz in der Medizin kann dazu beitragen, diesen gesunden Zustand zu fördern.

Achtsamkeit sorgt in diesem Zusammenhang dafür, dass wir die angeborenen inneren Ressourcen unseres Körpers und Geistes unterstützen und stärken. Durch Achtsamkeit gelingt es uns, lebenslang wirksame Fähigkeiten zu entwickeln, die uns dabei helfen, im Hinblick auf unsere Lebensgewohnheiten (wie Ernährung, Bewegung oder der Umgang mit Stress) bestmögliche Entscheidungen zu treffen und in einem gesunden geistigen und körperlichen Gleichgewicht zu leben, so gut uns dies möglich ist. All diese Aspekte haben einen Einfluss auf unsere Babys und auf die Umgebung, die wir für sie schaffen.

Trotzdem können Schwangerschaft und Geburt aufgrund der ihnen innewohnenden Ungewissheiten manchmal sehr kompliziert sein und Ängste auslösen. Wenn wir uns fortpflanzen und unseren Nachwuchs auf die Welt bringen, sehen wir uns einem Paradox gegenüber: Wir arbeiten mit der Natur, aber die Natur ist leider, wenn wir sie durch das Objektiv unserer allzu menschlichen Wünsche betrachten, nicht immer perfekt. Und gerade in solchen Zeiten brauchen wir unsere Achtsamkeitspraxis *und* die Kompetenzen derjenigen, die in der Geburtsmedizin tätig sind. In dieser Situation geht es nicht um ein Entweder-oder, sondern um ein Sowohl-als auch – und um die Weisheit, zu erkennen, welcher von beiden Ansätzen wann angemessen ist und zum Einsatz kommen sollte.

Auf dem Gebiet der Perinatalmedizin, das die Zeitspanne von Schwangerschaft, Geburt und früher Kindheit umfasst, ist der Boden für die Integration beider Ansätze seit Langem bereitet, denn viele Hebammen, Pflegekräfte und andere Gesundheitsfachleute – von Doulas über Still- und Laktationsberaterinnen bis zu Leiterinnen und Leitern von Geburtsvorbereitungs- und Babymassagekursen –, praktizieren bereits integrativ. Sie sehen die Menschen, für die sie arbeiten, aus einer ganzheitlichen Perspektive, die körperliche, psychologische, soziale und spirituelle Aspekte und das familiäre und soziale Umfeld einbezieht. Aus dieser Perspektive ist ein integrativer Ansatz in der Perinatalmedizin die einzig logische Schlussfolgerung. Zu diesen Fachleuten gesellt sich eine wachsende Anzahl von Ärzten, die in ihren Praxen komplementärmedizinische Methoden einsetzen,

Heilpraktikern, die sich auf eine oder mehrere komplementärmedizinische Methoden spezialisiert haben, und Psychologen und andere im Bereich der psychischen Gesundheit Tätige, die die immensen Vorteile einer Achtsamkeitspraxis für die geistige und körperliche Gesundheit und das Wohlbefinden ihrer Patienten erkannt haben.

In vielen Ländern, die im Bereich der Mutter-Kind-Gesundheit bessere Ergebnisse vorzuweisen haben als die USA, kümmern sich vor allem Hebammen und Pflegekräfte um normale, gesunde Schwangere, ihre Neugeborenen und ihre Familien. Die verstärkte Ausbildung von Hebammen und Pflegekräften, die sich zukünftig in Zusammenarbeit mit Fachärzten für Geburtshilfe um diese gesunden Frauen, ihre Babys und ihre Familien kümmern, ist eine positive Entwicklung in vielen Regionen der USA.[61]

Und wenn die Schulung von Achtsamkeitsfähigkeiten zur Stressbewältigung zu einem wesentlichen Bestandteil *jedes* Ausbildungsprogramms für medizinisches Fachpersonal – ob Pflegekräfte, Hebammen oder Ärzte – wird, hat dies nicht nur positive Auswirkungen auf die Gesundheit und das Wohlbefinden von Familien, sondern auch auf die Gesellschaft als Ganzes.[62]

Ein Forschungsprogramm

Zu den erfreulichsten Folgen, die die Eingliederung des MBCP-Programms in das Osher Center für mich hatte, gehörte die Möglichkeit, systematisch zu untersuchen, ob sich das, was ich im Hinblick auf die Wirkung der Achtsamkeitspraxis bei werdenden Eltern in meinen Kursen beobachtet hatte, auch in wissenschaftlichen Studien bestätigen würde. In Dr. Larissa Duncan, die in Pennsylvania Jugendlichen und ihren Eltern Achtsamkeit beigebracht und die Auswirkungen der Achtsamkeitspraxis untersucht hatte, hatte ich eine Gleichgesinnte gefunden.[63] Während dieser Kurse hatten viele Eltern ihr Bedauern darüber geäußert, dass sie solche Fähigkeiten nicht schon früher entwickelt hatten und deshalb während der ersten zehn Jahre oder länger im Leben ihrer Kinder nicht wirklich präsent gewesen waren. Da Larissa selbst Achtsamkeit praktizierte und ihr die Linderung des Leidens vieler Familien am Herzen lag, wusste sie, dass die Vermittlung von Achtsamkeit in Elternkursen früher ansetzen musste, am besten schon vor der Geburt der Kinder. Als sich die Tür zu unserer Zusammenarbeit am Osher Center öffnete, trat sie mutig über die Schwelle.

Unsere erste Pilotstudie, die 2010 veröffentlicht wurde und in Kapitel 6 kurz erwähnt wird, zeigte vielversprechende Ergebnisse. Zurzeit untersuchen wir die Wirksamkeit eines Achtsamkeitstrainings in Bezug auf die Schmerzwahrnehmung während der Geburt und benutzen dazu die in Kapitel 7 vorgestellten Schmerzübungen. Außerdem führen wir eine Beobachtungsstudie durch, mit der wir die Auswirkungen von MBCP auf die Kinder von MBCP-Kursteilnehmerinnen und -teilnehmern untersuchen wollen. Diese Studie wird uns dabei helfen, zu verstehen, welchen Effekt Achtsamkeitsfähigkeiten zum Beispiel auf die Emotionsregulation der Kinder und die Anpassung von Müttern und Vätern an die Elternrolle und die Veränderungen in der Partnerschaftsbeziehung in dieser ersten Zeit als Familie haben.

Ein weiterer Schwerpunkt unseres Forschungsprogramms ist das Programm „Centering-Pregnancy with Mindfulness Skills“: In diesem Gemeinschaftsprojekt mit dem Centering Healthcare Institute (CHI)[64] binden wir Achtsamkeitsfähigkeiten aus dem MBCP-Programm in die zehn Gruppentermine des Centering-Pregnancy-Versorgungsmodells ein. Auf diese Weise können einige der am meisten gefährdeten und gestressten Menschen – einkommensschwache schwangere Frauen und ihre Familien – von den Vorteilen einer Achtsamkeitspraxis profitieren.[65]

Wir arbeiten außerdem mit Kolleginnen und Kollegen am Oxford Mindfulness Center (OMC) der Universität Oxford zusammen. Unter der Leitung von Prof. Mark Williams, der dem OMC vorsitzt, wurde ein MBCP-Kursprogramm für werdende Eltern im Vereinigten Königreich entwickelt. Der Schwerpunkt dieses Projekts liegt zum einen auf der Ausbildung britischer Hebammen zu MBCP-Lehrerinnen, damit sie den schwangeren Frauen, die sie betreuen, und deren Partnern MBCP-Kurse anbieten können. Zum anderen sollen die Vorteile des MBCP-Programms für Eltern mit einem erhöhten Risiko für Depressionen und Angstzustände untersucht werden. Das Projekt wird von Dr. Maret Dymond geleitet.[66]

Es wird Zeit, Geduld und die Arbeit vieler brauchen, bevor genügend Forschungsergebnisse vorhanden sind, um mit Sicherheit sagen zu können, dass die Praxis der Achtsamkeit während der Schwangerschaft wirklich zu gesünderen Schwangerschaften, positiveren Geburtserlebnissen, gesünderen Paarbeziehungen und einer besser auf das Kind abgestimmten Elternschaft und damit auch zu glücklicheren, gesünderen und ruhigeren Babys, Kindern und Familien beiträgt. Ich bin zuversichtlich, dass wir dies eines Tages mit wissenschaftlich abgesicherter Überzeugung sagen können.

Was schon heute erwiesen zu scheint, ist, dass ein mit weniger Stress verbundenes, ruhigeres und glücklicheres Leben während der Schwangerschaft nicht nur für unsere eigene geistige und körperliche Gesundheit und unser Wohlbefinden, sondern auch für die geistige und körperliche Gesundheit und das Wohlbefinden unserer Kinder förderlich ist. Die Praxis der Achtsamkeit und die Fähigkeiten, die wir durch sie kultivieren, geben uns die Möglichkeit, gut für uns selbst und unsere eigene Entwicklung zu sorgen, während wir gut für die nächste Generation und deren Entwicklung sorgen.

B Ressourcen

Die nachfolgend genannten Bücher und Websites bieten zuverlässige Informationen über Schwangerschaft, Geburt und frühe Elternschaft. Natürlich gibt es weitaus mehr ausgezeichnete Informationsquellen als die hier aufgelisteten. Im Interesse des Abbaus von Stress und Informationsüberflutung und damit Sie mehr Zeit für Ihre Achtsamkeitspraxis haben, schlage ich vor, dass Sie zunächst auf die unten aufgeführten Quellen zurückgreifen, wenn Sie Informationen benötigen. Möglicherweise genügen diese bereits. Denken Sie daran, dass es hilfreich sein kann, auf ein gesundes Gleichgewicht zwischen solchen von außen kommenden Informationen und der eigenen inneren, durch Achtsamkeit kultivierten Weisheit zu achten. Halten Sie das Ganze also möglichst einfach.

Bücher

Schwangerschaft und Geburt

Boston Women's Health Book Collective, *Our Bodies, Ourselves: Pregnancy and Birth*. New York: Touchstone, 2008; dt.: *Unser Körper, unser Leben – ein Handbuch von Frauen für Frauen*. Reinbek: Rowohlt, 1988.

Dick-Read, Grantly, *Childbirth Without Fear: The Principles and Practice of Natural Childbirth*. London: Pinter & Martin, 2004; dt.: *Mutterwerden ohne Schmerz. Die natürliche Geburt*. Hamburg: Hoffmann & Campe, 1989.

Dimidjian, Sona und Goodman, Sherryl: *Achtsam Mutter werden – Wie du dich während der Schwangerschaft und nach der Geburt wohl und aufgehoben fühlst*. Freiburg: Arbor Verlag, 2021 (orig. dies.: *Expecting Mindfully – Nourish your Emotional Well-Being and Prevent Depression during Pregnancy and Postpartum*. New York, NY: Guilford Press, 2019).

Gaskin, Ina May, *Ina May's Guide to Childbirth*. New York: Bantam Books, 2003; dt.: *Die selbstbestimmte Geburt: Handbuch für werdende Eltern*. München: Kösel, 2004.

Höfer, Silvia, Nora Szász, *Hebammen-Gesundheitswissen. Für Schwangerschaft, Geburt und die Zeit danach*. Graefe und Unzer Verlag, 2012.

Hüther, Gerald, Inge Krens, *Das Geheimnis der ersten neun Monate. Unsere frühesten Prägungen*. 5. Auflage, Beltz 2012.

Klaus, Marshall H., John H. Kennell u. Phyllis H. Klaus, *The Doula Book: How a Trained Labor Companion Can Help You Have a Shorter, Easier, and Healthier Birth*. New York: Perseus Publishing, 2012; dt.: *Doula, der neue Weg der Geburtsbegleitung*. München: Mosaik, 1993.

Schöne, Melanie, Dunja Herrmann, *Doula-Wissen rund um die Geburt*. Freiburg: Arbor, 2011.

Stadelmann, Ingeborg, *Die Hebammensprechstunde. Einfühlsame und naturheilkundliche Begleitung zu Schwangerschaft, Geburt, Wochenbett und Stillzeit mit Heilkräutern, Homöopathie und Aromatherapie*. Ingeborg Stadelmann Eigenverlag, 2007.

Viethen, Cassandra, *Ressourcen für Mütter: Praktische Hilfen für die Zeit der Schwangerschaft und das erste Jahr mit Ihrem Baby*. Freiburg: Arbor, 2011.

Stillen

Huggins, Kathleen, *The Nursing Mother's Companion.* Massachusetts: Harvard Common Press, 2010; dt.: *Das große Buch vom Stillen. Ihr Begleiter durch alle Phasen der Stillzeit.* Stuttgart: Trias, 1993.

La Leche League International, *The Womanly Art of Breastfeeding.* New York: Ballantine Books, 2010; dt.: *Das Handbuch für die stillende Mutter: Das umfassende Nachschlagewerk für den Stillalltag.* Zürich: La Leche Liga International, 2001.

Lothrop, Hannah, *Das Stillbuch.* 35., aktualisierte Auflage. Bearbeitet von Vivian Weigert Kösel-Verlag, 2012.

Elternschaft

Deutscher Hebammenverband (Hg.), *Entspannt erleben: Babys 1. Jahr. Alles Wichtige: Ernährung, Schlafen, gesunde Entwicklung, Pflege.* 2. Auflage. Trias 2011.

Kabat-Zinn, Myla u. Jon Kabat-Zinn, *Everyday Blessings: The Inner Work of Mindful Parenting.* New York: Hyperion, 1997; dt.: *Mit Kindern wachsen: Die Praxis der Achtsamkeit in der Familie.* Freiamt: Arbor, 1998.

Kaiser Greenland, Susan, *Wache Kinder: Wie wir unseren Kindern helfen, mit Stress umzugehen und Glück, Freude und Mitgefühl zu erleben.* Freiburg: Arbor, 2011.

Klaus, Marshall, u. Phyllis Klaus, *Your Amazing Newborn.* Massachusetts: Perseus Books, 1998; dt.: *Das Wunder der ersten Lebenswochen.* München: Goldmann, 2003.

Klein, Margarita, *Schmetterling und Katzenpfoten. Sanfte Massagen für Babys und Kinder.* Oekotopia Verlag, 1999.

Kohn, Alfie, *Liebe und Eigenständigkeit: Die Kunst bedingungsloser Elternschaft, jenseits von Belohnung und Bestrafung.* Freiburg: Arbor, 2010.

Largo, Remo H., *Babyjahre. Entwicklung und Erziehung in den ersten vier Jahren.* Piper Verlag, 2010.

Martin, William, *The Parent's Tao Te Ching: Ancient Advice for Modern Parents.* New York: Marlowe & Co, 1999; dt.: *Das Tao Te King für Eltern.* Bielefeld: Aurum im Kamphausen Verlag, 2005.

McClure, Vimala, *Infant Massage: A Handbook for Loving Parents*. New York: Bantam Books, 2000; dt.: *Babymassage: Praktische Anleitung für Mütter und Väter*. München: Kösel, 2002.

Siegel, Daniel J. u. Tina Payne Bryson, *The Whole-Brain Child: 12 Revolutionary Strategies to Nurture Your Child's Developing Mind, Survive Everyday Parenting Struggles, and Help Your Family Thrive*. New York: Delacorte Press, 2011. dt.: *Achtsame Kommunikation mit Kindern. Zwölf revolutionäre Strategien aus der Hirnforschung für die gesunde Entwicklung Ihres Kindes*. Freiburg: Arbor, 2013.

Siegel, Daniel J. u. Mary Hartzell, *Gemeinsam leben, gemeinsam wachsen: Wie wir uns selbst besser verstehen und unsere Kinder einfühlsam ins Leben begleiten können*. Freiamt: Arbor, 2004.

Valentin, Lienhard, *Achtsame Eltern, glückliche Kinder*. Freiamt: Arbor, 2007.

Valentin, Lienhard, Petra Kunze, *Die Kunst, gelassen zu erziehen. Buddhistische Weisheit für den Familienalltag*. Graefe und Unzer Verlag, 2010.

Weitere interessante Bücher

Glöckler, Michaela u. Wolfgang Goebel, Kindersprechstunde. Ein medizinisch-pädagogischer Ratgeber. 19. , aktualisierte Auflage. Urachhaus/Geistesleben, 2013.

Hrdy, Sarah Blaffer, *Mothers and Others: The Evolutionary Origins of Mutual Understanding*. Massachusetts: Belknap Press, 2011; dt.: *Mütter und Andere: Wie die Evolution uns zu sozialen Wesen gemacht hat*. Berlin: Berlin Verlag, 2010.

Pikler, Emmi, Anna Tardos, *Miteinander vertraut werden. Erfahrungen und Gedanken zur Pflege von Säuglingen und Kleinkindern*. Freiamt: Arbor.

Pollan, Michael, *Food Rules: An Eater's Manual*. New York: Penguin Books, 2009; dt.: *64 Grundregeln Essen: Essen Sie nichts, was Ihre Großmutter nicht als Essen erkannt hätte*. München: Goldmann, 2011.

Reuter, Wilfried, *Zusammen aufwachen. Buddhistische Weisheit für glückliche Beziehungen*. Berlin: Edition Steinrich, 2012.

Tew, Marjorie: *Safer Childbirth. A critical history of maternity care*. London: Free Association Books, 1998; dt.: *Sichere Geburt? Eine kritische Auseinandersetzung mit der Geschichte der Geburtshilfe*. Frankfurt a. Main: Mabuse, 2007.

Walser, Robyn u. Darrah Westrup, *The Mindful Couple: How Acceptance and Mindfulness Can Lead You to the Love You Want.* Oakland: New Harbinger, 2009; dt.: *Liebe ist Achtsamkeit: Mit ACT zu einer glücklichen Partnerschaft.* Olten: Walter-Verlag, 2010.

Schwangerschaft, Geburt und Elternschaft: Audiomaterial

Die Audio-Dateien der im Buch genannten geführten Meditationen können Sie kostenlos auf der Website des Arbor Verlags downloaden: http://**www.arbor-verlag.de/aufnahmen-bardacke**

Schwangerschaft, Geburt und Elternschaft: Onlineressourcen

Hier finden Sie weitere Informationen zu den Themen Schwangerschaft, Geburt, Wochenbett, Stillen und allgemeine Frauengesundheit, damit Sie während der Schwangerschaft und in der Zeit danach durchdachte und fachlich fundierte Entscheidungen treffen können.

Adresse der offiziellen Website zum Buch
www.mindfulbirthing.org

Auf dieser Website finden Sie die im MBCP-Kurs benutzten Audio-CDs mit geführten Meditationen [in englischer Sprache], eine Übersicht der MBCP-Kurse samt der dazugehörigen US-amerikanischen Adressen sowie Informationen über die Ausbildung zur MBCP-Lehrerin oder zum MBCP-Lehrer. Zudem verlinkt Sie die Website zur englischsprachigen App „Mindfulness for Pregnancy".

Hebammenverbände im deutschsprachigen Bereich

Deutscher Hebammenverband e.V. www.hebammenverband.de

Bund freiberuflicher Hebammen Deutschlands BfHD e.V. www.bfhd.de

Deutscher Fachverband für Hausgeburtshilfe e.V. (DFH) www.dfh-hebammen.de

Deutsche Gesellschaft für Hebammenwissenschaft e.V. (DGHWi) www.dghwi.de

Österreichisches Hebammengremium www.hebammen.at

Schweizerischer Hebammenverband (SHV) www.hebamme.ch

Informationen zu Geburtshäusern

Netzwerk der Geburtshäuser in Deutschland www.geburtshaus.de

Interessengemeinschaft der Geburtshäuser der Schweiz www.geburtshaus.ch

Erhebung und Auswertung statistischer Daten der Geburtshilfe

Gesellschaft für Qualität in der außerklinischen Geburtshilfe" QUAG e.V.
www.quag.de
Dokumentation, statistische Auswertung von außerklinischen Geburten, Veröffentlichung der Ergebnisse und Empfehlungen

AQUA - Institut für angewandte Qualitätsförderung und Forschung im Gesundheitswesen GmbH, Sektorenübergreifende Qualität im Gesundheitswesen
www.sqg.de
Leistungsbereich Perinatalmedizin – Geburtshilfe, jährliche Bundesauswertung der Daten von Geburten in deutschen Kliniken

Europäische European Perinatal Health Report
www.europeristat.com
Geburtshilfliche Daten des Jahres 2010 von 29 europäischen Ländern

Gesundheitsinformationen

Bundeszentrale für gesundheitliche Aufklärung (BZGA)
www.bzga.de
www.kindergesundheit-info.de

Gesundheitsinformation des Instituts für Qualität und Wirtschaftlichkeit im Gesundheitswesen (IQWiG)
www.gesundheitsinformation.de/fortpflanzung

Arbeitskreis Frauengesundheit in Medizin, Psychotherapie und Gesellschaft (AKF) e.V.
www.akf-info.de

Gesellschaft für Geburtsvorbereitung - Familienbildung und Frauengesundheit - Bundesverband e.V
www.gfg-bv.de
Wissenswertes zu Schwangerschaft, Geburt, Familienbildung, Frauengesundheit und Wechseljahre

Hebamedia, Fachwissen von Hebammen für Eltern, Entscheidungshilfen, Bücher, Filme
www.hebamedia.de

Zum Thema Stillen: Stillgruppen, Stillberaterinnen, Stillhotline und Elterninfos

Arbeitsgemeinschaft Freier Stillgruppen (AFS) www.afs-stillen.de

La Leche Liga e.V. www.lalecheliga.de

Ausbildungszentrum für Laktation & Stillen www.stillen.de

Internetportale mit Informationen zu Schwangerschaft, Geburt und Leben mit Kindern.

Geburtskanal www.geburtskanal.de

Babyclub www.babyclub.de

Schatten & Licht e. V. Krise rund um die Geburt www.schatten-und-licht.de Hier finden Sie Informationen, direkte Unterstützung und professionelle Hilfe bei Fragen, die die psychische Gesundheit während der Schwangerschaft und nach der Geburt betreffen.

Achtsamkeitsmeditation: Literaturempfehlungen

Es gibt viele hervorragende Meditationslehrer und jedes Jahr erscheinen zahlreiche neue Bücher über Achtsamkeit und Meditation. Die hier aufgeführten Titel stellen nur eine kleine Auswahl dar, die zum Ausgangspunkt für eine lebenslange Entdeckungsreise werden könnte. Das Buch *Achtsamkeit für Anfänger* von Jon Kabat-Zinn enthält zum Beispiel eine umfangreiche Literaturliste. Im Internet sind außerdem viele Audioprogramme und Ressourcen zu finden, die Sie beim Aufbau und bei der Aufrechterhaltung einer regelmäßigen Meditationspraxis unterstützen.

Brach, Tara, *Radical Acceptance: Embracing Your Life with the Heart of a Buddha.* New York: Bantam Books, 2003; dt.: *Mit dem Herzen eines Buddha: Heilende Wege zu Selbstakzeptanz und Lebensfreude.* München: Knaur, 2006.

Chödrön, Pema, *Comfortable with Uncertainty: 108 Teachings on Cultivating Fearlessness and Compassion.* Boston: Shambhala, 2003; dt.: *Die Weisheit der Ausweglosigkeit.* Freiamt: Arbor, 2004.

Goldstein, Joseph u. Jack Kornfield, *Seeking the Heart of Wisdom: The Path of Insight Meditation.* Boston: Shambhala, 1997; dt.: *Einsicht durch Meditation: Die Achtsamkeit des Herzens.* Freiamt: Arbor, 2006.

Gunaratana, Mahathera Henepola, *Mindfulness in Plain English.* Massachusetts: Wisdom Publications, 2002; dt.: *Die Praxis der Achtsamkeit. Eine Einführung in die Vipassana-Meditation.* Heidelberg: Kristkeitz, 1996.

Hanh, Thich Nhat, *Peace Is Every Step: The Path of Mindfulness in Everyday Life.* New York: Bantam Books, 1991; dt.: *Ich pflanze ein Lächeln.* München: Arkana, 2007.

Hanh, Thich Nhat, *The Miracle of Mindfulness: An Introduction to the Practice of Meditation.* Boston: Beacon Press, 1976; dt.: *Das Wunder der Achtsamkeit: Einführung in die Meditation.* Bielefeld: Theseus, 2009.

Kabat-Zinn, Jon, *Mindfulness for Beginners: Reclaiming the Present Moment – and Your Life.* Sounds True, Inc. Boulder, CO, 2012; dt.: *Achtsamkeit für Anfänger.* Freiburg: Arbor, 2013.

Kabat-Zinn, Jon, *Wherever You Go There You Are: Mindfulness Meditation in Everyday Life*. New York: Hyperion, 1994; dt.: *Im Alltag Ruhe finden: Meditationen für ein gelassenes Leben*. München: Knaur, 2010.

Kornfield, Jack, *A Lamp in the Darkness: Illuminating the Path Through Difficult Times*. Sounds True, Inc. Boulder, CO 2011; dt.: *Das innere Licht entdecken: Meditationen für schwierige Zeiten*. München: Arkana, 2011.

Salzberg, Sharon, *Lovingkindness: The Revolutionary Art of Happiness*. Boston: Shambhala, 1995; dt.: *Metta Meditation – Buddhas revolutionärer Weg zum Glück. Geborgen im Sein*. Freiamt: Arbor, 2003.

Salzberg, Sharon, *Real Happiness: The Power of Meditation*. New York: Workman Publishing, 2011; dt.: *Entdecke die Kraft der Meditation: Das 28-Tage-Programm*. München: Lotos, 2011.

Stahl, Bob u. Elisha Goldstein, *A Mindfulness-Based Stress Reduction Workbook*. Oakland: New Harbinger, 2010; dt.: *Stressbewältigung durch Achtsamkeit: Das MBSR-Praxisbuch*. Freiburg: Arbor, 2010.

Suzuki, Shunryu, *Zen Mind, Beginner's Mind*. Boston: Shambhala, 1973; dt.: *Zen-Geist, Anfänger-Geist: Unterweisungen in Zen-Meditation*. Freiburg: Herder, 2009.

Williams, Mark u. Danny Penman, *Mindfulness: An Eight-Week Plan for Finding Peace in a Frantic World*. New York: Rodale, 2011; dt.: *Meditation im Alltag: Gelassenheit finden in einer hektischen Welt*. München: Arkana, 2011.

C Tagebuch „Angenehme und unangenehme Ereignisse“

Angenehme Ereignisse	Wie sah Ihre Erfahrung aus?	Welche Körperempfindungen hatten Sie während dieser Erfahrung?	Welche Gedanken oder Bilder haben diese Erfahrung begleitet?	Welche Stimmungen und Gefühle haben diese Erfahrung begleitet?	Welche Gedanken haben Sie jetzt beim Aufschreiben?
Beispiel	Ich habe gespürt, wie mein Baby sich unter meinen Rippen bewegt hat.	Ich habe ein Ziehen und einen Druck gespürt.	Ich dachte: „Hallo, Baby. Wie geht es dir da drinnen?" Ich habe mir vorgestellt, dass das Baby nicht viel Platz hat, um sich zu bewegen.	Ich habe mich sehr darüber gefreut, mein Baby zu spüren. Ich habe mich nicht allein gefühlt. Ich kann es immer noch nicht glauben, dass ich schwanger bin.	Große Vorfreude darauf, endlich diesen kleinen Menschen kennenzulernen und Mutter zu sein und deswegen auch ein wenig Angst.
Montag					
Dienstag					

Mittwoch					
Donnerstag					
Freitag					
Samstag					
Sonntag					

Unangenehme Ereignisse	Wie sah Ihre Erfahrung aus?	Welche Körperempfindungen hatten Sie während dieser Erfahrung?	Welche Gedanken oder Bilder haben diese Erfahrung begleitet?	Welche Stimmungen und Gefühle haben diese Erfahrung begleitet?	Welche Gedanken haben Sie jetzt beim Aufschreiben?
Beispiel	Ich habe gespürt, wie mein Baby sich unter meinen Rippen bewegt hat.	Scharfer Schmerz, sehr unangenehm, so als ob meine Rippen gequetscht würden. Ich habe mich dadurch angespannt.	Ich habe mich gefragt, was mein Baby da drinnen macht und ob ich einen Fuß oder Ellbogen gespürt habe.	Ich habe jetzt genug vom Schwangersein und möchte, dass es vorbei ist. Ich habe Angst, wenn ich daran denke, wie mein Baby aus meinem Körper herauskommen wird.	Ich habe Schuldgefühle, dass ich heute Nachmittag so gereizt gewesen bin, und ich habe immer noch Angst vor der Geburt und davor, Mutter zu werden.
Montag					
Dienstag					

Mittwoch					
Donnerstag					
Freitag					
Samstag					
Sonntag					

D Verzeichnis der Achtsamkeitsübungen

Quellennachweis

Seiten 29 und 86: Vorteile der Achtsamkeit und Drei-Minuten-Atemraum. In den USA und Kanada Nachdruck aus *Mindfulness* [dt.: *Meditation im Alltag: Gelassenheit finden in einer hektischen Welt*] von Mark Williams und Danny Penman. Copyright © 2011 by Mark Williams and Danny Penman. Mit freundlicher Genehmigung von Rodale, Inc., Emmaus, PA 18098. In der übrigen Welt nachgedruckt mit freundlicher Genehmigung von Curtis Brown Group Ltd., London, im Namen von Professor J. M. G. Williams und Danny Penman. Copyright © Professor J. M. G. Williams and Danny Penman 2011.

Seite175: „Hokusai Says" von Roger Keyes. Nachgedruckt mit freundlicher Genehmigung von Roger Keyes.

Seiten 252–256 und 504–507: Gehmeditation und Tagebuchblätter „Angenehme Ereignisse" und „Unangenehme Ereignisse" aus *The Mindful Way Through Depression* [dt.: *Der achtsame Weg durch die Depression*] von J. Mark G. Williams, Jon Kabat-Zinn, Zindel V. Segal und John D. Teasdale, © 2007. Nachgedruckt mit freundlicher Genehmigung von Guilford Publications, Inc.

Seite 278: „The Guest House" [dt.: „Das Gasthaus"] von Jalal al-Din Rumi, in der englischen Übersetzung von Coleman Barks, aus *The Essential Rumi*, ©1995. Nachgedruckt mit freundlicher Genehmigung von Coleman Barks. Der deutsche Text *Das Gasthaus* stammt aus *Die Musik, die wir sind,* erschienen im Arbor Verlag und wurde übersetzt und bearbeitet von Christoph Engen.

Seite 280: Kernunterweisung aus *The Places That Scare You* [dt.: *Geh an die Orte, die du fürchtest*] von Pema Chödrön, © 2001 by Pema Chödrön. Nachdruck nach Absprache mit Shambhala Publications Inc., Boston, MA. www.shambhala.com. Der deutsche Text stammt aus der deutschen Edition des Buches unter dem Titel *Geh an die Orte, die du fürchtest*, erschienen im Arbor Verlag.

Seite 434: „For the Children" von Gary Snyder aus *Turtle Island*, © 1974 by Gary Snyder. Deutsch erschienen unter dem Titel „Für die Kinder" in *Schildkröteninsel* von Gary Snider, Stadtlichter Presse, © 2006. Nachgedruckt mit freundlicher Genehmigung von New Directions Publishing Corp. Wir danken Ronald Steckel und der Stadtlichter Presse für die freundliche Abdruckgenehmigung der deutschen Übersetzung.

Wir danken den Verlagen und Rechteinhabern für die Erteilung der Abdruckgenehmigungen. Bei einigen Texten sowie Abbildungen war es trotz gründlicher Recherche nicht möglich, die Inhaber der Rechte ausfindig zu machen. Honoraransprüche bleiben bestehen.

Anmerkungen

1 Jon Kabat-Zinn, *Coming to Our Senses.* New York: Hyperion, 2005; dt.: *Zur Besinnung kommen.* Freiamt: Arbor, 2005, S. 121.

2 Der Titel des englischen Originals lautet *Full Catastrophe Living: Using the Wisdom of Your Body and Mind to Face Stress, Pain, and Illness.*

3 Anm. der Übersetzerin: Die Autorin nimmt hier Bezug auf Jon Kabat-Zinns Buch *Full Catastrophe Living,* das in Deutschland unter dem Titel *Gesund durch Meditation: Das große Buch der Selbstheilung* erschienen ist.

4 Mit freundlicher Genehmigung von Mark Williams und Danny Penman, *Mindfulness: An Eight-Week Plan for Finding Peace in a Frantic World,* New York: Rodale, 2011 [dt.: *Meditation im Alltag: Gelassenheit finden in einer hektischen Welt.* München: Arkana, 2011], S. 6. Die wichtigsten Nachweise finden Sie auf S. 253–255.

5 Anm. des Lektorats: In den USA werden Frauen während der Geburt häufig von einer spezialisierten Pflegekraft betreut, in Deutschland immer von einer Hebamme.

6 Ich habe den Begriff „Hortikulturzeit" zum ersten Mal von Mark Williams, dem Leiter des Oxford Mindfulness Centre, gehört. Laut Williams geht der Begriff auf Schwester Rosemary vom Convent of the Incarnation in Oxford (England) zurück.

7 Siehe Sharon Begley, *Train Your Mind, Change Your Brain: How a New Science Reveals Our Extraordinary Potential to Transform Ourselves.* New York: Ballantine Books, 2007 [dt.: *Neue Gedanken – neues Gehirn: Die Wissenschaft der Neuroplastizität beweist, wie unser Bewusstsein das Gehirn verändert.* München: Arkana, 2007].

8 Der Drei-Minuten-Atemraum wurde ursprünglich von Zindel V. Segal, J. Mark G. Williams und John D. Teasdale in ihrem Programm *Mindfulness-Based Cognitive Therapy for Depression: A New Approach to Preventing Relapse* (New York; Guilford Press, 2002) entwickelt [dt.: *Die Achtsamkeitsbasierte Kognitive Therapie der Depression.* Tübingen: dgvt, 2008]. J. Mark G. Williams, John D. Teasdale, Zindel V. Segal und Jon Kabat-Zinn behandeln dieses Thema auch in ihrem Buch *The Mindful Way Through Depression: Freeing Yourself from Chronic Unhappiness* (New York: Guilford Press, 2007) [dt.: *Der achtsame Weg durch die Depression.* Freiamt: Arbor Verlag, 2009]. Meine Adaption beruht auf dem Buch *Mindfulness: An Eight-Week Plan for Finding Peace in a Frantic World* (New York: Rodale, 2011) von Mark Williams und Danny Penman [dt.: *Meditation im Alltag: Gelassenheit finden in einer hektischen Welt.* München: Arkana, 2011].

9 Kathryn Lee, „Sleep in Late Pregnancy Predicts Length of Labor and Type of Delivery", in: *American Journal of Obstetrics and Gynecology* 191, Nr. 6 (Dez. 2004), S. 2041–2046.

10 Anm. des Lektorats: In den USA werden Frauen während der Geburt häufig von einer spezialisierten Pflegekraft betreut; in Deutschland immer von einer Hebamme.

11 Kerstin Uvnäs-Moberg, *The Oxytocin Factor: Tapping the Hormone of Calm, Love, and Healing.* New York: De Capo Press, 2003. Dieses wegweisende Buch ist

sehr wichtig, um die zugrunde liegenden physiologischen Mechanismen unseres Nervensystems zu verstehen, die für eine gute Gesundheit und Wohlbefinden sorgen. Meine Beschreibung des Systems der Ruhe und Bindung beruht zum Teil auf Uvnäs-Mobergs Buch. Ich bin ihr daher zu großem Dank verpflichtet. In diesem Körper-Geist-System der Ruhe und Bindung kultivieren und stärken wir unsere Fähigkeit zur Achtsamkeit.

12 Oxytozin ist nur einer der Faktoren, die an der Einleitung einer Geburt beteiligt sind. Aus diesem Grund funktioniert eine Geburtseinleitung nur mit Syntocinon, der synthetischen Form von Oxytozin, nicht immer so schnell wie gewünscht, was in manchen Fällen die Gabe zusätzlicher Medikamente vor der Geburtseinleitung erforderlich macht. Weitere Informationen über die Vorteile und Risiken einer Geburtseinleitung finden Sie auf der Website des American College of Nurse-Midwives: http://www.midwife.org.

13 Larissa Duncan und Nancy Bardacke, „Mindfulness-Based Childbirth and Parenting Education: Promoting Family Mindfulness During the Perinatal Period“, in: *Journal of Child and Family Studies* 19 (2010), S. 190–202.

14 Rick Hanson, *The Buddha's Brain: The Practical Neuroscience of Happiness, Love, and Wisdom.* Oakland: New Harbinger Publications, 2009; dt.: *Das Gehirn eines Buddha: Die angewandte Neurowissenschaft von Glück, Liebe und Weisheit.* Freiamt: Arbor, 2010, S. 86.

15 Ein so komplexes Konzept wie das Zusammenspiel von Gehirn, Körper und Achtsamkeit für meine Leserinnen und Leser in ein Schaubild zu fassen war ein schwieriges Unterfangen. Zukünftige Forschungsergebnisse werden zeigen, ob es mir gelungen ist, damit einen nützlichen Arbeitsansatz zu liefern.

16 Anm. des Lektorats: Vgl. Michel Odent, *Geburt und Stillen. Über die Natur elementarer Erfahrungen.* München: Beck'sche Verlagsbuchhandlung, 1994; dort mit „Fötus-Ausscheide-Reflex“ übersetzt. Wird auch als „Fetus-Auswurf-Reflex“ oder „Fetus-Ausstoß-Reflex“ bezeichnet.

17 Diese elegante Form der Frage-Antwort-Meditation habe ich bei Dr. Saki Santorelli kennengelernt.

18 Leiterinnen von Geburtsvorbereitungskursen haben jahrzehntelang verschiedene Methoden benutzt, um in der Geburtsvorbereitung mit körperlichen Schmerzen zu arbeiten (zu meiner Zeit haben die Partner ihren schwangeren Frauen in die Achillessehne gekniffen). Den Gebrauch von Eis zu diesem Zweck habe ich zum ersten Mal auf zwei hervorragenden, von der Hebamme Pam England geleiteten „Birthing from Within"-Seminaren kennengelernt und selbst ausprobiert. Pam England gebührt mein Respekt und Dank für diese Anleitung und ihre fortdauernde innovative Arbeit!

19 Das ist nicht der Fall bei einer hinteren Hinterhauptslage, wenn nicht das Gesicht, sondern der Hinterkopf des Babys gegen das Kreuzbein drückt. Dann spürt eine Frau weiterhin Schmerzen im Rücken (diese sind normalerweise wesentlich geringer) während den ansonsten ruhigen und friedvollen Pausen zwischen den Wehen. Dies ist bei etwa 10 Prozent der Geburten der Fall.

20 Nach Sharon Salzberg, *Real Happiness: The Power of Meditation.* New York: Workman Publishing, 2011; dt.: *Entdecke die Kraft der Meditation: Das 28-Tage-Programm.* München: Lotos, 2011, S. 72.

21 Die positiven, heilsamen körperlichen und emotionalen Aspekte von Berührungen, einschließlich des Themas Babymassage, können hier nur angerissen werden. In Anhang B finden Sie weitere Quellen.

22 Diese Gehmeditation stammt aus dem Buch *The Mindful Way Through Depression: Freeing Yourself from Chronic Unhappiness.* New York: Guilford Press, 2007 (dt.: *Der achtsame Weg durch die Depression.* Freiamt: Arbor, 2009) und wurde von mir mit freundlicher Genehmigung von J. Mark G. Williams, John D. Teasdale, Zindel V. Segal und Jon Kabat-Zinn angepasst [S. 91–93 im englischen Original].

23 Michael Pollan, *Food Rules: An Eater's Manual.* New York: Penguin Books, 2009; dt.: *64 Grundregeln ESSEN: Essen Sie nichts, was Ihre Großmutter nicht als Essen erkannt hätte.* München: Goldmann, 2011.

24 Pema Chödrön, *The Places That Scare You: A Guide to Fearlessness in Difficult Times.* Boston: Shambhala, 2001; dt.: *Geh an die Orte, die du fürchtest. Buddhas Weg zu Furchtlosigkeit in schwierigen Zeiten.* Freiamt: Arbor, 2002, S. 43–44.

25 Die englische Version dieses Zitates von Albert Einstein stammt aus einem Brief aus dem Jahr 1950 (in: Walter Sullivan, „The Einstein Papers: A Man of Many Parts". New York Times, 29. März 1972, 22M).

26 Myla und Jon Kabat-Zinn, *Everyday Blessings: The Inner Work of Mindful Parenting.* New York: Hyperion, 1997; dt.: *Mit Kindern wachsen: Die Praxis der Achtsamkeit in der Familie.* Freiamt: Arbor, 1998, S. 35.

27 D. W. Winnicott war ein bekannter britischer Kinderarzt und Psychoanalytiker, der das Konzept der „genügend guten" Mutter entwickelte. Dieses Konzept wurde vom amerikanischen Kinderpsychologen Bruno Bettelheim in seinem Buch *A Good Enough Parent.* New York: Knopf, 1987 (dt.: *Ein Leben für Kinder: Erziehung in unserer Zeit.* Landsberg: Beltz, 2003) weiterentwickelt. Es erkennt an, dass das Elternsein komplex und schwierig ist und dass niemand je wirklich eine „perfekte Mutter" oder ein „perfekter Vater" sein kann.

28 Anm. der Übersetzerin: Der Titel der deutschen Ausgabe dieses Buches wurde nicht wörtlich übersetzt, sondern lautet *Was geschieht, das geschieht: Wie Sie durch Gelassenheit und Mitgefühl sich selbst und die Welt retten.* Lotos, München 2007.

29 Myla und Jon Kabat-Zinn, *Everyday Blessings: The Inner Work of Mindful Parenting.* New York: Hyperion, 1997; dt.: *Mit Kindern wachsen: Die Praxis der Achtsamkeit in der Familie.* Freiamt: Arbor, 1998, S. 149–150.

30 Eine Zusammenfassung dieser Statistik findet sich in der Präsentation *Evidence-Based Practice: Pearls of Midwifery: A Presentation by the American College of*

Nurse-Midwives des American College of Nurse-Midwives (2010), http://www.midwife.org/pearlsforwomen. Dort finden Sie auch Quellenangaben.

31 M. Z. Oestergaard et al. im Auftrag der Inter-agency Group for Child Mortality Estimation und der Child Health Epidemiology Reference Group der Vereinten Nationen, „Neonatal Mortality Levels for 193 Countries in 2009 with Trends since 1990: A Systematic Analysis of Progress, Projections, and Priorities", in: *PLoS Medicine* 8, Nr. 8 (August 2011), http://www.plosmedicine.org/article/info%3Adoi%2F10.1371%2Fjournal.pmed.1001080.

32 Weitere Informationen zum geschichtlichen und kulturellen Hintergrund der Geburt in den USA finden Sie bei Jennifer Block, *Pushed: The Painful Truth about Childbirth and Modern Maternity Care.* New York: Da Capo Press, 2007.

33 Die evidenzbasierte Medizin (EbM) oder evidenzbasierte Praxis (EBP) ist ein Ansatz, der etwa 1992 entstand. Er fußt auf dem Grundsatz, dass die Patientenversorgung „komplexe und gewissenhafte Entscheidungsprozesse beinhaltet, die nicht nur auf verfügbaren medizinischen Fakten, sondern auch auf den Charakteristika, der Situation und den Präferenzen des jeweiligen Patienten beruhen". Die EbM erkennt an, dass die „Patientenversorgung individuell ist, sich ständig verändert und Ungewissheit und Wahrscheinlichkeit beinhaltet". http://en.wikipedia.org/wiki/Evidence-based_practice [Übersetzung des englischen Wikipedia-Eintrags].
Childbirth Connection, insbesondere die Webpage „Understanding and Navigating the Maternity Care System", ist eine ausgezeichnete Onlineressource für evidenzbasierte Empfehlungen zum Thema Geburt: http://www.childbirthconnection.org.

34 VRANN (engl.: BRANN für „Benefits", „Risks", „Alternatives", „Nothing" und „Now") nach Mary Nolan, „Childbirth Education: Politics, Equality and Relevance", in: Denis Walsh und Soo Downe (Hrsg.), *Essential Midwifery Practice: Intrapartum Care.* Oxford: Blackwell, 2010, S. 31–44.

35 Zahlen aus Joyce A. Martin et al., „Births: Final Data for 2009", in: *National Vital Statistics Reports* 60, Nr. 1 (3. Nov. 2011); American College of Nurse-Midwives, Core Data Survey, 2010, http://www.midwife.org/Essential-Facts-about-Midwives. CNMs, CMs und andere Hebammen begleiten auch außerklinische Geburten, allerdings finden weniger als 1 Prozent der 4,2 Millionen Geburten pro Jahr in den USA zu Hause oder in außerklinischen Geburtseinrichtungen statt. Dies scheint sich jedoch in einigen Gebieten des Landes zu ändern. [Anm. des Lektorats: In Deutschland ist die Hinzuziehungspflicht gesetzlich verankert, d.h. zu jeder Geburt muss eine Hebamme hinzugezogen werden. Zwischen ein und zwei Prozent der Geburten finden an einem außerklinischen Geburtsort statt. Quelle: www.quag.de]

36 Die Qualität der Daten zur Sicherheit von Hausgeburten wird nach wie vor kontrovers diskutiert. Die offizielle Meinung des Komitees für geburtshelferische Praktiken des American College of Obstetrics and Gynecology (ACOG) ist, dass Krankenhäuser und Geburtshäuser die sichersten Geburtsorte sind, aber „[das Komitee] erkennt das Recht der Frauen an, eine informierte Entscheidung bezüglich ihrer medizinischen Versorgung zu treffen". Siehe ACOG Committee on Obstetric Practice, „Opinion No. 476: Planned Home Birth", in: *Obstetrics and Gynecology* 117, Ergänzungsband 2, Punkt 1 (Februar 2011), S. 425–428; Erratum in *Obstetrics and Gynecology* 117, Ergänzungsband 5 (Mai 2011): 1232. Eine derzeitige vielversprechende Entwicklung ist die Konsenserklärung des Home Birth Consensus Summit [Konsenstreffen Hausgeburten] aus dem Jahr 2011, die eine Plattform zur Verbesserung von Hausgeburten und des gesamten Versorgungssystems von Mutter und Kind in den USA darstellt. Weitere Informationen zu diesem wichtigen Treffen finden Sie unter der folgenden Internetadresse: http://www.homebirthsummit.org/summit-outcomes.html.

37 Anm. des Lektorats: In Deutschland ist die Geburtshilfe Teil der Frauenheilkunde und wird daher von Frauenärzten praktiziert. Außerdem müssen alle Ärzte, die sich niederlassen wollen, eine Facharztausbildung vorweisen. Daher gibt es den Hausarzt von früher (ohne Facharztausbildung) kaum noch und damit auch den „praktischen Arzt und Geburtshelfer" nicht mehr.

38 Bei einer Hausgeburt brauchen Sie keine Doula. Wenn Sie eine Geburt in einem Geburtshaus planen, sollten Sie mit Ihrer Hebamme besprechen, ob die Begleitung durch eine Doula sinnvoll ist.

39 Anm. des Lektorats: In Deutschland werden Sie während der Geburt immer von einer Hebamme betreut, s.o. Anmerkung zur Hinzuziehungspflicht.

40 Weitere Informationen zum Thema Doulas finden Sie in dem Buch von Marshall H. Klaus, John H. Kennell und Phyllis H. Klaus, *The Doula Book: How a Trained Labor Companion Can Help You Have a Shorter, Easier, and Healthier Birth.* New York: Perseus Publishing, 2012 (dt.: *Doula, der neue Weg der Geburtsbegleitung.* München: Mosaik, 1993).
[Anm. des Lektorats: Zu empfehlen ist auch das Buch von Melanie Schöne und Dunja Herrmann: *Doula-Wissen rund um die Geburt.* Freiburg: Arbor, 2011. Dort finden Sie auch Literaturhinweise und wichtige Internetadressen für Deutschland]

41 Anm. des Lektorats: Es gibt mittlerweile auch kabellose CTG-Geräte (Telemetrie), bei denen die Daten mit Hilfe eines kleinen Senders übertragen werden.

42 „Da die verfügbaren Daten keine eindeutige Überlegenheit der elektronischen Überwachung des Babys gegenüber der intermittierenden Auskultation belegen, sind beide Methoden bei Patientinnen ohne Komplikationen geeignet"; siehe „Intrapartum Fetal Heart Rate Monitoring", *ACOG Practice Bulletin,* Nr. 106 (Juli 2009), S. 5. Siehe auch: „Intermittent Auscultation for Intrapartum Fetal Heart Rate Surveillance" des American College of Nurse-Midwives, in: *Journal of Midwifery and Women's Health* 55, Nr. 4 (Juli/August 2010), S. 397–403.

43 O. Andersson, L. Hellström-Westas, D. Andersson und M. Domellöf, „Effect of Delayed Versus Early Umbilical Cord Clamping on Neonatal Outcomes and Iron Status at 4 Months: A Randomised Controlled Trial", in: *British Medical Journal* 343 (15. Nov. 2011), http://www.bmj.com/content/343/bmj.d7157.

44 J. Mercer et al., „Evidence-Based Practices for the Fetal to Newborn Transition", in: *Journal of Midwifery and Women's Health* 52 (2007), S. 262–272; S.

Velaphi und D. Vidyasagar, „The Pros and Cons of Suctioning at the Perineum (Intrapartum) and Post-Delivery with and without Meconium", in: *Seminars in Fetal & Neonatal Medicine* 13 (2008), S. 375–382.

45 Das komplette Programm der „Baby-Friendly Hospital Initiative" [Babyfreundliches Krankenhaus] der WHO/UNICEF, das evidenzbasierte bewährte Methoden und Verfahren beschreibt und von der American Academy of Pediatrics (AAP) [US-amerikanischer Berufsverband der Fachärzte für Kinder- und Jugendmedizin] befürwortet wird, finden Sie auf der Webpage „The Baby-Friendly Hospital Initiative" der UNICEF-Website: http://www.unicef.org/programme/breastfeeding/baby.htm. [Eine Onlineressource in deutscher Sprache finden Sie unter: http://www.babyfreundlich.org/] Siehe auch die Grundsatzerklärung der AAP: „Zu vermeiden sind Methoden, die sich störend auf das Stillen auswirken oder den Säugling verletzen, einschließlich des unnötigen, übertriebenen und zu starken Absaugens des Mundraums, der Speiseröhre und der Luftwege, um Verletzungen der Schleimhäute im Mund- und Rachenraum zu vermeiden, die zu einem aversiven Stillverhalten führen können"; „Breastfeeding and the Use of Human Milk", in: *Pediatrics* 115, Nr. 2 (Febr. 2005), S. 496–506, http://aappolicy.aappublications.org/cgi/content/full/pediatrics;115/2/496.

46 Anm. des Lektorats: In Deutschland dürfen diese beiden Prophylaxen nur nach Aufklärung und mit Zustimmung der Eltern durchgeführt werden. Die Augenprophylaxe (mit Silbernitrat oder antibiotischen Augentropfen) wird nicht mehr routinemäßig verabreicht. Die Gabe von Vitamin K wird empfohlen und erfolgt üblicherweise oral in Tropfenform.

47 Anm. des Lektorats: In Deutschland steht Ihnen eine Hebammenbetreuung während der Schwangerschaft und im Wochenbett als Leistung Ihrer Krankenkasse zu. Suchen Sie sich also eine freiberufliche Hebamme, die Sie während der Schwangerschaft und im Wochenbett betreut.

48 Kevin Nugent, *Your Baby Is Speaking to You.* New York: Houghton Mifflin Harcourt, 2011, xv.

49 Anm. der Übersetzerin: Die Autoren des engl. Originals sprechen von zwei Schlafzuständen, drei Wachzuständen und einem Zustand, der zwischen Wachen und Schlafen liegt und als „drowsy“ (Schläfrigkeit) bezeichnet wird. Der Zustand der Unruhe (engl. „fussing“) scheint demzufolge von Nancy Bardacke ergänzt worden zu sein.

50 Marshall Klaus und Phyllis Klaus, *Your Amazing Newborn.* New York: Perseus Books, 1998; dt. *Das Wunder der ersten Lebenswochen.* München: Goldmann, 2003.

51 Weitere Informationen zum Thema postpartale Depressionen bei Vätern finden Sie auf der Website PostpartumMen: http://www.postpartummen.com.

52 Zindel V. Segal, J. Mark G. Williams und John D. Teasdale, *Mindfulness-Based Cognitive Therapy for Depression: A New Approach to Preventing Relapse.* New York: Guilford Press, 2002 (dt.: *Die achtsamkeitsbasierte kognitive Therapie der Depression: Ein neuer Ansatz zur Rückfallprävention.* Tübingen: dgvt, 2008). Siehe W. Kuyken et al., „Mindfulness-Based Cognitive Therapy to Prevent Relapse in Recurrent Depression“, *Journal of Consulting and Clinical Psychology* 76 (2008), S. 966–978; zur Wirksamkeit des MBCT-Programms bei der Prävention und Behandlung von Depressionen siehe Z. Segal et al., „Antidepressant Monotherapy Versus Sequential Pharmacotherapy and Mindfulness-Based Cognitive Therapy, or Placebo, for Relapse Prophylaxis in Recurrent Depression“, in: *Archives of General Psychiatry* 67 (2010), S. 1256–1264.

53 Für weitere Informationen zu dem auf dem MBCT-Programm basierenden Präventionsprogramm für Frauen mit einem erhöhten Risiko für postpartale Depressionen wenden Sie sich bitte an Dr. Sona Dimidjian (sona.dimidjian@colorado.edu) oder Dr. Sherryl Goodman (psysg@emory.edu).

54 Den vollständigen Bericht der American Academy of Pediatrics (AAP) „Breastfeeding and the Use of Human Milk“ finden Sie in *Pediatrics* 129, Nr. 3 (März 2012), S. e827–e841, http://pediatrics.aappublications.org/content/early/2012/02/22/peds.2011–3552 (vollständiger Text im PDF- und HTML-Format).

55 Anm. des Lektorats: In Deutschland steht Ihnen Hebammenbetreuung als Leistung Ihrer Krankenkasse zu. Unterstützung beim Stillen und Beratung bei Stillschwierigkeiten ist Teil der Arbeit jeder freiberuflich tätigen Hebamme. Manche Hebammen haben sich auch speziell für Stillprobleme qualifiziert, z.B. als Still- und Laktationsberaterin.

56 Weitere Informationen zum babygeleiteten Stillen finden Sie auf der folgenden Website: http://www.biologicalnurturing.com.

57 Suzanne Colson, „Bringing Nature to the Fore“, in: *The Practicing Midwife* 8, Nr. 11 (Dez. 2005), S. 14–19.

58 Myla und Jon Kabat-Zinn, *Everyday Blessings: The Inner Work of Mindful Parenting.* New York: Hyperion, 1997; dt.: *Mit Kindern wachsen: Die Praxis der Achtsamkeit in der Familie.* Freiamt: Arbor, 1998, S. 21.

59 Hinweis des Lektorats: Suchen Sie sich eine freiberufliche Hebamme. Während der Schwangerschaft und im Wochenbett steht Ihnen die Betreuung durch eine Hebamme als Leistung Ihrer Krankenkasse zu.

60 Michael Marmot und das UCL Institute for Health Equity, *Fair Society, Healthy Lives: Strategic Review of Health Inequalities in England Post 2010* (London: Marmot-Review, 2010), 23, http://www.ucl.ac.uk/marmotreview.

61 Während die Fachgebiete der Geburtshilfe und Gynäkologie komplexer geworden sind, erkennen immer mehr Mediziner, dass eine Zusammenarbeit mit Pflegekräften sowie Hebammen nicht nur wünschenswert, sondern notwendig ist, um die bestmögliche Versorgung von normalen, gesunden schwangeren Frauen, ihren Babys und ihren Familien zu gewährleisten. Eine solche Zusammenarbeit stellt sicher, dass schwangere Frauen, ihre Babys und ihre Familien zunächst von der Hebamme betreut werden, die eine Expertin für normal verlaufende Schwangerschaften und Geburten ist und häufig über ein breites Wissen hinsichtlich komplementärmedizinischer Methoden zur Unterstützung normaler Schwangerschafts- und Geburtsverläufe verfügt. In einem derartigen

auf Kooperation beruhenden Verhältnis wird auf das Fachwissen der Ärzte in der Geburtshilfe als den hoch qualifizierten und unverzichtbaren Experten des schulmedizinischen Reparaturansatzes nur dann zurückgegriffen, wenn es notwendig und angemessen ist. Siehe Margaret Hutchison et al., „Great Minds Don't Think Alike: Collaborative Maternity Care at San Francisco General Hospital", in: *Obstetrics and Gynecology* 188, Ergänzungsband 3 (Sept. 2011), S. 678–682.

62 Michael S. Krasner, Ronald M. Epstein, Howard Beckman et al., „Association of an Educational Program in Mindful Communication with Burnout, Empathy, and Attitudes Among Primary Care Physicians", in: *Journal of the American Medical Association* 302, Nr. 12 (2009), S. 284–293.

63 Für weitere Informationen über dieses Programm siehe L. G. Duncan, J. D. Coatsworth und M. T. Greenberg, „A Model of Mindful Parenting: Implications for Parent-Child Relationships and Prevention Research", in: *Clinical Child and Family Psychology Review* 12 (2009), S. 255–270.

64 Anm. der Übersetzerin: „Centering" bedeutet so viel wie „zentrieren, ausrichten". Das Besondere am Centering-Pregnancy-Programm ist, dass die Schwangerenvorsorge in Gruppen von acht bis zwölf Frauen stattfindet, die sich regelmäßig unter Anleitung treffen.

65 Das letztendliche Ziel des Centering Healthcare Institute ist eine fundamentale Umgestaltung des Gesundheitssystems in den USA zu einem System, das Bildung, Gesundheitsförderung, Wirtschaftlichkeit und Mitgefühl in den Mittelpunkt stellt und damit kein System der Krankenversorgung mehr wäre, sondern eine echte Gesundheitsversorgung. In einem solchen Modell, das die innere Weisheit derjenigen respektiert, die eine Gesundheitsversorgung bauchen, lernen alle Beteiligten voneinander und übernehmen Verantwortung für eine optimale Gesundheit und größtmögliches Wohlbefinden. Weitere Informationen: http://www.centeringhealthcare.org [englisch].

66 Für weitere Informationen zu diesem Projekt wenden Sie sich bitte an Dr. Maret Dymond, leitende klinische Psychologin des MBCP-Programms am Oxford Mindfulness Centre der University of Oxford (UK): maret.dymond@psych.ox.ac.uk.

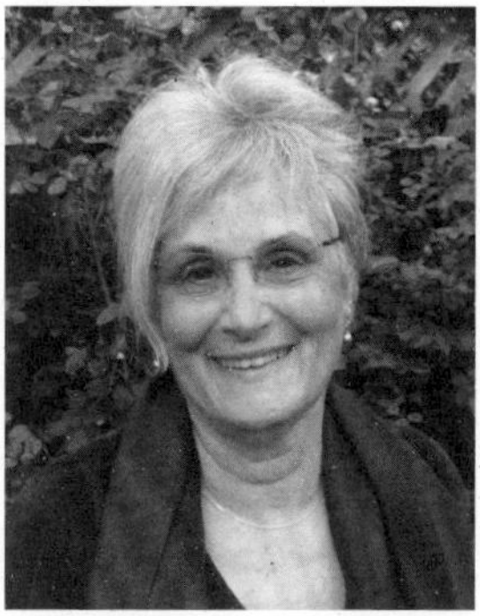

Über die Autorin

Nancy Bardacke ist staatlich geprüfte Krankenschwester und Hebamme, Achtsamkeitslehrerin und Gründungsdirektorin des MBCP-Programms (Programm für achtsamkeitsbasierte Geburt und Elternschaft). Seit 1971 unterstützt sie werdende Eltern bei der Geburt ihrer Kinder. Als Hebamme begleitete sie Hausgeburten und Geburten in Geburtshäusern und Krankenhäusern. Sie praktiziert seit vielen Jahren Meditation und ließ sich 1994 von Jon Kabat-Zinn zur Lehrerin für achtsamkeitsbasierte Stressreduktion (Mindfulness-Based Stress Reduction; MBSR) ausbilden. Nachdem sie einige Jahre MBSR-Kurse geleitet hatte, begann sie das Programm an die Bedürfnisse schwangerer Frauen und ihrer Partner anzupassen und rief so das MBCP-Programm ins Leben. Seit 1998 haben mehr als tausend werdende Eltern daran teilgenommen. Nancy Bardacke leitet das MBCP-Programm am Osher Center for Integrative Medicine an der University of California in San Francisco und gibt darüber hinaus Achtsamkeitskurse für werdende Eltern sowie für

Gesundheitsfachleute, die in diesem Bereich tätig sind. Außerdem schult sie MBCP-Lehrerinnen und -Lehrer in den USA und in anderen Ländern.

Informationen zu Nancy Bardackes Aktivitäten finden Sie online (in englischer Sprache) unter
www.mindfulbirthing.org.

Informationen über Nancy Bardackes Veranstaltungen im deutschsprachigen Raum finden Sie unter
www.arbor-seminare.de.

Dank

Zahlreiche Menschen haben dazu beigetragen, dass dieses Buch Wirklichkeit wurde, und ich bin jedem Einzelnen von ihnen auf ganz besondere Weise dankbar. Zuallererst möchte ich Jon Kabat-Zinn von ganzem Herzen danken. Durch sein Kursprogramm – den achtwöchigen MBSR-Kurs – gelang es ihm auf brillante Weise, eine Sprache und eine Form der Wissensvermittlung zu schaffen, die die Praxis der Achtsamkeit unzähligen Menschen auf der ganzen Welt zugänglich gemacht, ihr Leben verändert und Leiden gelindert hat. Bei meinen Bemühungen, den MBSR-Kurs an die Bedürfnisse werdender Eltern anzupassen, ist Jons jahrelange unermüdliche Unterstützung von unschätzbarem Wert gewesen. Dieses Buch geht auf seine Anregung zurück, und ohne sein Vertrauen in meine Fähigkeiten hätte ich es wohl nie zu schreiben gewagt. Wer je einen von Jons Vorträgen gehört oder eines seiner Bücher gelesen hat oder seinen geführten Meditationen gefolgt ist, wird den Nachhall auf jeder Seite meines Buchs entdecken – als seine Schülerin habe ich seine Worte aufgesogen und sie später, so gut ich es vermochte, in mein MBCP-Programm für achtsamkeitsbasierte Geburt und Elternschaft verwandelt.

Ich danke Saki Santorelli, Direktor des Center for Mindfulness (CFM) am medizinischen Zentrum der University of Massachusetts, für seine wunderbaren Lehren, seine Freundschaft, seine außergewöhnliche Arbeit am CFM und für seine Einladung, auf der CFM-Konferenz 2004 einen Vortrag zu halten, der weitreichende Folgen haben sollte. Ganz besonders danke ich auch der unglaublich engagierten Gemeinschaft von Freunden und Kolleginnen und Kollegen, die weltweit Achtsamkeit in all ihren Ausprägungen unterrichten, und an die vielen Pioniere der Achtsamkeitsforschung für die tiefe Hingabe, mit der sie untersuchen, auf welche Weise Achtsamkeit tatsächlich Leiden lindert und unsere Fähigkeit zu Glück, Gesundheit und Wohlbefinden stärkt.

Ich verneige mich voll Dankbarkeit vor meiner lieben Freundin und Lehrerin Ferris Urbanowski, die mich mit ihrer Freude und Energie, ihrem großen Herzen, ihren klugen Ratschlägen und ihrer tiefen Überzeugung, dass es wichtig ist, werdende Eltern Achtsamkeit zu lehren, in all den Jahren immer wieder inspiriert und beschenkt hat. Sie hat das gesamte Manuskript nicht nur gelesen, sondern auch durch viele wichtige und kluge Vorschläge bereichert.

Auch Bob Stahl, meinem ersten Mentor, bin ich zu tiefem Dank verpflichtet. Er lud mich vor vielen Jahren ein, MBSR-Kurse im Rahmen eines von ihm gegründeten Programms am El Camino Hospital in Mountain View, Kalifornien, anzubieten. Seine anfängliche Beratung und spätere Betreuung bei der Ausbildung von MBCP-Lehrerinnen und -Lehrern waren für mich ungeheuer wertvoll. Mein herzlicher Dank geht auch an die wunderbare Gemeinschaft von Achtsamkeitslehrerinnen und -lehrern, insbesondere an Amy Saltzman, Joanne Martin Braun, Patrick Thornton, Tom Williams, Catherine Guta, Margaret Cullen, Mary Wade, Steve Flowers, Mark Neenan, Bonnie O'Brien Jonsson, Mark Abramson, Renee Burgard, Steve Alper, Bob Kalayjian und Dennis Warren. Sie alle haben mich in den Anfangsjahren auf je eigene Weise unterstützt – und unterstützen mich bis heute.

Das Schreiben dieses Buchs war vergleichbar mit einer sehr langen Schwangerschaft, und viele „Hebammen" haben mich durch die Wehen und den Geburtsprozess begleitet: Mein Dank geht an Dorothy Wall,

Caroline Pincus und Michael Ellsberg für ihre Hilfe bei der Erstellung des Exposés und an meine gute Freundin Barbara Gates für ihre klugen Vorschläge in der Entwurfsphase.

Ich bin auch Sharon Salzberg sehr dankbar. Sie hörte mir bei einem zufälligen Frühstückstreffen in Seattle, Washington, aufmerksam zu, als ich ihr von meinem MBCP-Programm erzählte, und stellte den Kontakt zu meiner späteren Literaturagentin Linda Loewenthal (David Black Literary Agency) her. Linda erkannte den Wert des MBCP-Programms und arbeitete unermüdlich daran, meinem Buchprojekt einen Weg durch das Dickicht des Verlagswesens zu bahnen, bis es schließlich bei Harper-Collins/HarperOne ein Zuhause und jede denkbare Unterstützung fand.

Die „Haupthebamme" bei der Entstehung dieses Buches war zweifellos Lektor und Freund Peter Guzzarde. Ich habe fast drei Jahre gebraucht, um es zu Papier zu bringen, und in all der Zeit war er immer an meiner Seite. Mit seinen außergewöhnlichen Fähigkeiten als Lektor, seinem tiefen Verständnis für meine Ziele und Vorstellungen und seinen eigenen Erfahrungen als Vater von drei Kindern leitete er mich geschickt und mit großer Freundlichkeit durch die vielen Stadien des Schreibprozesses und ermutigte mich dabei immer, meinen eigenen Weg zu finden. Die Zusammenarbeit mit ihm war äußerst produktiv und lehrreich und wir haben viel miteinander gelacht. Ich hätte dieses Buch wohl auf keine andere Weise schreiben können.

Mein tiefer Dank gilt auch Jeanette Perez, meiner Lektorin bei Harper One, für ihre scharfe Intelligenz, ihren Enthusiasmus und ihre unendliche Geduld. Jeanette, die vor Kurzem selbst Mutter geworden ist, hat mich immer ermutigt und fest daran geglaubt, dass dieses Buch vielen Menschen von Nutzen sein würde. Ich hatte das Glück, neben Jeanette ein engagiertes „Geburtsteam" bei HarperOne zu meiner Verfügung zu haben: Gideon Weil, Melinda Mullin, Mandy Chahal, Suzanne Quist, Jacqueline Berkman sowie Michele Wetherbee und Madeleine Budnick, die für die künstlerische Gestaltung des Buchcovers verantwortlich zeichnen. Unsere Zusammenarbeit war wunderbar unkompliziert und von Interesse und Begeisterung geprägt. Dafür bin ich sehr dankbar. Dank gebührt auch dem hervorragenden Lektor und Autor Barry Boyce, meinem treuen Freund, der mir seine Hilfe, sein Wissen und seine Weisheit schenkte, als ich sie wirklich brauchte.

Ich danke meiner Freundin Maria T. Kluge, einer leidenschaftlichen Kämpferin für das Gute in dieser Welt, von ganzem Herzen für ihre vielfältige, nie erlahmende Hilfe und Unterstützung. Sie war so großzügig, mir ihr Zuhause in Featheridge, Virginia, als Zuflucht zur Verfügung zu stellen. Dort ist mein erster Entwurf entstanden. Ein von Herzen kommendes Dankeschön geht auch an Myla Kabat-Zinn für ihr Wissen, ihre Ermutigung und ihre fürsorgliche Unterstützung sowohl beim Aufbau des MBCP-Programms als auch beim Schreiben dieses Buches. Dank schulde ich außerdem Christiane Wolf, Ärztin für Frauenheilkunde und Geburtshilfe, für ihre fachliche Perspektive, die Tiefe ihrer Achtsamkeitspraxis, die Freude am gemeinsamen Unterrichten und ihre Bereitschaft, Teile des Manuskripts mit kritischem Blick zu lesen. Ich bedanke mich herzlich bei der Ehe- und Familientherapeutin Catherine Polan Orzech für ihre mitreißende Energie und pädagogische Leidenschaft und für ihre Mitarbeit im MBCP-Programm. Meine tiefe und beständige Dankbarkeit gebührt auch meiner lieben und treuen Freundin Elizabeth Cohen für unsere langjährige Freundschaft und ihre vielfältige und unermüdliche Unterstützung des MBCP-Programms.

Gegen Ende des Schreibprozesses lernte ich zwei Menschen kennen, deren Beiträge unverzichtbar waren: Logan Granger schulde ich großen Dank für sein außerordentliches Talent, die Hingabe, mit der er sich auf die Praxis der Achtsamkeit einließ, und seine Erfahrungen als neugeborener MBCP-Vater. Seinem Einfallsreichtum, seiner Intelligenz und seiner unermüdlichen Geduld sind die schönen Abbildungen und Schaubilder in diesem Buch zu verdanken. Die unentbehrliche Kimberly Streeter, Doula, leidenschaftliche Geburtsbegleiterin und Technikfan, erschien, als ich ihre Hilfe am meisten benötigte.

Es gäbe weder das MBCP-Programm noch dieses Buch ohne die vielen außergewöhnlichen Paare, die sich zu meinen Kursen anmeldeten, die Bereitschaft mitbrachten, sich in ausdauernder Arbeit lernend und übend achtsam auf die Geburt ihrer Kinder vorzubereiten – und dann andere werdende Eltern ermutigten, es ihnen nachzutun. Jeder Lehrer weiß, dass in Wirklichkeit die Schüler ihre Lehrer unterrichten, und ich habe vermutlich mehr von diesen Eltern gelernt als von allen anderen an diesem

Prozess Beteiligten. Für mich ist ihre Selbstverpflichtung, ihre Kinder mit Achtsamkeit und Freundlichkeit zur Welt zu bringen und großzuziehen, ein wahrer Lichtblick in einer Welt, die Lichtblicke bitter nötig hat. Ein besonderes Dankeschön geht an Brooke und Todd Kerpelman, die mir erlaubt haben, von den Geburten ihrer Kinder Dylan und Sydney zu erzählen. Weil sie ihre Herzen geöffnet haben, werden die Spuren von Dylans allzu kurzem Leben vielleicht auch anderen Eltern Trost schenken.

Ein besonderer Dank geht auch an Ben Lovejoy und Mary Fairfield, die vor fast zehn Jahren an einem meiner MBCP-Kurse teilnahmen, um sich auf die Geburt ihrer Tochter Fiona vorzubereiten. Ben bestand darauf, dass ich eine Website brauche, lange bevor ich überhaupt wusste, wie wichtig eine Internetpräsenz sein kann. Sein Design, seine Kreativität und seine künstlerischen Fähigkeiten haben dem MBCP-Programm über viele Jahre wunderbare Dienste geleistet. Und als wäre dies nicht schon genug, stellten Ben und Mary mir fast ein Jahr lang großzügig ihr Haus zur Verfügung, damit ich weiter MBCP-Kurse anbieten konnte, als ein Feuer mein eigenes Haus größtenteils zerstört hatte. Mein aufrichtiger Dank gilt auch meiner Freundin Judith Thomas, die viele Jahre lang dafür sorgte, dass die MBCP-Achtsamkeitstage auf dem wunderschönen Gelände der East Bay Waldorf School stattfinden konnten. Danken möchte ich an dieser Stelle auch dem Meditationslehrer Gregory Kramer für seine weise Lehre und die organisatorische Unterstützung in den Anfangstagen des MBCP-Programms.

Ich hatte das große Glück, in den vergangenen dreißig Jahren viele wahrhaft begabte Meditationslehrerinnen und -lehrer zu haben. Eine bestimmte Praxisanleitung, eine den Geist und das Herz öffnende Geschichte, eine Formulierung, die im Gedächtnis haften geblieben ist – sie alle sind in das MBCP-Kursprogramm eingeflossen. Ich danke den außergewöhnlichen Lehrerinnen und Lehrern Sharon Salzberg, Joseph Goldstein, Jack Kornfield, Sylvia Boorstein, James Baraz, Ajahn Amaro, Yvonne Rand, Tsyokni Rinpoche, Christina Feldman und Christopher Titmuss – und Thich Nhat Hanh, der mich vor vielen Jahren im Zen-Meditationszentrum Green Gulch Farm durch meine erste Ess- und Gehmeditation führte, die mir bis heute in lebhafter Erinnerung geblieben ist.

Ich danke auch Donald Moyer, meinem ersten Yogalehrer, der mich 1978, als ich mit meinem zweiten Sohn schwanger war, unterrichtete; Robin Sale für ihre ersten Ratschläge zum Thema Yoga für Schwangere; und Marisa Torrigino, deren Vorschläge für die MBCP-Yogasequenz so wichtig waren.

MBCP ist seit achtzehn Jahren meine Leidenschaft, die immer schon von meiner ersten Berufung, meiner Tätigkeit als Hebamme, genährt wurde. Meine Wertschätzung gilt daher auch all den Hebammen, von denen ich über die Jahrzehnte hinweg lernen und mit denen ich zusammenarbeiten durfte – bei Hausgeburten, in Geburtshäusern, Kliniken und in der Aus- und Weiterbildung. Mit Engagement, Präsenz und Mitgefühl helfen sie werdenden Müttern und ihren Familien, in einem Prozess, der alle Aspekte des Geistes, Körpers und Herzens einschließt, Kinder in diese Welt zu bringen. Mein besonderer Dank gebührt den Hebammen und Krankenschwestern Rosemary Mann, Susan Leibel und Judith Flannegan, die in weiser Voraussicht Ende der 1970er Jahre die Krankenpflege- und Hebammenausbildung am San Francisco General Hospital begründeten und mich dort als leidenschaftliche Hebammenschülerin mit offenen Armen aufnahmen. Ihnen und so vielen anderen Menschen, die ich hier nicht alle namentlich erwähnen kann – von Geburtshelferinnen und -helfern über Krankenschwestern in der Geburtshilfe bis zu Therapeuten und Übungsleiterinnen für Schwangerenyoga, die werdenden Eltern das MBCP-Programm empfohlen haben –, möchte ich aufrichtig danken.

Ganz besonders danken möchte ich meiner Kollegin und Freundin Tekoa King. Sie war meine erste Hebammen-Partnerin im Krankenhaus und hat, wann immer ich ihrer Hilfe bedurfte, ihre Zeit, ihre Weisheit und ihr Wissen großzügig mit mir geteilt. Ihr Feedback zu Teilen des Manuskripts war von unschätzbarem Wert für mich. Mein tiefer Dank gilt den Hebammen und Krankenschwestern Sharon Rising – für ihre Freundschaft, Inspiration und unsere wunderbare Zusammenarbeit im Achtsamkeitsprojekt des Centering Healthcare Institute – sowie Margy Hutchison, Laurie Jurkiewicz und Deena Mallareddy für die Freude, die mir unsere Zusammenarbeit an dieser wissenschaftlichen Studie bereitet. Danken möchte ich auch meiner Freundin und Kollegin Judy Cuneo. Sie gehört zu einer wachsenden Zahl von Ärztinnen und Ärzten in der Geburtshilfe, die die Versorgung gesunder schwangerer Frauen und ihrer Babys aus der Perspektive der integrativen Medizin beleuchten. Ich bedanke mich für ihr Engagement im MBCP-Programm, für ihre Lektüre einiger Passagen des Manuskripts und für ihre wertvolle Kritik.

Im Laufe der Jahre hatte ich außerdem das große Glück, von einigen Pionieren auf dem Gebiet der Geburt und der frühen Eltern-Kind-Beziehung lernen zu dürfen: Ich danke Michel Odent, der meine Vorstellung von einer normalen Geburt maßgeblich beeinflusste, als ich 1979 eine Woche mit ihm und den Hebammen in Pithiviers, Frankreich, verbrachte. Unendlich dankbar bin ich auch meinen Freunden und Lehrern Marshall und Phyllis Klaus, die mich gelehrt haben, wie wichtig die Mutter-Kind-Bindung von den ersten Momenten der Geburt an ist.

Aber meine Dankbarkeit geht noch weiter in die Vergangenheit zurück. Sie gilt meinen Anthropologieprofessoren an der University of California in Berkeley, insbesondere May N. Diaz, Gerald D. Berreman und Jack Potter für ihre Lehrtätigkeit auf einem Gebiet, in dem es möglich ist, universelle und grundsätzliche Fragen über die sich im Kontext von Natur und Kultur entwickelnde menschliche Spezies zu stellen. Ich danke diesen Lehrern dafür, dass sie mich in meiner Auffassung bestärkten, dass es ungeachtet der vielen Möglichkeiten des menschlichen Geistes, diese Welt zu verstehen, eine gemeinsame Menschlichkeit gibt, und dafür, dass sie mir ermöglichten, diese Gebiete in meinen ersten Studienjahren zu erkunden. Diese Grundausbildung ist auch zu einer Basis für meine Arbeit als Hebamme geworden.

Tiefe Dankbarkeit schulde ich Susan Folkman, der ehemaligen Direktorin des Osher Center for Integrative Medicine (OCIM) an der University of California in San Francisco, die dem MBCP-Programm seine erste Heimat gab, und bei Margaret Chesney, der derzeitigen Direktorin des OCIM, für ihre immerwährende Güte und Unterstützung des MBCP-Programms. Falls es etwas gibt, das über Dankbarkeit hinausreicht, gebührt dies Kevin Barrows, Direktor der klinischen Programme am OCIM. Sein Enthusiasmus war ausschlaggebend für die Geburt des MBCP-Programms am Osher Center. Er ist ein unermüdlicher Fürsprecher dieses Programms und hebt immer wieder die große Bedeutung von Achtsamkeit im Leben von Eltern und ihren Kindern hervor. Meine größte Bewunderung, mein Respekt und meine Zuneigung gelten Larissa Duncan, die das erfolgreiche MBCP-Forschungsprogramm leitet – dafür, dass sie eine wahre Partnerin des Herzens und des Geistes ist, und für ihre kritische Lektüre des Manuskripts. Meine Wertschätzung gilt auch Amy Cowgill, der Koordinatorin der Gruppenprogramme am Osher Center, die das Tagesgeschäft, durch das werdende Eltern den Weg in den MBCP-Kursraum finden, mit so viel Geschick unter ihre Fittiche nimmt, und allen Ärzten und Angestellten am Osher Center, die sich wie ich der integrativen Medizin und ihren Möglichkeiten des Heilens verpflichtet fühlen.

Das MBCP-Programm hat inzwischen seinen Weg in die Welt gefunden, und dafür schulde ich einigen großartigen Menschen, die mein Leben durch ihre Freundschaft und Güte bereichert haben, meinen tief empfundenen Dank. Dazu gehören insbesondere Mark Williams, Direktor des Oxford Mindfulness Centre (OMC) an der Oxford University und ein außergewöhnlicher Mensch, dessen uneingeschränkte Unterstützung des MBCP-Programms für mich persönlich und für die Einführung des Programms in Großbritannien von zentraler Bedeutung gewesen ist, und Maret Dymond, die talentierte, aufgeschlossene und engagierte Leiterin der MBCP-Arbeit am OMC, bei der ich mich von ganzem Herzen für die phantastische Zusammenarbeit bedanke. Ein Dankeschön geht auch an Sian Warriner, akademische Hebamme in Lehre und Forschung am John Radcliff Hospital in Oxford. Ihre Untersuchungen über integrative Medizin und Achtsamkeit im Kontext von Schwangerschaft, Geburt und erster Elternzeit haben zu einer Zusammenarbeit geführt, die schon jetzt viele Früchte trägt.

Ich danke meinen treuen Freunden Terry Winograd und Carol Hutner-Winograd für ihre lebenslange Freundschaft und Unterstützung, obwohl ein einfaches „Danke“ meine tiefe Wertschätzung für sie nur ungenügend zum Ausdruck bringt. Ich danke auch meinen Freundinnen Sue Trupin und Sue Sandson für ihre Geduld angesichts meiner vielen Abwesenheiten während der Arbeit an diesem Buch.

Wenn unsere Kinder unsere Achtsamkeitslehrer sind, und davon bin ich überzeugt, ist das ein weiterer wichtiger Grund, für meinen bemerkenswerten Sohn Ted, meine liebevolle Schwiegertochter Naomi und meine beiden außergewöhnlichen Enkel Niko und Ry dankbar zu sein. Sie alle erfüllen schon allein durch ihr Dasein mein Leben mit sehr viel Freude. Dasselbe gilt für meinen Sohn Mo: Ich bin dankbar für den liebevollen Menschen, der er ist, und für seine Fürsorge und Freundlichkeit, mit der er Teile des Manuskripts auf ihre medizinische Richtigkeit geprüft hat. Mein Dank gilt auch meinen Stiefsöhnen Daisuke und Kaitaro für ihre so wunderbar überraschende Art, Teil dieses Lebens zu sein, und Kaitaro und seiner Partnerin Elena für ihre einfühlsame Handhabung der Videoaufnahmen für das MBCP-Programm. Ein liebevolles Dankeschön an meine geliebte Mutter Frances Sturner für das Geschenk meines Lebens und ein großes Danke an meine liebe Schwester Judy und ihren immer hilfsbereiten Mann Chuck Parnes, die die Hauptarbeit bei der Pflege meiner Mutter geleistet haben, während ich dieses Buch geschrieben habe. Von Herzen danken möchte ich auch meiner liebevollen Stiefschwester Bonnie Sturner-Silton, die nicht nur während des Schreibens immer für mich da gewesen ist.

Nichts von alledem – weder das MBCP-Programm noch dieses Buch – wäre ohne die grenzenlose Liebe und Fürsorge meines Mannes und Partners in diesem Leben, Kenji Muro, entstanden. Kenji, der selbst ein begabter Autor ist, drängte mich an einem regnerischen Freitag vor fast zwei Jahrzehnten dazu, an einem Vortrag von Jon Kabat-Zinn teilzunehmen. Und als sich herausstellte, dass es schwierig werden würde, MBCP-Kurse im Krankenhaus durchzuführen, ermutigte er mich, doch einfach unser Wohnzimmer in einen Kursraum zu verwandeln. Dafür und aus unzähligen anderen Gründen – angefangen bei seiner bedingungslosen Unterstützung während des Schreibens bis hin zu all den Mahlzeiten, mit denen er mich versorgte, damit ich weitermachen konnte – gehören ihm meine ewige Liebe und Dankbarkeit.

Seminare

Die gemeinnützige *Arbor Seminare gGmbH* organisiert Seminare und Weiterbildungen mit führenden Vertreter*innen achtsamkeitsbasierter Verfahren. In unserem regelmäßig erscheinenden, kostenlosen Newsletter weisen wir unter anderem auch auf Veranstaltungen und Informationen im Bereich MBCP hin. Nähere Informationen finden Sie unter:

www.arbor-seminare.de

MBCP-Kurse

Informationen über Angebote an MBCP-Kursen und über die Entwicklung von „Geburtsvorbereitung mit Achtsamkeit" in Deutschland finden Sie bei den von Nancy Bardacke ausgebildeten MBCP-Lehrerinnen:

Clarissa Schwarz: www.geburt-achtsamkeit.de
Manuela Pinter: www.mindfulbirthing.de/cms
Anne Hackenberger: www.achtsamkeit-und-familie.de

DER VEREIN MIT KINDERN WACHSEN E.V.

Der Verein *Mit Kindern wachsen e. V.* besteht mittlerweile seit mehr als zwanzig Jahren. Unsere Aktivitäten richten sich an Menschen, die mit Kindern neue Wege gehen wollen – Wege, die ein Kind von Anfang an als fühlendes Subjekt respektieren, seine Integrität bewahren und es ihm erlauben wollen, sich nach seinem eigenen inneren Gesetz zu entfalten. Dabei haben sich in den letzten Jahren folgende Schwerpunkte herausgebildet:

DIE ZEITSCHRIFT MIT KINDERN WACHSEN

Unsere Zeitschrift erscheint vierteljährlich und ist im Abo erhältlich, auch zum Verschenken als Geschenkabo. Zusätzlich bringen wir in unregelmäßigen Abständen themenbezogene Sonderhefte heraus, wie z.B. unser Achtsamkeitsheft oder unser Special zum Thema Säuglinge und Kleinkinder.

SEMINARE UND FORTBILDUNGEN

Über diese Aktivitäten hinaus organisieren wir Fortbildungen, Seminare und Vorträge, die dabei helfen können, einer neuen inneren Haltung Kindern gegenüber näherzukommen und Schwierigkeiten auf diesem Weg zu überwinden.

Weitere Informationen über uns, unsere Zeitschrift und unsere Arbeit finden Sie bei

Mit Kindern wachsen e.V.
Vereinsbüro Freiburg
Alice-Salomon-Straße 4
79111 Freiburg
Tel. +49.(0)761.47 99 540
info@mit-kindern-wachsen.de

www.mit-kindern-wachsen.de

Literatur aus dem Arbor Verlag

Cassandra Vieten

Ressourcen für Mütter

Praktische Hilfen für die Zeit der Schwangerschaft
und das erste Jahr mit Ihrem Baby

Trotz starker Rückenschmerzen, nach zahllosen schlaflosen Nächten oder sogar im Angesicht der nahenden Geburt ist es möglich, unseren Geist zu beruhigen, mit Stress und schwierigen Stimmungen um- zugehen und offen für die schönen Augenblicke und tiefen Freuden zu sein, die das Muttersein mit sich bringt.
Schwanger sein, ein Kind zur Welt bringen und Mutter sein ist eine der größten Herausforderungen des Lebens. Achtsamkeit ist eine gute Methode, den Fragen und dem Gefühlschaos mit Ausgeglichenheit und Selbstliebe zu begegnen, und zeigt uns, wie wir unserem Baby offenen Auges und offenen Herzens begegnen können.
Cassandra Vieten, familienerprobte Mutter und Psychologin, bringt uns mit Humor und Mitgefühl und anhand alltagsnaher Übungen und wirkungsvoller Tipps immer wieder zu uns selbst und unserem Baby zurück. Denn um eine gute Mutter zu sein, müssen wir keine andere werden – wir sind gut, so, wie wir sind.

ISBN 978-3-86781-30-2

Susan Kaiser Greenland

Wache Kinder

Wie wir unseren Kindern helfen, mit Stress umzugehen und Glück, Freude und Mitgefühl zu erleben

Einzigartige und effektive Praktiken für den Alltag, die den Einfallsreichtum, das Konzentrationsvermögen und die Belastbarkeit von Kindern und Jugendlichen beleben.
Jede Mutter und jeder Vater sollte Wache Kinder lesen, das praktische Strategien vermittelt, wie man Jungen und Mädchen beibringt, mit Stress umzugehen und ihre Aufmerksamkeit auf das zu richten, worauf es wirklich ankommt.
Ein Gegenmittel zur rechten Zeit – gegen die hyperaktive Kultur der supervernetzten Turbokids, die abgekoppelt von sich selbst und anderen durch eine seelenlose Welt treiben.
Anhand wahrhaft packender Beispiele lädt Susan Kaiser Greenland uns ein, unser Leben zu öffnen – hinein in den Erfahrungsraum der Achtsamkeit, als einem Gesundheit fördernden, Stress reduzierenden und Mitgefühl erzeugenden Weg.

Ein grandioses und vor Einfallsreichtum berstendes Destillat der Essenz der Achtsamkeit – in einer altersgerechten, weisen und spielerischen Form zugänglich gemacht für Kinder, Eltern und Lehrer.

Jon Kabat-Zinn

Eines der besten Bücher über Achtsamkeit für Kinder, das ich jemals gelesen habe.

Jack Kornfield

ISBN 978-3-86781-047-0

Myla & Jon Kabat-Zinn

Mit Kindern wachsen

Die Praxis der Achtsamkeit in der Familie

Der erfolgreiche Klassiker –
jetzt in einer vollständig überarbeiteten Neuausgabe

18 Jahre nach der ersten Auflage von Mit Kindern wachsen haben Myla und Jon Kabat-Zinn ihr Buch grundlegend überarbeitet – dabei aber die Essenz der ursprünglichen Ausgabe bewahrt: dass das Leben mit Kindern ein Weg von ungeahnter Tiefe und Erfüllung sein kann.
Nie zuvor sind die wissenschaftlichen Beweise so unwiderlegbar gewesen, dass die Schulung von Achtsamkeit ausgeprägte positive Effekte für uns selbst und für alle haben kann, mit denen wir zusammenleben. Und nie zuvor ist es für Eltern wichtiger gewesen, diese Veranlagung, die wir alle haben, zu kultivieren – zu Bewusstheit und herzlicher Offenheit für den gegenwärtigen Moment und letztendlich zu größerer Weisheit, wie man ein erfülltes und sinnvolles Leben führen kann.
Die behandelten Themen sind vielfältig und reichen von grundsätzlichen Überlegungen bis hin zu vielen praktischen Beispielen und konkreten Hinweisen für ein harmonisches Leben mit Kindern. Ein wertvoller Ratgeber für alle, die in ihrem Elterndasein neue Wege gehen möchten.

ISBN 978-3-86781-141-5

Alfie Kohn

Liebe und Eigenständigkeit

Die Kunst bedingungsloser Elternschaft, jenseits von Belohnung und Bestrafung

Was denken Eltern über ihre Kinder? Was empfinden sie für ihre Kinder? Wie handeln sie?
Liebe und Eigenständigkeit ermuntert uns, genau hinzuschauen.
Das lohnt sich, denn es gibt einen Weg, unsere Kinder respektvoll und in Liebe zu begleiten. Ein Weg, der uns in einen tiefen und klaren Kontakt mit unseren Kindern bringt und uns sogar über die Zeit der Pubertät hinaus mit ihnen zu verbinden mag.
Doch noch fragen wir uns häufig, wie wir es hinkriegen, dass unsere Kinder das tun, was wir von ihnen wollen. Genau hier stecken wir in den Sackgassen gewohnter Erziehungsversuche fest.
Alfie Kohn steht uns zur Seite, indem er mit den Mythen und Wunschvorstellungen eingefahrener Erziehungslehren aufräumt und uns an jenen Punkt zurückführt, an dem das Fragen wirklich Sinn macht: „Was brauchen Kinder und wie können wir diese Bedürfnisse erfüllen?“
Übliche Erziehungsmethoden wie Bestrafung oder Belohnung versagen an dieser Stelle. Sie setzen auf Kontrolle und vermitteln unseren Kindern so, dass sie nur dann geliebt werden, wenn sie uns gefallen oder wenn sie uns beeindrucken. Alfie Kohn verweist auf umfassende, aber wenig bekannte Forschungsergebnisse, die belegen, welchen Schaden es anrichten kann, wenn sich unsere Kindern ihre Anerkennung erst „verdienen“ müssen.
Liebe und Eigenständigkeit weist uns demgegenüber, ganz praxisbezogen, neue Wege.

ISBN 978-3-86781-015-9